मिडवाइफरी केसबुक फॉर एЀएनЀएमЀ व जीЀएनЀएमЀ स्टूडेंट्स

Midwifery Casebook for ANM and GNM Students

(As per the syllabus of INC for ANM students and also recommended to GNM students)

Shamsunnisa Khan RN RM BSc Nursing
Principal
SIPs Institute of Nursing and Paramedical Sciences
Uttar Pradesh, India

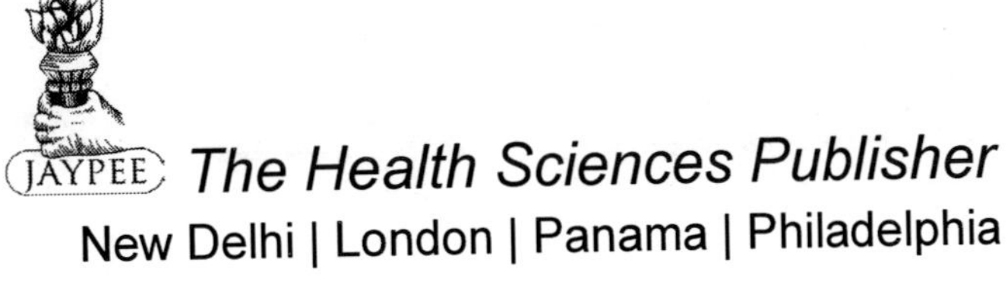

The Health Sciences Publisher
New Delhi | London | Panama | Philadelphia

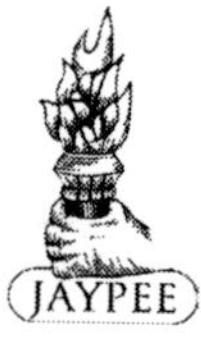

Jaypee Brothers Medical Publishers (P) Ltd

Headquarters

Jaypee Brothers Medical Publishers (P) Ltd
4838/24, Ansari Road, Daryaganj
New Delhi 110 002, India
Phone: +91-11-43574357
Fax: +91-11-43574314
Email: jaypee@jaypeebrothers.com

Overseas Offices

J.P. Medical Ltd
83, Victoria Street, London
SW1H 0HW (UK)
Phone: +44-20 3170 8910
Fax: +44 (0)20 3008 6180
Email: info@jpmedpub.com

Jaypee Medical Inc.
The Bourse
111, South Independence Mall East
Suite 835, Philadelphia, PA 19106, USA
Phone: +1 267-519-9789
Email: joe.rusko@jaypeebrothers.com

Jaypee Brothers Medical Publishers (P) Ltd
Bhotahity, Kathmandu, Nepal
Phone: +977-9741283608
Email: Kathmandu@jaypeebrothers.com

Jaypee-Highlights Medical Publishers Inc
City of Knowledge, Bld. 237, Clayton
Panama City, Panama
Phone: +1 507-301-0496
Fax: +1 507-301-0499
Email: cservice@jphmedical.com

Jaypee Brothers Medical Publishers (P) Ltd
17/1-B, Babar Road, Block-B, Shaymali
Mohammadpur, Dhaka-1207
Bangladesh
Mobile: +08801912003485
Email: jaypeedhaka@gmail.com

Website: www.jaypeebrothers.com
Website: www.jaypeedigital.com

Inquiries for bulk sales may be solicited at: jaypee@jaypeebrothers.com

मिडवाइफरी केसबुक फॉर ए॰एन॰एम॰ व जी॰एन॰एम॰ स्टूडेंट्स **(Midwifery Casebook for ANM and GNM Students)**

First Edition: 2015, Reprint: 2023

ISBN 978-93-5152-744-2

Printed in India

समर्पण

यह केसबुक मैं अपने स्वर्गीय माता-पिता श्री मो. शाह और श्रीमति खैरून निसा को समर्पित करती हूँ

अनुक्रमणिका

शब्दावली (Terminology)

Antenatal – प्रसवपूर्व।

Anterior – सामने की ओर।

Antipartum haemorrhage (APH) – प्रसव पूर्व रक्तस्राव।

Apgar score – नवजात शिशु की हालत का आंकलन करने की विधि।

Ballottement – तैरती हुई वस्तु के परीक्षा की विधि।

Birth canal – योनि।

Bundles ring – प्रसव के दौरान बच्चेदानी के ऊपर व नीचे के segment के बीच ring का बनना।

Caesarean section – बच्चेदानी को काटकर शल्य क्रिया द्वारा पेट के रास्ते से प्रसव कराना।

Cervical ripening – Cervix का होठ के समान मुलायम होकर cervix के मुंह के खुलने की तैयारी।

Cervix taken up – प्रसव के समय cervix का अमाशय निचले segment में मिलना।

Cholosma – गर्भावस्था के दौरान प्रसुता के चेहरे के hyperpigmentation

Coitus – संभोग।

Colostrum – शिशु जन्म पश्चात माता के स्तनों से प्रथम दूध का स्रावित।

Crowing – प्रसव के समय शिशु के सिर का ऊपरी भाग योनिद्वार पर दिखाई देना।

Delivery – शिशु का जन्म।

Dyspareunia – दर्द के साथ संभोग।

Dystocia – असामान्य प्रसव।

Ectopic pregnancy – भ्रूण का बच्चेदानी से बाहर विकास होना।

EDD – संभावित प्रसव तिथि की गणना करने की विधि 1st day of LMP + 9 month + 7 days

Ejaculation – वीर्य निष्कासन।

Embryotomy – मरे हुए गर्भस्थ शिशु को औजारों द्वारा काटकर बाहर निकालना।

Embryo – भ्रूण।

Emesis – उल्टी।

Endometrium – गर्भाशय की आंतरिक दीवार।

Engagement of fetal head – (Pelvic cavity) श्रोणी में बच्चे का सिर की स्थित का होना।

External cephalic version (ECV) – Abnormal Position को, गर्भस्थ शिशु के सामान्य स्थिति में लाने का बाहरी प्रोसीजर।

False-labour – Labour का पूर्व आभासी दर्द।

Fundal height – Symphysis pubis से बच्चेदानी की ऊँचाई।

Gestation – गर्भावस्था।

Goodel's sign – Softening of the cervix

Graffian follicle – पुटिका जो अण्डाशय में बनती है जिसमें ovum का विकास होता है।

Grand multiparity – चार या अधिक शिशु को स्त्री द्वारा जन्म देने के बाद वह स्त्री grand multipara कहलाता है।

Gynaecology – स्त्री जनन मार्ग की व्याधियों का अध्ययन।

Hegar's sign – गर्भावस्था के समय बच्चेदानी के ऊपरी भाग में वृद्धि होना।

Hydramnios – गर्भावस्था में amniotic fluid की मात्रा का अधिक होना।

Hymen – श्लेष्मा झिल्ली की परत जो योनिद्वार को आंशिक रूप से बन्द करती है।

Lanuego – गर्भावस्था में भ्रूण पर उपस्थित हल्के रोए।

Leucorrhoea – स्त्री में होने वाला श्वेत प्रदर रोग।

Lie – गर्भावस्था में गर्भस्य शिशु की स्थिति।

Nullipara – महिला जिसने कभी शिशु को जन्म न दिया हो।

Oligohydramnios – Amniotic fluid की मात्रा सामान्य से कम होना।

Ovulation – अण्डाशय से अण्डे का मुक्त होना।

Oxytocin – ऐसे पदार्थ जो गर्भाशय में संकुचन प्रेरित करते हैं।

Postmaturity – EDD के पश्चात दो सप्ताह तक प्रसव आरम्भ होना।

Postnatal period – प्रसव के बाद 10वें दिन से 29 दिन तक की अवधि।

Postpartum – प्रसव के पश्चात।

Puerperial pyrexia – Puer period के दौरान होने वाला ज्वर।

Quickening – माता द्वारा प्रथम बार foetus की हरकत अनुभव करना।

Retroflexion of the uterus – बच्चेदानी का पीछे की ओर झुकाव होना।

Shoulder dystocia – Head delivery होने के पश्चात् shoulders की delivery में व्यवधान आना।

Still birth – शिशु जो गर्भावस्था के 28 सप्ताह बाद जन्मा हो परन्तु मृत पैदा हुआ हो।

Straie gravidarum – गर्भावस्था में उदर पर प्रकट होने वाली रेखाएं।

Subinvolution – प्रसव पश्चात् गर्भावस्था का संकुचन सामान्य से कम होना।

Tachycardia – हृदय स्पंदन दर 100 से अधिक होना।

Tubectomy – महिला नसबन्दी (स्थाई)।

Twins – जुड़वा शिशु।

Umbilical cord – गर्भावस्था के दौरान foetus को पोषण देने के लिये निर्मित संरचना जो एक तरफ foetus से एवं दूसरी तरफ placenta से जुड़ी रहती है।

Vasectomy – पुरूष नसबन्दी (स्थाई)।

Vernix caseosa – शिशु की त्वचा पर उपस्थित वसीय आवरण।

Version – मोड़ना गर्भवर्तन (बाहरी या भीतरी)।

Viable period – यह अवधि लगभग 28 सप्ताह की गर्भावधि पर होता है।

Vulvovaginitis – योनिद्वार एवं योनि का प्रदाह।

आई.एन.सी. के रिवाईज्ड सेलेबस के अनुसार ए.एन.एम. व जी.एन.एम. के लिए

स्टूडेन्ट का नाम ....

इन्स्टीट्यूशन का नाम ....

रोल नम्बर ....

सन् ....

हस्ताक्षर प्रिंसिपल

हस्ताक्षर विद्यार्थी

शॉर्ट नोट्स ऑन मिडवाइफरी
(Short Notes on Midwifery)

औजार (Instruments)

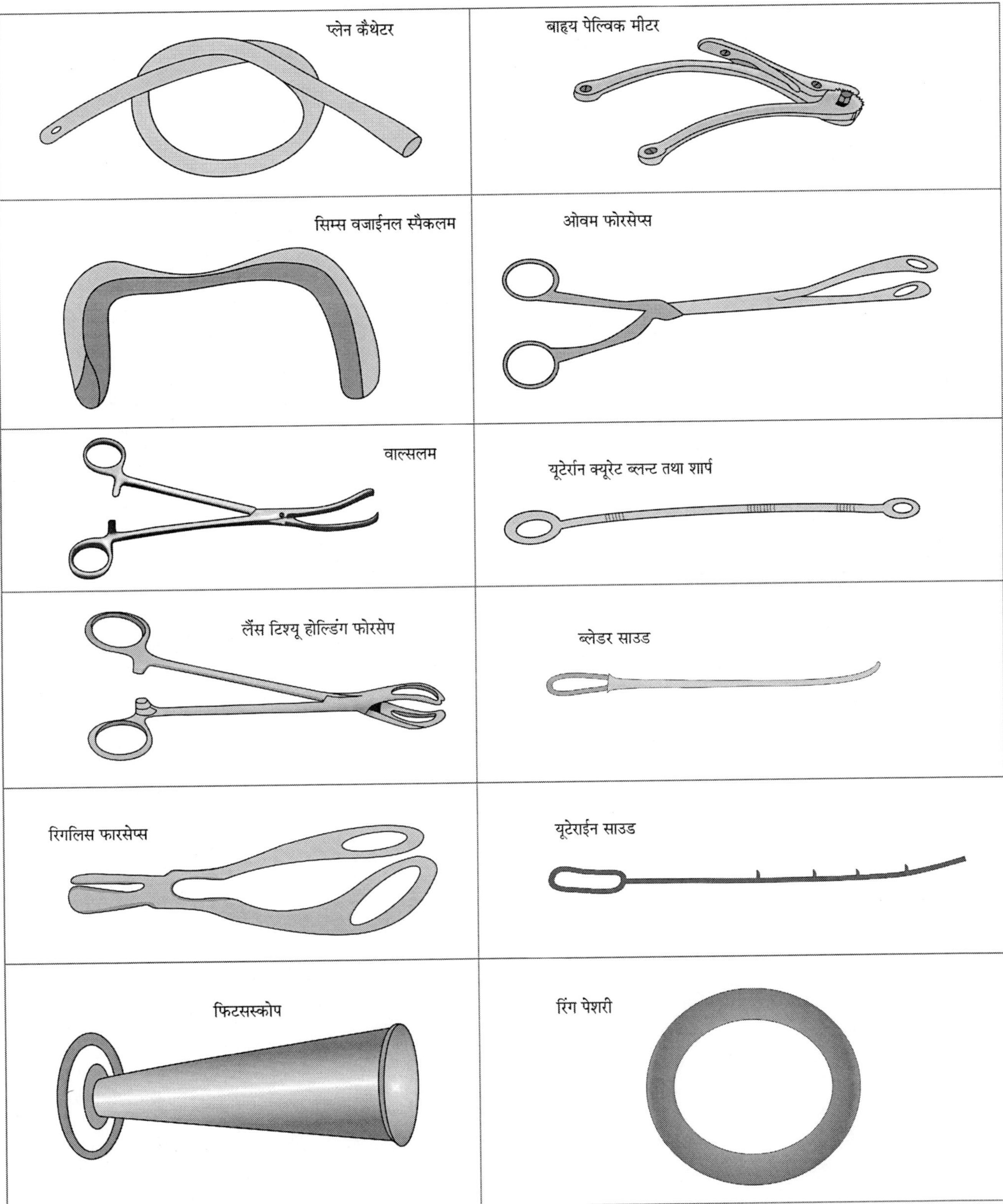

गर्भधारण (Conception)

"डिम्ब एवं शुक्राणु के संयोजन को गर्भधारण (Conception)" या (Impregnation) कहते हैं। इससे नये जीवन का आरम्भ होता है। डिम्बग्रंथि प्रत्येक माह एक ही डिम्ब बनाती है परन्तु शुक्राणु लगभग - 200,000,000 संख्या में होते हैं जो 0.05 मिमी. के होते हैं। संभोग के दौरान डिम्ब एवं शुक्राणु का संयोजन होता है।

- **डिम्ब** (Ovum) : एक शब्द है, जो कि पहले तीन हफ्तों के दौरान की थैली सहित सम्पूर्ण रचना के लिये प्रयोग करते हैं।
- **भ्रूण** (Embryo) : एक शब्द है, जो तीसरे हफ्ते से आठवें हफ्ते तक प्रयोग करते हैं।
- **गर्भस्थ शिशु** (Foetus) : एक शब्द है, जो 9 वें हफ्ते से शिशु के जन्म तक के लिये प्रयोग करते हैं।

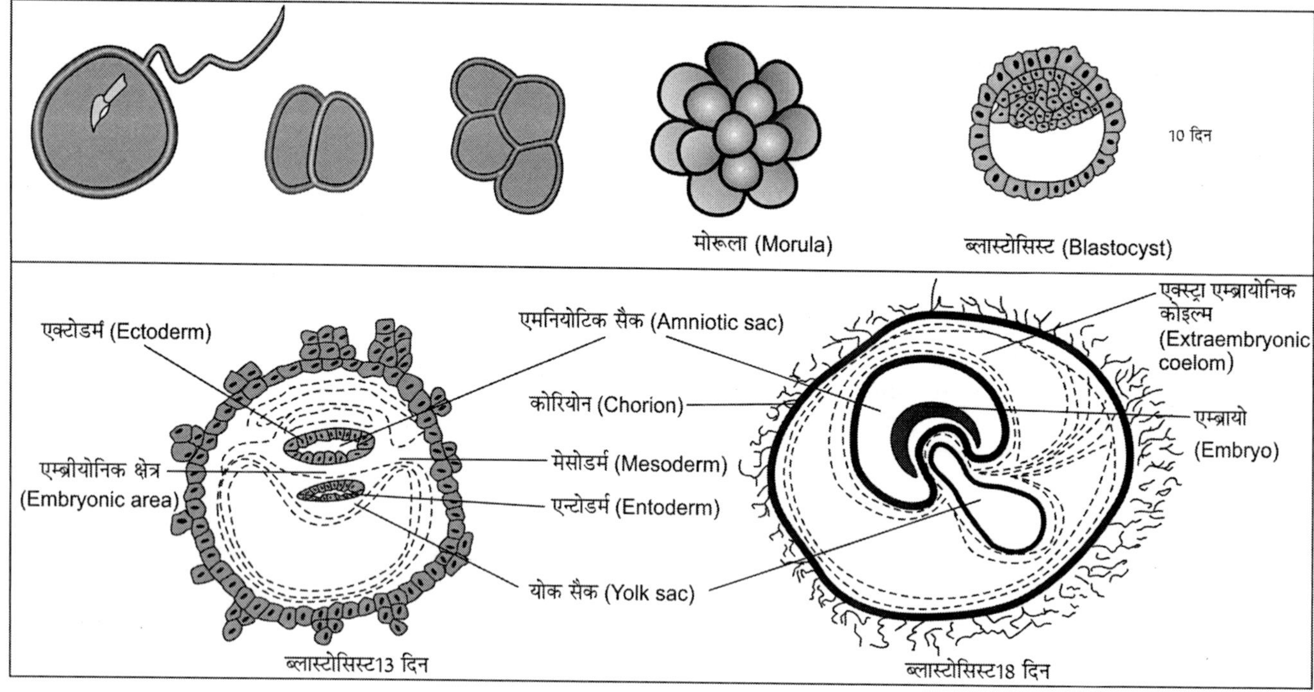

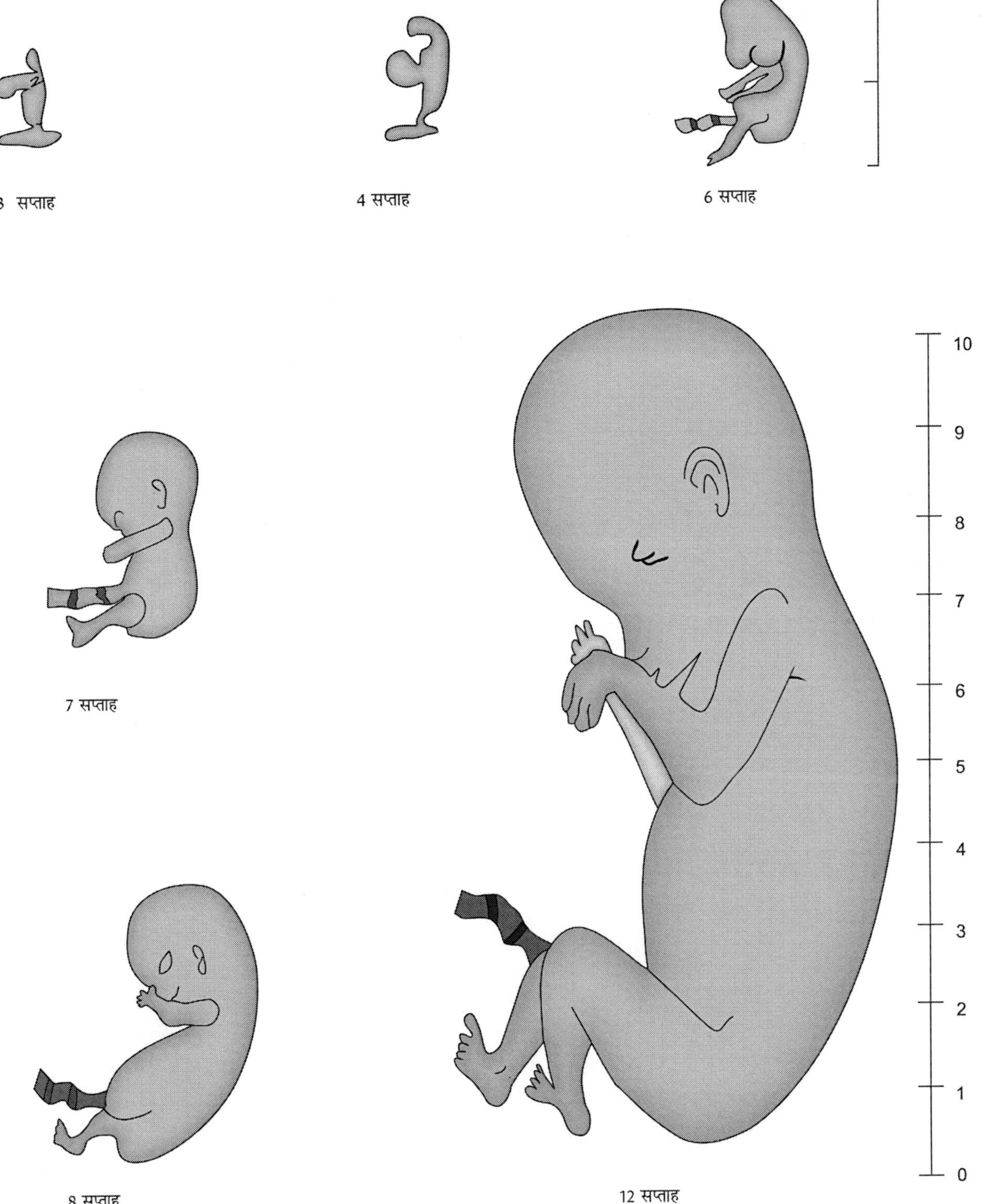

गर्भस्थ शिशु का आकार सप्ताहों व सेन्टीमीटर में

स्त्री की श्रोणि

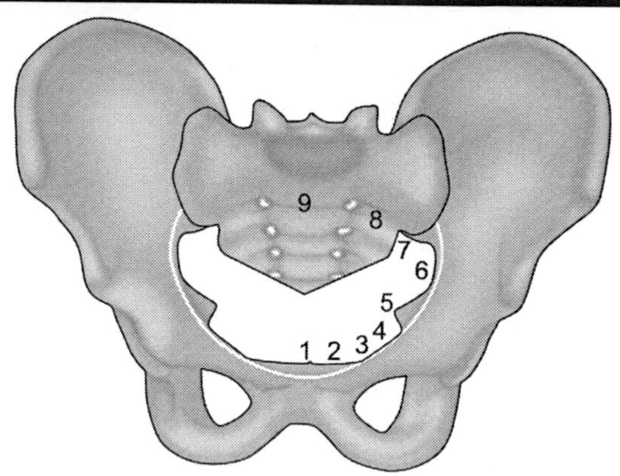

स्त्री की श्रोणि

श्रोणि बिम के हड्डियों की रूप रेखा

1. सिमफिसिस प्यूबिस (Symphysis Pubis)
2. प्यूबिक क्रेस्ट (Pubic Crest)
3. प्यूबिक टयूबर्किल (Pubic Tubercle)
4. पेक्टिनियल लाईन (Pectineal line)
5. इलियेप्यूबिक एमिनेन्स (Ilio-pubic eminence)
6. इलियोपेक्टिनियल लाईन (Ilio-pectineal line)
7. सेकरोइलियक आर्टिकूलेशन (Sacro-iliac articulation)
8. एन्टीरियर बार्डर सेक्रम का (Anterior border of ala of sacrum)
9. सेक्रल प्रोमोन्टरी (Sacral Promontory)

श्रोणि मार्ग के नाप सेन्टीमीटर में

	Anterior Posterior Diameter	Oblique Diameter	Transverse Diameter
BRIM	11	12	13
Cavity	12	12	12
Outlet	13	12	11

गर्भस्थ शिशु की खोपड़ी (The Foetal Skull)

ANM, GNM को खोपड़ी के सीमा चिन्हों एवं नापों का उचित ज्ञान होना चाहिए क्योंकि प्रसुति शास्त्र में गर्भस्थ शिशु की खोपड़ी का अत्यधिक महत्व है क्योंकि जन्म मार्ग से निकलते समय खोपड़ी पर अत्यधिक दबाव पड़ता है। प्रसव के दौरान खोपड़ी एवं श्रोणी (Pelvis) में अनुकूलता होनी चाहिए।

- **गर्भस्थ शिशु की खोपड़ी के क्षेत्र**

  गर्भस्थ शिशु के मुख्य चार क्षेत्र हैं।

  1. चेहरा
  2. भवैं
  3. वरटेक्स/शीर्ष
  4. अविसपुट

- **खोपड़ी की हड्डियां**
  - फ्रन्टल बोन Frontal Bone 1
  - पराईटल बोन Parietal Bone 2
  - टेम्पोरल बोन Temporal Bone 2
  - ओस्सीपुट बोन Occiput- Bone 1
- **गर्भस्थ शिशु की खोपड़ी की संधि रेखाऐं (जोड़)** The sutures of foetal skull:
  - दोनों फ्रन्टल हड्डी के बीच को - फ्रन्टल सुचर (जोड़)
  - दो फ्रन्टल और दो पराईटल हड्डी के बीच का - कोरोनल सूचर (जोड़)
  - दोनों पराईटल बोन के बीच को - सजाईटल सूचर (जोड़)
  - दोनों पराईटल और आक्सिपुट हड्डी - लैम्बडवाईड सूचर (जोड़)

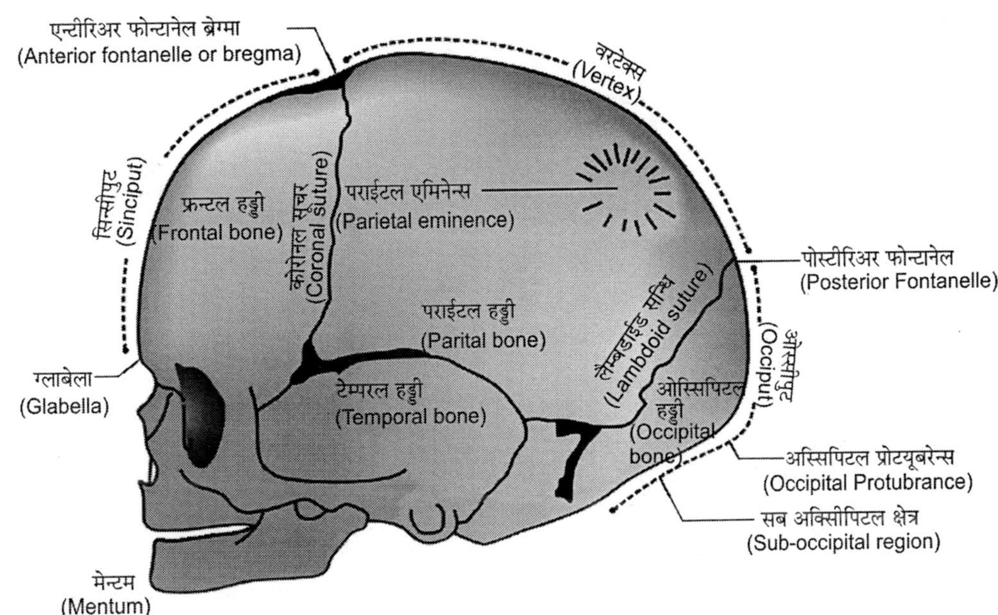

गर्भस्थ शिशु की खोपड़ी - प्रस्तुति महत्व के सीमा चिन्ह् व क्षेत्र

फोन्टानेल्स (Fontanelles)

- अगला फोन्टानेल
- पिछला फोन्टानेल

क्र. सं.	फिचर्स	अगला फोन्टनेल्स	पिछला फोन्टानेल्स
1.	शेप आधार Shape	डॉमन्ड Diamond	तीकोना Triangulor
2.	नाप Measures	3 से. मी. × 3 से. मी.	1.2 से. मी. × 1.2 से. मी.
3.	बन्द होना Ossifiesat	1½ वर्ष की उम्र पर	छः सप्ताह की उम्र पर

डायमीटर Diameters

एन्ट्रोपोस्टिरिअर डायामिटर्स :

क्र. सं.	डायामिटर्स	शिशु का ऐटीटयूट	शीर्ष का आना
1.	सबअकिसपीटो ब्रगमेक्टि = 9.5 से. मी.	पुरा मुड़ा हुआ Complete flexion	शीर्ष Vertex
2.	सबअकिसपीटो फ्रन्टल = 10 से. मी.	अधुरा मुड़ा हुआ Incomplete flexion	शीर्ष Vertex
3.	ऑक्सीपीटो फ्रन्टल = 11.5 से. मी.	हल्का सा मुड़ा हुआ Marked deflexion	Vertex
4.	मेस्टोवर्टिकल = 14 से. मी.	पराइटल एक्सटेन्शन Parital Extension	भौंं Brow
5.	सबमेन्टोवर्टिकल = 11.5 से. मी.	इन्कम्पलीट एक्सटेन्सन Incomplete Extension	चेहरा face
6.	सबमन्टो ब्रगमेटिक = 9.5 से. मी.	पुरा एक्सटेन्शन Complete extension	चेहरा face

FOETAL SKULL

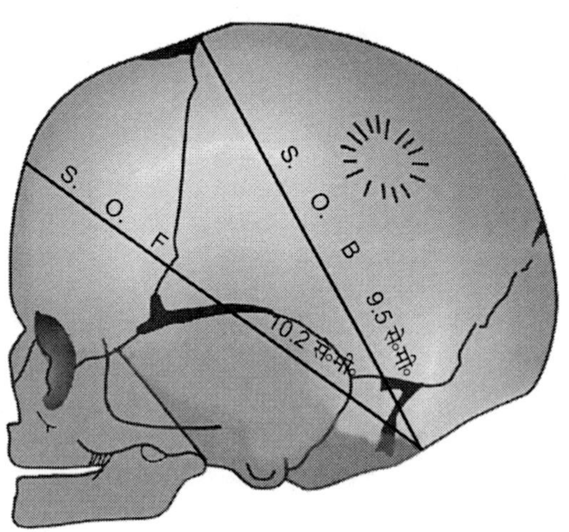

गर्भस्थ शिशु की खोपड़ी के डायमीटर्स

गर्भस्थ शिशु की खोपड़ी के शीर्ष प्रस्तुति के डायमीटर्स :

SOF = सबअक्सिपिटो फ्रन्टल – 10.2 से.मी. लगभग

SOB = सब अक्सीपिओ ब्रगमेटिक 9.5 से.मी.

मिडवाईफ डिलीवरी बैग

बैग में निम्नलिखित आरटिकल होना चाहिए—

1. प्लास्टिक ऐप्रन एक – ए.एन. के लिये
2. नेल, ब्रश एक (हाथों को स्क्रब करने के लिये)
3. दस्ताने (डिस्पोसएबल) दो सेट
4. मूत्र को जांचने वाली स्ट्रीप/टेस्ट टयूब
5. डिस्पोजएबल ऐनिमा एक
6. सेविंग क्रीम/सेट–माँ को सेविंग के लिये
7. यूरीनरी कैथेटर दो – (a) जच्चा के लिये यदि आवश्यकता पड़े
   (b) शिशु के लिये

8. फीटसस्कोप एक
9. थर्मामीटर
10. स्प्रिंग स्केल - शिशु के वजन हेतु
11. टेप मेजर - शिशु की लम्बाई नापने हेतु, सिर की गोलाई हेतु, कार्ड की लम्बाई हेतु
12. डिस्पोसएबल म्यूकस सक्कर - सांस की नली व मुंह को साफ करने के लिये
13. डिस्पोसएबल कार्ड क्लैम्प दो
14. कार्ड लिगेचर दो से चार स्टरलाईज
15. लोशन एन्टीसेप्टिक - डेटाल, सेवलॉन, ब्लीच क्रीम
16. एल्कोहल swab
17. कार्ड काटने के लिये स्टरलाईड कैंची/ब्लेड - एक
18. ऐपिजियाटोमी कैंची एक (स्टरलाईड)
19. लिगेचर काटने की कैंची एक स्टरलाईड
20. स्टरलाईड काटन व स्वाब्स
21. पैरिनियल पैड व ड्रेसिंग (स्टरलाइड)
22. सूचरइग के लिये स्टरलाईड सामान (Curved cutting, non cutting nodes, needle holder, toothed forceps, skin suture needle and thread no. 10)
23. डिस्पोजएबल सिरिंजेस 2 ml, 5 ml, 10 ml व निडिल
24. बाउल लोशन के लिये
25. किडनी ट्रे (प्लासेन्टा के लिये)
26. लेबर प्रोग्रेस चार्ट्स/बर्थ नोटिफिकेशन फार्म/लिफाफा
27. दवाएं-विटामिन "K"/लिगनोकेन 1% मेथरजिन/सिन्टसेसिनेस synticinon

नर्स द्वारा गर्भवती महिला का परीक्षण

परीक्षण प्रारम्भ करने से पहले Midwife उससे साधारण प्रश्न पूछती है जैसे कि :

- आप कैसा महसूस कर रही है?
- आप को नींद अच्छी आती है?
- आप प्रतिदिन टहलने जाती है?
- भूख अच्छी तरह लगती है?

उसको यह बतायें कि शरीर की वृद्धि करने वाले कौन -कौन से भोज्य पदार्थ है। जैसे फल, सब्जियाँ दूध तथा उससे बने पदार्थ इत्यादि की सलाह दें कुछ छोटे विकारों जैसे- अम्लशूल (Heart Burn) कब्ज़ियत एवं प्रात: वमन यदि आवश्यक है तो सलाह दें।

गर्भवती महिला का परीक्षण क्रमानुसार करें ताकि कोई भी जांच न छूटे और सिर से पैर तक परीक्षण करें। चेहरे के हावभाव से शरीरिक व मानसिक स्वस्थता के बारे में अनुमान लगाया जा सकता है। गर्भवती महिला अच्छी तरह से पोषित एवं सुखी दिख सकती है या कुपोषित बीमार अथवा घबराई हुई भी हो सकती है, होंठ, फन्जन्टाईवा के सफेदपन से खून की कमी चेहरे की सूजन, दांतों के कीड़े, अस्वस्थता के चिन्ह्। जैसे: गर्दन की सूजन, गिल्टियाँ, नीलापन, श्वास का फूलना, लगातार खांसी है तो उसे चिकित्सा सलाह प्राप्त कराना चहिए।

- **स्तन :** गर्भावस्था के चिन्हों के लिये यदि स्तन और Nipple में परेशानी हो तो उसे उपयुक्त सलाह दें।
- **योनि The Vulva :** योनि मार्ग से अत्यधिक पानी को आना प्रयुक्त उत्तेजक हरा व झागदार अथवा रक्तरंजित हो तो उचित सलाह दे वह Sex Partner को भी दवा द्वारा इलाज करायें ताकि उसके Partner को उक्त से बचाया जा सके। इसके अतिरिक्त सूजन, स्फित शिरायें (Varicose Veins) वल्वल वर्ट्स, सिफिलिस, कोन्डाइलोमेटालाटा का भी Treatment करें।

- **पैर :** (The lower limbs) रिकेट्स, पैरों की चौड़ाई व आकार से श्रोणिय क्षमता का अनुमान लगाया जा सकता है। जूतों का न 3 या कम होने, श्रोणि असामान्य रूप से छोटी हो सकती। प्रिटिबियल ईडीमा के लिये भी उपयुक्त सलाह दें।

श्रोणि क्षमता (Pelvic Capacity)

सामान्य आकार के शिशु को सुरक्षित रूप से बाहर निकलने के लिये अधिकतर (Gynaecoid type pelvis) उपयुक्त रहती है। गर्भस्थ शिशु के आकार के अनुसार श्रोणि को विवेचन करना चाहिए, क्योंकि गर्भस्थ शिशु का शीश सबसे अच्छा पेल्वीमीटर है। गर्भस्थ शिशु का शीश श्रोणि में से सुरक्षित रूप से निकल सकेगा गर्भाशयिक संकुचनों की शक्ति, श्रोणि के जोड़ों के फैलाव एवं खोपड़ी की अस्थियों के एक दूसरे के ऊपर चढ़ने की डिगरी, इन सभी बातों का प्रसव के परिणाम पर प्रभाव पड़ता है।

गर्भवती महिला का योनि परीक्षण

पहला योनि परिक्षण कुशल नर्स/कुशल डॉक्टर महिला विशेषज्ञ द्वारा होना चहिए।

स्टेपस (Steps) :

1. टवायलेटिंग :
   - जच्चा को लिथाटोमी (Lithatomy postion) में लिटायें
   - हाथों को धोएं (साबुन पानी से)
   - कीटाणुरहित दस्तानों को प्रयोग करें
   - वल्वा की टवायलेटिंग के लिये 10% डेटॉल या सेवलान के घोल से साफ करने के पश्चात् पहले बाहरी भाग Labia Major दूसरे स्ट्रोक में Labia Minora तीसरे स्ट्रोक में Vagina योनी को साफ करें (कुल तीन स्ट्रोक स्वाब (Swab) का प्रयोग करें) इसके पश्चात् बायें हाथ की उंगली से Labia Minor को हटा कर योनी द्वारा परीक्षण करें।
2. सीधे हाथ की Index Finger में Antiseptic Cream जैसे डैटॉल/सेवलॉन को डालें।
3. योनि द्वार से उंगलियों को तभी निकालें जब तक पूरा परीक्षण न कर लें।
4. गर्भवती महिला का योनि परिक्षण कम से कम करें जैसे- पहला ए.एन.सी. विज़िट दूसरा लेबर के अनसेट पर

योनि परीक्षण कब-कब करें?

- लेबर के प्रारम्भ होने पर
- लेबर की प्रोग्रेस ज्ञात करने के लिये
- झिल्ली फटने के पश्चात्

योनि द्वार परीक्षण की Findings को क्या-क्या लिखें?

1. गर्भाशय के फैलाव की डिगरी।
2. गर्भाशय के मुंह के Effacement की डिगरी।
3. झिल्ली की दशा फटी या नहीं, यदि फटी है तो अम्निओटिक द्रव्य का रंग।
4. गर्भ प्रस्तुति अंग जैसे- Fontanelles और Sagital suture का Pelvis से Quadrants का सम्बन्ध
5. बच्चे के सिर के सूचर अन्दर की तरफ मुड़ना (Moulding of head)
6. गर्भस्थ के शीश का ठहराव, जिसका Ischial Spines से सम्बन्धित हो।

ध्यान देने योग्य बातें :

1. Placenta Previa में योनि परिक्षण ना करें।
2. यदि गर्भाशय का मुँह (Cervix) होंठ (Lips) के समान (Soft) मुलायम है तो महिला गर्भवती है (समान्यता Cervix नाक की टिप की भांति सख्त होती है परन्तु गर्भावस्था में होंठ के समान मुलायम हो जाती है)।

प्रसवपूर्व निदान गृह में जाँच कराना

सप्ताह 4, 8, 12, 16, 20 हर चार सप्ताह में भेंट
प्रत्येक 2 सप्ताह में 22, 24, 26, 28, 30, 32, 36
हर सप्ताह जब तक प्रसूति हो जानी है 37, 38, 39, 40

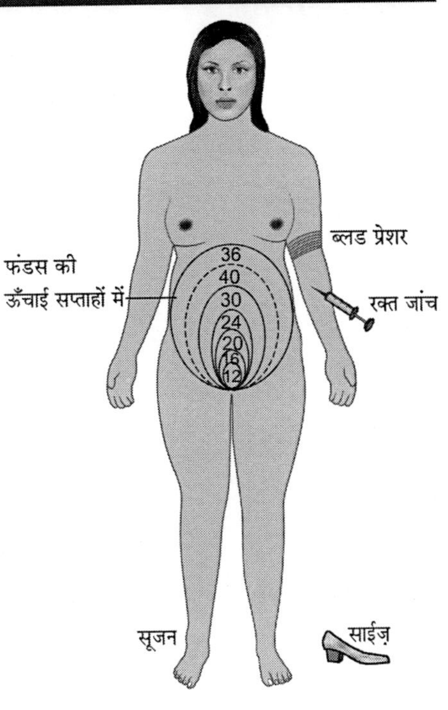

1. प्रथम भेंट : वर्तमान गर्भावस्था शारीरिक, परिक्षण, हृदय, फुफफुसा ऊँचाई, श्रोणि नाप
    - रक्त परीक्षण–हीमोग्लोबीन, रक्त समूह, आर.एच. फैक्ट, HIV, STIs, STD, RTIs, रुबीला एन्टिबॉडिज
    - उदरीय परीक्षण– गर्भावस्था के सप्ताह
    - योनि परीक्षण – गर्भावस्था की पुष्टि के लिये ज्ञात करना। गर्भनिरोधक यदि गोली खा रही है तो किस कारण बन्द किया तथा अन्य बीमारियाँ :
2. दूसरी भेंट : 16-34 सप्ताहों में
    - उदरीय परीक्षण : फन्डस की ऊँचाई गर्भस्थ शिशु की वृद्धि व धड़कन सप्ताहों में
    - गर्भ-स्थिति, गर्भप्रस्तुति, अंगस्थिति यूरिन परीक्षण
    - पूछताछ – 18-20 सप्ताह में गर्भस्थ हलचल हीमोग्लोबीन रक्त परीक्षण आर. एच. फैक्टर
3. तीसरी भेंट : फण्डस की ऊँचाई– गर्भस्थिति, गर्भप्रस्तुति, असमानता, श्रोणी व योनि परीक्षण गर्भस्थ – वृद्धि, स्वास्थ्य, जीवित जांच – हीमोग्लोबीन, 38 सप्ताह में सिर प्रविष्ट हुआ कि नहीं है।
4. प्रसव हेतु : (गर्भस्थ शिशु को गर्भाशय एवं श्रोणि से सम्बन्ध The relationship of the foetus and pelvis)

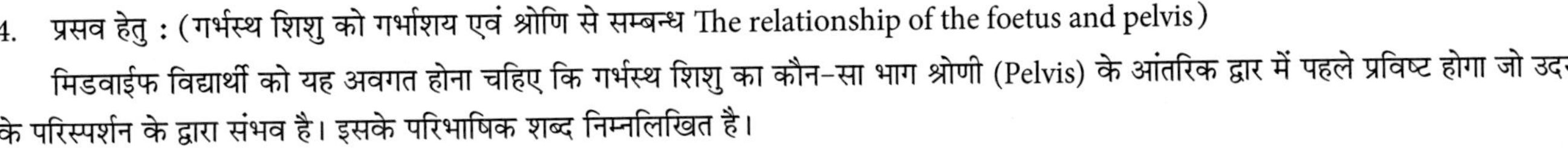

मिडवाईफ विद्यार्थी को यह अवगत होना चहिए कि गर्भस्थ शिशु का कौन–सा भाग श्रोणी (Pelvis) के आंतरिक द्वार में पहले प्रविष्ट होगा जो उदर के परिस्पर्शन के द्वारा संभव है। इसके परिभाषिक शब्द निम्नलिखित है।

1. स्थिति (Lie)
2. अवस्था (Attitude)
3. गर्भप्रस्तुति (Presentation)
4. निर्धारक अंग (Denomination)
5. अंगस्थिति (Position)
6. गर्भप्रस्तुति अंग (Presenting Part)

1. **स्थिति (Lie) :** गर्भाशय के लम्बवत् अक्ष (Long Axis) के साथ गर्भस्थ शिशु के लम्बवत् अक्ष को जो सम्बन्ध रहता है उसे स्थिति (Lie) कहते हैं। इसकी लम्बवत् स्थिति होनी चाहिए या आड़ी (Transverse) भी हो सकती है गर्भाशय एवं गर्भस्थ शिशु की लम्बाई, चौड़ाई की अपेक्षा अधिक रहती है और जब गर्भस्थ शिशु गर्भाशय में रहता है तो उसकी लम्बाई गर्भाशय की लम्बाई के समानान्तर होती है शीर्ष या नितम्ब निचले गर्भाशयिक खण्ड में रहता हैं।
2. **अवस्था (Attitude) : गर्भस्थ शिशु के शरीर का भाग—** हाथ, पैर एवं सिर को उसके धड़ के साथ क्या सम्बन्ध है और यह "मोड़" (Flexion) का होना चाहिए इसके अन्तर्गत निम्नलिखित (Flexion) आंत है।
    - Head flexion
    - Chin ठुड्डी (गर्भस्य शिशु की ठुड्डी सीने पर)।
    - Flexed हाथ, जो कि सीने पर होना चाहिए।
    - मुड़े हुए पैर व घुटने जो उदर के निचले भाग में हों।

Longitudinal Lie

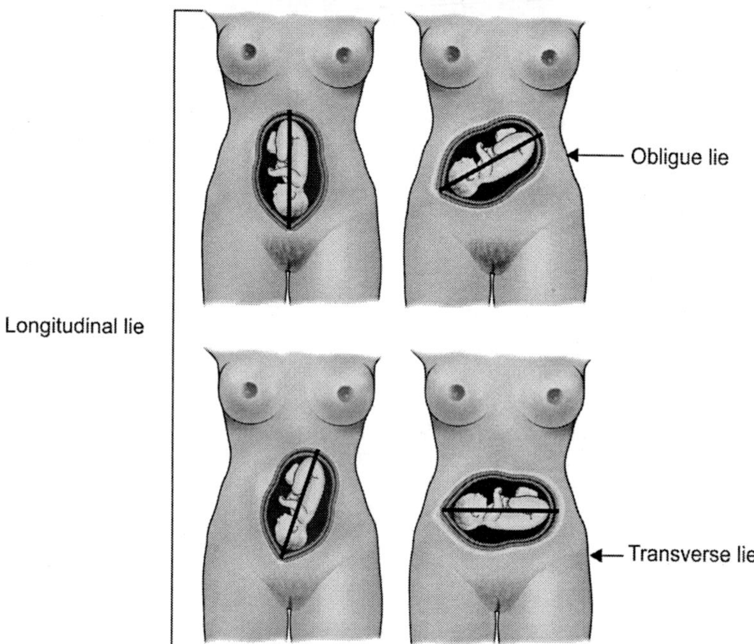

3. **गर्भप्रस्तुति** (Presentation) **:** गर्भस्थ शिशु को कौन-सा अंग श्रोणि Pelvis के आंतरिक द्वार या गर्भाशय के निचले खण्ड में स्थित है। जैसे –
   - शीर्ष प्रस्तुति (Vertex presentation)
   - नितम्ब प्रस्तुति (Breech Presentation)
   - कंधा प्रस्तुति (Shoulder Presentation)
   - चेहरा प्रस्तुति (Face Presentation)
   - भौं प्रस्तुति (Brow Presentation)
4. **सिर प्रस्तुति :** (Vertex Presentation)
   - शीर्ष अच्छी तरह मुड़ा हुआ।
   - शीर्ष अच्छी तरह से नहीं मुड़ा हुआ।
   - भौं
   - चेहरा

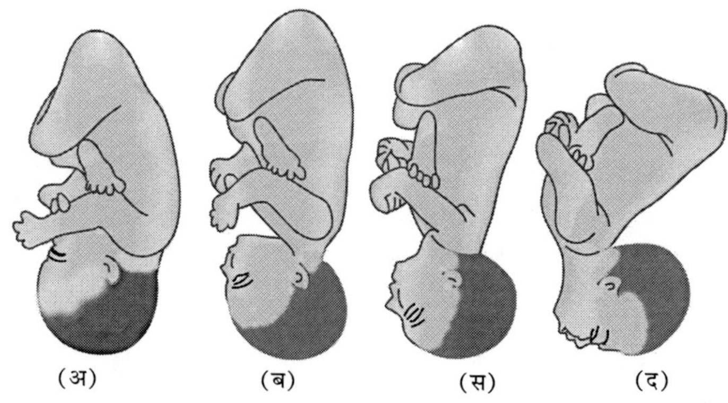

मस्तिष्कीय या सिर प्रस्तुति

5. **निर्धारक अंग** (The Denomination)**:** निर्धारक अंग गर्भप्रस्तुति का वह भाग है जो अंगस्थिति (Position) का निर्धारण एवं संकेत करता है।

Presentation प्रस्तुति	Denominator अंग निर्धारक
(a) शीर्ष प्रस्तुति	आक्सिपट (Occiput) होता है
(b) नितम्ब प्रस्तुति	सेक्रम (Sacrum) होता है
(c) चेहरा प्रस्तुति	मेन्टम (Mentum) होता है
(d) कंधा प्रस्तुति	एक्रोमियन उभार (Acromion) होता है
(e) भौं प्रस्तुति	कोई निर्धारक अंग प्रयोग नहीं होता है।

अंग प्रस्तुति

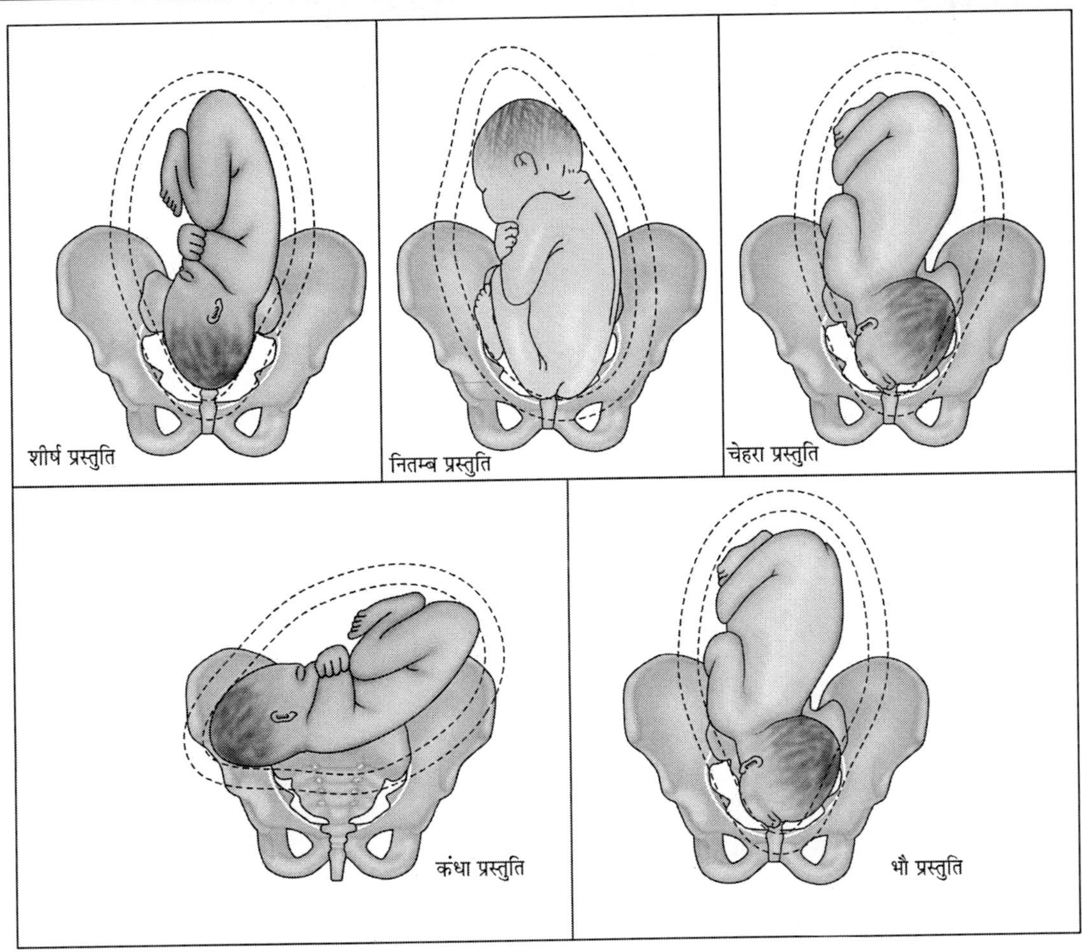

6. **अंगस्थिति** (Position)**:** श्रोणी के आन्तरिक द्वार के छः क्षेत्रों से निर्धारक अंगों का सम्बन्ध यह निम्नलिखित है।
   - राईट-पोस्टीरिअर (Right Posterior)
   - राईट-लेट्रल (Right Lateral)
   - राईट-एन्टिरिअर (Right Anterior)
   - लेफ्ट-पोस्टीरिअर (Left Posterior)
   - लेफ्ट लेट्रल (Left Lateral)
   - लेफ्ट-एन्टिरिअर (Left Anterior)

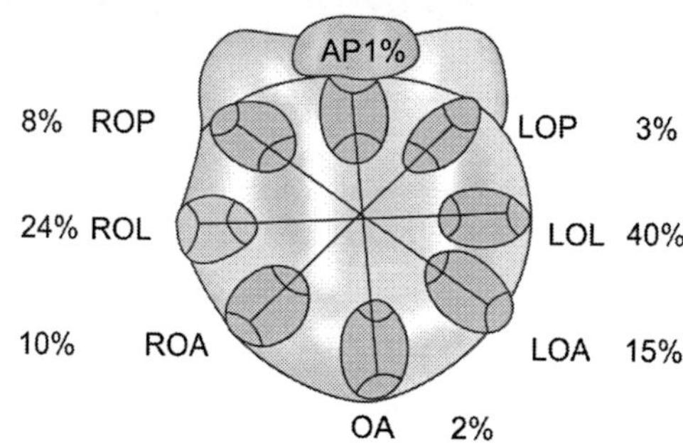

शीर्ष अंगस्थिति (Vertics position) एवं उनकी अनुपातिक संख्या का रेखांकित चित्रांकन

शीर्ष प्रस्तुति में अंगस्थिति

— लेफ्ट ऑक्सिपिटो-एन्टिरिअर (Left Occipito Anterior) LOA
— लेफ्ट-ऑक्सिपिटो-लेटरल (Left Occipito Leteral) LOL
— लेफ्ट ऑक्सिपिटो-पोस्टिरिअर (Left Occipito posterior) LOP
— राईट ऑक्सिपिटो-एन्टिरिअर (Righ Occipito Anterior) ROA
— राईट-ऑक्सिपिटो-लेटरल (Right Occipito Leteral) LOC
— राईट ऑक्सिपिटो पोस्टीरिअर (Left Occipito Anterior) ROP

गर्भप्रस्तुति अंग (Presenting Part): गर्भप्रस्तुति अंग वह अंग है जो प्रसव के दौरान ऑस (OS)पर स्थित रहता है। एवं जिस पर कैपट (Caput) बनता है जैसे :

— शीर्ष प्रस्तुति अच्छे मुड़ी हुई हो (Well Flexed Head)
— शीर्ष (Deflexed head)
— भौं
— चेहरा

यह मोड़ कितनी डिबरी पर है निर्भर करता है।

नोट : लेफ्ट ऑक्सिपिटो -पोस्टीरिअर में

शीर्ष गर्भप्रस्तुति अग्रस्थिति, सिर अच्छी तरह मुड़ा हुआ, गर्भस्थ शिशु की पीठ माता की उदरीय दीवार के सहारे, गर्भस्थ शिशु भी अच्छी तरह मुड़ा हुआ इस प्रकार प्रसव में आसानी होती है।

Station of Head in Relation to Ischial Spines of Pelvis

1. इस्चीयल स्पाईन के ऊपर शीर्ष होने पर –1 cm, –2 cm, –3 cm, –4 cm, –5 cm माना जायेगा।
2. इस्चीयल स्पाईन के नीचे शीर्ष होने पर +1 cm, +2 cm, +3 cm, +4 cm, +5 cm माना जायेगा।

- **आंगुलिक पैल्वीमीटरी (Clinical Digital Pelvimetry)**: अनुभवी प्रसूति विशेषज्ञ द्वारा श्रोणी क्षमता को अनुमान योनि भाग द्वारा आंगुलिक परीक्षण से अच्छी तरह लगा सकती है। ऑब्स्टैट्रिकल कॉन्जूगेट को आकार डायगोनल कॉन्जूगेट के नाप द्वारा निर्धारित किया जा सकता है।
- **डायगोनल कॉन्जूगेट :** सिम्फिसिस प्यूबिस के निचले किनारे से सेक्रम की प्रॉमोन्टरी के बीच तक नापा जाता है। यह 12 से 13 से.मी. होता है प्यूबिस हड्डी की गहराई 2 से.मी. कम करने से ऑब्सेटिकल कॉन्जूगेट को नाप ज्ञात हो जाता है।

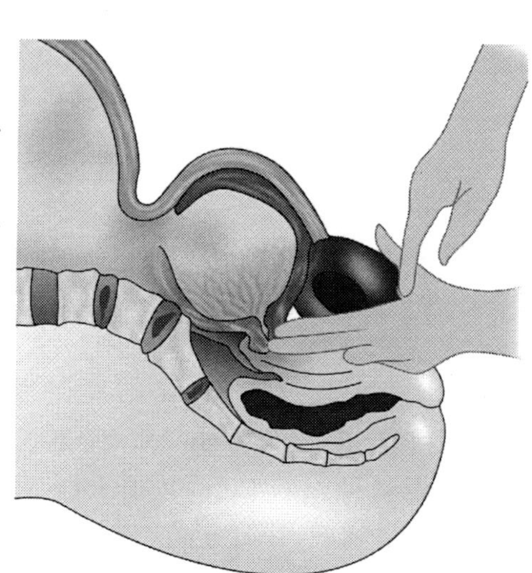

डायगोनल कॉन्जूगेट का नाप

Fetal Head Engagement

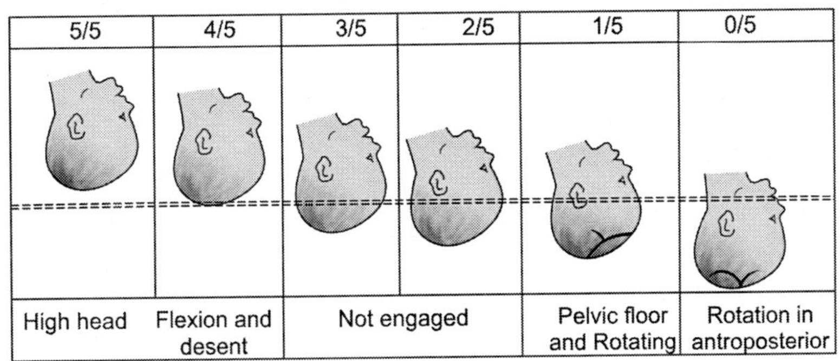

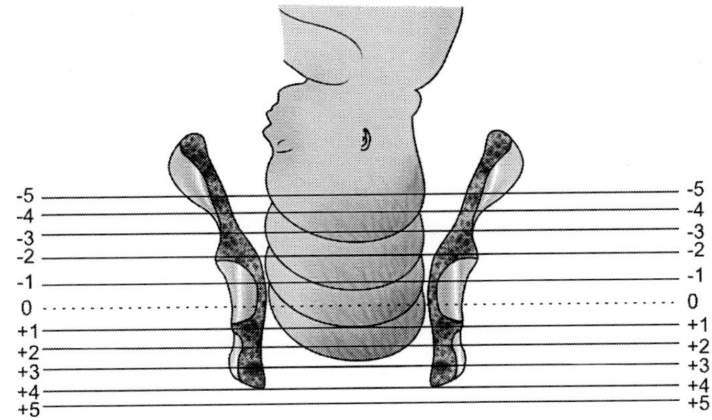

उदरीय एवं योनिमार्ग परीक्षण से गर्भस्थ शिशु का सिर इश्चियल स्पाईन से ऊपर में सेन्टीमीटर (–) तथा नीचे आने पर (+) का रिकार्ड।

चित्रों द्वारा लेबर की अवस्थाएं

प्रथम अवस्था :

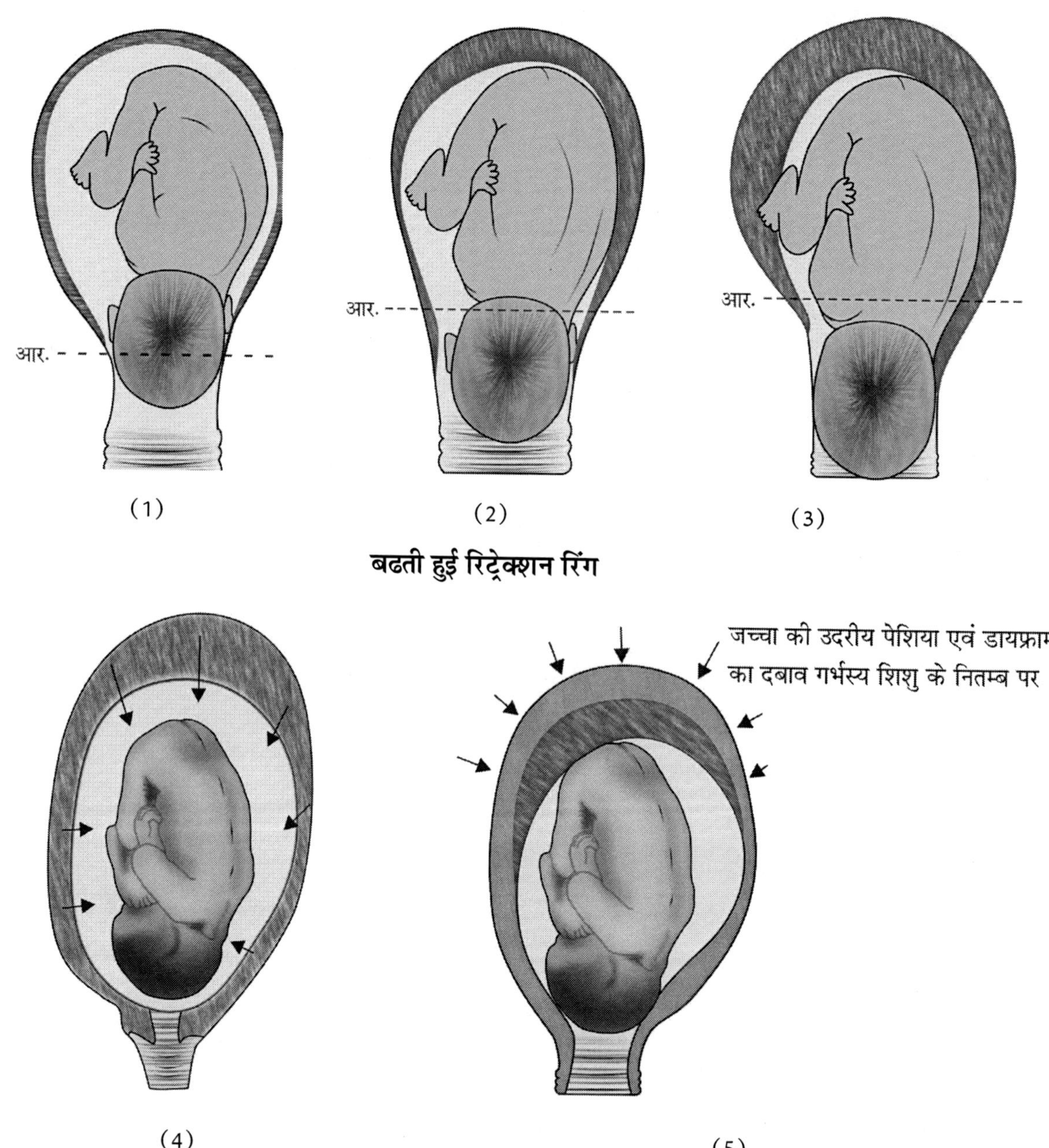

बढती हुई रिट्रेक्शन रिंग

सामान्य द्रव का दबाव गर्भाशयिक संकुचनों का दबाव एम्निआटिक द्रव पर पड़ने से द्रव का दबाव पूरे में फैल जाता है।

गर्भस्थ शिशु के एक्सिस पर दबाव से एम्निआटिक झिल्ली फटकर गर्भस्थ शिशु को निष्कासन में सहायक होता है।

गर्भस्थ शिशु पर बढ़ता दबाव

शीर्ष गर्भप्रस्तुति में अग्रभाग की दशा

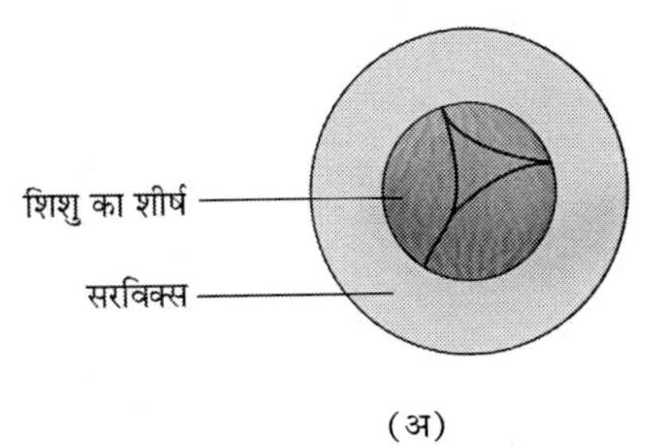

(अ)

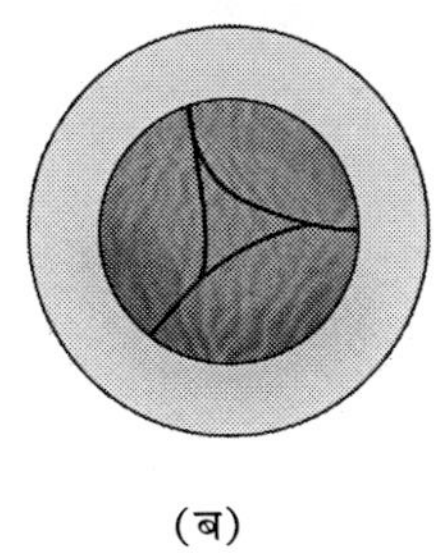

(ब)

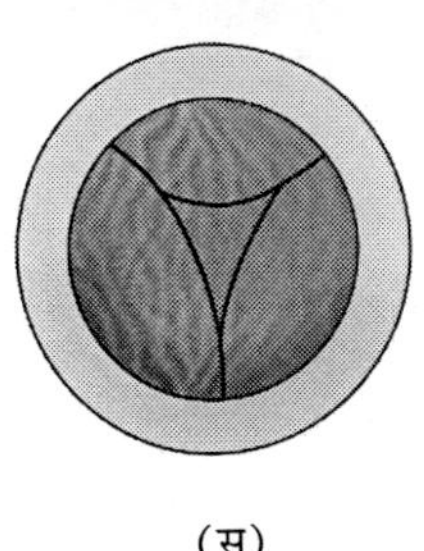

(स)

(अ), (ब) पोस्टीरिअर फान्टेनेल : बांये अग्रभाग की ओर सजाइटल सन्धि रेखा पेल्विस के दाहिने तिरछे डायमीटर में।

(स) पोस्टीरिअर फान्टेनेल : गोलाई के एक आठवें भाग में आगे की तरफ घुमी हुई, सजाईटल संधि रेखा श्रोणी के बाहरी भाग के एन्टिरो-पोस्टीरिअर डायमीटर में।

प्रसव की प्रथम अवस्था

प्रसव में सर्विक्स की दशा

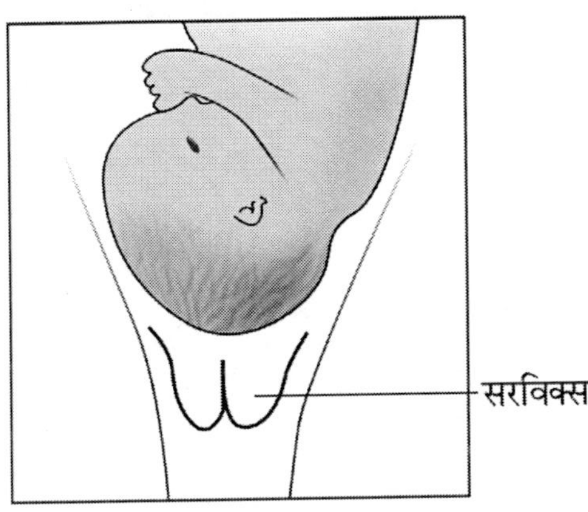

प्रसव के पहले सरविक्स

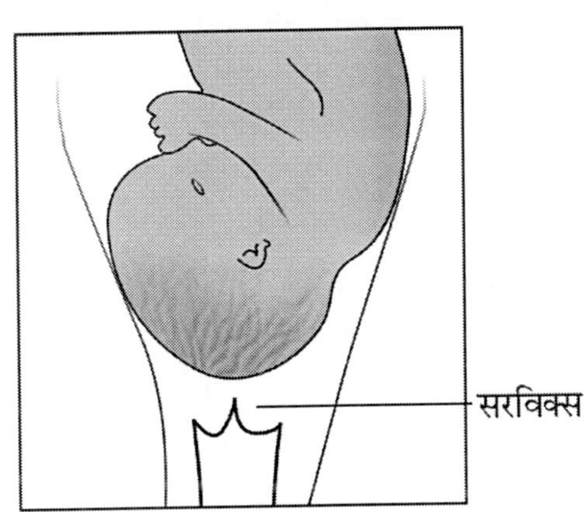

सरविक्स टेकिंग अप होना

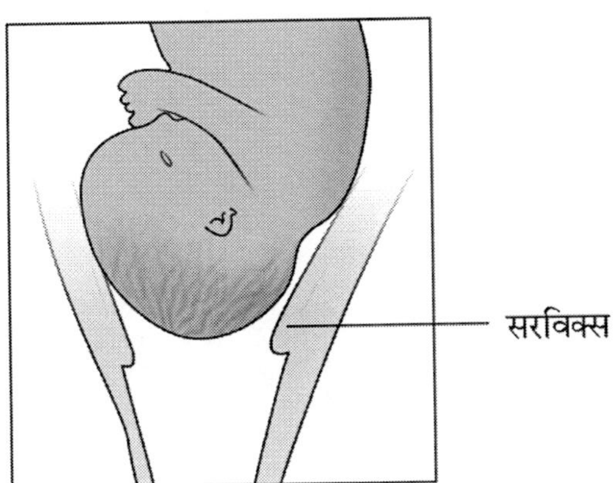

सरविक्स का विस्तारण होना

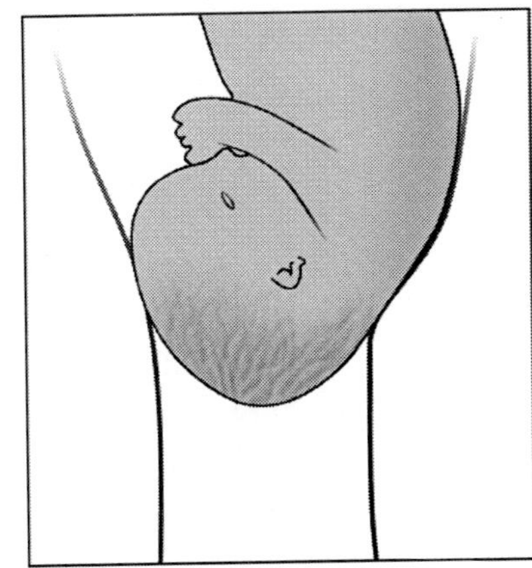

सरविक्स का सम्पूर्ण विस्तारण

प्रसव के पहले और प्रसव के दौरान सरविक्स तथा शीर्ष प्रस्तुति की दशा

प्रसव में एम्निआटिक थैली की दशा

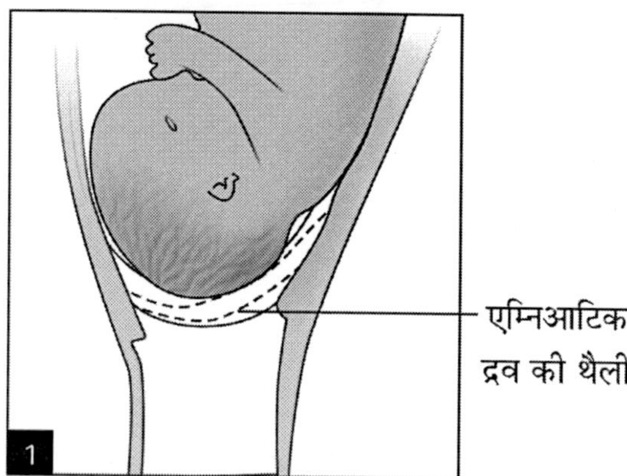

अग्र-एम्निआटिक द्रव की थैली

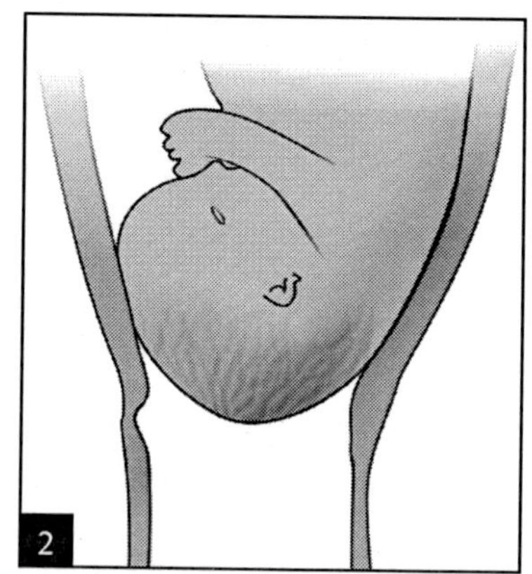

एम्निआटिक झिल्ली फट चुकी है।

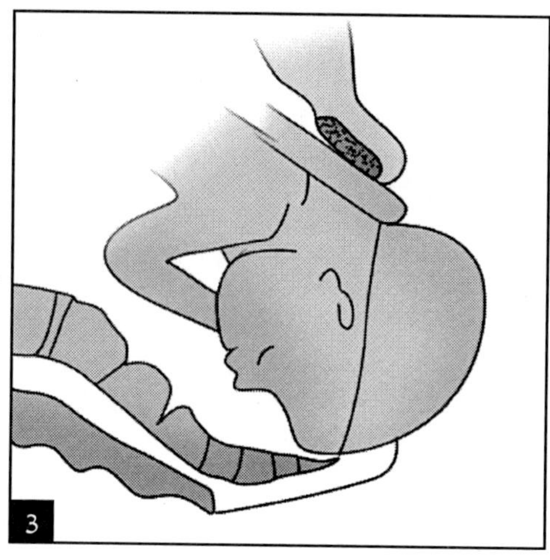

सिर का क्राउनिंग

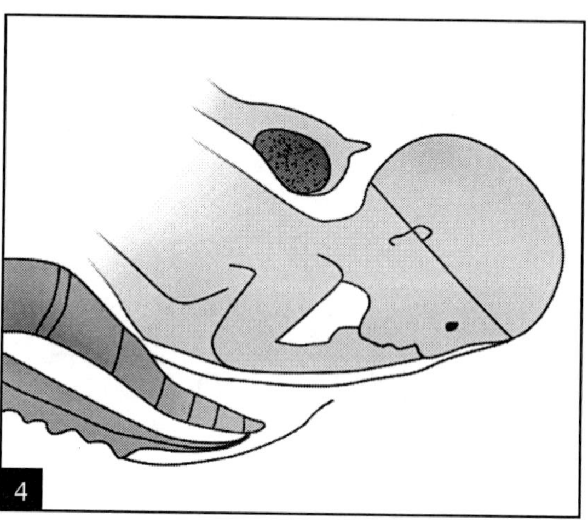

सिर का पीछे की ओर तनना

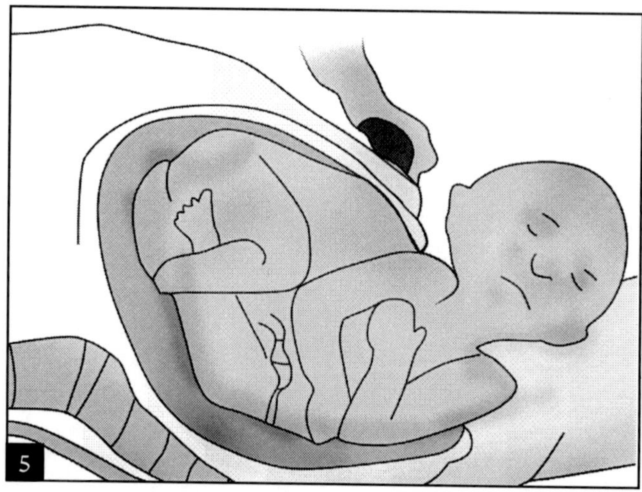

सिर का बाहर आना व शिशु के शरीर का पार्श्वीय झुकाव

तृतीय अवस्था

प्रसव की तृतीय अवस्था में नाभि व सिम्फिसिस प्यूबिस से फन्डस की ऊँचाई सेन्टीमीटरों में

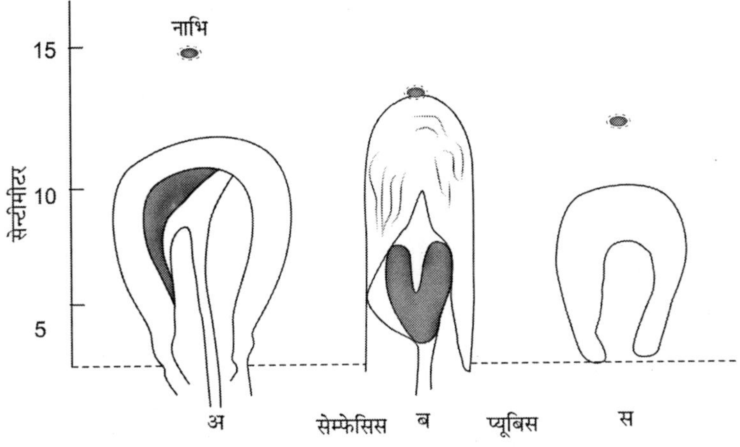

(अ) तृतीय अवस्था का आरम्भ (ब) प्लासेन्टा नीचे भाग में (स) तृतीय अवस्था का अन्त

(अ) तृतीय अवस्था का आरम्भ : नाभि से 2.5 से.मी. – सिम्फिसिस प्यूबिस से 15 से.मी. ऊपर

(ब) पृथक हुआ प्लासेन्टा निचले भाग में : नाभि से 1.5 से.मी. ऊपर – सिम्फिसिस प्यूबिस से 19 से.मी. ऊपर

(स) तृतीय अवस्था के अंत में प्लासेंटा निष्कासित : नाभि से 4 से.मी. – सिम्फिसिस प्यूबिस से 14 से.मी. ऊपर

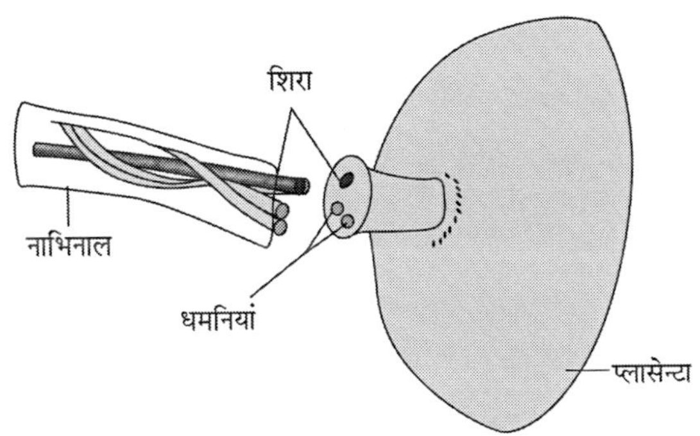

कटी हुई नाभिनाल का परीक्षण

अस्पताल और घर में प्रसव कराना (Conduction of Labour at Hospital and Home)

परिवार तथा प्रसूता की इच्छानुसार प्रशिक्षित स्वास्थ्यकर्मी द्वारा सामान्य प्रसव घर पर कराना।

उद्देश्य :

1. जच्चा को सुरक्षित प्रसव कराने में सहायता प्रदान करना।
2. घर पर रहकर जच्चा की जरूरत के अनुसार प्रसव कराना।
3. नार्मल स्वास्थ्य जीवित शिशु को प्राप्त करने हेतु।

ध्यान देने योग्य बातें :

1. घर पर हाई रिस्क और प्रथम गर्भा वाली जच्चा का प्रसव मत कराये।
2. प्रसव के दौरान मूत्र की थैली खाली रहना चाहिए।
3. प्रसव के प्रथम स्टेज में (Bear down) दर्द की दवा लेने को मना करें।

4. प्रसव के दौरान भोजन के लिये मना करे, जच्चा हल्का सूपाच्य भोजन ग्रहण कर सकती है।
5. होम विजिट के समय से ही घर पर प्रसव का स्थान चयन करे।
6. प्रसव पश्चात घर पर एक घण्टे तक मां व शिशु का निरीक्षण करें। दोनों की स्वास्थ्य दशा सही होने पर घर छोडे।
7. परिवार वालों को व मां को नये मेहमान के आने की बधाई अवश्य दें।

सामान (Article) :

A. मिडवाईफरी किट में निम्नलिखित सामान होना चाहिए।

1. पुराना समाचार पत्र : प्रसव किट के नीचे रखने के लिये।
2. प्लास्टिक शीट - दो : (a) प्रसव किट के सामान के नीचे रखने के लिये।
   (b) प्रसव के समय जच्चा के कपड़ों को गन्दा होने से बचाने हेतु।
3. बाउल मिडियम - दो : (a) विसंक्रमित कॉटन स्वाब हेतु।
   (b) विसंक्रमित औजार हेतु।
4. डिस्पोजेबल स्टरलाईज्ड ग्लव, दो पेयर।
5. नामिनाल क्लैम्प दो (डिस्पोजेबल)
6. स्पंज होल्डर - एक
7. सर्जिकल कैंची - दो
8. 2, 5 एम. एल. डिस्पोजेएबल सिरिंज व निडिल
9. रबर कैथेटर (विसंक्रमित)
10. विसंक्रमित गाज, काटन व पैरिनियल पैड, बैन्डेज
11. ऐनिमा कैन सम्पूर्ण सेट सहित
12. किडनी ट्रे - एक
13. साबुनदानी व साबुन
14. नेल ब्रश - एक
15. प्लास्टिक ऐप्रन - एक
16. हैन्ड टावल - एक
17. डेटॉल लोशन
18. फिटसस्कोप/स्टेथेस्कोप
19. पेशाब जांचने के अर्टिकल्स
20. सेफ्टी रेजर मशीन सहित अथवा सेविंग क्रीम
21. इमरजेन्सी दवाएं : ई. मेथरजिन, सोडियम बाईकार्बोनेट, टैबलेट - दर्दनाशक
22. (a) नीडिल होल्डर - एक, (b) कटिंग - नान कटिंग निडिल कर्वड (curved), (c) टूथ डिसेक्टिंग फोरसेप्स तथा चिटिल फोरसेप्स (पैरिनियम टियर होने पर यदि आवश्यक हो तो प्रयोग में लायें)

नोट : उपरोक्त आर्टिकिल्स विसंक्रमित होने चाहिए।

शिशु हेतु आर्टिकिल्स :

1. अम्बलईकल को बांधने हेतु नम्बर 10 तागा स्प्रिट की बाटल में।
2. म्यूकस एक्सटैक्टर (Mucous extractor)
3. रेक्टल थर्मामीटर
4. स्प्रिंग वेट स्केल

B. घर पर प्रसव के लिये सामान

1. पलंग, दरी, समाचार पत्र
2. सामान ब्वायल करने हेतु स्टोव/चूल्हा/पानी।
3. बड़ा भगोना ढक्कनदार पानी उबालने हेतु।
4. औजार पकाने हेतु भगोना।
5. सामान रखने के लिये मेज व अन्य चीज।
6. प्लास्टिक बैग।
7. शिशु को नहलाने हेतु सामान व कपड़े।
8. बाल्टी, मग, पानी।
9. घरेलू पैड।
10. जच्चा के कपड़े (मौसम के अनुसार)।
11. सरसों का तेल
12. साबुन, तौलिया, ब्रश इत्यादि।

प्रसव की अवस्थाएं

प्रसव के चिन्ह व लक्षण (Physiology of labour)	नर्सिंग मैनेजमेंट
1. प्रथम अवस्था : • गर्भाशयिक पेशीयों का संकुचन एवं पुनः संकुचन (contraction and retraction) • ऊपरी एवं निचले गर्भाशयिक खण्ड का बनना (Formation of upper and lower uterine segments) • रिट्रेक्शन रिंग का विकास (formation of retraction ring) • प्रसूति सूचक स्राव होना (show) • ऐम्निआटिक थैली का बनना • एम्निआटिक थैली का फटना **2. द्वितीय अवस्था :** • आस पूरा विस्तारित हो 10 cm size में वल्वा में खुल जाता है। • योनि परीक्षण पर सर्विक्स तथा आस महसूस नहीं होते हैं। • उदरीय पेशीयों व डायफ्राम के संकुचन देखे जा सकते हैं। • पैरिनियम बाडी पतली होकर 10 से.मी. लम्बी हो जाती है। • स्ट्रांग दर्द के कारण जच्चा बेचैन होती है। • श्रोणि की निचली सतह का विस्थापन। (Displacement) • सिर का प्रसरण (Extension) के द्वारा बाहर आना, तत्पश्चात संकुचन के साथ कंधा, शरीर और इसके साथ ही बचा हुआ एम्निआटिक द्रव भी निकल जाता है। शिशु के पैदा होने पर दूसरी अवस्था समाप्त हो जाती है। **3. तृतीय अवस्था :** • बच्चेदानी मुलायम व गोल होकर प्लासेन्टा को अलग कर बाहर निकालना। • रक्त का स्राव लगभग 500 ml तक होता है। **4. चौथी अवस्था :** • यह एक घण्टे की होती है। • हाईजिन की आवश्यकता।	• प्रसव के लिये लेबर रूम/घर की तैयारी करना • यदि हॉस्पिटल में है तो जच्चा को भर्ती करना A. परीक्षण करना (a) जच्चा की बी.पी./पल्स हार्ट रेट (b) एफ.एच.एस. सुनना (c) यदि आवश्यक हो तो पी.वी. करना B. रक्त, मूत्र की जांच • मनोवैज्ञानिक परामर्श • हाईजीन • बावल/ब्लेडर खाली करना • तरल भोज्य पदार्थ देना • पार्टोग्राम का प्रयोग करना • दर्द के लिये मनोवैज्ञानिक देखरेख • जच्चा का वाईटल साईन्स को देखना • बच्चा मेंडिस्ट्रस चिन्ह व लक्षण देखना • जच्चा को थोड़ा पानी देना • आरामदायक पोजिशन देना (Lithotomy position) • डिलीवरी किट का प्रयोग करना • शिश बाहर आने पर पैरिनियम को सहारा देना • Vulva वल्वा के अन्दर व बाहर शिश को घूमने दें। • कंधा बाहर आते ही 0.2 mg मैथरजिन देना • नाभिनाल को क्लैम्प 2.5 से.मी. पर तथा काट दें। • जच्चा को शिशु का लिंग दिखाकर बच्चे के पैर के निशान ले तथा मां से हस्ताक्षर अवश्य लें। • बच्चे के पैदा होने का दिनांक, समय अवश्य लें। **शिशु देखरेख :** • नाक, मुंह को साफ करें। • बच्चे का तापमान बनाये रखें। • बच्चे को सूखा रखें। • आंखों की देखरेख।

• मनोवैज्ञानिक देखरेख। • स्तन दुग्धपान की आवश्यकता। • जच्चा को तरल पदार्थ देना।	**प्लासेन्टा का निरीक्षण** • प्लासेन्टा की झिल्लीयां, पर्त, रक्त नलियां (दो अर्टिरी एक वेन) • वल्वा, फटी तो नहीं यदि फटी है तो सिले। • बच्चेदानी से खून के थक्कों को बाहर निकाल कर हाईजीन दें। • मां को गर्म तरल पदार्थ दें। • मां व बच्चे को पहले दो घण्टे तक वाईटल साईन देखें व लिखें। • बच्चेदानी के स्राव को चेक करते रहें। • हाईजीन पर ध्यान दे। • मां को स्तन दुग्धपान के लिये सिखाएं (प्रथम गर्भा में) • शिशु के नाप, वजन लेकर लिखें। • टीकाकरण के लिये काउन्सिल करें। • जच्चा को तीन माह तक सेक्स के लिये मना करें। • तीन माह पश्चात् condom प्रयोग बताएं।

ए.एन.एम./जी.एन.एम. हेतु मिडवाईफरी प्रोसीजर्स

शिशु की प्रसव पश्चात् की देखरेख :

I. उद्देश्य :

1. श्वसन मार्ग साफ करने हेतु।
2. शरीर को स्वच्छता प्रदान करने हेतु।
3. शरीर की कुरूपता (Assess) करने हेतु।
4. गर्म रखने हेतु।
5. संक्रमण से बचाने हेतु।

II. ध्यान देने योग्य बातें :

1. कुरूप होने पर डा. को तुरन्त सूचित करें।
2. श्वास मार्ग में मेकोनियम होने पर शिशु को उत्तेजित न करें।
3. प्रसव पश्चात शिशु के सिर को 15° ऐंगल पर शीर्ष को नीचा रखें।

III. सामान (Articles) **:**

1. शक्सन मशीन, शक्सन कैथेटर या म्यूकस शकर।
2. नाभिनाल क्लैम्प, कैंची लिगेचर (विसंक्रमित) ऐन्टिसेप्टिक लोशन
3. शिशु को पकड़ने हेतु शीट तथा ट्रे (विसंक्रमित)
4. रबर कैथेटर
5. इंचीटेप, वजन के लिये मशीन, घड़ी, स्थेटेस्कोप, रेकटल थर्मामीटर
6. पहचान हेतु टैग, स्टैम्प पैड।
7. विसंक्रमित रूई तथा गाज (किडनी ट्रे में)

IV. प्रोसीजर (Procedure) **:**

1. शिशु को विसंक्रमित शीट ट्रे में लेने के पश्चात शिशु के शीर्ष को 15° एंगल पर नीचा करके जच्चा की जांघों के बीच में लिटायें।
2. शिशु के पहले मिनट की जीवन की अपगार गणना करे।
3. शिशु के शरीर को साफ करें।
4. एक ही मिनट में नाभिनाल काटे, बांधे एंन्टिसेप्टिक लोशन लगाकर नाभिनाल की आर्टीरी वेन चेक करें।
5. पहचान टैग पर शिशु के पैर के चिन्ह, जच्चा के अंगूठे के चिन्ह, जच्चा का नाम, शिशु का लिंग, जन्म का दिनांक व समय अंकित करें।
6. शिशु के पांचवे मिनट के अपगार गणना करें तथा लिखे।

7. वाइरस साइंस गणना, लम्बाई, वजन, सिर, सीने, पेट की गोलाई की नाप लेकर लिखे।
8. मल-मूत्र मार्ग के रास्ते को चेक करें। एबनार्मल होने पर डा. को सूचित करें।
9. इन्जेक्शन विटामिन के लगायें।
10. बच्चे को ऐन्टीबाईटिक दें व आंख में सोफरामाइसिन आंख की बूंद डालें।
11. बच्चे के स्वास्थ्य के प्रति सजग रहें।
12. जच्चा व बच्चे के रिकार्ड को पूरा करें।
13. परिवार के सदस्यों को जच्चा व बच्चे की सही दशा की सूचना सूचित करें।
14. घर के सभी सदस्यों को नये आगन्तुक की बधाई अवश्य दें।
15. बर्थ के एक घण्टे पश्चात से ही स्तनपान करायें।
16. यदि आवश्यक हो तो (डा. के आदेशानुसार) ऑक्सीजन दें।

Newborn Assessment and Care

शिशु की प्रारम्भिक जीवन की देखरेख :

I. उद्देश्य :

1. जन्मजात कुरूपता को Detect करना
2. स्वास्थ्य लाभ को बढावा
3. नोजोकोमियल (Nosocomial) संक्रमण से बचाना।

II. शिशु के नाप :

(a) 1. सिर की गोलाई 33.35 से.मी.
 2. सीने की नाप 31.33 से.मी.
 3. सिर से (crown) ऐड़ी की लम्बी नाप 44.52 से.मी.
 4. वजन 2.7-3.1 के.जी.

(b) **क्रियाकलाप :** सम्पूर्ण शारीरिक क्रियाओं के साथ-साथ छींकना, जमाई लेना चूसना, निगलना, आवाज के प्रति प्रतिक्रिया, पलक झपकना रोना इत्यादि।

(c) **त्वचा :**
 1. शरीर पर Lanugo लम्बे बाल
 2. Vernix caseasa पाया जाना
 3. मुलायम
 4. Texture लचीला
 5. अन्य त्वचा पर चिन्ह जैसे - Black mole काले या भूरे मस्से मगोलियन निशान इत्यादि।

(d) **रंग :** गुलाबी शरीर, हल्के नीले रंग की नाखून की जड़ें, तलवे, हथेली एवं हाथ व पैर।

(e) **तापमान :** 35.5°C - 37.5°C

(f) **सिर :**
 1. Moulding के कारण थोड़ा Asymmetrical
 2. सूजन (Caput succedaneum) के कारण
 3. Fontanelles फान्टेनेल्स
  (a) सामने का डायमण्ड आकार
  (b) पीछे का एन्गुलर (angular) आकार

(g) **आंखें :** थोड़ा puffy परन्तु खोलने की कोशिश मत करे।

(h) **कान :** साधारण रूप से बढ़े हुए अपने यथावत स्थान पर दोनों तरफ आंखों के side में।

(i) **नाक :** नार्मल व नथनों द्वारा श्वास

(j) **मुंह :** जीभ, जबड़े, होठ एवं गाल, मुंह में लार होना इत्यादि।

(k) **सीना :** Nipple से स्राव (Discharge) दोनों तरफ से सीने का expansion श्वास 30-60/मिनट दिल की धड़कन - 120-160/ मिनट

(l) **पेट :** नाभिनाल - आरट्री - 2, वेन - 1, रक्तस्राव (stump) से

(m) **लीवर :** Epigastrium में Normal है।

(n) **स्पीलीन** (Spleen) **:** कभी-कभी टटोलने पर महसूस होगी।

(o) **बावल साउंड** (Bowel sound) **:** बावल की आवाज 48 घण्टों के अन्दर Meconium pass करना

(p) **जननेद्रियां (Genitalia) :**

1. लड़का - Testis scrotum में
2. लड़की सूजनयुक्त
3. मलद्वार-छिद्र

(q) **हाथ व पैर :** सामान्य शेप व साईज में

(r) **हड्डी के जोड़ :** कुल्हे के जोड़ व हाथ के कंधे के जोड़ का घुमाव तथा शरीर के अन्य जोड़ की क्रिया।

(s) **पीठ :** रीड़ की हड्डी के स्पाईन।

III. स्नायुतन्त्र के Reflexes (Neurological Reflexes)

1. Starlle reflex
2. Tonic neck reflex
3. Sucking reflex
4. Traction response
5. Rooting reflex
6. Grasping reflex
7. Swallowing reflex
8. Babinski reflex
9. Moro reflex
10. Glabellan reflex

एपगार गणना (APGAR Scoring)

क्र.सं.	एपगार गणना	0 प्वाइंट	1 प्वाइंट	2 प्वाइंट
1.	रंग (Colour)	नीला सफेद (Blue pale)	शरीर गुलाबी हाथ व पांव नीले (Body pink limbs blue)	पूर्ण गुलाबी (Completely pink)
2.	स्वसनीय प्रयत्न (Respiratory effort)	अनुपस्थित (Absent)	धीमी और अनियमित धीमा रोना (Slow and irregular weak cry)	जोर से रोना (Strong cry)
3.	हृदय धडकन (Heat beat)	अनुपस्थित (Absent)	धीमी 100 से कम (Slow less then 100)	100 से ऊपर (Over 100)
4.	पेशीय शक्ति (Muscle tone)	शिथिल (Limp)	हाथ पैर का कुछ मुडना (Some fleson of limbs)	सक्रिय हलचल (Active movement)
5.	पांव पर थोड़ा सा झटका देने पर प्रतिक्रिया (Response to flicking foot)	अनुपस्थित (Absent)	रोने जैसी शक्ल (Facial grimace)	रोना (Crying)

पैरिनियल केयर (Perineal Care)

बच्चे की पैदाईश पश्चात 6 सप्ताह तक योनि द्वार द्वारा लोकिया का स्राव होता है इस दौरान जननांगों की देखरेख एवं हाईजीन की नितान्त आवश्यकता होती है।

परिभाषा : बच्चे की बर्थ के पश्चात व बर्थ कैनाल के आपरेशन पश्चात पैरिनियम केयर करने को पैरिनियल केयर कहते हैं।

I. उद्देश्य :

1. पैरिनियम व वल्वा को साफ करने के लिये
2. संक्रमण से बचाने के लिये
3. खून के दौरान को उत्तेजित करने के लिये
4. लोकिय की मात्रा, रंग, गंध तथा consistency को देखने के लिये।

II. ध्यान देने योग्य बातें :

1. प्राईवेसी privacy तथा एसेप्टिक टेक्निक (Aseptic technique) को ध्यान में रखकर वल्वा की देखरेख करना।
2. सभी सामान (articles) प्रयोग में लाये जाने वाली दशा में होना चाहिए।
3. वल्वा को साफ करने के लिये एक ही बार में एक ही स्वाब (Swab) से ऊपर से नीचे की तरफ साफ (clean) करना।
4. स्टरलाईज्ड पैड को वल्वा व पैरिनियम पर लगाये।
5. सिजीरियन आपरेशन में lower abdomen पर दबाव नहीं डालें।
6. यदि फोरसेप्स (Sponge holding) है तो उसका प्रयोग करें।
7. डिस्पोजेबल स्टरलाईज्ड ग्लब का प्रयोग करे।
8. प्रोसिजर से पहले पेशाब की थैली खाली हो।

III. प्रयोग में आने वाला सामान

1. हाथ धोने का सामान
2. एक बड़ी ट्रे (ई.आई./स्टील) अथवा ट्राली में :
   (a) एक स्टराईल कवर बाउल में स्टराईल रूई के स्वाब्स सेवलान लोशन 1:200 के अनुपात में
   (b) स्टराईल पैड, गाल, बैन्डेज एक ड्रम में
   (c) एक जग में खौलाकर हल्का गर्म पानी
   (d) ड्रामैकेनटाश व ड्रा शीट
   (e) "T" बैन्डेज
   (f) किडनी ट्रे
   (g) भग टांके होने पर डा. द्वारा बताई गई antiseptic cream
   (h) फडल ऊंचाई को नापने के लिये इंचीटेप व ग्रीन पेन्सिल
   (i) फिमेल बेडपान व रद्दी समाचार पत्र
   (j) परदा

IV. प्रोसीजर :

1. ट्राली या बड़ी ट्रे में सामान को तैयार करें।
2. जच्चा को बताये कि आप क्या करने जा रहे हैं ताकि सम्पूर्ण सहयोग प्राप्त हो।

3. ट्रे अथवा ट्राली जच्चा के पास लाये।
4. पलंग के चारों तरफ परदा लगाये यदि अलग कमरा है तो खिड़की दरवाजे बन्द करें।
5. ड्रा मैकेनटोश तथा ड्रा शीट को जच्चा के कमरे में नीचे बिछाए।
6. जच्चा को पलंग पर पैर मोड़ कर रखने को बताये तथा पेट के मस्लिस को ढीला करने को करें।
7. जच्चा को area खोलने में मदद करे।
8. जच्चा को बेडपान दे यदि ब्लेडर भरा है ताकि फंडल ऊंचाई सही तरह से ली जा सके।
9. गन्दे पैड को हटाने के पश्चात जच्चा को पेशाब करने को कहें, गन्दे पैड को बड़ी kidney tray में रखे।
10. लोकिया स्राव को रंग, मात्रा के लिये देखे गंध को समझे की एबनारमल लोकिया स्राव तो नहीं है।
11. वजाईनल डिलीवरी केस में निचले पेडू पर बांये हाथ से हल्का दबाव डाले ताकि रूके हुए खून के थक्के व खून बाहर आ सके।
12. वल्वा के ऊपर जग द्वारा पानी डाले ताकि वल्वा व पैरिनियल क्षेत्र लोकिया साफ हो जाये।
13. प्रोसिजर से पहले व बाद में हाथों को कुहनी तक साफ करें।
14. दूसरा स्वाब से लेबिया मेजोरा को सामने से पीछे की तरफ साफ करें ताकि बर्थ कैनाल को संक्रमित होने से बचाया जा सके।
15. लेबिया माइजोरा के लिप (Lip) को बांये हाथ से खोलकर तीसरे स्वाब से ऊपर से नीचे की तरफ एक ही बार में साफ करें।
16. चौथे स्वाब से Labia majora के अंदरूनी भाग को साफ करें।
17. योनि मार्ग तथा पैरिनियम को साफ करें।
18. देखें कि पैरिनियम में सूजन, हेमाटोमा, गैप यदि भग सूचर है तो उसकी दशा रिकार्ड करें, डा. को रिपोर्ट करें, उपचार करें।
19. ऐरिया को सुखाएं।
20. स्टराईल पैड वल्वा पर बायें हाथ लगायें।
21. बेडपान निकाले।
22. "T" पट्टी बांधें
23. ट्रा शीट व मैकेन्टाश निकालें।
24. हाथ धोएं।
25. बायें हाथ से पेट पर गोल लम्प (round lump uterus) का महसूस करें (हल्का दबाव डालने पर)।
26. सिम्फेसिस प्यूबिस के ऊपरी किनारे से इंचीटेप द्वारा फण्डल ऊंचाई नापे और ग्रीन पेन्सिल से लिखे कि कितनी फण्डस की ऊंचाई है।
27. मिडवाईफ रिमार्क कालम में लोकिया की मात्रा, रंग, गंध को लिखे।
28. जच्चा को आरामदायक दशा में करे।

V. बाद की देखरेख

1. जच्चा के पलंग के पास से ट्रे, ट्राली, परदा या अलग कमरा है तो खिड़की दरवाजे यथावस्था में करे।
2. यथास्थान पर गन्दा पैड, गाज तथा स्वाब, गन्दा पानी को डिस्कार्ट करें।
3. बेडपान को Sluice room में साफ करें।
4. दोबारा प्रयोग करने के लिये articles को तैयार रखें।
5. सीनियर डॉ., नर्स को पैरिनियल की दशा, लोकियल स्राव के व फण्डस ऊंचाई बारे में बताएं।

शिशु को नहलाना (Bathing a Newborn Baby)

अच्छे स्वास्थ्य लाभ के लिये शिशु को नहलाना

I. उद्देश्य :

1. खून के दौरान को बढ़ाने के लिये।
2. स्वास्थ्य लाभ हेतु।
3. शरीर के तापमान को बनाये रखने हेतु।

II. सामान (Equipments)

1. एक टब (5-10 लीटर वाला)
2. जग 2
3. बाल्टी 1
4. बाउल बड़े दो
5. विसंक्रमित बाउल में रूई के टुकड़े
6. दस्ताने
7. किडनी ट्रे
8. शिशु ड्रेस
9. साबुन
10. ऐपरन

III. ध्यान देने योग्य बातें :

1. बच्चे को ठन्ड से बचाएं।
2. पंखे, दरवाजे, खिड़की, ए.सी. बन्द करें।
3. बच्चे को छूने से पहले अपने हाथों को गर्म करें।
4. बच्चे को प्रतिदिन एक ही समय पर नहलाये।
5. बच्चे को नहलाने से पहले वाईटल साईंस को चेक करें।
6. नहलाने के पश्चात स्तन दुग्धपान कराये।
7. मां के सामने बच्चे को बाथ दें।

IV. प्रोसीजर (Procedure Steps)

1. विशेष परिस्थितियों में डा. के आदेश को चेक करें।
2. वाईटल साईंस तथा जनरल हैल्थ को असेस करें।
3. मां को प्रोसीजर अवश्य बताएं।
4. सभी सामान को एक साथ इकटठा करें।
5. हल्के गुनगुने पानी का प्रयोग करें।
6. हल्के धोए, गर्म करें व सुखाएं।
7. एप्रन को पहने।

8. बच्चे को बाथ टावल में लपेटे।
9. बच्चे की पैरिनियम गन्दा होने पर साफ करें।
10. बच्चे की आंख को एक ही स्ट्रोक में अन्दर से बाहर की तरफ साफ करें रूई को फेंक कर दूसरी आंख को साफ करें।
11. नाक के छेदों को साफ करें।
12. कान की कैनाल को साफ करें।
13. गीले हाथों से चेहरे को साफ करें तत्पश्चात माथे को साफ करें।
14. मुंह के अन्दरूनी भाग को साफ करें।
15. वाईपिंग तौलिया से चेहरे को सुखाएं।
16. बालों को साफ करें (साबुन पानी से)
17. बाथ टेबल पर बच्चे की पीठ के बल लिटाकर तौलिये के एक कोने से सिर को सुखाएं।
18. गन्दे पानी को फेंके और टब में गुनगुना पानी लें।
19. बाथ टावल हटाकर बच्चे के सीने गर्दन, हाथ, पैर तक साबुन पानी लगायें। (Circulatory and rotatory manner)
20. बच्चे को एक हाथ से सीने के बल पकड़े तथा पीठ पर साबुन पानी प्रयोग करें।
21. दाहिने हाथ की ऊंगली शिशु के दाहिने बगल में डालकर टब में डिबोएं कि बच्चे का सिर ऊपर रहे, बांये हाथ से बच्चे पर पानी डालकर साफ करें।
22. बच्चे के कंधों से पैर तक एक बार साफ पानी डाले।
23. बच्चे को बाथ टावल में लिटाकर जल्दी से सुखाएं।
24. नाभिनाल को साफकर एन्टीसेप्टिक पाउडर डालें।
25. बच्चे को कपड़े पहनाए।
26. बच्चे को मां को दें और स्तन दुग्धपान करायें।
27. गंदे पानी, रूई को यथास्थान पर डालें तथा कपड़े व अन्य साफ करने के लिये धोबी को दें।
28. हाथ धोकर सामान (Equipment) को धोये, साफ करें व सुखाकर यथास्थान पर रखें।
29. बच्चे के रिकार्ड को पूरा करें।

माँ द्वारा प्रिमेच्योर शिशु की देखरेख

सन् 1979 में Dr Martinez तथा Rey ने कोल्मबिया में कंगारू विधि द्वारा कम वजन शिशु की देखरेख जो माँ की त्वचा तथा शिशु की त्वचा के सम्पर्क में लाकर जो केयर दी जाती है उसे कंगारू विधि (KMC) देखरेख कहते हैं।

तैयारियां :

1. माँ तथा उनके सम्बेधियों को काउन्सिल करे ताकि सभी का सहयोग प्राप्त किया जा सके।
2. हाईजिन (सफाई) का ध्यान रखे।
3. माँ तथा शिशु की हालत स्थिर होने पर
4. बैलेन्स्ड न्यूट्रेशन देने के पश्चात्
5. प्राईवेसी उचित हो।

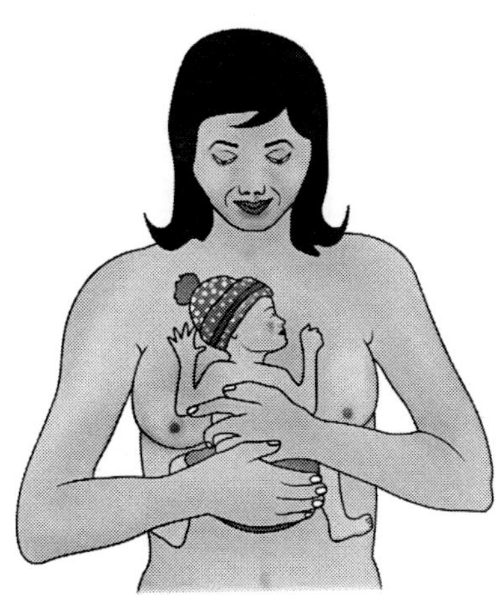

कंगारू मैथड की स्थिति (KMC position)

माँ के लिये : मौसम व कल्चर के अनुसार मां के शरीर के ऊपरी भार के कपड़े खुले हों।
शिशु के लिये : सामने से खुली बगैर आस्तीन की कमीज (Shirt) नेपकिन लंगोट, मोजे तथा टोपी।

शिशु की स्थिति :

1. दोनों स्तनों के बीच में अपराईट पोजीशन (Upright-position) जैसा ऊपर चित्र में दर्शाया गया है।
2. सिर एक तरफ मुड़ा हुआ, थोड़ा सा ऊपर उठा हुआ ताकि शिशु सांस आसानी से ले सके।
3. कूल्हे व पैर मेंढक के आकार में हो या स्थिति में।
4. बच्चे के दोनों हाथ भी फैले हो।
5. बच्चे का पेट माँ के ऐपिगैस्ट्रिक रीजन के समीप हो।
6. बच्चे का निचला भाग माँ के हाथों द्वारा सहारा, सिलिंग या बाईन्डर द्वारा सपोर्ट किया गया हो।

कंगारू स्थिति के उद्देश्य :

1. त्वचा से त्वचा द्वारा बच्चे का तापमान बनाये रखने के लिये।
2. एप्नीया (Apnea) से बचने के लिये।
3. बच्चे के पेट के तरल पदार्थ को Aspiration से बचाने के लिये जो कि एक बड़ा कारण मृत्यु का है।

जैसे ही प्रिमेच्योर बेबी की दशा सही होती है उसे कंगारू केयर दें। यदि बच्चे को ऑक्सीजन, आई.वी. फ्लूड चल रहा है तो उस समय तक के लिये कंगारू केयर दें। उसके पश्चात कम से कम एक घण्टे तक, तत्पश्चात 24 घण्टे तक कंगारू केयर करे। सोते समय माँ को आरामदायक कुर्सी दे ताकि माँ थके नहीं और नींद भी पूरी ले। घर पर माँ सेमीरिकमबन्ट स्थिति में विभिन्न तकियों द्वारा कंगारू केयर कर सकती है। यदि माँ नहीं है ऐसे में उनके सम्बन्धियों द्वारा कंगारू केयर दे। जब बच्चे का वजन 2500 grams तक हो जाये और सही हो तो बच्चे को धीरे-धीरे कंगारू केयर कम करते जाये। परन्तु जब बच्चे को नहलाए या ठन्डक अधिक हो बच्चे का कंगारू केयर अवश्य दें।

नोट : कंगारू केयर विधि प्राकृतिक ईश्वरीय देन है जो इन्क्यूबेटर से अधिक लाभकारी है प्राकृतिक इन्क्यूबेटर द्वारा प्रिमेच्यार बच्चों को संक्रमण (Infection) होने की सम्भावना होती है साथ ही साथ मां व बच्चे में वात्सल्य की भावना अधिक जागृति होती है। इसमें बिजली का खर्च नहीं होता है।

आनुवांशिक परामर्श व विशेषताएं

पूर्वजों व माता-पिता के क्रोमोसोम्स के जीनस में अनलिगीय क्रोमासोम्स होते हैं, जैसे की आंखों का रंग, त्वचा का रंग रक्त समूह RH फैक्टर, शरीर व चेहरे की बनावट बुद्धिमता बीमारियों व विकृतियां होती हैं।

प्रत्येक Chromosome में 23 जोड़े होते हैं। एक जोड़ लिंग क्रोमोसोम, जो लिंग को निरर्धारित करता है। डिम्ब की लिंग क्रोमासोम की जोड़ी XX नामांकन किया गया है जो मादा शिशु को पैदा करता है शुक्राणु के लिंग क्रोमासोम को XY जोड़ी नामांकन किया गया है।

X - से मादा/शिशु पैदा होती है।

Y - से नर

माता XX - लड़की

पिता XY - लड़का

मिडवाइफ की भूमिका

1. मैत्रीपूर्ण वातावरण में प्रसव करना।
2. प्रसव पूर्व की स्वास्थ्य शिक्षा देना।
3. प्रसव पश्चात् स्वयं व शिशु की देखरेख की सलाह।
4. फैमिली प्लानिंग की सलाह देना।
5. शिशु के टीकाकरण

लड़की = XX

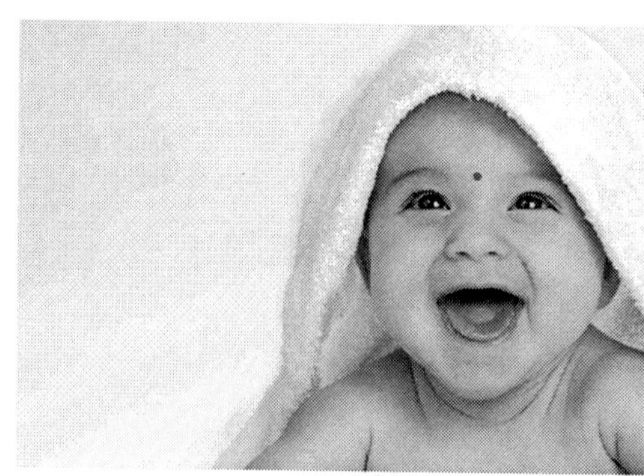

शिशु के प्रारंभिक जीवन की अवस्थाएं

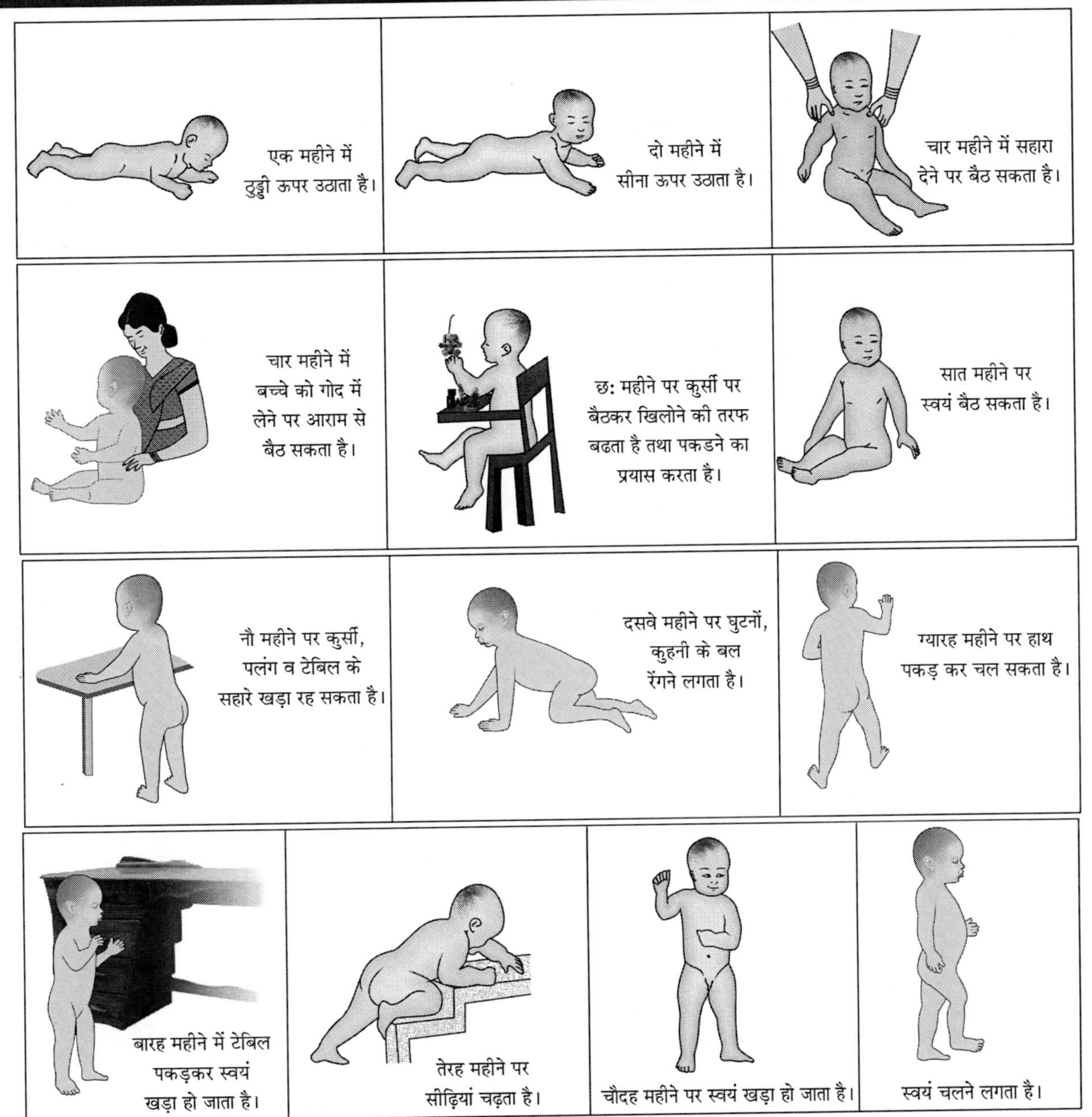

बच्चों के खेल एवं खिलौने

बच्चों के समुचित विकास हेतु उनको खेलने की सुविधा उनकी उम्र के अनुसार देनी चाहिए जिससे उसके मन की स्थिरता, निरीक्षण तथा कल्पना शक्ति का विकास सम्पूर्ण हो सके।

बच्चों के खिलौने इस प्रकार बने होने चाहिए कि बच्चों को कोई नुकसान न हो सके। जैसे खिलौने नुकीले न हो, सीटी वाले खिलौने क्योंकि बच्चा निकालकर सीटी को निगल सकता है। खिलौनों का रंग पक्का होना चाहिए उसमें लेड वाले रंग न हो क्योंकि उससे लेड-विषकरण (Lead poisoning) होने का डर रहता है।

अ) **पहले साल में :** गहरे रंग के चमकदार तथा आवाज करने वाले झुनझुने दें।

ब) **एक साल बाद :** एक साल बाद, बच्चे को कलात्मक खेल-खिलौने दें जिससे बच्चा नई-नई कला (Skill) सीख सके। बच्चे शिक्षात्मक खिलौने अधिक पसन्द करते हैं।

स) **एक से दो साल तक :** बच्चों को रंगीन प्लास्टिक के क्यूब्स, कप-प्लेट, खाली छोटे डिब्बे, गुड़िया या गुड्डे, रंगीन तस्वीरें कापी पर चिपका कर दे, बच्चे अधिक पसन्द करते हैं दो साल के बच्चे अपने माता-पिता की, बड़ों की नकल करते हैं क्योंकि वह जल्दी बड़े होना चाहते हैं।

द) **दो से तीन साल :** दो से तीन साल के बच्चों को खुलने व बन्द होने वाले तथा एक दूसरे में कस जाने वाले खिलौने पसन्द करते हैं। इस उम्र में बच्चों को लकीर खींचने व रंगने के शौकीन होते हैं इसलिए कागज व रंगीन पेन्सिल देनी चाहिए। इस उम्र में बच्चे काल्पनिक खेल खेलते हैं जैसे गुड़िया-गुड्डे का खेल इत्यादि।

य) **तीन साल बाद :** बच्चों को तस्वीर-फोटो इकट्ठा कर चिपकाने को देनी चाहिए एवं रंग भरने वाली तस्वीरें देनी चाहिए।

र) **तीन साल से पांच साल :** बच्चों को काल्पनिक खेलों पर ज्यादा ध्यान देते हैं इसलिये इन्हें प्लास्टिक के चौकोर टुकड़े या लकड़ी के चिकने चौकोर टुकड़े देने चाहिए। बाहर के खेलों में बच्चे अधिकतर सीसा, लैडर, झूला इत्यादि पसन्द करते हैं।

विभिन्न प्रकार की शिशु-शय्याएं

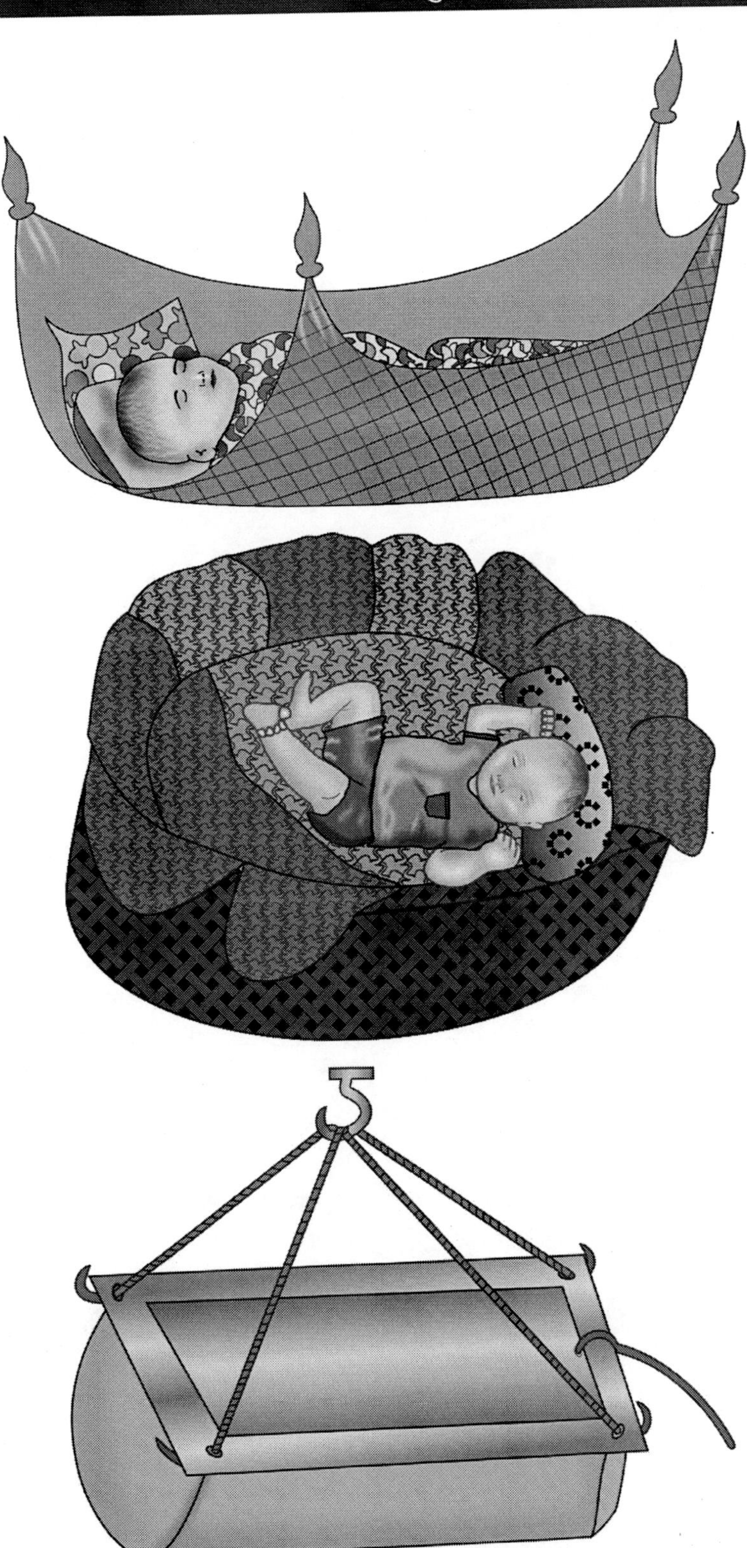

स्तन दुग्धपान (Breastfeeding)

भारत वर्ष की माताओं के लिये यह आवश्यक है कि वह अपने बच्चे को अपना दूध पिलायें और विदेशी माताओं की नकल न करें। भारत वर्ष की सभी माताएं जानती हैं कि बच्चे के लिये माँ का ही दूध अच्छा होता है और आसानी से हजम भी हो जाता है माँ का दूध विसंक्रमित (Sterilized) होता है। पहले छः माह तक बच्चे को स्तनपान अवश्य करायें।

स्तन दुग्धपान के फायदे

- इसको गर्म नहीं करना पड़ता।
- माँ जब चाहे बच्चे को स्तन दुग्धपान कराए।
- सम्वेदनात्मक सन्तुष्टि बच्चे तथा माँ को मिलती है।
- बच्चे और माँ में प्यार और अनुराग तथा आकर्षण बढ़ जाता है।
- एक्जिमा की बीमारी माँ का दूध पीने वाले बच्चों में कम होती है।

ध्यान देने योग्य बातें :

- यदि माँ तपेदिक की बीमारी हो गई है तो स्तन दुग्धपान न करायें।
- HIV माँ से जन्मे बच्चे को माँ का स्तनपान माँ से पूछकर ही सलाह दे जैसे :
  - (a) यदि स्तन दुग्धपान देना है तो Top feed को मना करें।
  - (b) यदि Top feed बाहर का दूध देना है तो स्तन दुग्धपान मना करें।
  - (c) यदि स्तन में कोई बीमारी जैसे स्तन की सूजन फोड़ा होना, संक्रमण होना, कैंसर, कटे, फटे निप्पल का होने में स्तन दुग्धपान मना करें।

निपिशील्ड

जब स्तनों में दुग्धक्षरण अधिक हो जाता है तो वह कड़े हो जाते हैं तथा दर्द करने लगते हैं ऐसी हालत में स्तनों को सेकना चाहिए तथा निपिलशील्ड को लगाकर दूध निकालना चाहिए विसंक्रमित कटोरी में निकालकर हाथों को व बच्चे के मुख को साफ कर दुग्ध पिलाना चाहिए।

यदि Nipple कट गया हो फट गया हो घाव हो गया हो तो (HIV माँ को छोड़कर) स्तन के निपिलशील्ड लगाकर दुग्ध पिलायें।

शिशु पैदा होने के कुछ ही घण्टों पश्चात शिशु को माँ के स्तन से लगा देना चाहिए। शुरू में केवल तीन चार मिनट के लिये ही, ताकि उसकी दूध खींचने की आदत पड़ जाये। यह क्रम हर तीन-तीन घण्टे पर दोहराना चाहिए। चौथे दिन के बाद 10 मिनट तक दोनों तरफ दूध पिलाना चाहिए इस समय तक दूध खुब अच्छी तरह से झरने लगता है। इस प्रकार बच्चे (Neonate) को 24 घण्टे में सात बाद दूध अवश्य पिलायें। दो माह बाद बच्चे 24 घण्टे में 6 बार दूध पीता है। तीन महीने के बाद चार-चार घण्टे पर दूध पिलाना चाहिए। रात में 10 बजे के पश्चात दूध नहीं पिलाना चाहिए। अगर बच्चे को बहुत जल्दी दूध पिलाया जाये तो माँ थक जाती है और बच्चे का पेट भी खराब हो जाता है।

बच्चे के मुख में केवल निपल व और स्तन का काला भाग ही होना चाहिए बाकी स्तन को माँ अपने हाथ से पीछे हटाये रखें ताकि बच्चे की नाक न बन्द हो जाये और उसको सांस लेने में तकलीफ न हो। अगर बच्चे दूध पीते सो जाये।

स्तन दुग्धपान

- जन्म के एक घण्टे पश्चात स्तन दुग्ध पान प्रारम्भ करे।
- गरीब माताओं में स्तन दुग्धपान लगभग दो वर्षों तक अवश्य कराये क्योंकि वह बाहर का दूध खरीद नहीं सकती।

Breastfeeding

B - Best for baby
R - Reduces allergy
E - Economical
A - Antibiotic

S - Soften (Stool)

T - Temperature of body

F - Fresh

E - Emotional bounding

E - Easy for mother

D - Digestable

I - Immediately available

N - Nutritionally well balanced at least six month

G - Gastrointestinal infection reduces.

6 माह तक स्तन दुग्धपान कराना चाहिए गरीब महिलाएं (माता) को एक साल तक दुग्धपान कराना चाहिए क्योंकि वह दूध खरीद नहीं सकती है।

विटामिन्स : जब बच्चा एक माह का हो जाए तो उसे विटामिन ए, बी, सी, डी, देना चाहिए जिससे विटामिन की कमी को पूरा किया जा सके और शिशु रिकेट, रतौंधी, स्कर्वी नामक बीमारियों से सुरक्षित रह सके।

विटामिन्स की मात्रा

विटामिन्स 'ए' 3000-4000 यूनिट .... रोज

विटामिन्स 'डी' 400 यूनिट .... रोज

अविकसित बच्चे डी 700-1000 यूनिट .... रोज

विटामिन्स 'सी' 40-100 यूनिट .... रोज

ऊपर का दूध (Artificial Feeding)

अगर माँ का दूध न हो तो कैसे दूध पिलाना चाहिए? : भारत गर्म देश होने के कारण संक्रमण भी बहुत जल्दी फैलता है ऐसी दशा में माँ व बच्चे को संक्रमण से कैसे सुरक्षित रखा जाये। हर माँ को हाईजीन (स्वास्थ्य विज्ञान) का ज्ञान होना चाहिए ऊपर के दूध में निम्नलिखित दूध दिये जा सकते हैं।

1. गाय का दूध
2. बकरी का दूध (अगर मिल सके)
3. भैंस का दूध
4. दूध (कन्डेन्स मिल्क) मीठा
5. पाऊडर दूध या सूखा दूध जैसे ग्लैस्को, लैक्टोजन, लैक्टोडेस्क, अमूल, लेवरस बेबी फूड इत्यादि।

दूध पिलाने के लिये निम्नलिखित की आवश्यकता होती है।

1. दूध पिलाने की शीशी निप्पिल व ढक्कन सहित
2. आधे लिटर का जग
3. बोतल धोने का ब्रश
4. भगोना बड़ा ढक्कनदार जिसमें तीन चार बोतलें ऊबाली जा सके
5. छन्नी
6. निप्पल रखने के लिये ढक्कनदार बर्तन

   बोतल : (अ) चौडे मुंह की एक छेद वाली बोतल

   (ब) नाव के शक्ल की दो छेद वाली बोतल

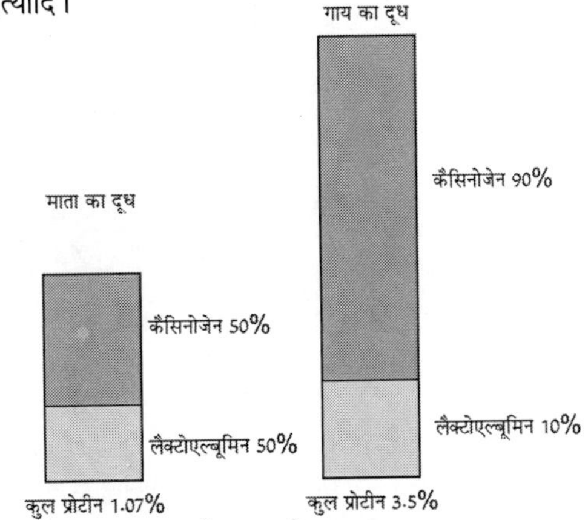

माता और गाय के दूध का अनुपात

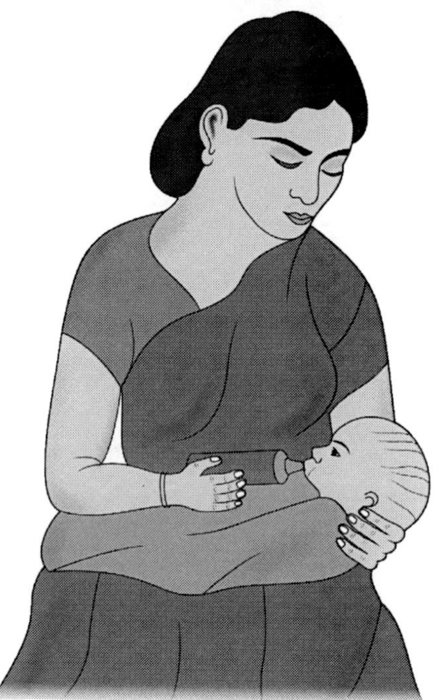

शीशी के दूध पिलाने का गलत तरीका

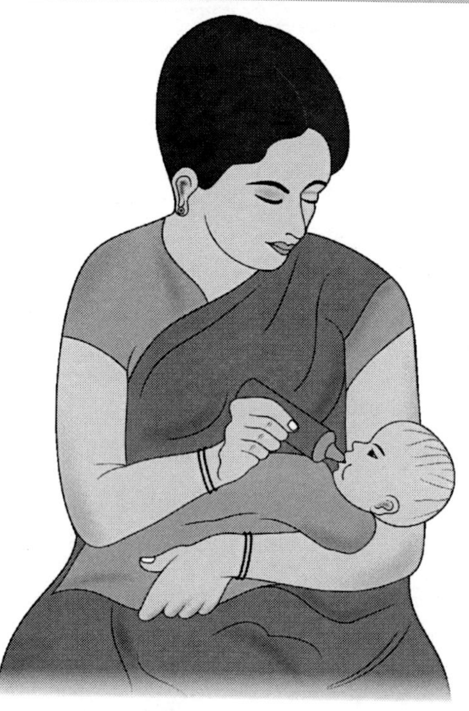

शीशी से दूध पिलाने का सही तरीका

पूरा दूध न पिया हो तो माँ को चाहिए कि उसको हल्के से उसके गाल या पैरों को सहलाए या अपने स्तन को धीरे से हिलाए जिससे कि निप्पल की दशा बदल जाये और बच्चा दूध पीने लगे हर बार दूध पिलाने पर दोनों स्तनों का दूध पिलाना चाहिए।

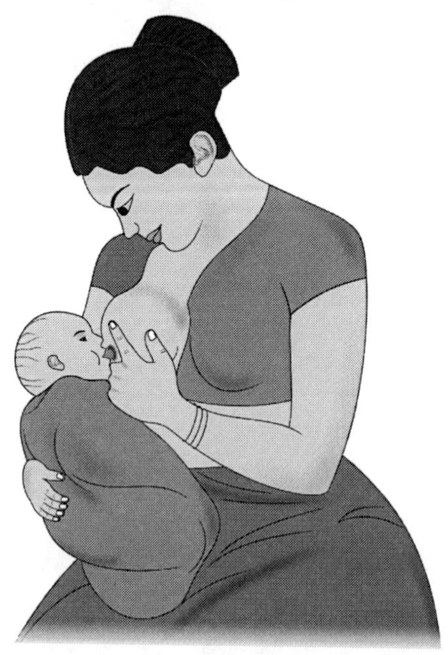

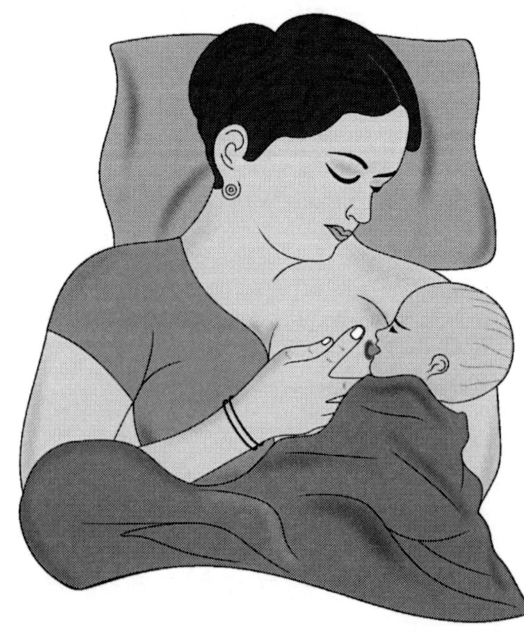

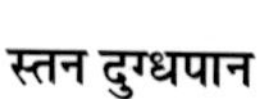

स्तन दुग्धपान

हर बार दूध पिलाने के पश्चात स्तनों को गुनगुने पानी से धोए सुखाये व पाऊडर लगाकर मुलायम काटन की (ब्रेसियर) चोली के प्रयोग को बताए तथा बच्चे के मुख की भी हर बार दुग्ध पिलाने से पहले व बाद में देखरेख करे ताकि बच्चे के मुख को व अन्य संक्रमण होने से बचाया जाये। जब बच्चे को एक स्तन से दूसरे स्तन में बदले तो बच्चे के पेट की हवा निकालना चाहिए क्योंकि बच्चे दूध पीते समय हवा ज्यादा पी जाते हैं।

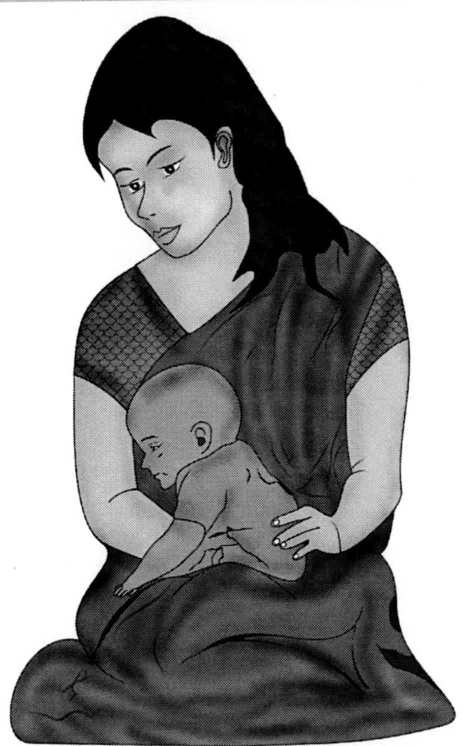
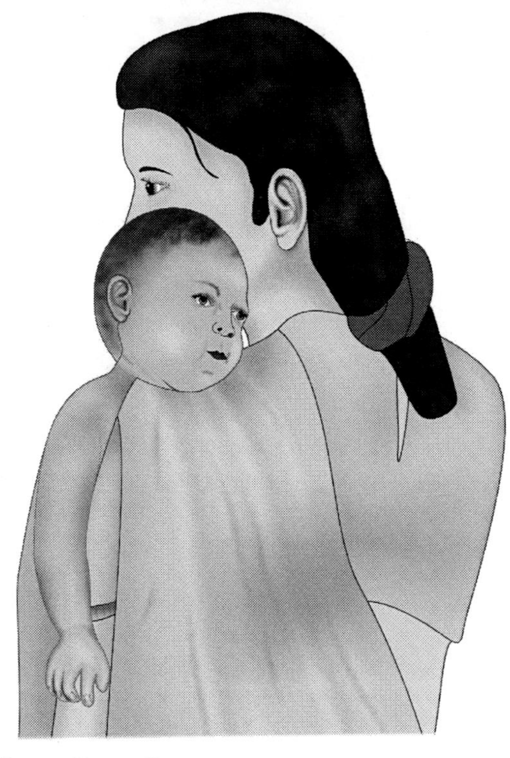

बच्चे के पेट से हवा निकालने का तरीका

राष्ट्रीय प्रतिरक्षण सारणी बच्चों तथा माताओं में

1.	**गर्भकाल में जितनी जल्दी हो**	**टेटनस का**
2.	**टेटनस के एक माह बाद**	**टेटनस बूसटर का टीका**
3.	**बच्चा :** उम्र शिशु की	टीकाकरण व उसके नाम
4.	6 हफ्ते में	बी.सी.जी, ओ.पी.वी. हेपाटाईटिस बी
5.	10 हफ्ते में	ओ.पी.वी, डी.पी.वी. हेपाटाईटिस बी
6.	14 हफ्ते में	ओ.पी.वी, डी.पी.टी. हेपाटाईटिस बी
7.	9 महीने में	ओ.पी.वी., डी.पी.टी. हेपाटाईटिस बी
8.	15 महीने में	खसरा
9.	18 महीने में	ओ.पी.वी., डी.पी.टी.
10.	4–5 महीने में	ओ.पी.वी., डी.पी.टी.
11.	10 वर्ष में	टेटनस टाक्साईड (हर पांच वर्ष में)

यदि जन्म पश्चात बच्चे को हेपाटाईटिस नहीं दिया है तो उसे बाद में अवश्य दें।

योनिमार्ग छिद्र में चीरा लगाना (Episiotomy)

योनि मार्ग छिद्र को बड़ा करने के लिये ANM/Nurse/Dr द्वारा पैरिनियमी में चीरा लगाने को Episiotomy कहते हैं यह चीरा गुदा से कुछ दूरी पर लगाया जाता ताकि तृतीय श्रोणि फट ना जाये।

योनिमार्ग छिद्र के लिये निर्देश (Indications for Episiotomy)

1. सख्त पैरिनियम
2. योनिमार्ग या अन्तर्गभाशयिक हस्त चलन में आसानी के लिये (फॉरसेप्स, नितम्ब प्रस्तुति)
3. अन्तर मस्तिष्कीय क्षति की रोकथाम के लिये (प्रिमेच्योर प्रसव)

लाभ (Advantages)

1. श्रोणी की निचली सतह का अत्यधिक तनाव कम होना।
2. तृतीय श्रोणी की फटन की रोकथाम हो जाना।

ऐपिजिओटोमी के प्रकार

1. मध्य पार्श्वीय (Mediolateral) by ANM : गुदा को घड़ी के 6 अंक के स्थान पर माना जाता है और चीर 7 के अंग की तरफ होना चहिए।
2. मध्य (Median): फारशेट फोसा के मध्य से चीरा आरम्भ करके पेरिनियम की मध्य रेखा में करीब 2.5 cm पीछे की ओर लगाया जाता है। यह विधि अनुभवी प्रस्तुति–विशेषज्ञ द्वारा की जाती है।
3. जे 'आकार की (J Shaped)' : फारसेट के मध्य से चीरा आरम्भ करके मध्य रेखा से पीछे की ओर करीब 2 से.मी. तक लगाया जाता है तथा इसके बाद घड़ी के 7 अंक की ओर बाहर की तरफ लगाया जाता है ताकि गुदा बच जाये। घाव भरने पर झुर्रियां छोड़ जाता है।

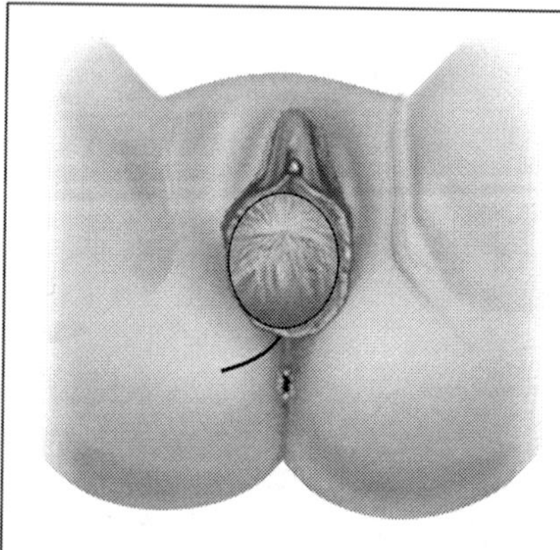

मध्य पार्श्वीय चीरा नर्स अथवा ए॰एन॰एम॰ द्वारा लगाना

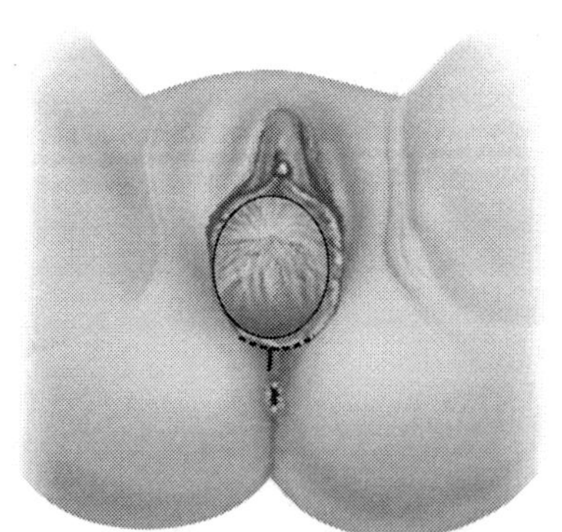

मध्य चीरा प्रस्तुति विशेषज्ञ द्वारा लगाना

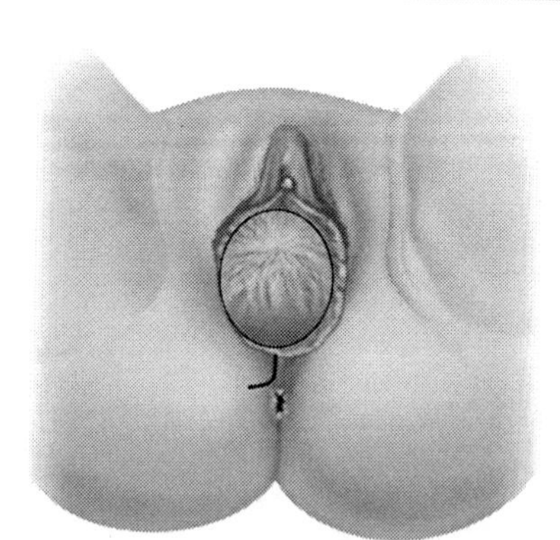

'जे' आकार का चीरा अब प्रयोग में नही लाया जाता है।

एपिजिओटामी के प्रकार

स्थानिक दर्द निवारक लगाकर एपिजिओटामी लगाना : स्थानीय दर्द निवारक इन्जेक्शन लिगनोकेन 0.5 ml की मात्रा पैरिनियम में लगाना ही पर्याप्त होता है, Injection lignocaine खाल पर Test करने के पश्चात् यदि reaction नहीं है प्रयोग में लाये।

एन्टिसेप्टिक घोल द्वारा Vulva, योनि द्वारा पैरिनियम रेकम के पीछे तक अवश्यकतानुसार भाग को साफ करने के पश्चात् ही दर्द निवारक सूई का प्रयोग करें। रोगी को अस्पताल में लिथाटोमी पोजिशन में लिटा कर व घर पर पृष्ठ स्थिति में कूल्हों को सख्त पैड पर ऊँचा रखा जाता है।

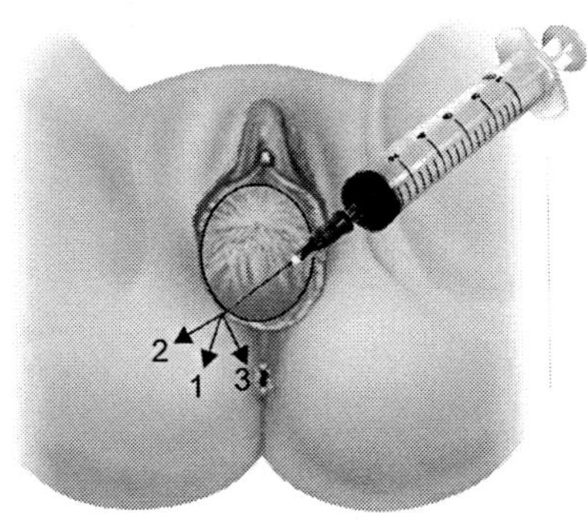

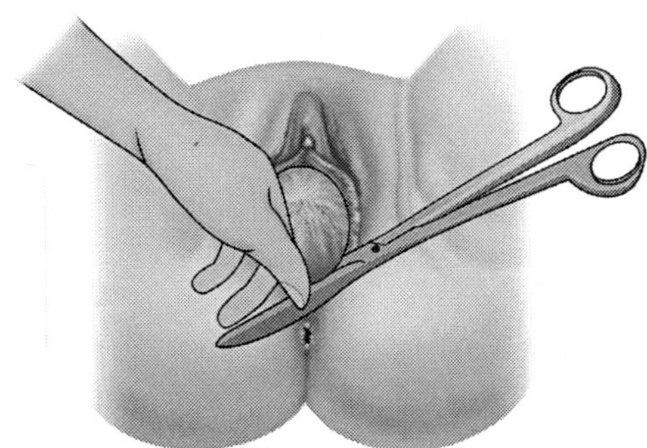

भगछेदन

मध्यपार्श्वीय चीर :

गर्भाशयिक संकुचन के दौरान जब पेरिनियम तनी हुई रहती है तो चीरे की आवश्यक लम्बाई ज्ञात करने का यह उपयुक्त समय होता है। फारशेट के मध्य से आरंभ करके 3 से.मी. लम्बा एवं गुदा 2.5 से.मी. दूर निरन्तर चीरा लगाया जाता है यह चीरा इतना प्रयाप्त होना चाहिए कि गर्भस्थ शिशु का सिर निकलने में आसानी हो।

टांके लगाना : प्राप्त प्रकाश को आधा पैरिनियम पैड योनि मार्ग के अन्दर डालकर एलिस Tissue Forceps से तीन तहों तक लगाना चाहिए

1. योनि मार्ग को घाव (अ) ऊपरी एवं अन्दरूनी ऊतक, व योनि मार्ग की श्लेष्मिक झिल्ली
2. श्रोणी की निचली सतह की पेशी व परिनिइल बाडी
3. पेरिनिइल त्वचा एवं अवत्वचीय ऊतक (Subcutaneous Tissues)

अन्दर टांके : क्रमिक कैटगत 1/0 से टांक लगाना, टांके लगाते समय मलाशय में चोट न लगे इसके लिये बायें हाथ की ऊँगलियाँ यानिमार्ग में रखकर मलाशय को निचे की ओर दबाते हुए योनि मार्ग की श्लेष्मिक झिल्ली में ऊपरी टांके बहुत पास 0.5 से.मी. हो।

बाहर के टांके : 0.5 से.मी. की दूरी पर अलग-अलग (Interrupted) टांके लगाये जाते चीरे के किनारे चाहिए और किसी भी कारण Tight नहीं बांधना चाहिए।

नोट : टांके डाक्टर द्वारा ही लगाना चाहिए।

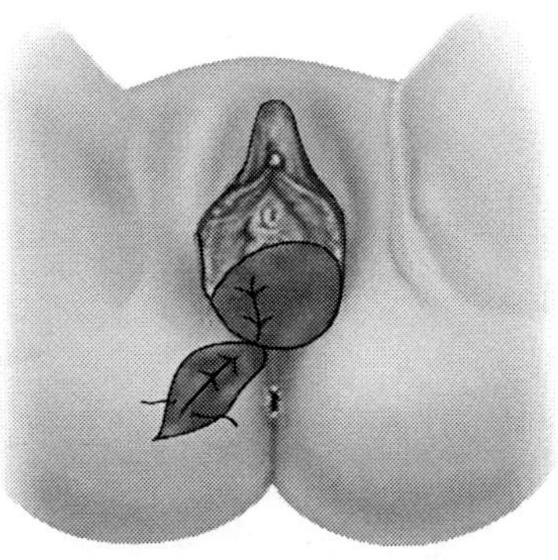
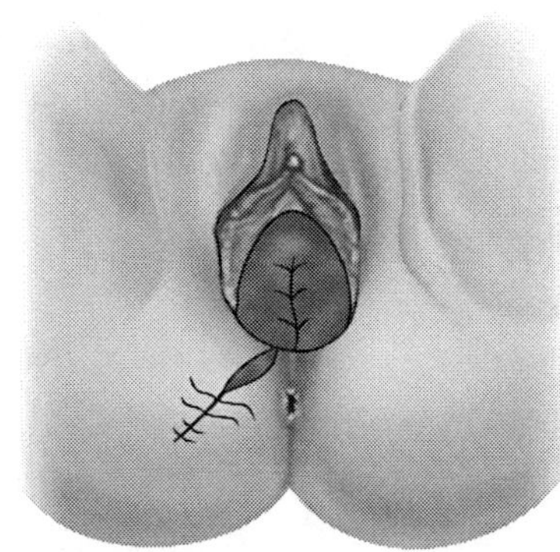

योनिद्वार व पैरिनियम में टांके

नर्सिंग केयर व मैनेजमेन्ट : इसके अन्तर्गत पैरिनियल हाईजीन व Vulva Hygiene के साथ-साथ हाथों की सफाई भी सम्मिलित है सैनेटरी पैड को कैसे Dispose off करके भी सम्मिलित है।

- आराम पहुँचाना
  1. सफाई के साथ-साथ पैरिनियम को सूखा रखना
  2. Infrared का प्रयोग करना-जल्दी घाव भरने के लिए

3. दर्द के लिये दर्द निवारक दवा देना
4. प्रतिदिन दिन में दो बार ड्रेसिंग
   — छठे दिन टांके (बाहरी) निकालना
   — 24 घण्टे के अन्दर Ambulate करना
   — प्रसुता को Diet

Note : जच्चा को निर्देश दें कि जब वह बैठे तो समतल जगह पर व नितम्ब को tight करने के पश्चात् ही बैठे। जिससे perineum पर सीधा दबाव न पड़े।

ऐपिजियाटामी की जटिलाताएं :

- पैरिनियम का फटना
- Vulva हेमाटोमा
- संक्रमण
- रेक्टोवजाइनल फिस्चूला
- एनल स्फक्टिर में चोट लगना

नोट :

1. एपिजियाटोमी का सही समय
   - शीर्ष - हेड की Crowning
   - ब्रीच - क्लम्बींग पैरिनियम
2. 5-6 हफ्तों तक पैरों को Cross के लिये मना करेंगे।
3. पैरिनियल हाईजीन रखें।
4. Sex के लिये मना करेंगे (6 माह तक)

परिवार नियोजन में मिडवाईफ/ए.एन.एम. व जी.एन.एम. की भूमिका

परिवार नियोजन को बढ़ावा देना ए.एन.एम (ANM) के प्रति स्वास्थ्य शिक्षा देना आवश्यक है, और साथ ही गर्भनिरोधक चिकित्सा कार्य भी एक अनिवार्य कार्य है। क्योंकि नर्स/डा० को प्रजनन प्रक्रिया के सभी पहलुओं पर ज्ञान होता है जो विशिष्ट ज्ञान कहलाता है, नर्स का शिशु धारण करने वाली महिला से घनिष्ट सम्पर्क रहता है। इसलिए ANM/GNM/Dr परिवार नियोजन टीम के सदस्य के रूप में केयर टेकर हैं। परिवार नियोजन में कार्यरत मिडवाईफ ऐसी हो कि वह स्त्री वह पुरुष (Couple) को प्रेरित कर सके और विश्वास दिला सके। माता-पिता जितना बच्चे के पालन पोषण करना आवश्यक समझते हैं उतना ही गर्भनिरोधक सम्बन्धी सलाह पाने के लिये उत्सुक होते हैं।

परिवार नियोजन की पहुंच (Approaches)

A — Abstinence संयम

B — Be Faithful एक ही से सेक्स सम्बन्ध हो

C — Condom Use पुरुष कॉन्डोम, महिला कॉन्डोम

HIV

HIV

H = Human

I = Immunodeficiency

V = Virus

यह वह वायरस है जो आपके घर में चुपके से विशेष मेहमान बनकर आता है और आपके घर के सभी सदस्यों पर छा जाता है तथा समूल परिवार को नष्ट कर देता है।

AIDS

A = Acquired

I = Immuno

D = Deficiency

S = Syndrom

एच.आई.वी. का वाईरस प्रथम बार अमेरिका में पाया गया 1981 में जिसको अमेरिकी वैज्ञानिक ने "HIV" नाम दिया।

सर्वप्रथम भारत में HIV 1986 में चेन्नई में व दूसरा AIDS का केस 1987 में मुम्बई में पाया गया यदि भारत सरकार 1986 में ही HIV पर नियन्त्रण कर लेती तो आज 25 लाख के लगभग व्यक्ति HIV से ग्रसित न होते परन्तु 2014 में HIV/AIDS पर 50% कन्ट्रोल कर लिया गया है यदि शरीर में HIV का वायरस एक बार चला गया तो वह मरता नहीं ART द्वारा इसके replication को रोक दिया जाता है। HIV का वाईरस शरीर के बाहर आते ही मर जाता है।

प्रसुता एवं स्वयं को बचाने वाले सामान

1. दस्ताने रबर के स्वयं व जच्चा बच्चा को संक्रमण से बचाने के लिए (विसंक्रमित)।
2. नाक व मुंह को ढ़कने वाले मास्क-Droplet संक्रमण से बचने के लिये।
3. बालों को ढ़कने वाली टोपी - टूटे हुए बालों को नीचे गिरने से रोकने के लिये।
4. पूरी आस्तीन का गाउन-रक्तस्राव व अन्य स्राव से बचने के लिये।
5. शू कवर
6. गागल

महिला एवं पुरूष condom का प्रयोग क्यों अनिवार्य है।

1. अनचाहे गर्भ को रोकने के लिये।
2. जननांगों के रास्ते से होने वाले, संक्रमण, रोग को रोकने के लिये।
3. HIV के संक्रमण से बचने के लिये।

WHO के अनुसार PARTOGRAM

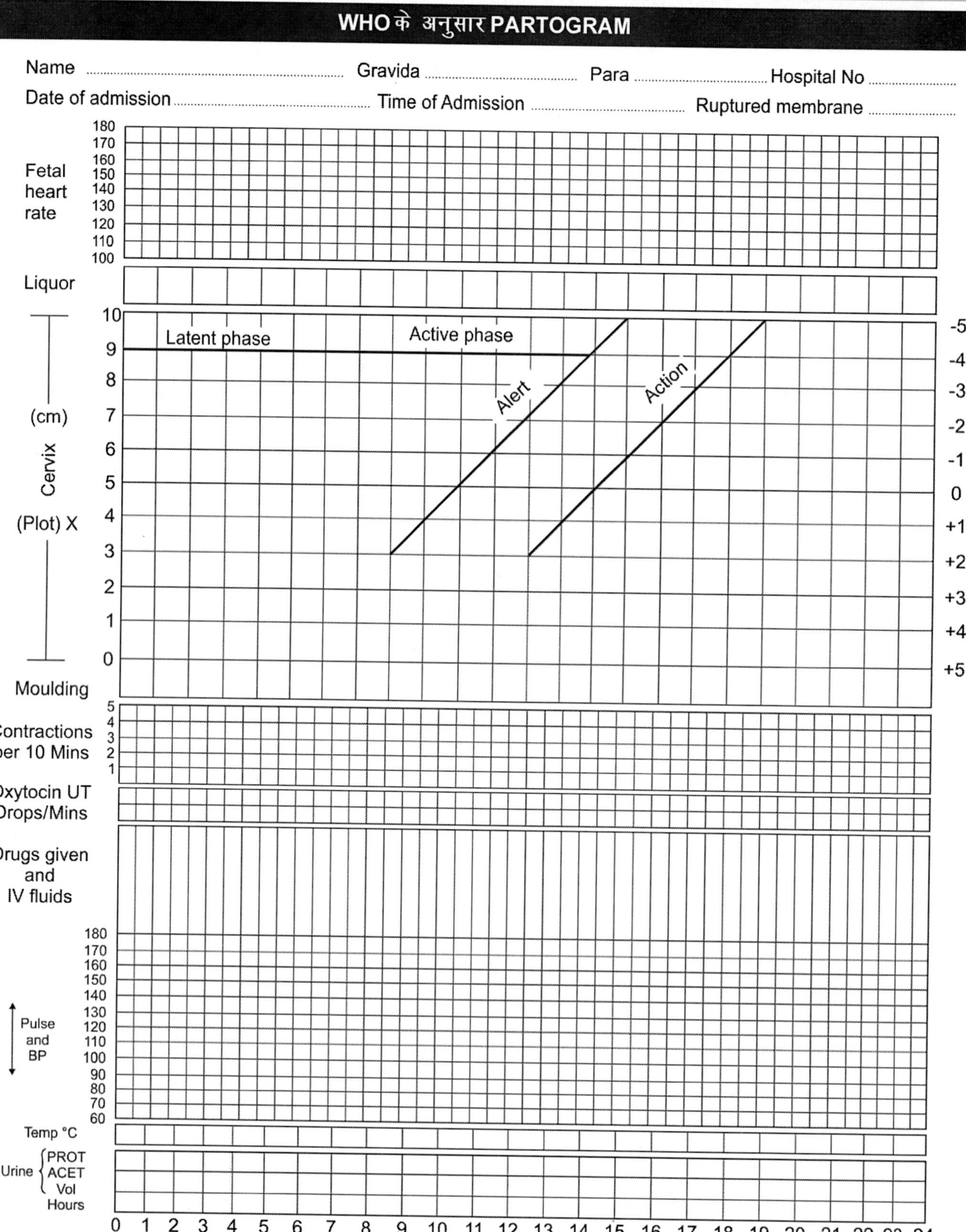

पारटोग्राम (The Partogram) W.H.O द्वारा

पारटोग्राम का प्रयोग कैसे करे?

I. परिभाषा : यह प्रसव के मुख्य लक्षणों को रेकॉर्ड करने की ग्राफिक विधि है। इस विधि द्वारा गर्भाशयिक संकुचनों की तीव्रता और अवधि की प्रतिच्छाया में रिकॉर्ड की जाती है।

II. पारटोग्राफ के उद्देश्य

1. अतिशीघ्र प्रसव की असामान्य प्रगति का पता लगाने हेतु।
2. गर्भवती स्त्री, उसके गर्भस्थ शिशु के प्रसव के दौरान किये जाने वाले आंकलन को अधिक गुणात्मक तथा नियमित बनाने के लिये।
3. गर्भवती स्त्री एवं गर्भस्थ शिशु में उपस्थित समस्याओं का शीघ्र ज्ञात करने हेतु।
4. प्रसव की असामान्य स्थिति में गर्भवती स्त्री को रेफर करने हेतु।
5. प्रसव प्रक्रिया को प्रेरित करने हेतु (Induction of labour) या सीजेरियन सेक्शन के निर्णय हेतु।

III. यह लेबर की अवस्थाओं की रेखांकित रिकार्डिंग है जिसमें लेबर की प्रोग्रेस को उत्तम तरीके से अनुमान लगा सकते हैं। जैसे-

- सर्विक्स का विस्तारण या फैलाव
- गर्भस्थ शिशु का नीचे (desent) की ओर जाना
- गर्भस्थ शिशु के सिर का रोटेशन (घुमना)
  - (a) **ध्यान दें :** लेबर की समयाविधि बढ़ने पर
  - (b) **रिकार्ड करें :** लेबर प्रारम्भ हो, प्रगति पर है तो योनि व एब्डामिनल परीक्षण कर पार्टोग्राम पर रिकार्ड करे।
- सुप्त अवस्था में 3 से.मी. सरवाइकल विस्तारण तथा सक्रिय अवस्था में 3 से.मी. सरवाइकल विस्तारण से प्रथम अवस्था के अन्त तक यह सरवाइकल विस्तारण प्रथम गर्भाओं में 1 से.मी. एव बहुप्रसवाओं में 1.5 से.मी. होता है। प्रथम गर्भा में सुप्त अवस्था के दौरान प्रगति धीमी होती है और प्रथम गर्भा में 6 घण्टे तक रह सकती है।

पारटोग्राम का रिकॉर्ड

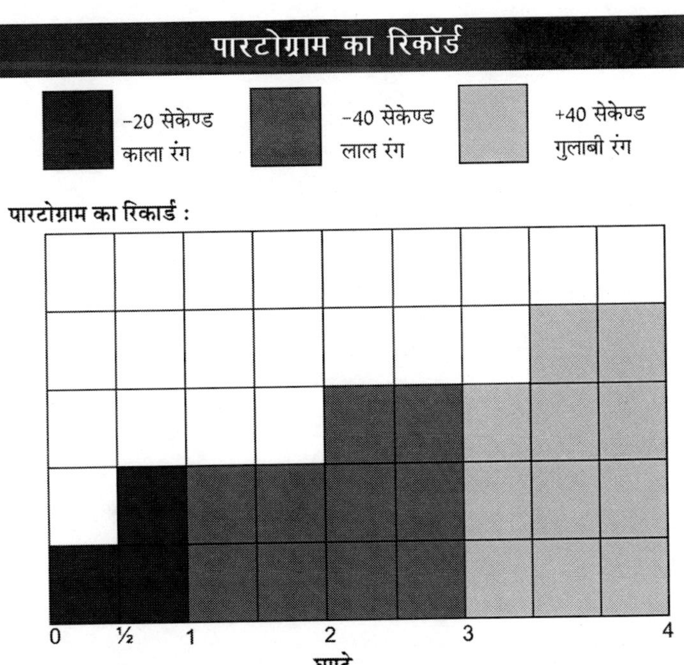

चित्र : पारटोग्राम का एक भाग 30 मिनट की अवधि के अन्तिम 10 मिनट में संकुचनों की संख्या चौकोर खानों में रिकॉर्ड की गई है। संकुचनों की तीव्रता, लम्बाई एवं शक्ति काले-लाल, गुलाबी व लाल रंग की तीन प्रतिच्छाया में प्रदर्शित किया गया है।

IV. कब पारटोग्राम का प्रयोग करे?

- हर एक आधे घंटे में गर्भाशयिक संकुचनों (contractions) को रिकॉर्ड करना
  → **प्रथम आधा घण्टा :** उस आधे घण्टे के अन्तिम 10 मिनटों में एक संकुचन हुआ जो 20 सेकेण्ड के कम समय तक रहे थे।
  → **तीसरा आधा घण्टा :** उस आधे घण्टे के अन्तिम 10 मिनटों में दो संकुचन हुए थे। जो 20 सेकेण्ड से ज्यादा तथा 40 सेकण्ड से कम समय तक रहे।
  → **आठवां आधा घण्टा :** उस आधे घण्टे के अन्तिम 10 मिनटों में चार संकुचन हुए थे। जो 40 सेकेण्ड से अधिक समय तक रहे।

  गर्भस्थ शिशु के हृदय की धड़कन ANM/NURSE द्वारा तापक्रम नोट चार्ट पर रिकॉर्ड की जाये। उदरीय परिस्पर्शन से सिर नीचे की ओर उतरने का अनुमान तथा श्रोणि (Pelvis) के आन्तरिक द्वारा के सम्बन्ध में पांचवे भाग में रिकॉर्ड करें। योनिमार्ग परीक्षण से गर्भस्थ शिशु के शिर के स्थान का इस्चिअल स्पाईन से सम्बन्ध स (+) या (–) से.मी. में रिकॉर्ड करे। सर्विक्स का विस्तारण सरवाईकोग्राफ पर करे।

(अ) सुप्तावस्था में सर्विक्स का विस्ताराण 3 से.मी. तथा सक्रिय अवस्था में 3 से.मी. से पूर्ण विस्तारण तक।

(ब) सक्रिय अवस्था में लेबर प्रगति के एलर्ट लाइन में रिकॉर्ड WHO पाइटोग्राम में लेबर के चार घण्टे के पश्चात् एलर्ट लाईन में सीधे तरफ लाईन के ग्राफ में Parallel Draw करे।

(स) यदि लेबर से लम्बा समय पोलाग है और Alert लाइन पार कर जाये। और दायीं ओर (Right side) शिफ्ट हो जाये तो यह नर्सिंग इन्टरवेशन को इन्डीकेट करता है अर्थात् induction of labour या सीजेरियन सेक्शन द्वारा प्रसव कराना।

V. Station of head in relation to ischial spine गर्भस्थ शिशु के सिर की पेल्विस में स्थिति स्टेशन के रूप में दर्शायी जाना।

Zero station: गर्भस्थ शिशु के सिर का prosenting part ischial spines के स्तर पर होता है, इसे जीरो स्टेशन कहा जाता है। Presenting part के इशिचयल स्फईन्स से नीचे खिसकने पर यह क्रमश: +1, +2, +3, +4, +5, स्टेशन के रूप में लिखा जाता है परन्तु presenting part के ईश्चियल स्पाईन्स से उपर होने पर इस –1, –2, –3, –4, –5, स्टेशन के रूप में लिखा जाता है।

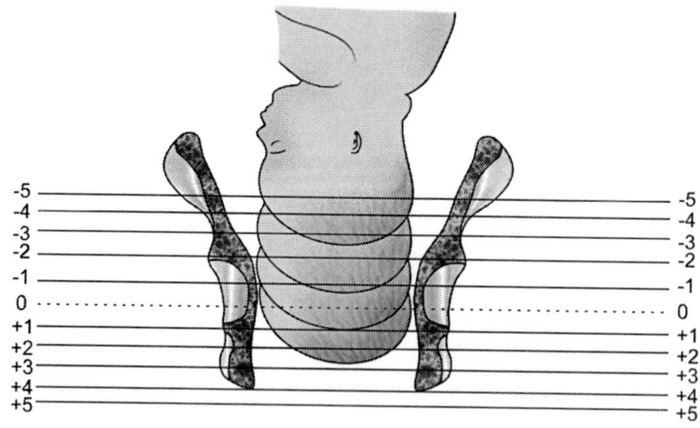

VI. सर्वाइकोग्राफ को कैसे रिकार्ड करे?

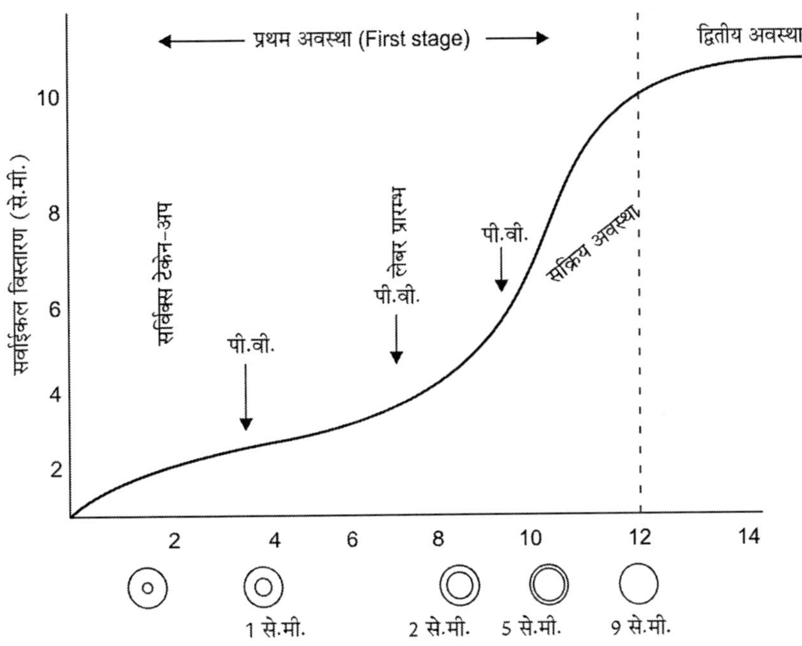

चित्र : सवाईकोग्राम का रेखांकित चित्रांकन :

सर्विक्स का विस्ताराण हर दो या चार घण्टों में रिकॉर्ड करें।

VII. पारटोग्राम के अन्य रिकॉर्ड

माता एवं गर्भस्थ शिशु की स्थिति, रक्तचाप एवं नाड़ी, श्वास की गति, तापक्रम, द्रव सन्तुलन, मूत्र विश्लेषण, दवाएं, आई.वी.ऑक्सिटोनि एपिडयूरल तथा अंत:श्वसनीय एनलजेसिया, गर्भस्थ शिशु की F.H.S. इत्यादि। प्रसव का सुधरा प्रबन्ध, माता व शिशु के लिए अत्यधिक सुखा सभी कार्यों को सावधानीपूर्वक करे तथा रोगी की सतर्क देखरेख करे। अपगार स्कोर को रिकॉर्ड करे जोकि लिस्ट में हो रिकॉर्ड करने पर समय भी कम लगता है।

एलर्ट लाइन पार कर जाने पर यदि जच्चा अस्पताल की अधिक दूरी पर हो तो ANM/GNM या डॉक्टर को जच्चा व बच्चे की जान बचाना, शीघ्रताशीघ्र बड़े अस्पताल में शिफ्ट करना जहाँ पर प्रसव को शीघ्र प्रेरित किया जाता है। यदि योनि मार्ग से प्रस्तुति में बाधा है तो उसको शीघ्र निर्धारण करना चाहिए अन्यथा झिल्ली को पंक्चर कर 0.5 यूनिट सिन्टोसिनान 5% वाले 540 ML ग्लूकोज की ड्रिप आरम्भ कर हर 30 मिनट में 1 यूनिट इन्जेक्शन सिन्टोसिनान बढ़ाते हैं यदि जच्चा बच्चा की स्थिति सामान्य है तो यह Inj. syntocinon 2.5 यूनिट तक बढ़ा देते हैं और गर्भस्थ शिशु की दिल की धड़कन (FSH) को ध्यानपूर्वक सुनते हैं। प्रत्येक दो घण्टे में योनिमार्ग परीक्षण कर आवश्यकतानुसार ट्राक्युलाइजर दवाएं देना चाहिए। तृतीय अवस्था में पूर्ण होने पर सिन्टोसिनान ड्रिप की यूनिट कम करते जाएं। परन्तु बहुप्रसव में गर्भाशय को उत्तेजित करने में सावधानी बरतनी चाहिए।

VIII. ध्यान देने योग्य बातें व समाधान

- **एक्शन फेज में :** इसको तीन भागों में विभाजित किया है
  - → प्रसव को शीघ्र प्रेरित करने वाला फेज 3-4 से.मी. सर्वाइकल विस्तारण
  - → अधिकता वाला फेज 4-9 से.मी. सर्वाइकल विस्तारण
  - → डिक्लीयर फेज 9-10 से.मी.
- **सुप्ता अवस्था** → इससे 2-4 से.मी. सरवाइकल विस्तारण होकर गर्भस्थ शिशु का शीर्ष नीचे की ओर जाता है।

लेबर की तृतीय अवस्था का मैनेजमेन्ट :

(a) नाभिनाल कट करें क्लैम्प लगाकर

(b) प्लासेन्टा की डिलीवरी से पहले प्रोफलेक्टि आक्सीटोसिन दे।

(c) कार्ड को ट्रक्शन देकर व कन्ट्रोल कर Placenta का डिलीवर करे।

(d) शिशु का लिंग, जन्म का समय व दिनांक रिकार्ड करें।

(d) जच्चा व बच्चे की सम्पूर्ण देखरेख करे।

नोट :

- WHO पारटोग्राम का प्रयोग लेबर का अनुमान लगाने का सबसे अच्छा तरीका है जो ग्राफ पर रेखांकित किया जाता है।
- इसका प्रयोग नार्मल लेबर व एबनार्मल लेबर दोनों में लाभकारी है।

सामान्य सूतिकावस्था तथा प्रबन्धन (The Normal Puerperium and Management)

सूतिकावस्था 6 सप्ताह की प्रसव के बाद की अवधि होती है। इसमें विशिष्ट रूप से निम्नलिखित तीन परिवर्तन होते हैं।

1. जननांग, गर्भावस्था के पूर्व की स्थिति में आ जाते हैं।
2. दुग्ध-क्षरण आरम्भ हो जाता है।
3. पुन: स्वास्थ्य लाभ

   जैसे ही प्लसेन्टा निष्कासित होता है सूतिकवस्था आरम्भ हो जाती है तथा 6 से 8 सप्ताह तक रहती है। जिस प्रक्रिया द्वारा जननांग गर्भावस्था की पूर्व स्थिति में आते हैं उसे प्रत्यावर्तन (Involution) कहते हैं।

गर्भाशय का प्रत्यावर्तन (पूर्वस्थिति में आना) (Involution of the Uterus)

गर्भाशय (Uterus)

- प्रसव के तुरन्त बाद गर्भाशय का नाप 15 × 12 × 7.5 से.मी. एवं वजन 1,000 ग्राम होता है।
- प्रसव के पूर्व होने पर फंडस नाभि से 5 से.मी. नीचे आ जाता है सिम्फिसिस प्यूबिस के 12 से.मी. के स्तर तक ऊपर रहता है।
- 24 घण्टों के बाद यह नाभि के स्तर से ऊपर चला जाता है।
- प्रसव के एक सप्ताह बाद सिम्फिसिस प्यूबिस से 7.5 से.मी. ऊपर रहता है।
- प्रसव के बारह दिनों बाद प्राय: फंडस को परिस्पर्श नहीं किया जा सकता।
- 6 सप्ताह पश्चात् 60-100 ग्रा. वजन (Pre-pregnant State) में आ जाता है।

सर्विक्स :

- प्रसव के अन्त में मुलायम रहती है।
- एक सप्ताह के अन्त में 2 से.मी.
- दो सप्ताह के अन्त में 1 से.मी.
- छ: सप्ताह के अन्त में एक दरार सी

लोकिया : योनि से स्राव 15 दिन से 21 दिनों तक अधिक मात्रा में

लोकिया रूबरा : लाल रंग 3-4 दिन इसमें रक्त, लीकोसाईटस सिरम, टिशू डिबरी होती है।

लोकिया सीरोसा : भूरा 5-9 दिन पुराना रक्त, लीकोसाईटस सिरस, टिशू डिबरीज।

लोकिया अल्बा : सफेद रंग 10-15 दिन इसमें लिकोसाईटस, डेसिडूआस, सेल ग्यूक्स सीरम तथा बैक्टीरिया इत्यादि।

स्तन :

- डिलीवरी के पश्चात् दुग्धक्षरण आरम्भ हो जाता है। जोकि प्रोलैक्टीन हार्मोन के कारण होता है।
- 3-4 दिन में दोनों स्तन भारी हो जाते हैं। शिशु के स्तन से भारीपन भी समाप्त हो जाता है।

योनि, गर्भाशय के लिगामेन्टस, श्रोणि की मांसपेशिय (Pelvic Floor), पेरिनियम तथा पेट की दीवार अपनी पहली अवस्था में कसरत करने पर आ जाते हैं परन्तु योनि मार्ग को पुन: आने में तीन सप्ताह लग जाते हैं।

अन्य बदलाव : हृदय-नब्ज तीसरे दिन ठीक हो जाती है (प्रसव के समय बढ़ जाती है)

तापमान : प्रसव पश्चात् कम हो जाता है।

रक्तचाप : रक्तचाप कम हो जाता है (खून के स्त्राव के कारण)

स्नायुतन्त्र : प्रसव पश्चात् स्ट्रेस के कारण सरदर्द

हड्डी व मांसपेशियां : प्रसव पश्चात् 6-8 सप्ताह में ठीक हो जाती है।

नर्सिंग मैनेजमेन्ट (Nursing Management)

आराम व नींद : रात में आठ घंटे व दिन 2 घंटे सोना।

अर्ली एम्बूलेशन : प्रसव के 48 घंटों के बाद करे।

हाईजीन : (a) Perineum की देख-रेख (4-6 घंटों पर)

(b) हाईजीन
- Hand hygiene
- Genital hygiene
- Personal hygiene

- वल्वल पैड बदले
- स्तनों की देखरेख
- हाथों को धोना (बच्चे को छूने से पहले व बाद में)

बावल तथा ब्लेडर की देखरेख :

- हरी सब्जियों व पानी का अधिक प्रयोग
- 2-3 पेशाब के लिए जाये
- कब्ज के लिये हल्क लैग्जेटिव ले।

भोजन :

- 400-500 कैलोरी अधिक लें दुग्धपान हेतु
- अधिक मात्रा में प्रोटीन, मीट, मछली, ताजे फल
- प्रसव पश्चात् तीन महीने तक आयरन गोली दे।

रूमिईगइन : जच्चा व बच्चे के सम्बन्ध अच्छे होंगे (वात्सल्य का बढ़ावा होगा) चुम्बन द्वारा, स्नेहपूर्वक बच्चे को देखकर, गोद में उठकर इत्यादि।

प्रसव पश्चात् की कसरतें : सामान्य प्रसव के 24 घंटों पश्चात् जच्चा को लिगामेन्ट व मांसपेशिया कसरते करना।

फैमिली प्लानिंग (Contraception) भिन्न-भिन्न प्रकार के फैमिली प्लानिंग विधियों को डिमास्ट्रेट करे व अपनाने को प्रेरित करे। उनके प्रयोग के लिए कहे। पुरूष कंडोम/महिला कंडोम का प्रयोग।

टेम्परेरी- एक से दूसरे बच्चे की स्पेस के लिए

परमानेन्ट- पुरूष व महिला नसबन्दी

स्वास्थ्य शिक्षा : स्वयं व शिशु की देखरेख के लिए मार्गदर्शन करें।

शिशु की देखरेख के लिए निम्नलिखित सम्मिलित है

(अ) शिशु को नहलाना

(ब) शिशु के कपड़े

(स) शिशु का वज़न बढना (एक सप्ताह)

(द) फिजियालोजिकल पीलिया के बारे में बताएं

(य) दुग्ध स्तनपान

(र) नितम्बों व खाल की परतों की देखरेख जैसे लड़के में व लड़कियों के जनानांग बगल, जांघें।

(ल) राष्ट्रीय टीकाकरण कॉर्ड।

नर्सिंग केयर प्लान नर्स व ए.एन.एम./जी.एन.एम.

(ए) एन्टीनेटल केस

टेबल I			
नर्सिंग असेसमेन्ट	नर्सिंग डयगनोसिस	नर्सिंग इन्टरवेन्शन	नर्सिंग एवालूएशन
• रोगी की उम्र • रोगी के हेल्थ कैसी है • ऑब्सेसटिकल हिस्ट्री • दिमागी हालत	ज्ञान की कमी गर्भावस्था के दौरान कैसे केयर करें। स्वयं व बच्चे के लिए सजग रहें	• उसके ज्ञान को अनुमान लगाना उसको दैनिक कार्यो के बारे में बताना कसरत करने को बताना ताकि बच्चे की पैदाइश के समय मांसपेशियां मज़बूत रहे • उसको डिलीवरी के लिये गाईड करें तथा कुल कैलोरी 2100-2400/- दिन लेने को कहे • फिजिशियन को दिखाने के लिये बताये जैसे- - अधिक उल्टी में - अधिक रक्तस्राव में	• हेल्थ सम्बन्धित जानकारी डिमास्ट्रेशन के द्वारा देने से अधिक व जल्दी सीख गयी।

(बी) लेबर के समय

टेबल II			
नर्सिंग असेसमेन्ट	नर्सिंग डयगनोसिस	नर्सिंग इन्टरवेन्शन	नर्सिंग एवालूएशन
• उम्र • दर्द सहना	ऐक्यूट पेन्स-इसमें लेबर का कितना अधिक असर पड़ा	गर्भाश्य के कान्ट्रेक्शन के समय जच्चा को गहरी सांस दिलाना	जच्चा का दर्द कम होगा

(सी) पोस्टपार्टम केस

टेबल III			
नर्सिंग असेसमेन्ट	नर्सिंग डयगनोसिस	नर्सिंग इन्टरवेन्शन	नर्सिंग एवालूएशन
स्वयं व बच्चे की देखरेख में	ज्ञान की कमी स्वंय व बच्चे की देखरेख	जच्चा को सिखाऐं • पैरिनियम की देखरेख • सिटस बाथ • पैरिनियम में पैड को लगाना व निकालना तथा कैसे फेंकना सिखाया • स्तनों की देखरेख दुग्धक्षरण के लिये	• जच्चा को कर के दिखाया की वह स्वयं व बच्चे की देखरख कैसे करें

(डी) नवजात शिशु की केयर

टेबल IV			
नर्सिंग असेसमेन्ट	नर्सिंग डयगनोसिस	नर्सिंग इन्टरवेन्शन	नर्सिंग एवालूएशन
जच्चा का स्टेटस • उम्र • कितने बच्चे जैसे पहला, दूसरा • पहले की हिस्ट्री • स्तनपान की एन.एन.सी. में तैयारी	• स्तनपान कराने में परेशानी • दुग्धक्षरण	• उसको समझायेंगे जैसे : - गर्म पानी के फव्वारे में नहायें - स्तन की मालिश - बच्चे को स्तनपान के लिये स्तन के पास लायें तथा स्तनपान के लिये प्रेरित करें	स्तनपान आसानी से किया

प्रसव पश्चात् जच्चा की देखरेख ग्राफ

जच्चा :

प्रसव पश्चात का दिन		1		2		3		4		5		6		7		8	
दिनांक																	
समय		सुबह	शाम	सुबह	शाम	प्रातः	सांय	प्रातः	सांय	प्रातः	सांय	प्रातः	सांय	प्रातः	सांय	प्रातः	सांय
नये जन्में शिशु की उम्र/दिन																	
तापमान F°	नाड़ी/मिनट																
हार्ट रेट/मिनट	स्वसन क्रिया/मिनट																
श्वसन क्रिया/मिनट	रक्तचाप (mm Hg)																
	रूबरा																
लोकिया	सिरोसा																
	अल्बा																
बच्चेदानी की ऊँचाई (से.मी.) Fundal Height (cm)	15																
	11																
	9																
	7																
	5																
	3																
	1																
ब्लेडर मुमेन्ट (Urine)																	
बावल मुमेन्ट (Stool)																	
टांकों की देखरेख यदि है																	
स्तन की दशा नार्मल/सोर																	
स्नान																	

रूबरा नं. लाल रंग का भरे।

सिरोसा : गुलाबी रंग का प्रयोग करें।

अल्बा : हल्के पीले रंग का प्रयोग करें।

सलाह : व्यायाम, सन्तुलित आहार, स्वयं व बच्चे की स्वच्छता, आशावादी विचार बच्चे की देखरेख, फैमिली प्लानिंग इत्यादि।

सूतिका अवस्था के पश्चात 6 सप्ताह अथवा 3 माह तक सेक्स करने को मना करें।

शिशु (Baby)

दिन	1		2		3		4		5		6	
दिनाँक												
समय	सुबह	शाम	सुबह	शाम	प्रात:	सांय	प्रात:	सांय	प्रात:	सांय	प्रात:	सांय
नये जन्में शिशु की उम्र/दिन												
तापमान F												
हार्ट रेट/मिन्ट												
स्वासनक्रिया/मिन्ट												
पेशाब (समय/दिन-रात्रि)												
स्टूल (समय/दिन-रात्रि)												
नहलाना व स्पंज बाथ												
आंखों की देखभाल												
नाभिनाल की देखरेख												
फन्टेनेल्स नार्मल, बल्ज, डिप्रशड												
रिफलेक्सेस नार्मल/एबनॉर्मल												
क्रियाकलाप												
फीड की संख्या दिन/रात्रि												
शारीरिक नाप तौल/दिन												
लम्बाई (cm.)												
सिर की गोलाई की नाप (cm)												
सीने का नाप (cm)												
पेट की नाप (cm)												
वज़न (के.जी.)												
अन्य												
टिप्पणी :												

- Rh-ve माँ को Rh+ve शिशु के लिए ऐन्टीगामाग्लोबीन रूबिला वैक्सीन

इमोशनल आवश्यकताएँ :

- माँ में विश्वास को जागृति करे।
- पोस्टपारटम के चिन्ह व लक्षण तथा डिप्रेशन का निरीक्षण करे।
- काउन्सिलिंग की आवश्यकता है तो काउन्सिलिंग करे।
- **स्तन दुग्धपान व स्तन की देखरेख :**
    - अच्छी फिटिंग व काटन की चोली पहनने को बताये ताकि स्तन नीचे की तरफ ढीले होकर लटके नहीं।
    - स्तन व स्तन के निप्पल को हर बार स्तनपान से पहले व बाद में हाथ धोयें व स्तन धोयें में उसकी देखरेख करे जैसे सादे जल से धोना, मुलायम तौलिये से सुखाना
    - बच्चे को दूध पिलाने को कहे।
    - पहले छ: महीनों मे पर्याप्त मात्रा में दुग्ध स्तनपान अवश्य कराये।

जच्चा को सलाह दें :

क्र.सं	क्या करें	क्या न करें
1.	पर्याप्त मात्रा में आराम करें वह निन्द्रा लें	भारी वज़न मत उठाऐं
2.	हल्का व सन्तुलित आहार (Lactating Mother Diet)	हवाई यात्रा व लम्बी यात्रा
3.	अधिक मात्रा में द्रव्य का प्रयोग करें	पैरों को क्रॉस
4.	पैरिनियल हाईजीन व देखरेख यदि घाव है	सैक्स पर प्रतिबन्ध 6-8 हफ्तों का
5.	फैमिली नार्म को प्रयोग करें	कब्ज (टांकों पर असर होगा)
6.	आवश्यक हो तो मूत्र विसर्जन करे	प्रसव पश्चात् गर्भाधान
7.	प्रसव पश्चात् की कसरत प्रयोग में लाये	
8.	छः हफ्तों पश्चात् प्रसव क्लीनिक जायें	

शिशु के लिये सलाह :

क्र.सं	क्या करें	क्या न करें
1.	साफ-सुथरा, सुखा तथा गर्म	ऊपरी भोजन-तरल, ठोस 6 महीने
2.	आंख की देखरेख	नाभि-नाल को स्वयं खींचें (स्वयं का गिरना)
3.	राष्ट्रीय टीकाकरण	मलमूत्र में नहीं पड़ा रहने दें
4.	अन्नप्राशन छः महीने पश्चात्	
5.	10-15 मिनट सूर्य की किरणों में रखें	

Common Drugs in Obstetrics

S. No.	Name of drugs	Indications	Dose and route	Mode of action	Side effects maternal foetus	Contraindica-tions	Nurses responsibilities
I.	Oxytocin (Syntocinon/ pitocin)	**To induce:** • Abortion • Labour • Control P.P.H. To prevent • Breast en-gorgement	• I.V. Forin-duction 2 to 5 units start with 0.5 to 1 unit in 5% dex-trose 500 ML with 15, 30 and 60 drops increasing every 15 minutes • In P.P.H. 10 to 20 units	Physiologi-cal uterine contractile system and stimulate with low polarity	Hyperstimulation of utreus • Uterine rupture • Hypertension • Antidiuresis **Foetus** Fetal distress	Heart disease • History of ce-sarian section • Obstructed labour • Malpresenta-tion • Grand mul-tipara • CPD • Contracted pelvis • Abruptio placenta **Fetal distress**	DR's order • Patient name, Bed no. Ward No. • Time, Date of infusion • Rate drops minutes • Vital signs of patient taking and recording • F.H.S. • Assess for contraindication • Uterine contractions per 10 min to be noted in the record dura-tion, frequency and its interval. • Progress labour • Use of partogram • Use of delivery kit
II.	Methyl ergometrine (methergin)	• To cut short 3rd stage of labour : When expulsion of anterior shoulder of fetus. • To stop atonic uter-ine bleeding after • Labour • Abortion	• 0.25 mg IV • 0.5 mg IM • 1 mg orally	**Act on:** Myometrium producing tetanic contraction of uterus with complete loss of polarity	• Nausea/Vomit-ting. • High BP • Interference with lactation.	• Hypertension • Heart diseases • Pre-eclampsia/ eclampsia. • Rh –ve factor • Abruptio pla-centa • Multiple pre-grancy before the delivery of lost fetus.	• Administer of antiemetics for controle of nausia vomitting. • Assess for lactation process, nutrition, psychology of mother.

Common Other Drugs

III.	**1. Antihypertension drugs** • Methyldopa • Hydralazine • Nifidipine	250-500 IV/infusion 100 mg orally QID 5-10 mg orally BD	250 mg orally BD
	2. (a) **Diazepam :** 20-40 mg IV 30 drops/min in 540 ml of dextrose. (b) **Phenytoin :** 10 mg/kg of body weight in eclampsia - 300 - 400 mg daily orally in divided doses. **3. Analgesia and Anaesthesia :** (i) Sedatives and analgesics (ii) Inhalation (iii) Regional anaesthesia		

S.No.	Sedatives and Analgesic	Regional anasthesia	Inhalation
i. ii. iii.	Pithidine 100 mg IM Fortwin 30-40 mg IM Diazepam 5-10 IM	– Epidural block – Caudal epidural analgesia – Paracervical nerve block – Perineal infiltration (episiotomy) – Pudendal nerve block – Spinal anaesthesia	– Nitrous oxide and air – Methoxy flurane – Trichloro ethylene

Drugs in HIV/AIDS

In Women

- Take a careful menstrual history
- Rule out pregnancy
- Assess on going risk of pregnancy
- Ask about use of contraception.

Common Classes of Antiretrovials (ARVs)

- **NNRTIS :** Non-nucleoside reverse transcriptase inhibitors.
- **NRTIS :** Nucleoside reverse transcriptase inhibitors.
- **PLS :** Protease inhibitors.

NRTIS are:

- Zidovudine (AZT, ZD)
- Lamivudin (3TC)
- Stavudine (d4T)
- Didanosin (dd1)
- Abacavir (ABC)
- Tenofovir (TDF)
- Emtricitibine (FTC)

NNRTIS are:

- Efavireze (EFZ)
- Nevirapine (NVP)

PLS:

- Nelfinavir (NFV)
- Lopinavir/Ritonavir (LPV/R)
- Saquinavir (SQV)

- Amprenavir (APV)
- Indinavir (IDV)
- Atazanavir (ATV)
- Ritonavir (RTV) (Recommended as booster dose only).

Important:

- Efavirenz is to be avoided in the first trimester of pregnancy as it increase the risk of birth defects.
- Nelfinavir (EFV) have teratogenic effects on the foetus.

Note:

- Women who become pregnant or who are likely to become pregnant should be changed from efavirenze to another drug usually (Nevirapine).

Nurses Role:

(A) Monitoring for side effects and toxicities
- **Look for:** Rash, Jaundice, Abdominal pain, Numbness or pain in extremities, Pallon

Report laboratory abnormalities:

- Liver function
- Haemoglobin
- Lipase
- CD4 count
- Creatinine

(B) Short term side effects
- Headache
- Vomitting
- Nausia
- Diarrhoea
- Bloating
- Fatigue

Counrel the patient: Do not stop anyone drug, of needed then all medications must be stopped.
Remember: ART antiretroviral therapy must be given in a 3-drug combination.
Patient should be told to:
- Manage symptoms at home
- Continue all medication
- Report to Dr. worsening symptom

If patient have good result provides:
- Encourage patient
- Give psychological support
- 100% drugs adherence in term of dose, time and correct way everyday.

ART is freely available in all Government hospitals with ART centers and also available free test for HIV/AIDS.
Integrated counselling and testing centre (ICTC).

On set of Labour: NVP: 20 mg single dose 4 hours before onset of labour can be given to the mother.

Vaginal Cleaning: Chlorhexadine has been shown to decrease. Viral load in the vagina.

To newborn:

(a) Give single dose NVP 2 mg/kg within 72 hours of birth.
(b) Cotrimoxazole prophylaxis dose per kg body weight for 4-6 weeks of age till detected as HIV negative.
(c) **HIV test in baby:** DNA, PCR, HIV testing for infant at 6 weeks and six months.
HIV antibody testing at 12 months and 18 months.

Note: Govrnment providing free DNA PCR test kit to 169 ICTC for free testing of infants born to HIV infected mother.

गर्भावस्था के दौरान की कसरतें

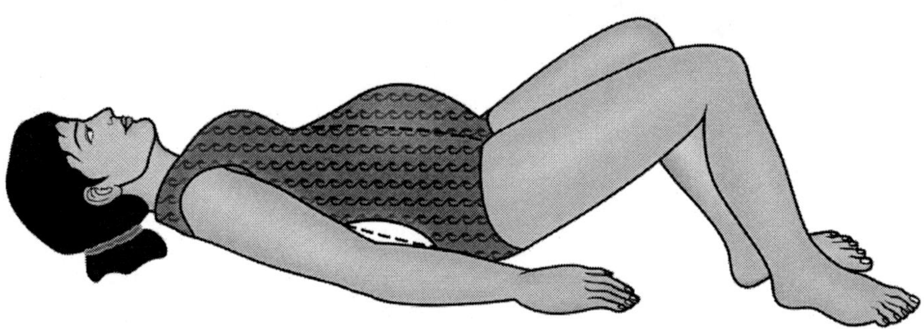

कूल्हे को ऊपर उठाना

रीड की हड्डी को ऊपर नीचे करने पर रीढ़ की हड्डी को आराम मिलता है इसको दिन में कई बार दोहराएं।

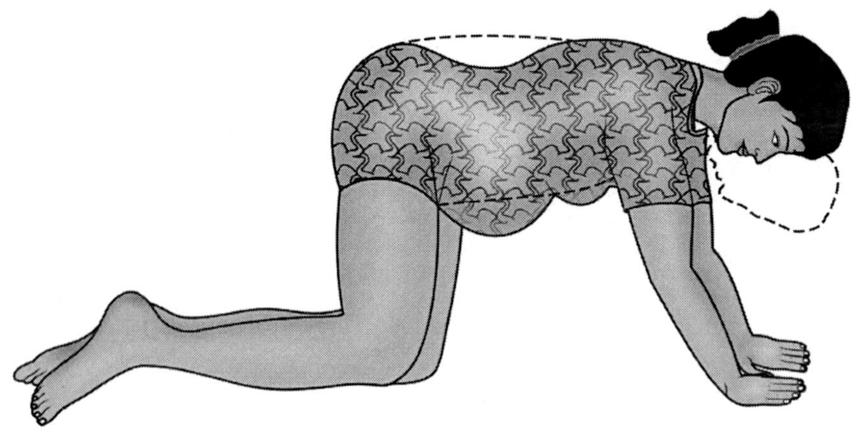

ड्रोमेड्रेरी ड्राप (Dro die dry droop)

गर्भावस्था के दौरान की कसरत करने पर गर्भाशय का वजन रीढ़ की हड्डी पर पड़ने से relieve करता है।

गर्भपश्चात् की कसरतें

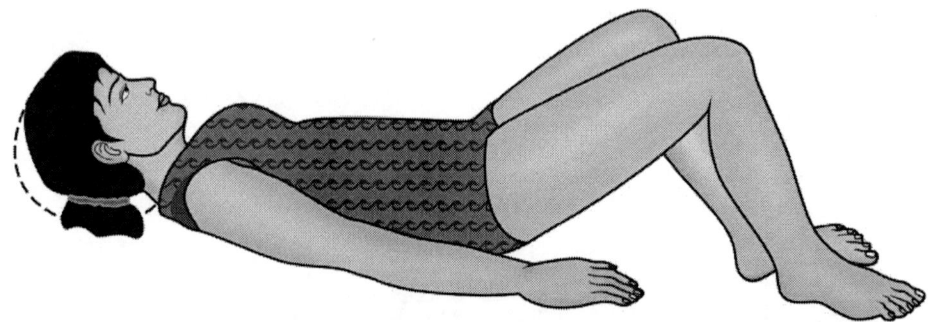

सिर ऊपर उठकर कसरत (Head life exercise) : प्रसव पश्चात् पहले दिन के बाद (24 घण्टे बाद) बिस्तर पर लेटकर।

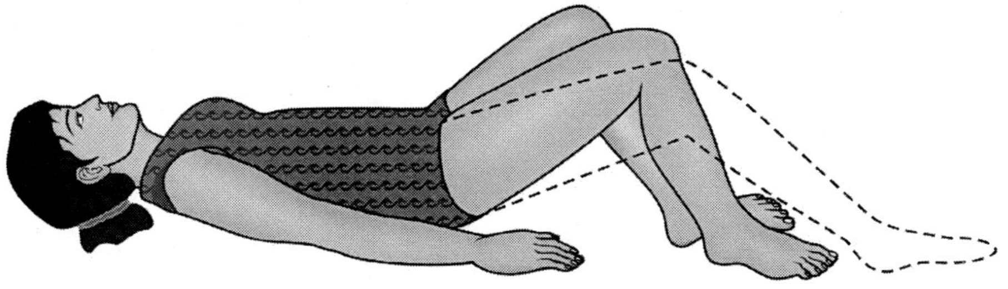

Legs slides exercise

प्रसव पश्चात् तीसरे दिन से पैरों को slides करें।

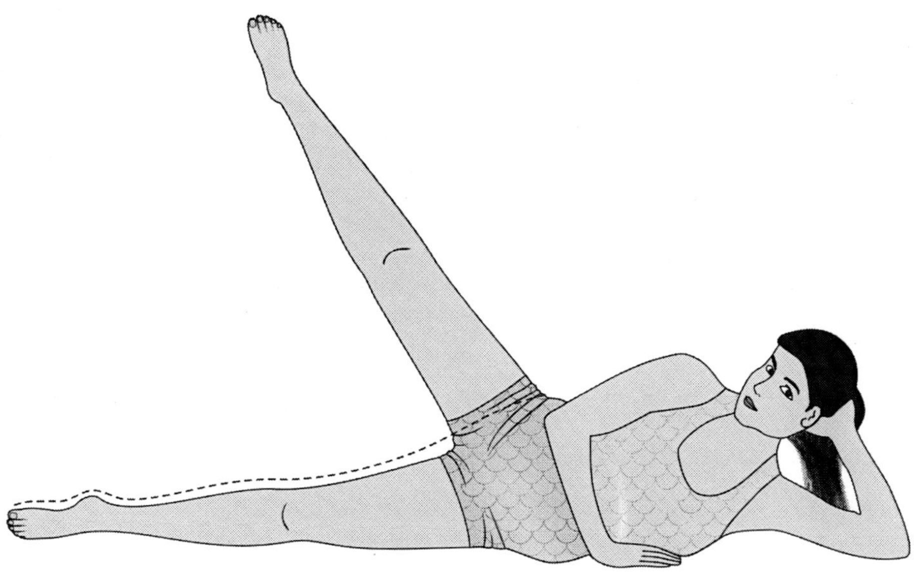

पैर को ऊपर उठाकर (Leg Lifts)

इसको दिन में कई बार करें तथा दोनों पैरों को 10-10 बार दोहराएं।

विषय सूची

मिडवाइफरी केस फॉर जी०एन०एम/ए०एन०एम० रिकॉर्ड

(Midwifery Case for GNM/ ANM Record)

Antenatal Care Observation and Examination

केस नं.	दिनांक	रजिस्ट्रेशन सं.	महिला का नाम	पति का नाम
1.				
2.				
3.				
4.				
5.				
6.				
7.				
8.				
9.				
10.				
11.				
12.				
13.				
14.				
15.				
16.				
17.				
18.				
19.				
20.				
21.				
22.				
23.				
24.				
25.				
26.				
27.				
28.				
29.				
30.				

विजिट की संख्या	जी.पी.ए.एल.	गर्भावस्था के दौरान स्वास्थ्य की दशा	केस अटैन्डैंट	शिक्षक के हस्ताक्षर

Vaginal Examination Summary

केस नं.	दिनांक	रजिस्ट्रेशन सं.	रोगी का नाम	जी.पी.ए.एल.
1.				
2.				
3.				
4.				
5.				

जस्टेशनल सप्ताह कन्डक्टेड बाई	हस्ताक्षर डॉ.	शिक्षक के हस्ताक्षर	टिप्पणीयां

Normal Delivery Witness

केस नं.	दिनांक	रजिस्ट्रेशन सं.	जच्चा का नाम	पति का नाम	जी.पी.ए.एल.
1.					
2.					
3.					
4.					
5.					
6.					
7.					
8.					
9.					
10.					
11.					
12.					
13.					
14.					
15.					
16.					
17.					
18.					
19.					
20.					

प्रसव का समय	शिशु का लिंग	शिशु की दशा	शिशु का वजन	प्रसव का मोड		कन्डक्ट डा.		विटनेस	हस्ताक्षर डा.	टिप्पणी

Normal Delivery Conducted

केस नं.	दिनांक	रजिस्ट्रेशन सं.	जच्चा का नाम	पति का नाम	जी.पी.ए.एल.
1.					
2.					
3.					
4.					
5.					
6.					
7.					
8.					
9.					
10.					
11.					
12.					
13.					
14.					
15.					
16.					
17.					
18.					
19.					
20.					

प्रसव का समय	शिशु का लिंग	शिशु की दशा	शिशु का वजन	प्रसव का मोड	कन्डेकटेड डा.	हस्ताक्षर शिक्षक	टिप्पणी

Postnatal Cases

केस नं.	दिनांक	रजिस्ट्रेशन सं.	जच्चा का नाम	पति का नाम
1.				
2.				
3.				
4.				
5.				
6.				
7.				
8.				
9.				
10.				
11.				
12.				
13.				
14.				
15.				
16.				
17.				
18.				
19.				
20.				
21.				
22.				
23.				
24.				
25.				
26.				
27.				
28.				
29.				
30.				

जी.पी.ए.एल.	प्रसूति का दिनांक	मां की दशा	नवजात शिशु	डिलीवरी कन्डकटेड	हस्ताक्षर शिक्षक

Abnormal Delivery Witness Summary

केस नं.	दिनांक	रजिस्ट्रेशन सं.	प्रसुता का नाम	पति का नाम
1.				
2.				
3.				
4.				
5.				

जी.पी.ए.एल.	प्रसुति का समय	बच्चे का लिंग	शिशु का वजन	शिशु के स्वास्थ्य की दशा	डिलीवरी कन्डकटेड	विटनेस	हस्ताक्षर शिक्षक

Assisted/Witnessed Caesarean Summary (For GNM)

केस नं.	दिनांक	रजिस्ट्रेशन सं.	प्रसुता का नाम	जी.पी.ए.एल.	सिजेरियन सेक्शन की शल्य क्रिया के इन्डीकेशन्स
1.					
2.					
3.					
4.					
5.					

सिजेरियन सेक्शन का प्रकार	सिजेरियन सेक्शन के नोटस	शिशु लिंग	शिशु का वजन	दशा		विटनेस	हस्ताक्षर डॉ/शिक्षक
				नवजात शिशु	जच्चा		

Episiotomy and Suturing Cases Summary

केस नं.	दिनांक	रजिस्ट्रेशन सं.	प्रसुता का नाम	जी.पी.ए.एल.
1.				
2.				
3.				
4.				
5.				

डिलीवरी का प्रकार	प्रसव का दिनांक	भगछेदन के इन्डीकेशन्स	भगछेदन का प्रकार	लगाई गई भगछेदन	हस्ताक्षर शिक्षक/डॉ.

Newborn Resuscitation Summary

केस नं.	रजिस्ट्रेशन सं.	नवजात शिशु (जच्चा का नाम)	जन्म का दिनांक व समय	अपगार स्कोर
1.				
2.				
3.				
4.				
5.				

पुनर्जीवन का इन्डीकेशन्स	नवजात शिशु का स्वास्थ्य	विटनेस/कन्डक्टेड	हस्ताक्षर डॉ.	हस्ताक्षर शिक्षक

Assisted/Witnessed M.T.P. Summary

केस नं.	रजिस्ट्रेशन सं.	पति/गार्जियन का नाम	एल.एम.पी.	ई.डी.डी.	जी.पी.ए.एल.
1.					
2.					
3.					
4.					
5.					

एबारशन का महीना	शिशु लिंग	एम.टी.पी. का दिनांक	तरीका/प्रयोग	असिस्टेड	हस्ताक्षर शिक्षक

IUCDs Insertion Summary

केस नं.	दिनांक	रजिस्ट्रेशन सं.	रोगी का नाम	गर्भा
1.				
2.				
3.				
4.				
5.				

अन्तर्गर्भाशयिक का प्रकार	अन्तर्गर्भाशयिक इन्सरशन द्वारा	हस्ताक्षर डॉ.	हस्ताक्षर शिक्षक	टिप्पणीयां

प्रसव अवस्था की देखरेख

(Antenatal Care Observation and Examination)

30 Cases

1. प्रसव अवस्था की देखरेख (Antenatal Care Observation and Examination)

अस्पताल का नाम .... पंजीकरण का दिनांक

वार्ड/ओ.पी.डी./कम्यूनिटी .... पंजीकरण की संख्या

रोगी/माता का नाम .... उम्र .... सन् .... ग्रेविडा/पारा

शिक्षा .... व्यवसाय ....

भोजन ....

पता ....

....

....

पिछली प्रसूती जानकारी

प्रसव की संख्या	प्रसव का दिनांक	प्रसव का पूरा समय	प्रिमेच्योर शिशु	शिशु		बच्चे का वजन जन्म के समय	बच्चे की लम्बाई जन्म के समय	जच्चा के प्रसव के समय व बाद की हालत	लिंग	एबोरशन	टिप्पणियां
				जीवित	मृत						

प्रसूति परीक्षण (Obstetrical Examination)

दिनांक	Fundal	FHS	उदर मापन (Abdominal Girth)	गर्भ प्रस्तुति (Presentation)		स्थिति (Position)	B.P. सूजन	उपचार (Treatment)	रिमार्क

गर्भावस्था की वर्तमान स्थिति

सामान्य स्वास्थ्य की जानकारी ....
....
ऊँचाई ....
टट्टी पेशाब की ....
सूजन पैर, व शरीर में .... हृदय ....
फुफ्फुस .... छोटी बीमारी यदि है/यदि नहीं ....
पी.वी. विसर्जित .... है/नहीं
प्रसव पीड़ा .... फाल्स/ट्रू/नहीं

वाईटल साईन्स (Vital Signs)

बुखार (Temp.) .... नाड़ी गति (Pulse rate) .... श्वसन गति (Respiration) .... खून का दबाव (B.P.) ....

जांच (Investigations)

क्रम सं.	जांच	नार्मल	जच्चा की जांच
1.	पेशाब/मूत्र अल्ब्यूमन (Urine/Albumen) शुगर (Sugar)		
2.	खून हीमोग्लोबीन (Blood/Hb), TLC, DLC ब्लड ग्रुप वी.डी.आर.एल. एच.आई.वी.		

Ultrasound .... किया गया है/नहीं किया गया
एक्स-रे X-ray .... किया गया है/नहीं किया गया

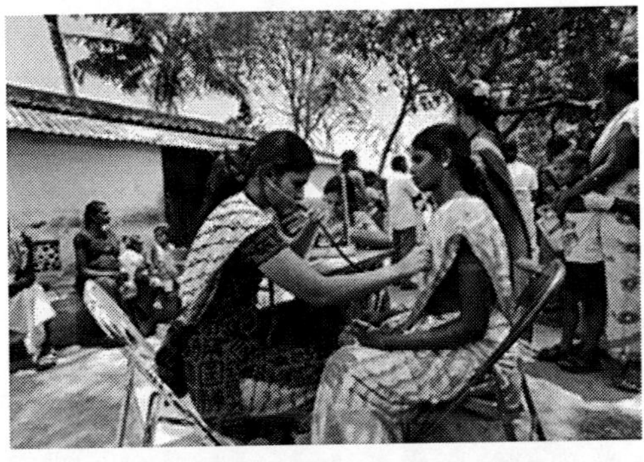

सामान्य व प्रसूति परीक्षण (General Obstetrical Examination)

साधारण परीक्षण-खून की कमी/सूजन/कुरूपता ....
....

हृदय .... फेफड़े ....
स्तन .... **मुख**- दांत, मसूडे, टांसिल्स, फैरिंक्स ....
नाक-कान .... **त्वचा**- गुप्तांग, पेट, ग्रोइन ....
लिम्फेटिक गिल्टिया .... **स्पलीन**, यकृत ....

दिमागी दशा-

काउंसलिंग व स्वास्थ्य शिक्षा
....
....

विद्यार्थी के हस्ताक्षर
....
दिनांक ....

शिक्षक/डॉ. के हस्ताक्षर
....
....

2. प्रसव अवस्था की देखरेख (Antenatal Care Observation and Examination)

अस्पताल का नाम .... पंजीकरण का दिनांक

वार्ड/ओ.पी.डी./कम्यूनिटी .... पंजीकरण की संख्या

रोगी/माता का नाम .... उम्र .... सन् .... ग्रेविडा/पारा

शिक्षा .... व्यवसाय ....

भोजन ....

पता ....

....

....

पिछली प्रसूती जानकारी

प्रसव की संख्या	प्रसव का दिनांक	प्रसव का पूरा समय	प्रिमेच्योर शिशु	शिशु		बच्चे का वजन जन्म के समय	बच्चे की लम्बाई जन्म के समय	जच्चा के प्रसव के समय व बाद की हालत	लिंग	एबोरशन	टिप्पणियां
				जीवित	मृत						

प्रसूति परीक्षण (Obstetrical Examination)

दिनांक	Fundal	FHS	उदर मापन (Abdominal Girth)	गर्भ प्रस्तुति (Presentation)		स्थिति (Position)	B.P. सूजन	उपचार (Treatment)	रिमार्क

गर्भावस्था की वर्तमान स्थिति

सामान्य स्वास्थ्य की जानकारी ....

....

ऊँचाई ....

टट्टी पेशाब की ....

सूजन पैर, व शरीर में .... हृदय ....

फुफ्फुस .... छोटी बीमारी यदि है/यदि नहीं ....

पी.वी. विसर्जित .... है/नहीं

प्रसव पीड़ा .... फाल्स/ट्रू/नहीं

वाईटल साईन्स (Vital Signs)

बुखार (Temp.) .... नाड़ी गति (Pulse rate) .... श्वसन गति (Respiration) .... खून का दबाव (B.P.) ....

जांच (Investigations)

क्रम सं.	जांच	नार्मल	जच्चा की जांच
1.	पेशाब/मूत्र अल्ब्यूमन (Urine/Albumen) शुगर (Sugar)		
2.	खून हीमोग्लोबीन (Blood/Hb), TLC, DLC ब्लड ग्रुप वी.डी.आर.एल. एच.आई.वी.		

Ultrasound .... किया गया है/नहीं किया गया
एक्स-रे X-ray .... किया गया है/नहीं किया गया

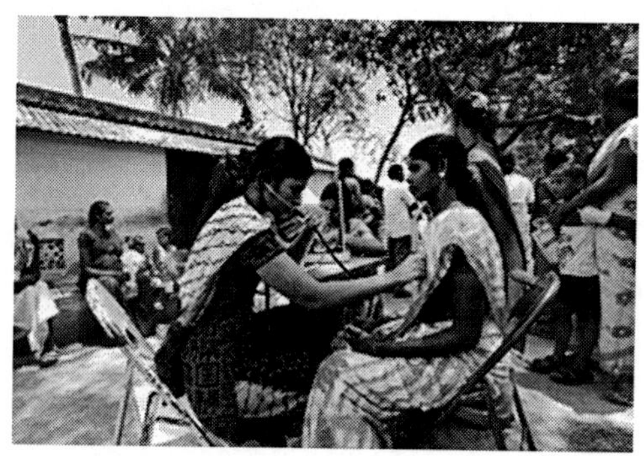

सामान्य व प्रसूति परीक्षण (General Obstetrical Examination)

साधारण परीक्षण-खून की कमी/सूजन/कुरूपता ....
....

हृदय ....

स्तन ....

नाक-कान ....

लिम्फेटिक गिल्टिया ....

फेफड़े ....

मुख- दांत, मसूडे, टांसिल्स, फैरिंक्स ....

त्वचा- गुप्तांग, पेट, ग्रोइन ....

स्पलीन, यकृत ....

दिमागी दशा-

काउंसलिंग व स्वास्थ्य शिक्षा

....
....

विद्यार्थी के हस्ताक्षर

....

दिनांक ....

शिक्षक/डॉ. के हस्ताक्षर

....

....

3. प्रसव अवस्था की देखरेख (Antenatal Care Observation and Examination)

अस्पताल का नाम .... पंजीकरण का दिनांक

वार्ड/ओ.पी.डी./कम्यूनिटी .... पंजीकरण की संख्या

रोगी/माता का नाम .... उम्र .... सन् .... ग्रेविडा/पारा

शिक्षा .... व्यवसाय ....

भोजन ....

पता ....

....

....

पिछली प्रसूती जानकारी

प्रसव की संख्या	प्रसव का दिनांक	प्रसव का पूरा समय	प्रिमेच्योर शिशु	शिशु		बच्चे का वजन जन्म के समय	बच्चे की लम्बाई जन्म के समय	जच्चा के प्रसव के समय व बाद की हालत	लिंग	एबोरशन	टिप्पणियां
				जीवित	मृत						

प्रसूति परीक्षण (Obstetrical Examination)

दिनांक	Fundal	FHS	उदर मापन (Abdominal Girth)	गर्भ प्रस्तुति (Presentation)		स्थिति (Position)	B.P. सूजन	उपचार (Treatment)	रिमार्क

गर्भावस्था की वर्तमान स्थिति

सामान्य स्वास्थ्य की जानकारी ....
....
ऊँचाई ....
टट्टी पेशाब की ....
सूजन पैर, व शरीर में .... हृदय ....
फुफ्फुस .... छोटी बीमारी यदि है/यदि नहीं ....
पी.वी. विसर्जित .... है/नहीं
प्रसव पीड़ा .... फाल्स/ट्रू/नहीं

वाईटल साईन्स (Vital Signs)

बुखार (Temp.) .... नाड़ी गति (Pulse rate) .... श्वसन गति (Respiration) .... खून का दबाव (B.P.) ....

जांच (Investigations)

क्रम सं.	जांच	नार्मल	जच्चा की जांच
1.	पेशाब/मूत्र अल्ब्यूमन (Urine/Albumen) शुगर (Sugar)		
2.	खून हीमोग्लोबीन (Blood/Hb), TLC, DLC ब्लड ग्रुप वी.डी.आर.एल. एच.आई.वी.		

Ultrasound .... किया गया है/नहीं किया गया
एक्स-रे X-ray .... किया गया है/नहीं किया गया

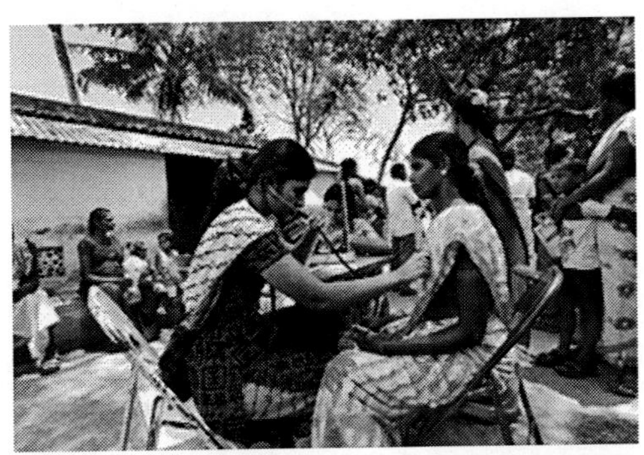

सामान्य व प्रसूति परीक्षण (General Obstetrical Examination)

साधारण परीक्षण-खून की कमी/सूजन/कुरूपता ....
....

हृदय .... फेफड़े ....
स्तन .... **मुख**- दांत, मसूडे, टांसिल्स, फैरिंक्स ....
नाक-कान .... **त्वचा**- गुप्तांग, पेट, ग्रोइन ....
लिम्फेटिक गिल्टिया .... **स्पलीन**, यकृत ....

दिमागी दशा-

काउंसलिंग व स्वास्थ्य शिक्षा
....
....

विद्यार्थी के हस्ताक्षर
....
दिनांक ....

शिक्षक/डॉ. के हस्ताक्षर
....
....

4. प्रसव अवस्था की देखरेख (Antenatal Care Observation and Examination)

अस्पताल का नाम .... पंजीकरण का दिनांक
वार्ड/ओ.पी.डी./कम्यूनिटी .... पंजीकरण की संख्या
रोगी/माता का नाम .... उम्र .... सन् .... ग्रेविडा/पारा
शिक्षा .... व्यवसाय ....
भोजन ....
पता ....
....
....

पिछली प्रसूती जानकारी

प्रसव की संख्या	प्रसव का दिनांक	प्रसव का पूरा समय	प्रिमेच्योर शिशु	शिशु		बच्चे का वजन जन्म के समय	बच्चे की लम्बाई जन्म के समय	जच्चा के प्रसव के समय व बाद की हालत	लिंग	एबोरशन	टिप्पणियां
				जीवित	मृत						

प्रसूति परीक्षण (Obstetrical Examination)

दिनांक	Fundal	FHS	उदर मापन (Abdominal Girth)	गर्भ प्रस्तुति (Presentation)		स्थिति (Position)	B.P. सूजन	उपचार (Treatment)	रिमार्क

गर्भावस्था की वर्तमान स्थिति

सामान्य स्वास्थ्य की जानकारी ....

....

ऊँचाई ....

टट्टी पेशाब की ....

सूजन पैर, व शरीर में .... हृदय ....

फुफ्फुस .... छोटी बीमारी यदि है/यदि नहीं ....

पी.वी. विसर्जित .... है/नहीं

प्रसव पीड़ा .... फाल्स/ट्रू/नहीं

वाईटल साईन्स (Vital Signs)

बुखार (Temp.) .... नाड़ी गति (Pulse rate) .... श्वसन गति (Respiration) .... खून का दबाव (B.P.) ....

जांच (Investigations)

क्रम सं.	जांच	नार्मल	जच्चा की जांच
1.	पेशाब/मूत्र अल्ब्यूमन (Urine/Albumen) शुगर (Sugar)		
2.	खून हीमोग्लोबीन (Blood/Hb), TLC, DLC ब्लड ग्रुप वी.डी.आर.एल. एच.आई.वी.		

Ultrasound .... किया गया है/नहीं किया गया

एक्स-रे X-ray .... किया गया है/नहीं किया गया

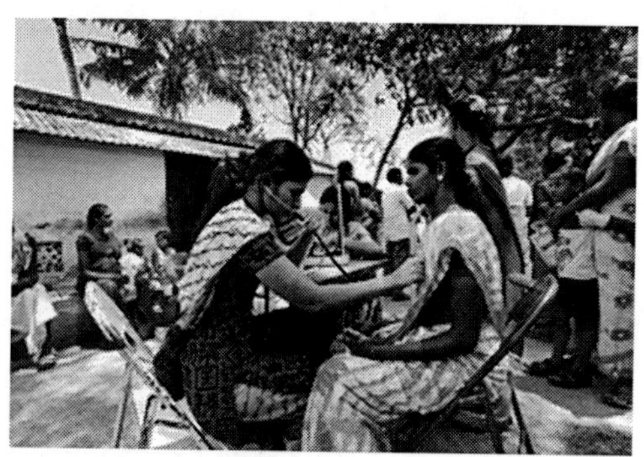

सामान्य व प्रसूति परीक्षण (General Obstetrical Examination)

साधारण परीक्षण-खून की कमी/सूजन/कुरूपता ....

हृदय ....

स्तन ....

नाक-कान ....

लिम्फेटिक गिल्टिया ....

दिमागी दशा-

फेफड़े ....

मुख- दांत, मसूडे, टांसिल्स, फैरिंक्स ....

त्वचा- गुप्तांग, पेट, ग्रोइन ....

स्पलीन, यकृत ....

काउंसलिंग व स्वास्थ्य शिक्षा

....

....

विद्यार्थी के हस्ताक्षर

....

दिनांक ....

शिक्षक/डॉ. के हस्ताक्षर

....

....

5. प्रसव अवस्था की देखरेख (Antenatal Care Observation and Examination)

अस्पताल का नाम .... पंजीकरण का दिनांक

वार्ड/ओ.पी.डी./कम्यूनिटी .... पंजीकरण की संख्या

रोगी/माता का नाम .... उम्र .... सन् .... ग्रेविडा/पारा

शिक्षा .... व्यवसाय ....

भोजन ....

पता ....

....

....

पिछली प्रसूती जानकारी

प्रसव की संख्या	प्रसव का दिनांक	प्रसव का पूरा समय	प्रिमेच्योर शिशु	शिशु		बच्चे का वजन जन्म के समय	बच्चे की लम्बाई जन्म के समय	जच्चा के प्रसव के समय व बाद की हालत	लिंग	एबोरशन	टिप्पणियां
				जीवित	मृत						

प्रसूति परीक्षण (Obstetrical Examination)

दिनांक	Fundal	FHS	उदर मापन (Abdominal Girth)	गर्भ प्रस्तुति (Presentation)		स्थिति (Position)	B.P. सूजन	उपचार (Treatment)	रिमार्क

गर्भावस्था की वर्तमान स्थिति

सामान्य स्वास्थ्य की जानकारी ....

....

ऊँचाई ....

टट्टी पेशाब की ....

सूजन पैर, व शरीर में .... हृदय ....

फुफ्फुस .... छोटी बीमारी यदि है/यदि नहीं ....

पी.वी. विसर्जित .... है/नहीं

प्रसव पीड़ा .... फाल्स/ट्रू/नहीं

वाईटल साईन्स (Vital Signs)

बुखार (Temp.) .... नाड़ी गति (Pulse rate) .... श्वसन गति (Respiration) .... खून का दबाव (B.P.) ....

जांच (Investigations)

क्रम सं.	जांच	नार्मल	जच्चा की जांच
1.	पेशाब/मूत्र अल्ब्यूमन (Urine/Albumen) शुगर (Sugar)		
2.	खून हीमोग्लोबीन (Blood/Hb), TLC, DLC ब्लड ग्रुप वी.डी.आर.एल. एच.आई.वी.		

Ultrasound .... किया गया है/नहीं किया गया

एक्स-रे X-ray .... किया गया है/नहीं किया गया

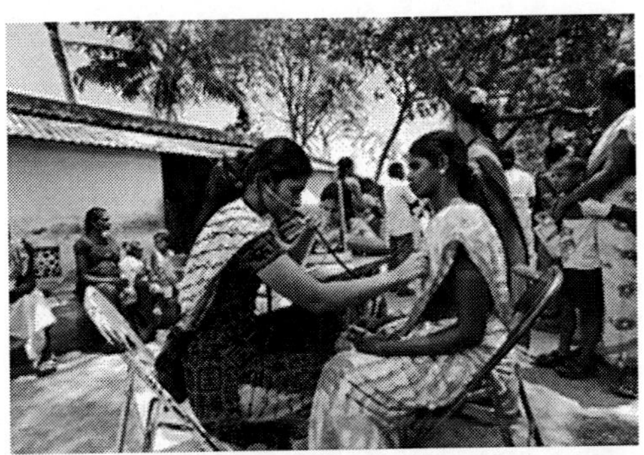

सामान्य व प्रसूति परीक्षण (General Obstetrical Examination)

साधारण परीक्षण-खून की कमी/सूजन/कुरूपता ....

....

हृदय ....

स्तन ....

नाक-कान ....

लिम्फेटिक गिल्टिया ....

फेफड़े ....

मुख- दांत, मसूडे, टांसिल्स, फैरिंक्स ....

त्वचा- गुप्तांग, पेट, ग्रोइन ....

स्पलीन, यकृत ....

दिमागी दशा-

काउंसलिंग व स्वास्थ्य शिक्षा

....

....

विद्यार्थी के हस्ताक्षर

....

दिनांक ....

शिक्षक/डॉ. के हस्ताक्षर

....

....

6. प्रसव अवस्था की देखरेख (Antenatal Care Observation and Examination)

अस्पताल का नाम .... पंजीकरण का दिनांक

वार्ड/ओ.पी.डी./कम्यूनिटी .... पंजीकरण की संख्या

रोगी/माता का नाम .... उम्र .... सन् .... ग्रेविडा/पारा

शिक्षा .... व्यवसाय ....

भोजन ....

पता ....

....

....

पिछली प्रसूती जानकारी

प्रसव की संख्या	प्रसव का दिनांक	प्रसव का पूरा समय	प्रिमेच्योर शिशु	शिशु		बच्चे का वजन जन्म के समय	बच्चे की लम्बाई जन्म के समय	जच्चा के प्रसव के समय व बाद की हालत	लिंग	एबोरशन	टिप्पणियां
				जीवित	मृत						

प्रसूति परीक्षण (Obstetrical Examination)

दिनांक	Fundal	FHS	उदर मापन (Abdominal Girth)	गर्भ प्रस्तुति (Presentation)		स्थिति (Position)	B.P. सूजन	उपचार (Treatment)	रिमार्क

गर्भावस्था की वर्तमान स्थिति

सामान्य स्वास्थ्य की जानकारी ....

....

ऊँचाई ....

टट्टी पेशाब की ....

सूजन पैर, व शरीर में .... हृदय ....

फुफ्फुस .... छोटी बीमारी यदि है/यदि नहीं ....

पी.वी. विसर्जित .... है/नहीं

प्रसव पीड़ा .... फाल्स/ट्रू/नहीं

वाईटल साईन्स (Vital Signs)

बुखार (Temp.) .... नाड़ी गति (Pulse rate) .... श्वसन गति (Respiration) .... खून का दबाव (B.P.) ....

जांच (Investigations)

क्रम सं.	जांच	नार्मल	जच्चा की जांच
1.	पेशाब/मूत्र अल्ब्यूमन (Urine/Albumen) शुगर (Sugar)		
2.	खून हीमोग्लोबीन (Blood/Hb), TLC, DLC ब्लड ग्रुप वी.डी.आर.एल. एच.आई.वी.		

Ultrasound .... किया गया है/नहीं किया गया
एक्स-रे X-ray .... किया गया है/नहीं किया गया

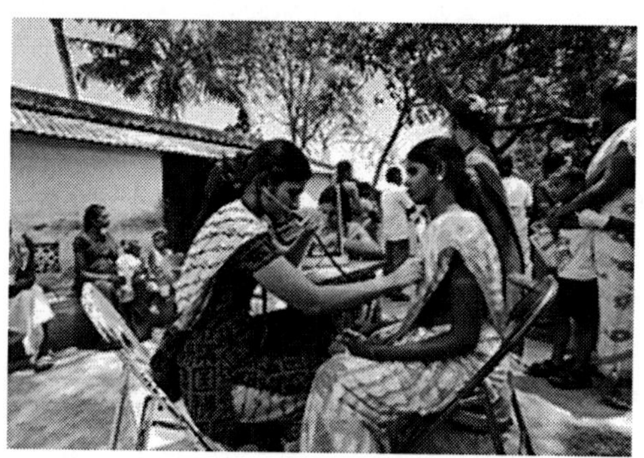

सामान्य व प्रसूति परीक्षण (General Obstetrical Examination)

साधारण परीक्षण-खून की कमी/सूजन/कुरूपता ....

हृदय .... फेफड़े ....
स्तन .... **मुख**- दांत, मसूडे, टांसिल्स, फैरिंक्स ....
नाक-कान .... **त्वचा**- गुप्तांग, पेट, ग्रोइन ....
लिम्फेटिक गिल्टिया .... **स्पलीन**, यकृत ....

दिमागी दशा-

काउंसलिंग व स्वास्थ्य शिक्षा
....
....

विद्यार्थी के हस्ताक्षर
....
दिनांक ....

शिक्षक/डॉ. के हस्ताक्षर
....
....

7. प्रसव अवस्था की देखरेख (Antenatal Care Observation and Examination)

अस्पताल का नाम .... पंजीकरण का दिनांक
वार्ड/ओ.पी.डी./कम्यूनिटी .... पंजीकरण की संख्या
रोगी/माता का नाम .... उम्र .... सन् .... ग्रेविडा/पारा
शिक्षा .... व्यवसाय ....
भोजन ....
पता ....
....
....

पिछली प्रसूती जानकारी

प्रसव की संख्या	प्रसव का दिनांक	प्रसव का पूरा समय	प्रिमेच्योर शिशु	शिशु		बच्चे का वजन जन्म के समय	बच्चे की लम्बाई जन्म के समय	जच्चा के प्रसव के समय व बाद की हालत	लिंग	एबोरशन	टिप्पणियां
				जीवित	मृत						

प्रसूति परीक्षण (Obstetrical Examination)

दिनांक	Fundal	FHS	उदर मापन (Abdominal Girth)	गर्भ प्रस्तुति (Presentation)		स्थिति (Position)	B.P. सूजन	उपचार (Treatment)	रिमार्क

गर्भावस्था की वर्तमान स्थिति

सामान्य स्वास्थ्य की जानकारी ....
....
ऊँचाई ....
टट्टी पेशाब की ....
सूजन पैर, व शरीर में .... हृदय ....
फुफ्फुस .... छोटी बीमारी यदि है/यदि नहीं ....
पी.वी. विसर्जित .... है/नहीं
प्रसव पीड़ा .... फाल्स/ट्रू/नहीं

वाईटल साईन्स (Vital Signs)

बुखार (Temp.) .... नाड़ी गति (Pulse rate) .... श्वसन गति (Respiration) .... खून का दबाव (B.P.) ....

जांच (Investigations)

क्रम सं.	जांच	नार्मल	जच्चा की जांच
1.	पेशाब/मूत्र अल्ब्यूमन (Urine/Albumen) शुगर (Sugar)		
2.	खून हीमोग्लोबीन (Blood/Hb), TLC, DLC ब्लड ग्रुप वी.डी.आर.एल. एच.आई.वी.		

Ultrasound .... किया गया है/नहीं किया गया
एक्स-रे X-ray .... किया गया है/नहीं किया गया

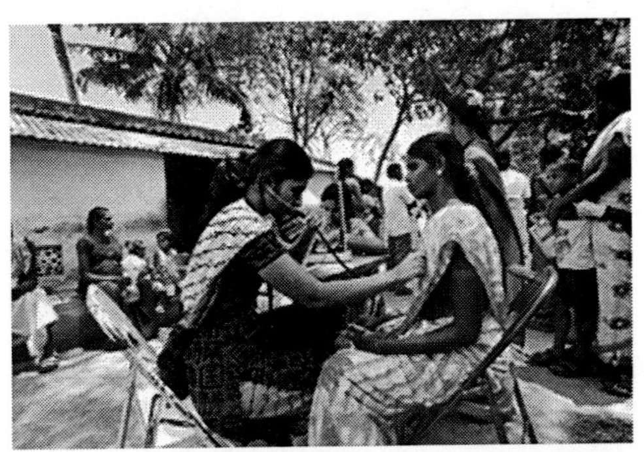

सामान्य व प्रसूति परीक्षण (General Obstetrical Examination)

साधारण परीक्षण-खून की कमी/सूजन/कुरूपता ....
....

हृदय .... फेफड़े ....
स्तन .... **मुख**- दांत, मसूडे, टांसिल्स, फैरिंक्स ....
नाक-कान .... **त्वचा**- गुप्तांग, पेट, ग्रोइन ....
लिम्फेटिक गिल्टिया .... **स्पलीन**, यकृत ....

दिमागी दशा-

काउंसलिंग व स्वास्थ्य शिक्षा
....
....

विद्यार्थी के हस्ताक्षर
....
दिनांक ....

शिक्षक/डॉ. के हस्ताक्षर
....
....

8. प्रसव अवस्था की देखरेख (Antenatal Care Observation and Examination)

अस्पताल का नाम .... पंजीकरण का दिनांक

वार्ड/ओ.पी.डी./कम्यूनिटी .... पंजीकरण की संख्या

रोगी/माता का नाम .... उम्र .... सन् .... ग्रेविडा/पारा

शिक्षा .... व्यवसाय ....

भोजन ....

पता ....

....

....

पिछली प्रसूती जानकारी

प्रसव की संख्या	प्रसव का दिनांक	प्रसव का पूरा समय	प्रिमेच्योर शिशु	शिशु		बच्चे का वजन जन्म के समय	बच्चे की लम्बाई जन्म के समय	जच्चा के प्रसव के समय व बाद की हालत	लिंग	एबोरशन	टिप्पणियां
				जीवित	मृत						

प्रसूति परीक्षण (Obstetrical Examination)

दिनांक	Fundal	FHS	उदर मापन (Abdominal Girth)	गर्भ प्रस्तुति (Presentation)		स्थिति (Position)	B.P. सूजन	उपचार (Treatment)	रिमार्क

गर्भावस्था की वर्तमान स्थिति

सामान्य स्वास्थ्य की जानकारी ....

....

ऊँचाई ....

टट्टी पेशाब की ....

सूजन पैर, व शरीर में .... हृदय ....

फुफ्फुस .... छोटी बीमारी यदि है/यदि नहीं ....

पी.वी. विसर्जित .... है/नहीं

प्रसव पीड़ा .... फाल्स/ट्रू/नहीं

वाईटल साईन्स (Vital Signs)

बुखार (Temp.) .... नाड़ी गति (Pulse rate) .... श्वसन गति (Respiration) .... खून का दबाव (B.P.) ....

जांच (Investigations)

क्रम सं.	जांच	नार्मल	जच्चा की जांच
1.	पेशाब/मूत्र अल्ब्यूमन (Urine/Albumen) शुगर (Sugar)		
2.	खून हीमोग्लोबीन (Blood/Hb), TLC, DLC ब्लड ग्रुप वी.डी.आर.एल. एच.आई.वी.		

Ultrasound .... किया गया है/नहीं किया गया

एक्स-रे X-ray .... किया गया है/नहीं किया गया

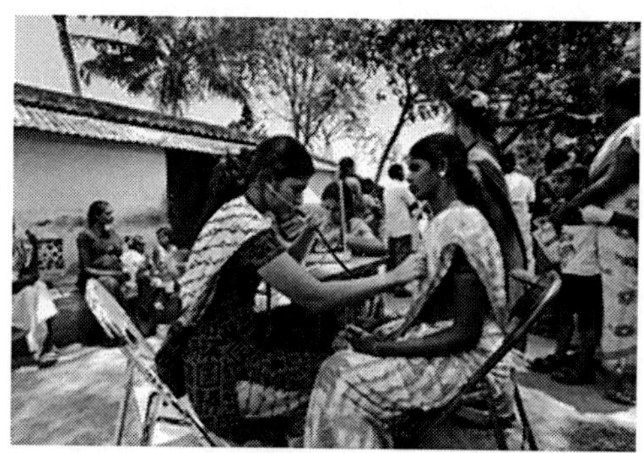

सामान्य व प्रसूति परीक्षण (General Obstetrical Examination)

साधारण परीक्षण-खून की कमी/सूजन/कुरूपता ....

हृदय ....

स्तन ....

नाक-कान ....

लिम्फेटिक गिल्टिया ....

फेफड़े ....

मुख- दांत, मसूडे, टांसिल्स, फैरिंक्स ....

त्वचा- गुप्तांग, पेट, ग्रोइन ....

स्पलीन, यकृत ....

दिमागी दशा-

काउंसलिंग व स्वास्थ्य शिक्षा

....

....

विद्यार्थी के हस्ताक्षर

....

दिनांक ....

शिक्षक/डॉ. के हस्ताक्षर

....

....

9. प्रसव अवस्था की देखरेख (Antenatal Care Observation and Examination)

अस्पताल का नाम .... पंजीकरण का दिनांक

वार्ड/ओ.पी.डी./कम्यूनिटी .... पंजीकरण की संख्या

रोगी/माता का नाम .... उम्र .... सन् .... ग्रेविडा/पारा

शिक्षा .... व्यवसाय ....

भोजन ....

पता ....

....

....

पिछली प्रसूती जानकारी

प्रसव की संख्या	प्रसव का दिनांक	प्रसव का पूरा समय	प्रिमेच्योर शिशु	शिशु		बच्चे का वजन जन्म के समय	बच्चे की लम्बाई जन्म के समय	जच्चा के प्रसव के समय व बाद की हालत	लिंग	एबोरशन	टिप्पणियां
				जीवित	मृत						

प्रसूति परीक्षण (Obstetrical Examination)

दिनांक	Fundal	FHS	उदर मापन (Abdominal Girth)	गर्भ प्रस्तुति (Presentation)		स्थिति (Position)	B.P. सूजन	उपचार (Treatment)	रिमार्क

गर्भावस्था की वर्तमान स्थिति

सामान्य स्वास्थ्य की जानकारी ....
....
ऊँचाई ....
टट्टी पेशाब की ....
सूजन पैर, व शरीर में .... हृदय ....
फुफ्फुस .... छोटी बीमारी यदि है/यदि नहीं ....
पी.वी. विसर्जित .... है/नहीं
प्रसव पीड़ा .... फाल्स/ट्रू/नहीं

वाईटल साईन्स (Vital Signs)

बुखार (Temp.) .... नाड़ी गति (Pulse rate) .... श्वसन गति (Respiration) .... खून का दबाव (B.P.) ....

जांच (Investigations)

क्रम सं.	जांच	नार्मल	जच्चा की जांच
1.	पेशाब/मूत्र अल्ब्यूमन (Urine/Albumen) शुगर (Sugar)		
2.	खून हीमोग्लोबीन (Blood/Hb), TLC, DLC ब्लड ग्रुप वी.डी.आर.एल. एच.आई.वी.		

Ultrasound .... किया गया है/नहीं किया गया

एक्स-रे X-ray .... किया गया है/नहीं किया गया

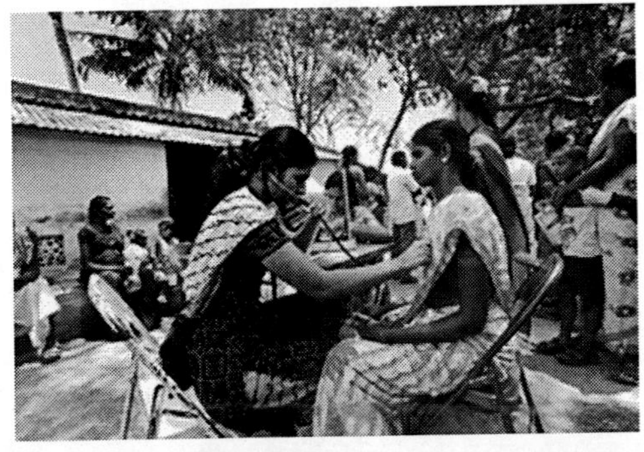

सामान्य व प्रसूति परीक्षण (General Obstetrical Examination)

साधारण परीक्षण-खून की कमी/सूजन/कुरूपता ....

....

हृदय ....

स्तन ....

नाक-कान ....

लिम्फेटिक गिल्टिया ....

फेफड़े ....

मुख- दांत, मसूडे, टांसिल्स, फैरिंक्स ....

त्वचा- गुप्तांग, पेट, ग्रोइन ....

स्पलीन, यकृत ....

दिमागी दशा-

काउंसलिंग व स्वास्थ्य शिक्षा

....

....

विद्यार्थी के हस्ताक्षर

....

दिनांक ....

शिक्षक/डॉ. के हस्ताक्षर

....

....

10. प्रसव अवस्था की देखरेख (Antenatal Care Observation and Examination)

अस्पताल का नाम .... पंजीकरण का दिनांक

वार्ड/ओ.पी.डी./कम्यूनिटी .... पंजीकरण की संख्या

रोगी/माता का नाम .... उम्र .... सन् .... ग्रेविडा/पारा

शिक्षा .... व्यवसाय ....

भोजन ....

पता ....

....

....

पिछली प्रसूती जानकारी

प्रसव की संख्या	प्रसव का दिनांक	प्रसव का पूरा समय	प्रिमेच्योर शिशु	शिशु		बच्चे का वजन जन्म के समय	बच्चे की लम्बाई जन्म के समय	जच्चा के प्रसव के समय व बाद की हालत	लिंग	एबोरशन	टिप्पणियां
				जीवित	मृत						

प्रसूति परीक्षण (Obstetrical Examination)

दिनांक	Fundal	FHS	उदर मापन (Abdominal Girth)	गर्भ प्रस्तुति (Presentation)		स्थिति (Position)	B.P. सूजन	उपचार (Treatment)	रिमार्क

गर्भावस्था की वर्तमान स्थिति

सामान्य स्वास्थ्य की जानकारी ....
....
ऊँचाई ....
टट्टी पेशाब की ....
सूजन पैर, व शरीर में .... हृदय ....
फुफ्फुस .... छोटी बीमारी यदि है/यदि नहीं ....
पी.वी. विसर्जित .... है/नहीं
प्रसव पीड़ा .... फाल्स/ट्रू/नहीं

वाईटल साईन्स (Vital Signs)

बुखार (Temp.) .... नाड़ी गति (Pulse rate) .... श्वसन गति (Respiration) .... खून का दबाव (B.P.) ....

जांच (Investigations)

क्रम सं.	जांच	नार्मल	जच्चा की जांच
1.	पेशाब/मूत्र अल्ब्यूमन (Urine/Albumen) शुगर (Sugar)		
2.	खून हीमोग्लोबीन (Blood/Hb), TLC, DLC ब्लड ग्रुप वी.डी.आर.एल. एच.आई.वी.		

Ultrasound .... किया गया है/नहीं किया गया
एक्स–रे X-ray .... किया गया है/नहीं किया गया

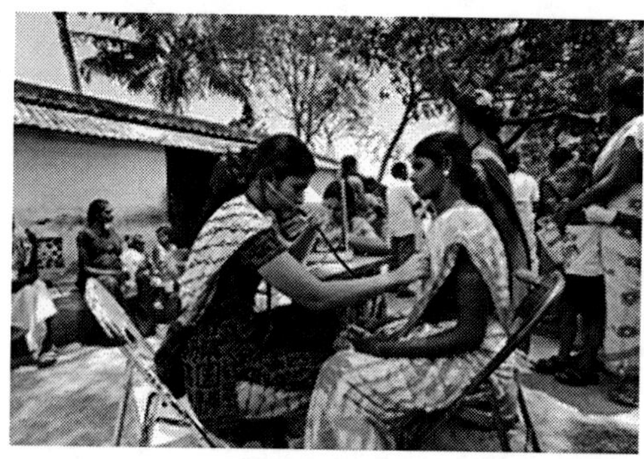

सामान्य व प्रसूति परीक्षण (General Obstetrical Examination)

साधारण परीक्षण–खून की कमी/सूजन/कुरूपता ....

हृदय .... फेफड़े ....
स्तन .... **मुख**– दांत, मसूडे, टांसिल्स, फैरिंक्स ....
नाक–कान .... **त्वचा**– गुप्तांग, पेट, ग्रोइन ....
लिम्फेटिक गिल्टिया .... **स्पलीन**, यकृत ....

दिमागी दशा–

काउंसलिंग व स्वास्थ्य शिक्षा
....
....

विद्यार्थी के हस्ताक्षर
....
दिनांक ....

शिक्षक/डॉ. के हस्ताक्षर
....
....

11. प्रसव अवस्था की देखरेख (Antenatal Care Observation and Examination)

अस्पताल का नाम .... पंजीकरण का दिनांक
वार्ड/ओ.पी.डी./कम्यूनिटी .... पंजीकरण की संख्या
रोगी/माता का नाम .... उम्र .... सन् .... ग्रेविडा/पारा
शिक्षा .... व्यवसाय ....
भोजन ....
पता ....
....
....

पिछली प्रसूती जानकारी

प्रसव की संख्या	प्रसव का दिनांक	प्रसव का पूरा समय	प्रिमेच्योर शिशु	शिशु		बच्चे का वजन जन्म के समय	बच्चे की लम्बाई जन्म के समय	जच्चा के प्रसव के समय व बाद की हालत	लिंग	एबोरशन	टिप्पणियां
				जीवित	मृत						

प्रसूति परीक्षण (Obstetrical Examination)

दिनांक	Fundal	FHS	उदर मापन (Abdominal Girth)	गर्भ प्रस्तुति (Presentation)		स्थिति (Position)	B.P. सूजन	उपचार (Treatment)	रिमार्क

गर्भावस्था की वर्तमान स्थिति

सामान्य स्वास्थ्य की जानकारी ....
....
ऊँचाई ....
टट्टी पेशाब की ....
सूजन पैर, व शरीर में .... हृदय ....
फुफ्फुस .... छोटी बीमारी यदि है/यदि नहीं ....
पी.वी. विसर्जित .... है/नहीं
प्रसव पीड़ा .... फाल्स/ट्रू/नहीं

वाईटल साईन्स (Vital Signs)

बुखार (Temp.) .... नाड़ी गति (Pulse rate) .... श्वसन गति (Respiration) .... खून का दबाव (B.P.) ....

जांच (Investigations)

क्रम सं.	जांच	नार्मल	जच्चा की जांच
1.	पेशाब/मूत्र अल्ब्यूमन (Urine/Albumen) शुगर (Sugar)		
2.	खून हीमोग्लोबीन (Blood/Hb), TLC, DLC ब्लड ग्रुप वी.डी.आर.एल. एच.आई.वी.		

Ultrasound .... किया गया है/नहीं किया गया

एक्स-रे X-ray .... किया गया है/नहीं किया गया

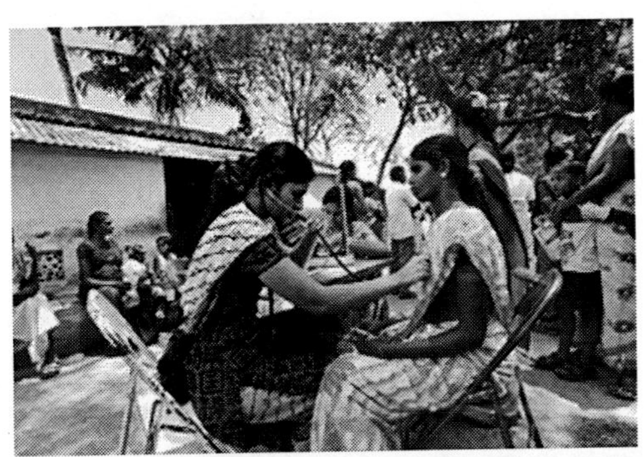

सामान्य व प्रसूति परीक्षण (General Obstetrical Examination)

साधारण परीक्षण-खून की कमी/सूजन/कुरूपता ....

....

हृदय .... फेफड़े ....

स्तन .... **मुख**- दांत, मसूडे, टांसिल्स, फैरिंक्स ....

नाक-कान .... **त्वचा**- गुप्तांग, पेट, ग्रोइन ....

लिम्फेटिक गिल्टिया .... **स्पलीन**, यकृत ....

दिमागी दशा-

काउंसलिंग व स्वास्थ्य शिक्षा

....

....

विद्यार्थी के हस्ताक्षर

....

दिनांक ....

शिक्षक/डॉ. के हस्ताक्षर

....

....

12. प्रसव अवस्था की देखरेख (Antenatal Care Observation and Examination)

अस्पताल का नाम .... पंजीकरण का दिनांक

वार्ड/ओ.पी.डी./कम्यूनिटी .... पंजीकरण की संख्या

रोगी/माता का नाम .... उम्र .... सन् .... ग्रेविडा/पारा

शिक्षा .... व्यवसाय ....

भोजन ....

पता ....

....

....

पिछली प्रसूती जानकारी

प्रसव की संख्या	प्रसव का दिनांक	प्रसव का पूरा समय	प्रिमेच्योर शिशु	शिशु		बच्चे का वजन जन्म के समय	बच्चे की लम्बाई जन्म के समय	जच्चा के प्रसव के समय व बाद की हालत	लिंग	एबोरशन	टिप्पणियां
				जीवित	मृत						

प्रसूति परीक्षण (Obstetrical Examination)

दिनांक	Fundal	FHS	उदर मापन (Abdominal Girth)	गर्भ प्रस्तुति (Presentation)		स्थिति (Position)	B.P. सूजन	उपचार (Treatment)	रिमार्क

गर्भावस्था की वर्तमान स्थिति

सामान्य स्वास्थ्य की जानकारी ....
....
ऊँचाई ....
टट्टी पेशाब की ....
सूजन पैर, व शरीर में .... हृदय ....
फुफ्फुस .... छोटी बीमारी यदि है/यदि नहीं ....
पी.वी. विसर्जित .... है/नहीं
प्रसव पीड़ा .... फाल्स/ट्रू/नहीं

वाईटल साईन्स (Vital Signs)

बुखार (Temp.) .... नाड़ी गति (Pulse rate) .... श्वसन गति (Respiration) .... खून का दबाव (B.P.) ....

जांच (Investigations)

क्रम सं.	जांच	नार्मल	जच्चा की जांच
1.	पेशाब/मूत्र अल्ब्यूमन (Urine/Albumen) शुगर (Sugar)		
2.	खून हीमोग्लोबीन (Blood/Hb), TLC, DLC ब्लड ग्रुप वी.डी.आर.एल. एच.आई.वी.		

Ultrasound .... किया गया है/नहीं किया गया
एक्स-रे X-ray .... किया गया है/नहीं किया गया

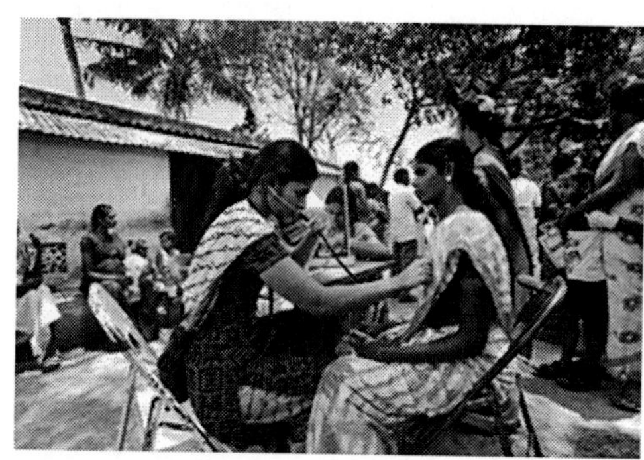

सामान्य व प्रसूति परीक्षण (General Obstetrical Examination)

साधारण परीक्षण-खून की कमी/सूजन/कुरूपता ....
....

हृदय ....
स्तन ....
नाक-कान ....
लिम्फेटिक गिल्टिया ....
दिमागी दशा-
काउंसलिंग व स्वास्थ्य शिक्षा
....
....

फेफड़े ....
मुख- दांत, मसूडे, टांसिल्स, फैरिंक्स ....
त्वचा- गुप्तांग, पेट, ग्रोइन ....
स्पलीन, यकृत ....

विद्यार्थी के हस्ताक्षर
....
दिनांक ....

शिक्षक/डॉ. के हस्ताक्षर
....
....

13. प्रसव अवस्था की देखरेख (Antenatal Care Observation and Examination)

अस्पताल का नाम .... पंजीकरण का दिनांक

वार्ड/ओ.पी.डी./कम्यूनिटी .... पंजीकरण की संख्या

रोगी/माता का नाम .... उम्र .... सन् .... ग्रेविडा/पारा

शिक्षा .... व्यवसाय ....

भोजन ....

पता ....

....

....

पिछली प्रसूती जानकारी

प्रसव की संख्या	प्रसव का दिनांक	प्रसव का पूरा समय	प्रिमेच्योर शिशु	शिशु		बच्चे का वजन जन्म के समय	बच्चे की लम्बाई जन्म के समय	जच्चा के प्रसव के समय व बाद की हालत	लिंग	एबोरशन	टिप्पणियां
				जीवित	मृत						

प्रसूति परीक्षण (Obstetrical Examination)

दिनांक	Fundal	FHS	उदर मापन (Abdominal Girth)	गर्भ प्रस्तुति (Presentation)		स्थिति (Position)	B.P. सूजन	उपचार (Treatment)	रिमार्क

गर्भावस्था की वर्तमान स्थिति

सामान्य स्वास्थ्य की जानकारी ....

....

ऊँचाई ....

टट्टी पेशाब की ....

सूजन पैर, व शरीर में .... हृदय ....

फुफ्फुस .... छोटी बीमारी यदि है/यदि नहीं ....

पी.वी. विसर्जित .... है/नहीं

प्रसव पीड़ा .... फाल्स/ट्रू/नहीं

वाईटल साईन्स (Vital Signs)

बुखार (Temp.) .... नाड़ी गति (Pulse rate) .... श्वसन गति (Respiration) .... खून का दबाव (B.P.) ....

जांच (Investigations)

क्रम सं.	जांच	नार्मल	जच्चा की जांच
1.	पेशाब/मूत्र अल्ब्यूमन (Urine/Albumen) शुगर (Sugar)		
2.	खून हीमोग्लोबीन (Blood/Hb), TLC, DLC ब्लड ग्रुप वी.डी.आर.एल. एच.आई.वी.		

Ultrasound .... किया गया है/नहीं किया गया
एक्स-रे X-ray .... किया गया है/नहीं किया गया

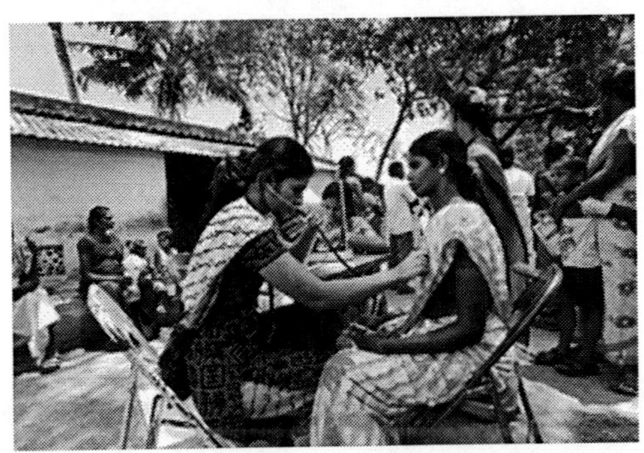

सामान्य व प्रसूति परीक्षण (General Obstetrical Examination)

साधारण परीक्षण-खून की कमी/सूजन/कुरूपता ....

....

हृदय ....
फेफड़े ....
स्तन ....
मुख- दांत, मसूडे, टांसिल्स, फैरिंक्स ....
नाक-कान ....
त्वचा- गुप्तांग, पेट, ग्रोइन ....
लिम्फेटिक गिल्टिया ....
स्प्लीन, यकृत ....

दिमागी दशा-

काउंसलिंग व स्वास्थ्य शिक्षा

....

....

विद्यार्थी के हस्ताक्षर

....

दिनांक ....

शिक्षक/डॉ. के हस्ताक्षर

....

....

14. प्रसव अवस्था की देखरेख (Antenatal Care Observation and Examination)

अस्पताल का नाम .... पंजीकरण का दिनांक

वार्ड/ओ.पी.डी./कम्यूनिटी .... पंजीकरण की संख्या

रोगी/माता का नाम .... उम्र .... सन् .... ग्रेविडा/पारा

शिक्षा .... व्यवसाय ....

भोजन ....

पता ....

....

....

पिछली प्रसूती जानकारी

प्रसव की संख्या	प्रसव का दिनांक	प्रसव का पूरा समय	प्रिमेच्योर शिशु	शिशु		बच्चे का वजन जन्म के समय	बच्चे की लम्बाई जन्म के समय	जच्चा के प्रसव के समय व बाद की हालत	लिंग	एबोरशन	टिप्पणियां
				जीवित	मृत						

प्रसूति परीक्षण (Obstetrical Examination)

दिनांक	Fundal	FHS	उदर मापन (Abdominal Girth)	गर्भ प्रस्तुति (Presentation)		स्थिति (Position)	B.P. सूजन	उपचार (Treatment)	रिमार्क

गर्भावस्था की वर्तमान स्थिति

सामान्य स्वास्थ्य की जानकारी ....
....
ऊँचाई ....
टट्टी पेशाब की ....
सूजन पैर, व शरीर में .... हृदय ....
फुफ्फुस .... छोटी बीमारी यदि है/यदि नहीं ....
पी.वी. विसर्जित .... है/नहीं
प्रसव पीड़ा .... फाल्स/ट्रू/नहीं

वाईटल साईन्स (Vital Signs)

बुखार (Temp.) .... नाड़ी गति (Pulse rate) .... श्वसन गति (Respiration) .... खून का दबाव (B.P.) ....

जांच (Investigations)

क्रम सं.	जांच	नार्मल	जच्चा की जांच
1.	पेशाब/मूत्र अल्ब्यूमन (Urine/Albumen) शुगर (Sugar)		
2.	खून हीमोग्लोबीन (Blood/Hb), TLC, DLC ब्लड ग्रुप वी.डी.आर.एल. एच.आई.वी.		

Ultrasound .... किया गया है/नहीं किया गया
एक्स-रे X-ray .... किया गया है/नहीं किया गया

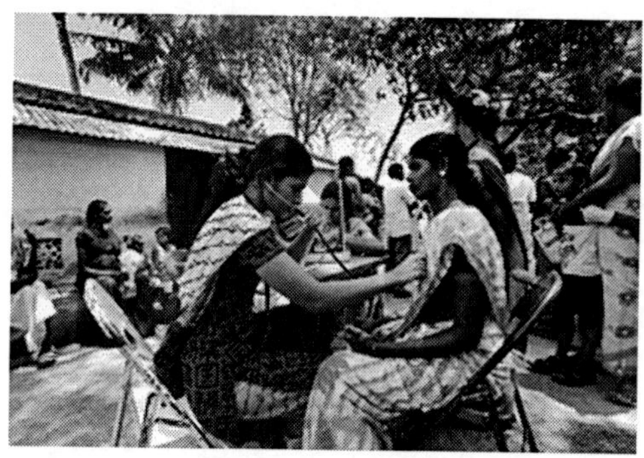

सामान्य व प्रसूति परीक्षण (General Obstetrical Examination)

साधारण परीक्षण-खून की कमी/सूजन/कुरूपता ....

हृदय .... फेफड़े ....
स्तन .... **मुख**- दांत, मसूडे, टांसिल्स, फैरिंक्स ....
नाक-कान .... **त्वचा**- गुप्तांग, पेट, ग्रोइन ....
लिम्फेटिक गिल्टिया .... **स्पलीन**, यकृत ....

दिमागी दशा-

काउंसलिंग व स्वास्थ्य शिक्षा

....
....

विद्यार्थी के हस्ताक्षर
....
दिनांक ....

शिक्षक/डॉ. के हस्ताक्षर
....
....

15. प्रसव अवस्था की देखरेख (Antenatal Care Observation and Examination)

अस्पताल का नाम .... पंजीकरण का दिनांक

वार्ड/ओ.पी.डी./कम्यूनिटी .... पंजीकरण की संख्या

रोगी/माता का नाम .... उम्र .... सन् .... ग्रेविडा/पारा

शिक्षा .... व्यवसाय ....

भोजन ....

पता ....

....

....

पिछली प्रसूती जानकारी

प्रसव की संख्या	प्रसव का दिनांक	प्रसव का पूरा समय	प्रिमेच्योर शिशु	शिशु		बच्चे का वजन जन्म के समय	बच्चे की लम्बाई जन्म के समय	जच्चा के प्रसव के समय व बाद की हालत	लिंग	एबोरशन	टिप्पणियां
				जीवित	मृत						

प्रसूति परीक्षण (Obstetrical Examination)

दिनांक	Fundal	FHS	उदर मापन (Abdominal Girth)	गर्भ प्रस्तुति (Presentation)		स्थिति (Position)	B.P. सूजन	उपचार (Treatment)	रिमार्क

गर्भावस्था की वर्तमान स्थिति

सामान्य स्वास्थ्य की जानकारी ....
....
ऊँचाई ....
टट्टी पेशाब की ....
सूजन पैर, व शरीर में .... हृदय ....
फुफ्फुस .... छोटी बीमारी यदि है/यदि नहीं ....
पी.वी. विसर्जित .... है/नहीं
प्रसव पीड़ा .... फाल्स/ट्रू/नहीं

वाईटल साईन्स (Vital Signs)

बुखार (Temp.) .... नाड़ी गति (Pulse rate) .... श्वसन गति (Respiration) .... खून का दबाव (B.P.) ....

जांच (Investigations)

क्रम सं.	जांच	नार्मल	जच्चा की जांच
1.	पेशाब/मूत्र अल्ब्यूमन (Urine/Albumen) शुगर (Sugar)		
2.	खून हीमोग्लोबीन (Blood/Hb), TLC, DLC ब्लड ग्रुप वी.डी.आर.एल. एच.आई.वी.		

Ultrasound .... किया गया है/नहीं किया गया
एक्स-रे X-ray .... किया गया है/नहीं किया गया

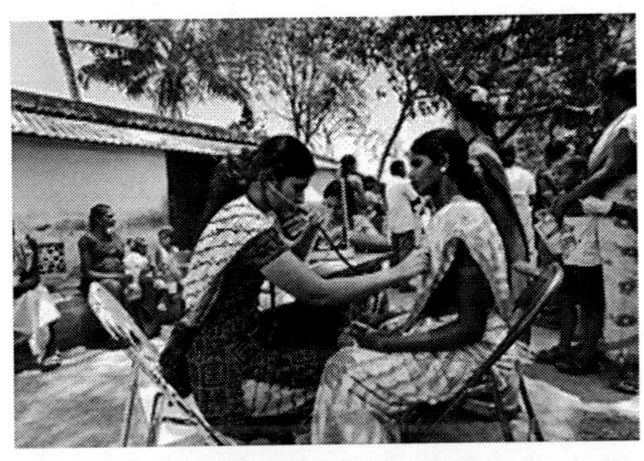

सामान्य व प्रसूति परीक्षण (General Obstetrical Examination)

साधारण परीक्षण-खून की कमी/सूजन/कुरूपता ....

हृदय ....

स्तन ....

नाक-कान ....

लिम्फेटिक गिल्टिया ....

फेफड़े ....

मुख- दांत, मसूडे, टांसिल्स, फैरिंक्स ....

त्वचा- गुप्तांग, पेट, ग्रोइन ....

स्पलीन, यकृत ....

दिमागी दशा-

काउंसलिंग व स्वास्थ्य शिक्षा

....

....

विद्यार्थी के हस्ताक्षर

....

दिनांक ....

शिक्षक/डॉ. के हस्ताक्षर

....

....

16. प्रसव अवस्था की देखरेख (Antenatal Care Observation and Examination)

अस्पताल का नाम .... पंजीकरण का दिनांक

वार्ड/ओ.पी.डी./कम्यूनिटी .... पंजीकरण की संख्या

रोगी/माता का नाम .... उम्र .... सन् .... ग्रेविडा/पारा

शिक्षा .... व्यवसाय ....

भोजन ....

पता ....

....

....

पिछली प्रसूती जानकारी

प्रसव की संख्या	प्रसव का दिनांक	प्रसव का पूरा समय	प्रिमेच्योर शिशु	शिशु		बच्चे का वजन जन्म के समय	बच्चे की लम्बाई जन्म के समय	जच्चा के प्रसव के समय व बाद की हालत	लिंग	एब्रोरशन	टिप्पणियां
				जीवित	मृत						

प्रसूति परीक्षण (Obstetrical Examination)

दिनांक	Fundal	FHS	उदर मापन (Abdominal Girth)	गर्भ प्रस्तुति (Presentation)		स्थिति (Position)	B.P. सूजन	उपचार (Treatment)	रिमार्क

गर्भावस्था की वर्तमान स्थिति

सामान्य स्वास्थ्य की जानकारी ....
....
ऊँचाई ....
टट्टी पेशाब की ....
सूजन पैर, व शरीर में .... हृदय ....
फुफ्फुस .... छोटी बीमारी यदि है/यदि नहीं ....
पी.वी. विसर्जित .... है/नहीं
प्रसव पीड़ा .... फाल्स/ट्रू/नहीं

वाईटल साईन्स (Vital Signs)

बुखार (Temp.) .... नाड़ी गति (Pulse rate) .... श्वसन गति (Respiration) .... खून का दबाव (B.P.) ....

जांच (Investigations)

क्रम सं.	जांच	नार्मल	जच्चा की जांच
1.	पेशाब/मूत्र अल्ब्यूमन (Urine/Albumen) शुगर (Sugar)		
2.	खून हीमोग्लोबीन (Blood/Hb), TLC, DLC ब्लड ग्रुप वी.डी.आर.एल. एच.आई.वी.		

Ultrasound .... किया गया है/नहीं किया गया
एक्स-रे X-ray .... किया गया है/नहीं किया गया

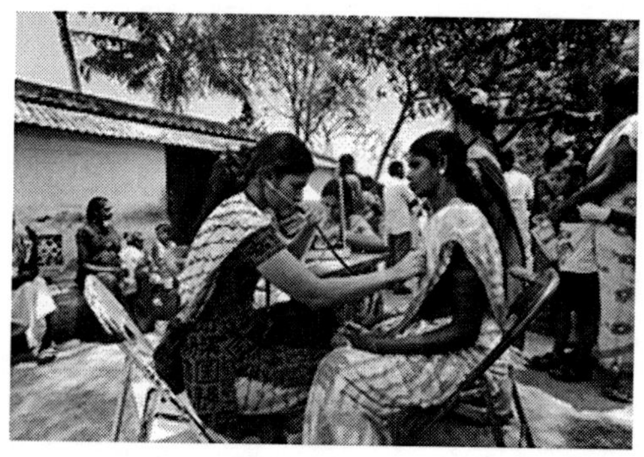

सामान्य व प्रसूति परीक्षण (General Obstetrical Examination)

साधारण परीक्षण-खून की कमी/सूजन/कुरूपता ....
....

हृदय .... फेफड़े ....
स्तन .... **मुख**- दांत, मसूडे, टांसिल्स, फैरिंक्स ....
नाक-कान .... **त्वचा**- गुप्तांग, पेट, ग्रोइन ....
लिम्फेटिक गिल्टिया .... **स्पलीन**, यकृत ....

दिमागी दशा-

काउंसलिंग व स्वास्थ्य शिक्षा
....
....

विद्यार्थी के हस्ताक्षर
....
दिनांक ....

शिक्षक/डॉ. के हस्ताक्षर
....
....

17. प्रसव अवस्था की देखरेख (Antenatal Care Observation and Examination)

अस्पताल का नाम .... पंजीकरण का दिनांक
वार्ड/ओ.पी.डी./कम्यूनिटी .... पंजीकरण की संख्या
रोगी/माता का नाम .... उम्र .... सन् .... ग्रेविडा/पारा
शिक्षा .... व्यवसाय ....
भोजन ....
पता ....
....
....

पिछली प्रसूती जानकारी

प्रसव की संख्या	प्रसव का दिनांक	प्रसव का पूरा समय	प्रिमेच्योर शिशु	शिशु		बच्चे का वजन जन्म के समय	बच्चे की लम्बाई जन्म के समय	जच्चा के प्रसव के समय व बाद की हालत	लिंग	एबोरशन	टिप्पणियां
				जीवित	मृत						

प्रसूति परीक्षण (Obstetrical Examination)

दिनांक	Fundal	FHS	उदर मापन (Abdominal Girth)	गर्भ प्रस्तुति (Presentation)		स्थिति (Position)	B.P. सूजन	उपचार (Treatment)	रिमार्क

गर्भावस्था की वर्तमान स्थिति

सामान्य स्वास्थ्य की जानकारी ....

....

ऊँचाई ....

टट्टी पेशाब की ....

सूजन पैर, व शरीर में .... हृदय ....

फुफ्फुस .... छोटी बीमारी यदि है/यदि नहीं ....

पी.वी. विसर्जित .... है/नहीं

प्रसव पीड़ा .... फाल्स/ट्रू/नहीं

वाईटल साईन्स (Vital Signs)

बुखार (Temp.) .... नाड़ी गति (Pulse rate) .... श्वसन गति (Respiration) .... खून का दबाव (B.P.) ....

जांच (Investigations)

क्रम सं.	जांच	नार्मल	जच्चा की जांच
1.	पेशाब/मूत्र अल्ब्यूमन (Urine/Albumen) शुगर (Sugar)		
2.	खून हीमोग्लोबीन (Blood/Hb), TLC, DLC ब्लड ग्रुप वी.डी.आर.एल. एच.आई.वी.		

Ultrasound .... किया गया है/नहीं किया गया

एक्स-रे X-ray .... किया गया है/नहीं किया गया

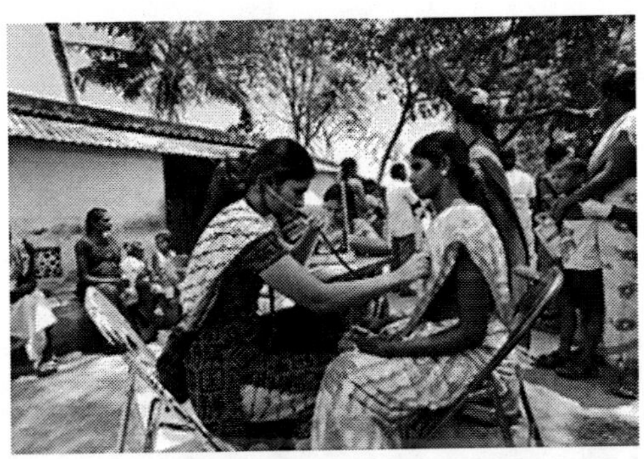

सामान्य व प्रसूति परीक्षण (General Obstetrical Examination)

साधारण परीक्षण–खून की कमी/सूजन/कुरूपता ....

....

हृदय ....

फेफड़े ....

स्तन ....

मुख– दांत, मसूडे, टांसिल्स, फैरिंक्स ....

नाक–कान ....

त्वचा– गुप्तांग, पेट, ग्रोइन ....

लिम्फेटिक गिल्टिया ....

स्पलीन, यकृत ....

दिमागी दशा–

काउंसलिंग व स्वास्थ्य शिक्षा

....

....

विद्यार्थी के हस्ताक्षर

....

दिनांक ....

शिक्षक/डॉ. के हस्ताक्षर

....

....

18. प्रसव अवस्था की देखरेख (Antenatal Care Observation and Examination)

अस्पताल का नाम .... पंजीकरण का दिनांक

वार्ड/ओ.पी.डी./कम्यूनिटी .... पंजीकरण की संख्या

रोगी/माता का नाम .... उम्र .... सन् .... ग्रेविडा/पारा

शिक्षा .... व्यवसाय ....

भोजन ....

पता ....

....

....

पिछली प्रसूती जानकारी

प्रसव की संख्या	प्रसव का दिनांक	प्रसव का पूरा समय	प्रिमेच्योर शिशु	शिशु		बच्चे का वजन जन्म के समय	बच्चे की लम्बाई जन्म के समय	जच्चा के प्रसव के समय व बाद की हालत	लिंग	एबोरशन	टिप्पणियां
				जीवित	मृत						

प्रसूति परीक्षण (Obstetrical Examination)

दिनांक	Fundal	FHS	उदर मापन (Abdominal Girth)	गर्भ प्रस्तुति (Presentation)		स्थिति (Position)	B.P. सूजन	उपचार (Treatment)	रिमार्क

गर्भावस्था की वर्तमान स्थिति

सामान्य स्वास्थ्य की जानकारी ....
....
ऊँचाई ....
टट्टी पेशाब की ....
सूजन पैर, व शरीर में .... हृदय ....
फुफ्फुस .... छोटी बीमारी यदि है/यदि नहीं ....
पी.वी. विसर्जित .... है/नहीं
प्रसव पीड़ा .... फाल्स/ट्रू/नहीं

वाईटल साईन्स (Vital Signs)

बुखार (Temp.) .... नाड़ी गति (Pulse rate) .... श्वसन गति (Respiration) .... खून का दबाव (B.P.) ....

जांच (Investigations)

क्रम सं.	जांच	नार्मल	जच्चा की जांच
1.	पेशाब/मूत्र अल्ब्यूमन (Urine/Albumen) शुगर (Sugar)		
2.	खून हीमोग्लोबीन (Blood/Hb), TLC, DLC ब्लड ग्रुप वी.डी.आर.एल. एच.आई.वी.		

Ultrasound .... किया गया है/नहीं किया गया
एक्स-रे X-ray .... किया गया है/नहीं किया गया

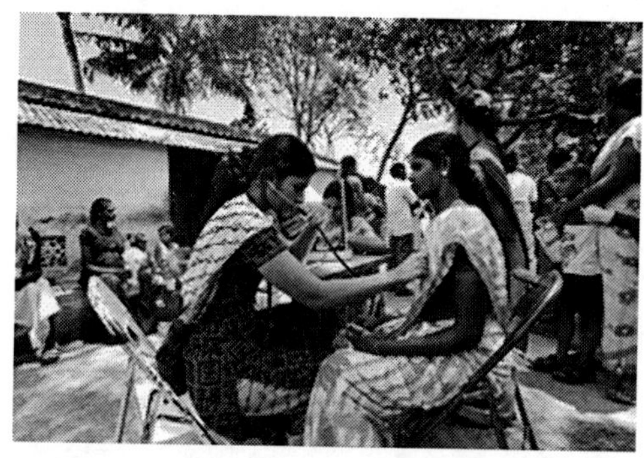

सामान्य व प्रसूति परीक्षण (General Obstetrical Examination)

साधारण परीक्षण-खून की कमी/सूजन/कुरूपता ....
....

हृदय .... फेफड़े ....

स्तन .... **मुख**- दांत, मसूडे, टांसिल्स, फैरिंक्स ....

नाक-कान .... **त्वचा**- गुप्तांग, पेट, ग्रोइन ....

लिम्फेटिक गिल्टिया .... **स्पलीन**, यकृत ....

दिमागी दशा-

काउंसलिंग व स्वास्थ्य शिक्षा

....
....

विद्यार्थी के हस्ताक्षर
....

दिनांक ....

शिक्षक/डॉ. के हस्ताक्षर
....
....

19. प्रसव अवस्था की देखरेख (Antenatal Care Observation and Examination)

अस्पताल का नाम .... पंजीकरण का दिनांक

वार्ड/ओ.पी.डी./कम्यूनिटी .... पंजीकरण की संख्या

रोगी/माता का नाम .... उम्र .... सन् .... ग्रेविडा/पारा

शिक्षा .... व्यवसाय ....

भोजन ....

पता ....

....

....

पिछली प्रसूती जानकारी

प्रसव की संख्या	प्रसव का दिनांक	प्रसव का पूरा समय	प्रिमेच्योर शिशु	शिशु		बच्चे का वजन जन्म के समय	बच्चे की लम्बाई जन्म के समय	जच्चा के प्रसव के समय व बाद की हालत	लिंग	एबोरशन	टिप्पणियां
				जीवित	मृत						

प्रसूति परीक्षण (Obstetrical Examination)

दिनांक	Fundal	FHS	उदर मापन (Abdominal Girth)	गर्भ प्रस्तुति (Presentation)		स्थिति (Position)	B.P. सूजन	उपचार (Treatment)	रिमार्क

गर्भावस्था की वर्तमान स्थिति

सामान्य स्वास्थ्य की जानकारी ....
....
ऊँचाई ....
टट्टी पेशाब की ....
सूजन पैर, व शरीर में .... हृदय ....
फुफ्फुस .... छोटी बीमारी यदि है/यदि नहीं ....
पी.वी. विसर्जित .... है/नहीं
प्रसव पीड़ा .... फाल्स/ट्रू/नहीं

वाईटल साईन्स (Vital Signs)

बुखार (Temp.) .... नाड़ी गति (Pulse rate) .... श्वसन गति (Respiration) .... खून का दबाव (B.P.) ....

जांच (Investigations)

क्रम सं.	जांच	नार्मल	जच्चा की जांच
1.	पेशाब/मूत्र अल्ब्यूमन (Urine/Albumen) शुगर (Sugar)		
2.	खून हीमोग्लोबीन (Blood/Hb), TLC, DLC ब्लड ग्रुप वी.डी.आर.एल. एच.आई.वी.		

Ultrasound .... किया गया है/नहीं किया गया

एक्स-रे X-ray .... किया गया है/नहीं किया गया

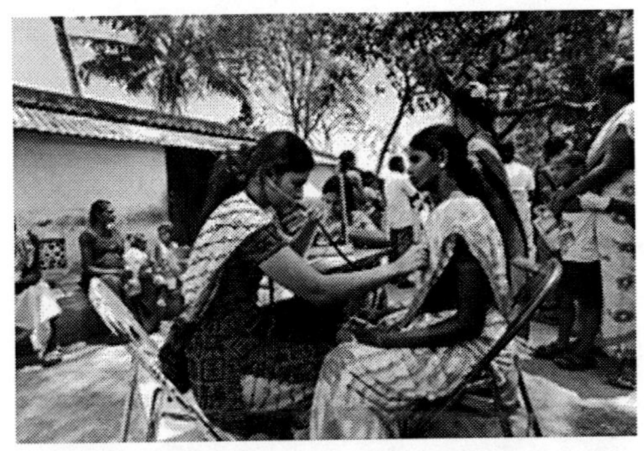

सामान्य व प्रसूति परीक्षण (General Obstetrical Examination)

साधारण परीक्षण-खून की कमी/सूजन/कुरूपता ....

....

हृदय .... फेफड़े ....

स्तन .... **मुख**- दांत, मसूडे, टांसिल्स, फैरिंक्स ....

नाक-कान .... **त्वचा**- गुप्तांग, पेट, ग्रोइन ....

लिम्फेटिक गिल्टिया .... **स्पलीन**, यकृत ....

दिमागी दशा-

काउंसलिंग व स्वास्थ्य शिक्षा

....

....

विद्यार्थी के हस्ताक्षर

....

दिनांक ....

शिक्षक/डॉ. के हस्ताक्षर

....

....

20. प्रसव अवस्था की देखरेख (Antenatal Care Observation and Examination)

अस्पताल का नाम .... पंजीकरण का दिनांक

वार्ड/ओ.पी.डी./कम्यूनिटी .... पंजीकरण की संख्या

रोगी/माता का नाम .... उम्र .... सन् .... ग्रेविडा/पारा

शिक्षा .... व्यवसाय ....

भोजन ....

पता ....

....

....

पिछली प्रसूती जानकारी

प्रसव की संख्या	प्रसव का दिनांक	प्रसव का पूरा समय	प्रिमेच्योर शिशु	शिशु		बच्चे का वजन जन्म के समय	बच्चे की लम्बाई जन्म के समय	जच्चा के प्रसव के समय व बाद की हालत	लिंग	एबोरशन	टिप्पणियां
				जीवित	मृत						

प्रसूति परीक्षण (Obstetrical Examination)

दिनांक	Fundal	FHS	उदर मापन (Abdominal Girth)	गर्भ प्रस्तुति (Presentation)		स्थिति (Position)	B.P. सूजन	उपचार (Treatment)	रिमार्क

गर्भावस्था की वर्तमान स्थिति

सामान्य स्वास्थ्य की जानकारी ....
....
ऊँचाई ....
टट्टी पेशाब की ....
सूजन पैर, व शरीर में .... हृदय ....
फुफ्फुस .... छोटी बीमारी यदि है/यदि नहीं ....
पी.वी. विसर्जित .... है/नहीं
प्रसव पीड़ा .... फाल्स/ट्रू/नहीं

वाईटल साईन्स (Vital Signs)

बुखार (Temp.) .... नाड़ी गति (Pulse rate) .... श्वसन गति (Respiration) .... खून का दबाव (B.P.) ....

जांच (Investigations)

क्रम सं.	जांच	नार्मल	जच्चा की जांच
1.	पेशाब/मूत्र अल्ब्यूमन (Urine/Albumen) शुगर (Sugar)		
2.	खून हीमोग्लोबीन (Blood/Hb), TLC, DLC ब्लड ग्रुप वी.डी.आर.एल. एच.आई.वी.		

Ultrasound .... किया गया है/नहीं किया गया

एक्स–रे X-ray .... किया गया है/नहीं किया गया

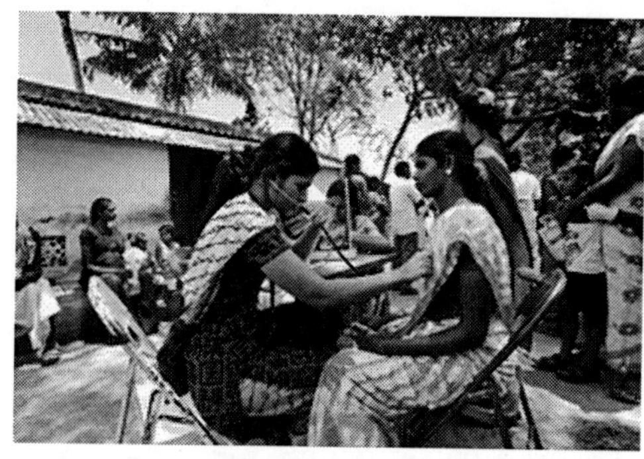

सामान्य व प्रसूति परीक्षण (General Obstetrical Examination)

साधारण परीक्षण–खून की कमी/सूजन/कुरूपता ....

....

हृदय .... फेफड़े ....

स्तन .... **मुख**– दांत, मसूडे, टांसिल्स, फैरिंक्स ....

नाक–कान .... **त्वचा**– गुप्तांग, पेट, ग्रोइन ....

लिम्फेटिक गिल्टिया .... **स्पलीन**, यकृत ....

दिमागी दशा–

काउंसलिंग व स्वास्थ्य शिक्षा

....

....

विद्यार्थी के हस्ताक्षर

....

दिनांक ....

शिक्षक/डॉ. के हस्ताक्षर

....

....

21. प्रसव अवस्था की देखरेख (Antenatal Care Observation and Examination)

अस्पताल का नाम .... पंजीकरण का दिनांक

वार्ड/ओ.पी.डी./कम्यूनिटी .... पंजीकरण की संख्या

रोगी/माता का नाम .... उम्र .... सन् .... ग्रेविडा/पारा

शिक्षा .... व्यवसाय ....

भोजन ....

पता ....

....

....

पिछली प्रसूती जानकारी

प्रसव की संख्या	प्रसव का दिनांक	प्रसव का पूरा समय	प्रिमेच्योर शिशु	शिशु		बच्चे का वजन जन्म के समय	बच्चे की लम्बाई जन्म के समय	जच्चा के प्रसव के समय व बाद की हालत	लिंग	एबोरशन	टिप्पणियां
				जीवित	मृत						

प्रसूति परीक्षण (Obstetrical Examination)

दिनांक	Fundal	FHS	उदर मापन (Abdominal Girth)	गर्भ प्रस्तुति (Presentation)		स्थिति (Position)	B.P. सूजन	उपचार (Treatment)	रिमार्क

गर्भावस्था की वर्तमान स्थिति

सामान्य स्वास्थ्य की जानकारी ....
....
ऊँचाई ....
टट्टी पेशाब की ....
सूजन पैर, व शरीर में .... हृदय ....
फुफ्फुस .... छोटी बीमारी यदि है/यदि नहीं ....
पी.वी. विसर्जित .... है/नहीं
प्रसव पीड़ा .... फाल्स/ट्रू/नहीं

वाईटल साईन्स (Vital Signs)

बुखार (Temp.) .... नाड़ी गति (Pulse rate) .... श्वसन गति (Respiration) .... खून का दबाव (B.P.) ....

जांच (Investigations)

क्रम सं.	जांच	नार्मल	जच्चा की जांच
1.	पेशाब/मूत्र अल्ब्यूमन (Urine/Albumen) शुगर (Sugar)		
2.	खून हीमोग्लोबीन (Blood/Hb), TLC, DLC ब्लड ग्रुप वी.डी.आर.एल. एच.आई.वी.		

Ultrasound .... किया गया है/नहीं किया गया

एक्स–रे X-ray .... किया गया है/नहीं किया गया

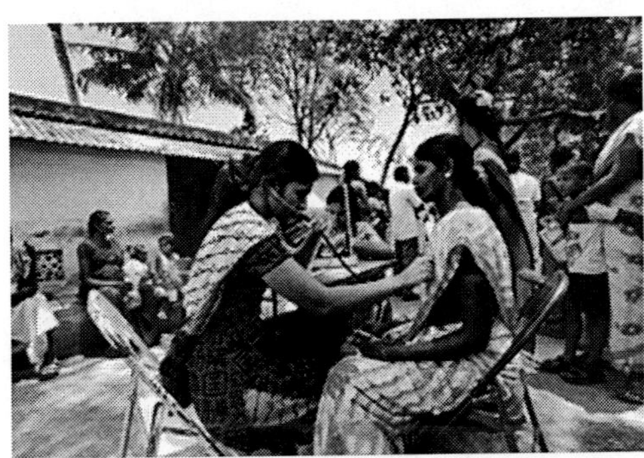

सामान्य व प्रसूति परीक्षण (General Obstetrical Examination)

साधारण परीक्षण–खून की कमी/सूजन/कुरूपता ....

....

हृदय ....

स्तन ....

नाक–कान ....

लिम्फेटिक गिल्टिया ....

फेफड़े ....

मुख– दांत, मसूडे, टांसिल्स, फैरिंक्स ....

त्वचा– गुप्तांग, पेट, ग्रोइन ....

स्पलीन, यकृत ....

दिमागी दशा–

काउंसलिंग व स्वास्थ्य शिक्षा

....

....

विद्यार्थी के हस्ताक्षर

....

दिनांक ....

शिक्षक/डॉ. के हस्ताक्षर

....

....

22. प्रसव अवस्था की देखरेख (Antenatal Care Observation and Examination)

अस्पताल का नाम .... पंजीकरण का दिनांक
वार्ड/ओ.पी.डी./कम्यूनिटी .... पंजीकरण की संख्या
रोगी/माता का नाम .... उम्र .... सन् .... ग्रेविडा/पारा
शिक्षा .... व्यवसाय ....
भोजन ....
पता ....
....
....

पिछली प्रसूती जानकारी

प्रसव की संख्या	प्रसव का दिनांक	प्रसव का पूरा समय	प्रिमेच्योर शिशु	शिशु		बच्चे का वजन जन्म के समय	बच्चे की लम्बाई जन्म के समय	जच्चा के प्रसव के समय व बाद की हालत	लिंग	एबोरशन	टिप्पणियां
				जीवित	मृत						

प्रसूति परीक्षण (Obstetrical Examination)

दिनांक	Fundal	FHS	उदर मापन (Abdominal Girth)	गर्भ प्रस्तुति (Presentation)		स्थिति (Position)	B.P. सूजन	उपचार (Treatment)	रिमार्क

गर्भावस्था की वर्तमान स्थिति

सामान्य स्वास्थ्य की जानकारी ....

....

ऊँचाई ....

टट्टी पेशाब की ....

सूजन पैर, व शरीर में .... हृदय ....

फुफ्फुस .... छोटी बीमारी यदि है/यदि नहीं ....

पी.वी. विसर्जित .... है/नहीं

प्रसव पीड़ा .... फाल्स/ट्रू/नहीं

वाईटल साईन्स (Vital Signs)

बुखार (Temp.) .... नाड़ी गति (Pulse rate) .... श्वसन गति (Respiration) .... खून का दबाव (B.P.) ....

जांच (Investigations)

क्रम सं.	जांच	नार्मल	जच्चा की जांच
1.	पेशाब/मूत्र अल्ब्यूमन (Urine/Albumen) शुगर (Sugar)		
2.	खून हीमोग्लोबीन (Blood/Hb), TLC, DLC ब्लड ग्रुप वी.डी.आर.एल. एच.आई.वी.		

Ultrasound .... किया गया है/नहीं किया गया

एक्स–रे X-ray .... किया गया है/नहीं किया गया

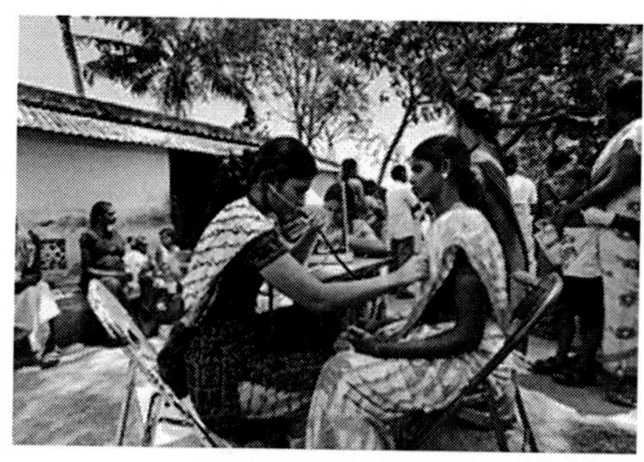

सामान्य व प्रसूति परीक्षण (General Obstetrical Examination)

साधारण परीक्षण–खून की कमी/सूजन/कुरूपता ....

हृदय ....

फेफड़े ....

स्तन ....

मुख– दांत, मसूडे, टांसिल्स, फैरिंक्स ....

नाक–कान ....

त्वचा– गुप्तांग, पेट, ग्रोइन ....

लिम्फेटिक गिल्टिया ....

स्पलीन, यकृत ....

दिमागी दशा–

काउंसलिंग व स्वास्थ्य शिक्षा

....

....

विद्यार्थी के हस्ताक्षर

....

दिनांक ....

शिक्षक/डॉ. के हस्ताक्षर

....

....

23. प्रसव अवस्था की देखरेख (Antenatal Care Observation and Examination)

अस्पताल का नाम .... पंजीकरण का दिनांक

वार्ड/ओ.पी.डी./कम्यूनिटी .... पंजीकरण की संख्या

रोगी/माता का नाम .... उम्र .... सन् .... ग्रेविडा/पारा

शिक्षा .... व्यवसाय ....

भोजन ....

पता ....

....

....

पिछली प्रसूती जानकारी

प्रसव की संख्या	प्रसव का दिनांक	प्रसव का पूरा समय	प्रिमेच्योर शिशु	शिशु		बच्चे का वजन जन्म के समय	बच्चे की लम्बाई जन्म के समय	जच्चा के प्रसव के समय व बाद की हालत	लिंग	एबोरशन	टिप्पणियां
				जीवित	मृत						

प्रसूति परीक्षण (Obstetrical Examination)

दिनांक	Fundal	FHS	उदर मापन (Abdominal Girth)	गर्भ प्रस्तुति (Presentation)		स्थिति (Position)	B.P. सूजन	उपचार (Treatment)	रिमार्क

गर्भावस्था की वर्तमान स्थिति

सामान्य स्वास्थ्य की जानकारी ....
....
ऊँचाई ....
टट्टी पेशाब की ....
सूजन पैर, व शरीर में .... हृदय ....
फुफ्फुस .... छोटी बीमारी यदि है/यदि नहीं ....
पी.वी. विसर्जित .... है/नहीं
प्रसव पीड़ा .... फाल्स/ट्रू/नहीं

वाईटल साईन्स (Vital Signs)

बुखार (Temp.) .... नाड़ी गति (Pulse rate) .... श्वसन गति (Respiration) .... खून का दबाव (B.P.) ....

जांच (Investigations)

क्रम सं.	जांच	नार्मल	जच्चा की जांच
1.	पेशाब/मूत्र अल्ब्यूमन (Urine/Albumen) शुगर (Sugar)		
2.	खून हीमोग्लोबीन (Blood/Hb), TLC, DLC ब्लड ग्रुप वी.डी.आर.एल. एच.आई.वी.		

Ultrasound .... किया गया है/नहीं किया गया
एक्स–रे X-ray .... किया गया है/नहीं किया गया

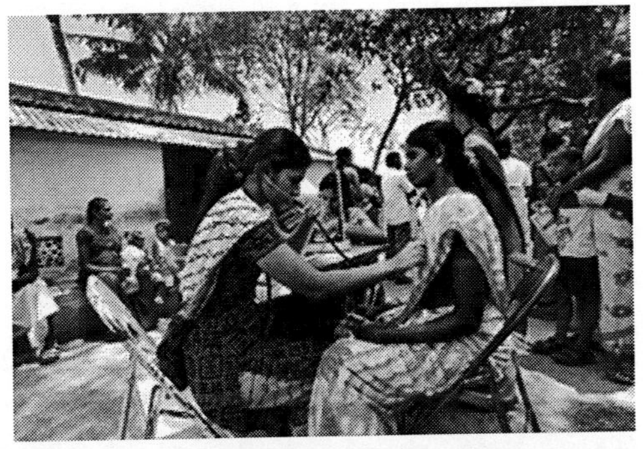

सामान्य व प्रसूति परीक्षण (General Obstetrical Examination)

साधारण परीक्षण–खून की कमी/सूजन/कुरूपता ....
....

हृदय ....
स्तन ....
नाक–कान ....
लिम्फेटिक गिल्टिया ....

फेफड़े ....
मुख– दांत, मसूडे, टांसिल्स, फैरिंक्स ....
त्वचा– गुप्तांग, पेट, ग्रोइन ....
स्पलीन, यकृत ....

दिमागी दशा–
काउंसलिंग व स्वास्थ्य शिक्षा
....
....

विद्यार्थी के हस्ताक्षर
....
दिनांक ....

शिक्षक/डॉ. के हस्ताक्षर
....
....

24. प्रसव अवस्था की देखरेख (Antenatal Care Observation and Examination)

अस्पताल का नाम .... पंजीकरण का दिनांक

वार्ड/ओ.पी.डी./कम्यूनिटी .... पंजीकरण की संख्या

रोगी/माता का नाम .... उम्र .... सन् .... ग्रेविडा/पारा

शिक्षा .... व्यवसाय ....

भोजन ....

पता ....

....

....

पिछली प्रसूती जानकारी

प्रसव की संख्या	प्रसव का दिनांक	प्रसव का पूरा समय	प्रिमेच्योर शिशु	शिशु		बच्चे का वजन जन्म के समय	बच्चे की लम्बाई जन्म के समय	जच्चा के प्रसव के समय व बाद की हालत	लिंग	एबोरशन	टिप्पणियां
				जीवित	मृत						

प्रसूति परीक्षण (Obstetrical Examination)

दिनांक	Fundal	FHS	उदर मापन (Abdominal Girth)	गर्भ प्रस्तुति (Presentation)		स्थिति (Position)	B.P. सूजन	उपचार (Treatment)	रिमार्क

गर्भावस्था की वर्तमान स्थिति

सामान्य स्वास्थ्य की जानकारी ....

....

ऊँचाई ....

टट्टी पेशाब की ....

सूजन पैर, व शरीर में .... हृदय ....

फुफ्फुस .... छोटी बीमारी यदि है/यदि नहीं ....

पी.वी. विसर्जित .... है/नहीं

प्रसव पीड़ा .... फाल्स/टू/नहीं

वाईटल साईन्स (Vital Signs)

बुखार (Temp.) .... नाड़ी गति (Pulse rate) .... श्वसन गति (Respiration) .... खून का दबाव (B.P.) ....

जांच (Investigations)

क्रम सं.	जांच	नार्मल	जच्चा की जांच
1.	पेशाब/मूत्र अल्ब्यूमन (Urine/Albumen) शुगर (Sugar)		
2.	खून हीमोग्लोबीन (Blood/Hb), TLC, DLC ब्लड ग्रुप वी.डी.आर.एल. एच.आई.वी.		

Ultrasound .... किया गया है/नहीं किया गया
एक्स-रे X-ray .... किया गया है/नहीं किया गया

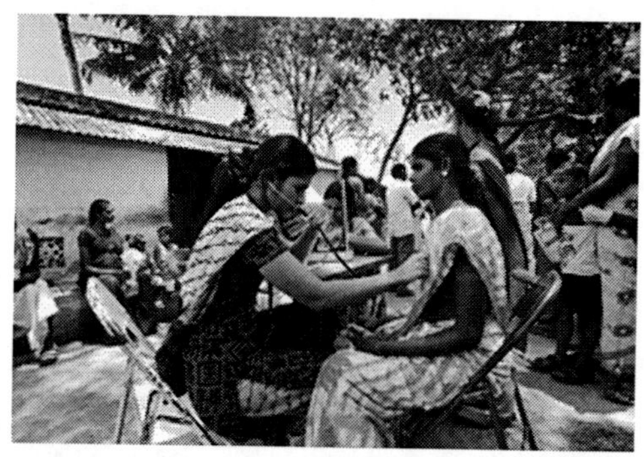

सामान्य व प्रसूति परीक्षण (General Obstetrical Examination)

साधारण परीक्षण-खून की कमी/सूजन/कुरूपता ....
....

हृदय ....
स्तन ....
नाक-कान ....
लिम्फेटिक गिल्टिया ....

फेफड़े ....
मुख- दांत, मसूडे, टांसिल्स, फैरिंक्स ....
त्वचा- गुप्तांग, पेट, ग्रोइन ....
स्पलीन, यकृत ....

दिमागी दशा-

काउंसलिंग व स्वास्थ्य शिक्षा

....
....

विद्यार्थी के हस्ताक्षर

....

दिनांक ....

शिक्षक/डॉ. के हस्ताक्षर

....

....

25. प्रसव अवस्था की देखरेख (Antenatal Care Observation and Examination)

अस्पताल का नाम .... पंजीकरण का दिनांक
वार्ड/ओ.पी.डी./कम्यूनिटी .... पंजीकरण की संख्या
रोगी/माता का नाम .... उम्र .... सन् .... ग्रेविडा/पारा
शिक्षा .... व्यवसाय ....
भोजन ....
पता ....
....
....

पिछली प्रसूती जानकारी

प्रसव की संख्या	प्रसव का दिनांक	प्रसव का पूरा समय	प्रिमेच्योर शिशु	शिशु		बच्चे का वजन जन्म के समय	बच्चे की लम्बाई जन्म के समय	जच्चा के प्रसव के समय व बाद की हालत	लिंग	एबोरशन	टिप्पणियां
				जीवित	मृत						

प्रसूति परीक्षण (Obstetrical Examination)

दिनांक	Fundal	FHS	उदर मापन (Abdominal Girth)	गर्भ प्रस्तुति (Presentation)		स्थिति (Position)	B.P. सूजन	उपचार (Treatment)	रिमार्क

गर्भावस्था की वर्तमान स्थिति

सामान्य स्वास्थ्य की जानकारी ....
....
ऊँचाई ....
टट्टी पेशाब की ....
सूजन पैर, व शरीर में .... हृदय ....
फुफ्फुस .... छोटी बीमारी यदि है/यदि नहीं ....
पी.वी. विसर्जित .... है/नहीं
प्रसव पीड़ा .... फाल्स/ट्रू/नहीं

वाईटल साईन्स (Vital Signs)

बुखार (Temp.) .... नाड़ी गति (Pulse rate) .... श्वसन गति (Respiration) .... खून का दबाव (B.P.) ....

जांच (Investigations)

क्रम सं.	जांच	नार्मल	जच्चा की जांच
1.	पेशाब/मूत्र अल्ब्यूमन (Urine/Albumen) शुगर (Sugar)		
2.	खून हीमोग्लोबीन (Blood/Hb), TLC, DLC ब्लड ग्रुप वी.डी.आर.एल. एच.आई.वी.		

Ultrasound .... किया गया है/नहीं किया गया
एक्स–रे X-ray .... किया गया है/नहीं किया गया

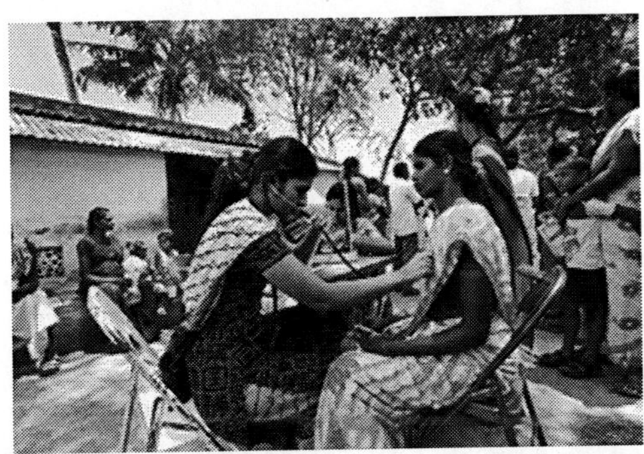

सामान्य व प्रसूति परीक्षण (General Obstetrical Examination)

साधारण परीक्षण–खून की कमी/सूजन/कुरूपता ....
....

हृदय ....

स्तन ....

नाक–कान ....

लिम्फेटिक गिल्टिया ....

फेफड़े ....

मुख– दांत, मसूडे, टांसिल्स, फैरिंक्स ....

त्वचा– गुप्तांग, पेट, ग्रोइन ....

स्पलीन, यकृत ....

दिमागी दशा–

काउंसलिंग व स्वास्थ्य शिक्षा

....
....

विद्यार्थी के हस्ताक्षर

....

दिनांक ....

शिक्षक/डॉ. के हस्ताक्षर

....

....

26. प्रसव अवस्था की देखरेख (Antenatal Care Observation and Examination)

अस्पताल का नाम .... पंजीकरण का दिनांक

वार्ड/ओ.पी.डी./कम्यूनिटी .... पंजीकरण की संख्या

रोगी/माता का नाम .... उम्र .... सन् .... ग्रेविडा/पारा

शिक्षा .... व्यवसाय ....

भोजन ....

पता ....

....

....

पिछली प्रसूती जानकारी

प्रसव की संख्या	प्रसव का दिनांक	प्रसव का पूरा समय	प्रिमेच्योर शिशु	शिशु		बच्चे का वजन जन्म के समय	बच्चे की लम्बाई जन्म के समय	जच्चा के प्रसव के समय व बाद की हालत	लिंग	एबोरशन	टिप्पणियां
				जीवित	मृत						

प्रसूति परीक्षण (Obstetrical Examination)

दिनांक	Fundal	FHS	उदर मापन (Abdominal Girth)	गर्भ प्रस्तुति (Presentation)		स्थिति (Position)	B.P. सूजन	उपचार (Treatment)	रिमार्क

गर्भावस्था की वर्तमान स्थिति

सामान्य स्वास्थ्य की जानकारी ....
....
ऊँचाई ....
टट्टी पेशाब की ....
सूजन पैर, व शरीर में .... हृदय ....
फुफ्फुस .... छोटी बीमारी यदि है/यदि नहीं ....
पी.वी. विसर्जित .... है/नहीं
प्रसव पीड़ा .... फाल्स/ट्रू/नहीं

वाईटल साईन्स (Vital Signs)

बुखार (Temp.) .... नाड़ी गति (Pulse rate) .... श्वसन गति (Respiration) .... खून का दबाव (B.P.) ....

जांच (Investigations)

क्रम सं.	जांच	नार्मल	जच्चा की जांच
1.	पेशाब/मूत्र अल्ब्यूमन (Urine/Albumen) शुगर (Sugar)		
2.	खून हीमोग्लोबीन (Blood/Hb), TLC, DLC ब्लड ग्रुप वी.डी.आर.एल. एच.आई.वी.		

Ultrasound .... किया गया है/नहीं किया गया
एक्स-रे X-ray .... किया गया है/नहीं किया गया

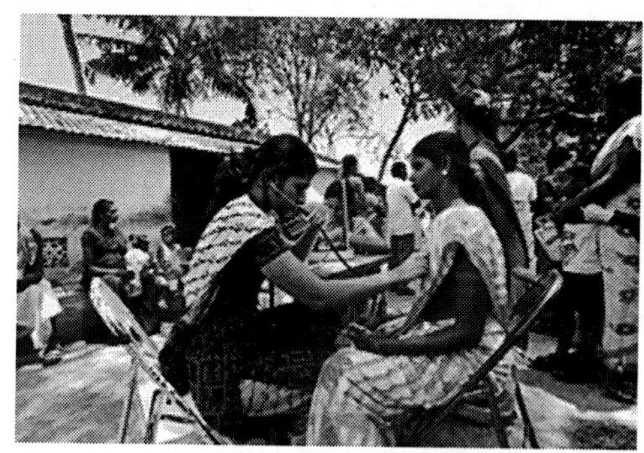

सामान्य व प्रसूति परीक्षण (General Obstetrical Examination)

साधारण परीक्षण-खून की कमी/सूजन/कुरूपता ....
....

हृदय .... फेफड़े ....
स्तन .... **मुख**- दांत, मसूडे, टांसिल्स, फैरिंक्स ....
नाक-कान .... **त्वचा**- गुप्तांग, पेट, ग्रोइन ....
लिम्फेटिक गिल्टिया .... **स्पलीन**, यकृत ....

दिमागी दशा-

काउंसलिंग व स्वास्थ्य शिक्षा
....
....

विद्यार्थी के हस्ताक्षर
....
दिनांक ....

शिक्षक/डॉ. के हस्ताक्षर
....
....

27. प्रसव अवस्था की देखरेख (Antenatal Care Observation and Examination)

अस्पताल का नाम .... पंजीकरण का दिनांक

वार्ड/ओ.पी.डी./कम्यूनिटी .... पंजीकरण की संख्या

रोगी/माता का नाम .... उम्र .... सन् .... ग्रेविडा/पारा

शिक्षा .... व्यवसाय ....

भोजन ....

पता ....

....

....

पिछली प्रसूती जानकारी

प्रसव की संख्या	प्रसव का दिनांक	प्रसव का पूरा समय	प्रिमेच्योर शिशु	शिशु		बच्चे का वजन जन्म के समय	बच्चे की लम्बाई जन्म के समय	जच्चा के प्रसव के समय व बाद की हालत	लिंग	एबोरशन	टिप्पणियां
				जीवित	मृत						

प्रसूति परीक्षण (Obstetrical Examination)

दिनांक	Fundal	FHS	उदर मापन (Abdominal Girth)	गर्भ प्रस्तुति (Presentation)		स्थिति (Position)	B.P. सूजन	उपचार (Treatment)	रिमार्क

गर्भावस्था की वर्तमान स्थिति

सामान्य स्वास्थ्य की जानकारी ....

....

ऊँचाई ....

टट्टी पेशाब की ....

सूजन पैर, व शरीर में .... हृदय ....

फुफ्फुस .... छोटी बीमारी यदि है/यदि नहीं ....

पी.वी. विसर्जित .... है/नहीं

प्रसव पीड़ा .... फाल्स/ट्रू/नहीं

वाईटल साईन्स (Vital Signs)

बुखार (Temp.) .... नाड़ी गति (Pulse rate) .... श्वसन गति (Respiration) .... खून का दबाव (B.P.) ....

जांच (Investigations)

क्रम सं.	जांच	नार्मल	जच्चा की जांच
1.	पेशाब/मूत्र अल्ब्यूमन (Urine/Albumen) शुगर (Sugar)		
2.	खून हीमोग्लोबीन (Blood/Hb), TLC, DLC ब्लड ग्रुप वी.डी.आर.एल. एच.आई.वी.		

Ultrasound .... किया गया है/नहीं किया गया

एक्स-रे X-ray .... किया गया है/नहीं किया गया

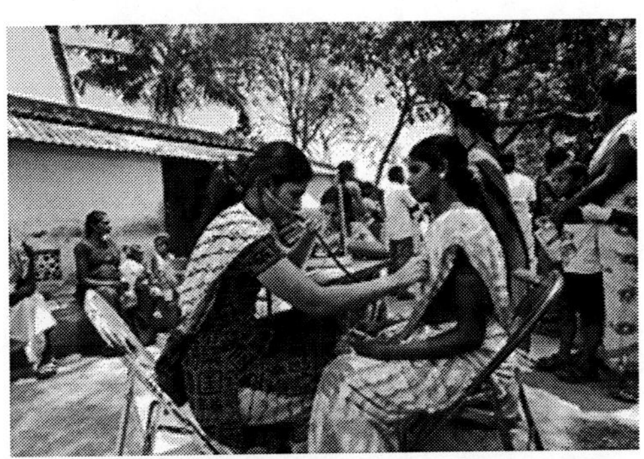

सामान्य व प्रसूति परीक्षण (General Obstetrical Examination)

साधारण परीक्षण-खून की कमी/सूजन/कुरूपता ....

....

हृदय ....

स्तन ....

नाक-कान ....

लिम्फेटिक गिल्टिया ....

फेफड़े ....

मुख- दांत, मसूडे, टांसिल्स, फैरिंक्स ....

त्वचा- गुप्तांग, पेट, ग्रोइन ....

स्पलीन, यकृत ....

दिमागी दशा-

काउंसलिंग व स्वास्थ्य शिक्षा

....

....

विद्यार्थी के हस्ताक्षर

....

दिनांक ....

शिक्षक/डॉ. के हस्ताक्षर

....

....

28. प्रसव अवस्था की देखरेख (Antenatal Care Observation and Examination)

अस्पताल का नाम .... पंजीकरण का दिनांक

वार्ड/ओ.पी.डी./कम्यूनिटी .... पंजीकरण की संख्या

रोगी/माता का नाम .... उम्र .... सन् .... ग्रेविडा/पारा

शिक्षा .... व्यवसाय ....

भोजन ....

पता ....

....

....

पिछली प्रसूती जानकारी

प्रसव की संख्या	प्रसव का दिनांक	प्रसव का पूरा समय	प्रिमेच्योर शिशु	शिशु		बच्चे का वजन जन्म के समय	बच्चे की लम्बाई जन्म के समय	जच्चा के प्रसव के समय व बाद की हालत	लिंग	एबोरशन	टिप्पणियां
				जीवित	मृत						

प्रसूति परीक्षण (Obstetrical Examination)

दिनांक	Fundal	FHS	उदर मापन (Abdominal Girth)	गर्भ प्रस्तुति (Presentation)		स्थिति (Position)	B.P. सूजन	उपचार (Treatment)	रिमार्क

गर्भावस्था की वर्तमान स्थिति

सामान्य स्वास्थ्य की जानकारी ....
....
ऊँचाई ....
टट्टी पेशाब की ....
सूजन पैर, व शरीर में .... हृदय ....
फुफ्फुस .... छोटी बीमारी यदि है/यदि नहीं ....
पी.वी. विसर्जित .... है/नहीं
प्रसव पीड़ा .... फाल्स/ट्रू/नहीं

वाईटल साईन्स (Vital Signs)

बुखार (Temp.) .... नाड़ी गति (Pulse rate) .... श्वसन गति (Respiration) .... खून का दबाव (B.P.) ....

जांच (Investigations)

क्रम सं.	जांच	नार्मल	जच्चा की जांच
1.	पेशाब/मूत्र अल्ब्यूमन (Urine/Albumen) शुगर (Sugar)		
2.	खून हीमोग्लोबीन (Blood/Hb), TLC, DLC ब्लड ग्रुप वी.डी.आर.एल. एच.आई.वी.		

Ultrasound .... किया गया है/नहीं किया गया

एक्स–रे X-ray .... किया गया है/नहीं किया गया

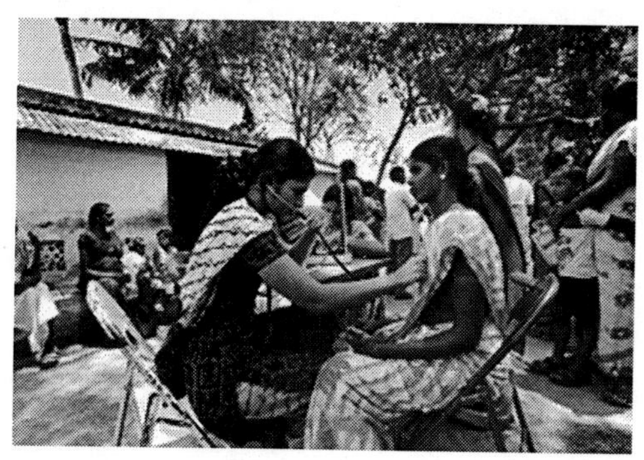

सामान्य व प्रसूति परीक्षण (General Obstetrical Examination)

साधारण परीक्षण–खून की कमी/सूजन/कुरूपता ....

....

हृदय .... फेफड़े ....

स्तन .... **मुख**– दांत, मसूडे, टांसिल्स, फैरिंक्स ....

नाक–कान .... **त्वचा**– गुप्तांग, पेट, ग्रोइन ....

लिम्फेटिक गिल्टिया .... **स्पलीन**, यकृत ....

दिमागी दशा–

काउंसलिंग व स्वास्थ्य शिक्षा

....

....

विद्यार्थी के हस्ताक्षर

....

दिनांक ....

शिक्षक/डॉ. के हस्ताक्षर

....

....

29. प्रसव अवस्था की देखरेख (Antenatal Care Observation and Examination)

अस्पताल का नाम .... पंजीकरण का दिनांक

वार्ड/ओ.पी.डी./कम्यूनिटी .... पंजीकरण की संख्या

रोगी/माता का नाम .... उम्र .... सन् .... ग्रेविडा/पारा

शिक्षा .... व्यवसाय ....

भोजन ....

पता ....

....

....

पिछली प्रसूती जानकारी

प्रसव की संख्या	प्रसव का दिनांक	प्रसव का पूरा समय	प्रिमेच्योर शिशु	शिशु		बच्चे का वजन जन्म के समय	बच्चे की लम्बाई जन्म के समय	जच्चा के प्रसव के समय व बाद की हालत	लिंग	एबोरशन	टिप्पणियां
				जीवित	मृत						

प्रसूति परीक्षण (Obstetrical Examination)

दिनांक	Fundal	FHS	उदर मापन (Abdominal Girth)	गर्भ प्रस्तुति (Presentation)		स्थिति (Position)	B.P. सूजन	उपचार (Treatment)	रिमार्क

गर्भावस्था की वर्तमान स्थिति

सामान्य स्वास्थ्य की जानकारी ....

....

ऊँचाई ....

टट्टी पेशाब की ....

सूजन पैर, व शरीर में .... हृदय ....

फुफ्फुस .... छोटी बीमारी यदि है/यदि नहीं ....

पी.वी. विसर्जित .... है/नहीं

प्रसव पीड़ा .... फाल्स/ट्रू/नहीं

वाईटल साईन्स (Vital Signs)

बुखार (Temp.) .... नाड़ी गति (Pulse rate) .... श्वसन गति (Respiration) .... खून का दबाव (B.P.) ....

जांच (Investigations)

क्रम सं.	जांच	नार्मल	जच्चा की जांच
1.	पेशाब/मूत्र अल्ब्यूमन (Urine/Albumen) शुगर (Sugar)		
2.	खून हीमोग्लोबीन (Blood/Hb), TLC, DLC ब्लड ग्रुप वी.डी.आर.एल. एच.आई.वी.		

Ultrasound .... किया गया है/नहीं किया गया

एक्स–रे X-ray .... किया गया है/नहीं किया गया

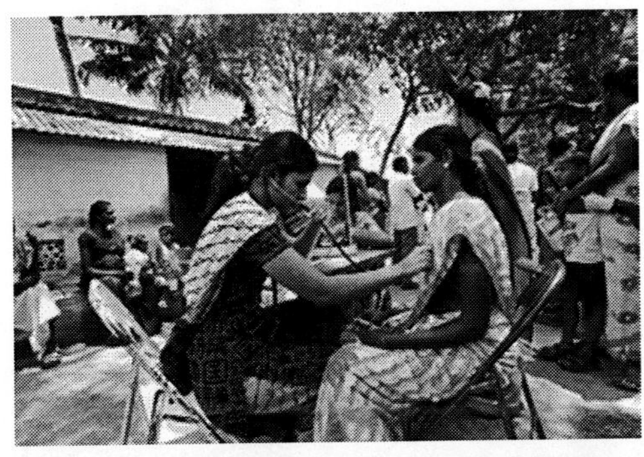

सामान्य व प्रसूति परीक्षण (General Obstetrical Examination)

साधारण परीक्षण–खून की कमी/सूजन/कुरूपता ....

....

हृदय ....

स्तन ....

नाक–कान ....

लिम्फेटिक गिल्टिया ....

फेफड़े ....

मुख– दांत, मसूडे, टांसिल्स, फैरिंक्स ....

त्वचा– गुप्तांग, पेट, ग्रोइन ....

स्पलीन, यकृत ....

दिमागी दशा–

काउंसलिंग व स्वास्थ्य शिक्षा

....

....

विद्यार्थी के हस्ताक्षर

....

दिनांक ....

शिक्षक/डॉ. के हस्ताक्षर

....

....

30. प्रसव अवस्था की देखरेख (Antenatal Care Observation and Examination)

अस्पताल का नाम .... पंजीकरण का दिनांक

वार्ड/ओ.पी.डी./कम्यूनिटी .... पंजीकरण की संख्या

रोगी/माता का नाम .... उम्र .... सन् .... ग्रेविडा/पारा

शिक्षा .... व्यवसाय ....

भोजन ....

पता ....

....

....

पिछली प्रसूती जानकारी

प्रसव की संख्या	प्रसव का दिनांक	प्रसव का पूरा समय	प्रिमेच्योर शिशु	शिशु		बच्चे का वजन जन्म के समय	बच्चे की लम्बाई जन्म के समय	जच्चा के प्रसव के समय व बाद की हालत	लिंग	एबोरशन	टिप्पणियां
				जीवित	मृत						

प्रसूति परीक्षण (Obstetrical Examination)

दिनांक	Fundal	FHS	उदर मापन (Abdominal Girth)	गर्भ प्रस्तुति (Presentation)		स्थिति (Position)	B.P. सूजन	उपचार (Treatment)	रिमार्क

गर्भावस्था की वर्तमान स्थिति

सामान्य स्वास्थ्य की जानकारी ....

....

ऊँचाई ....

टट्टी पेशाब की ....

सूजन पैर, व शरीर में .... हृदय ....

फुफ्फुस .... छोटी बीमारी यदि है/यदि नहीं ....

पी.वी. विसर्जित .... है/नहीं

प्रसव पीड़ा .... फाल्स/ट्रू/नहीं

वाईटल साईन्स (Vital Signs)

बुखार (Temp.) .... नाड़ी गति (Pulse rate) .... श्वसन गति (Respiration) .... खून का दबाव (B.P.) ....

जांच (Investigations)

क्रम सं.	जांच	नार्मल	जच्चा की जांच
1.	पेशाब/मूत्र अल्ब्यूमन (Urine/Albumen) शुगर (Sugar)		
2.	खून हीमोग्लोबीन (Blood/Hb), TLC, DLC ब्लड ग्रुप वी.डी.आर.एल. एच.आई.वी.		

Ultrasound .... किया गया है/नहीं किया गया

एक्स-रे X-ray .... किया गया है/नहीं किया गया

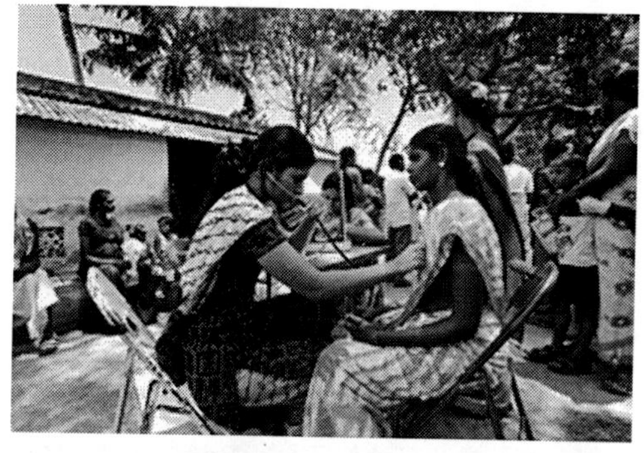

सामान्य व प्रसूति परीक्षण (General Obstetrical Examination)

साधारण परीक्षण-खून की कमी/सूजन/कुरूपता ....

....

हृदय .... फेफड़े ....

स्तन .... **मुख**- दांत, मसूडे, टांसिल्स, फैरिंक्स ....

नाक-कान .... **त्वचा**- गुप्तांग, पेट, ग्रोइन ....

लिम्फेटिक गिल्टिया .... **स्पलीन**, यकृत ....

दिमागी दशा-

काउंसलिंग व स्वास्थ्य शिक्षा

....

....

विद्यार्थी के हस्ताक्षर

....

दिनांक ....

शिक्षक/डॉ. के हस्ताक्षर

....

....

विटनेस डिलीवरी

(Witness Delivery)

15 cases

1. विटनेस डिलीवरी (Witness Delivery)

अस्पताल का नाम (Name of hospital) .... रजिस्ट्रेशन नं. ....
जच्चा का नाम (Name) .... पत्नी ....
उम्र (Age) .... धर्म (Religion) ....
पता (Address) ....
दिनांक भर्ती का (Date of Admission) ....
जी. .... पी. .... ए. .... एल. ....
L.M.P. .... EDD ....
दिनांक समय वार्ड में भेजने का (Date and time of transfer to postnatal ward) ....

I. Admission Notes

1. **सामान्य परीक्षण** (General examination)
   - टी.पी.आर. (Temp. pulse rep.) ....
   - खून की कमी (Anemia) ....
   - हार्ड साउंड (Hard sound) ....
   - सीना व फेफड़े (Lungs/Chest) ....
   - पैरों की टखनों की सूजन (Anema limb/ankil) ....
   - लेबर पेन है/नहीं (Labour pains) ....
2. **प्रासविक विवरण** (Obstetric history)
   - गर्भाशय की ऊँचाई (Uterine height) .... से.मी.
   - पेट की नाप (Abdominal girth) .... से.मी.
   - स्थिति (Lie) ....
   - अवस्था (Attitude) ....
   - अंगस्थिति (Position) ....
   - गर्भप्रस्तुति (Presentation) ....
   - गर्भप्रस्तुति अंग (Presenting part) ....
   - बच्चे के दिल की धड़कन गर्भ में (FHS) ....
   - समय व दिनांक गर्भ के सिकुड़ने व फैलाव का (Time date of onset of contractions) ....
   - गर्भाशय का कान्ट्रेक्यरल है/नहीं (Uterine contraction Yes/No) ....
3. **योनिद्वार द्वारा निरीक्षण** (Vaginal examination)

क्र.सं.	दिनांक व समय	फाईन्डिगस
1.		
2.		
3.		
4.		

*यदि Amniotic membrane फटी है तो एमनियोटिक फ्लूड का रंग ....

4. पहले बच्चे होने की लेबर हिस्ट्री यदि है ....

क्र.सं.	दिनांक व समय	गर्भावस्था के इवेन्टस	लेबर इवेन्टस	डिलीवरी की विधि	सूतिकावस्था	बच्चे की दशा

5. **जांचें** (Investigations) ....

खून (Blood)

हीमोग्लोबीन (Hb) ....

समूह (Group) ....

शक्कर (Sugar) ....

एच.आई.वी. (HIV) ....

वी.डी.आर.एल. (VDRL) ....

अन्य (Other) ....

मूत्र (Urine)

शक्कर (Sugar) ....

एल्ब्यूमिन (Other) ....

अन्य (Other) ....

II. Admission history भर्ती के समय का जच्चा का विवरण

- गर्भावस्था की शिकायत (Pregnancy complaints) ....
....
- माहवारी का विवरण (Menstrual history) ....
....
- मेडिकल विवरण (Medical history) ....
....
- शल्यक्रिया विवरण (Surgical history) ....
....
- व्यक्तिगत विवरण (Personal history) ....
....

III. प्रगति विवरण

A.

क्र.सं.	प्रसव की प्रगति (Progress of labor)	दिनांक (Date)	समय (Time)	टिप्पणी (Remarks)
1.	संकुचन शुरू होना (Contraction started)			पहली अवस्था (Ist Stage) ....
2.	झिल्ली का फटना (Membrane ruptured)			द्वितीय अवस्था (IInd Stage) ....
3.	पूर्ण विस्तारण (Dilatation complete)			तृतीय अवस्था (IIIrd Stage) ....
4.	नीचे की ओर जोर लगाना (Bearing down)			

Name .... Gravida .... Para .... Hospital No ....

Date of admission .... Time of Admission .... Ruptured membrane ....

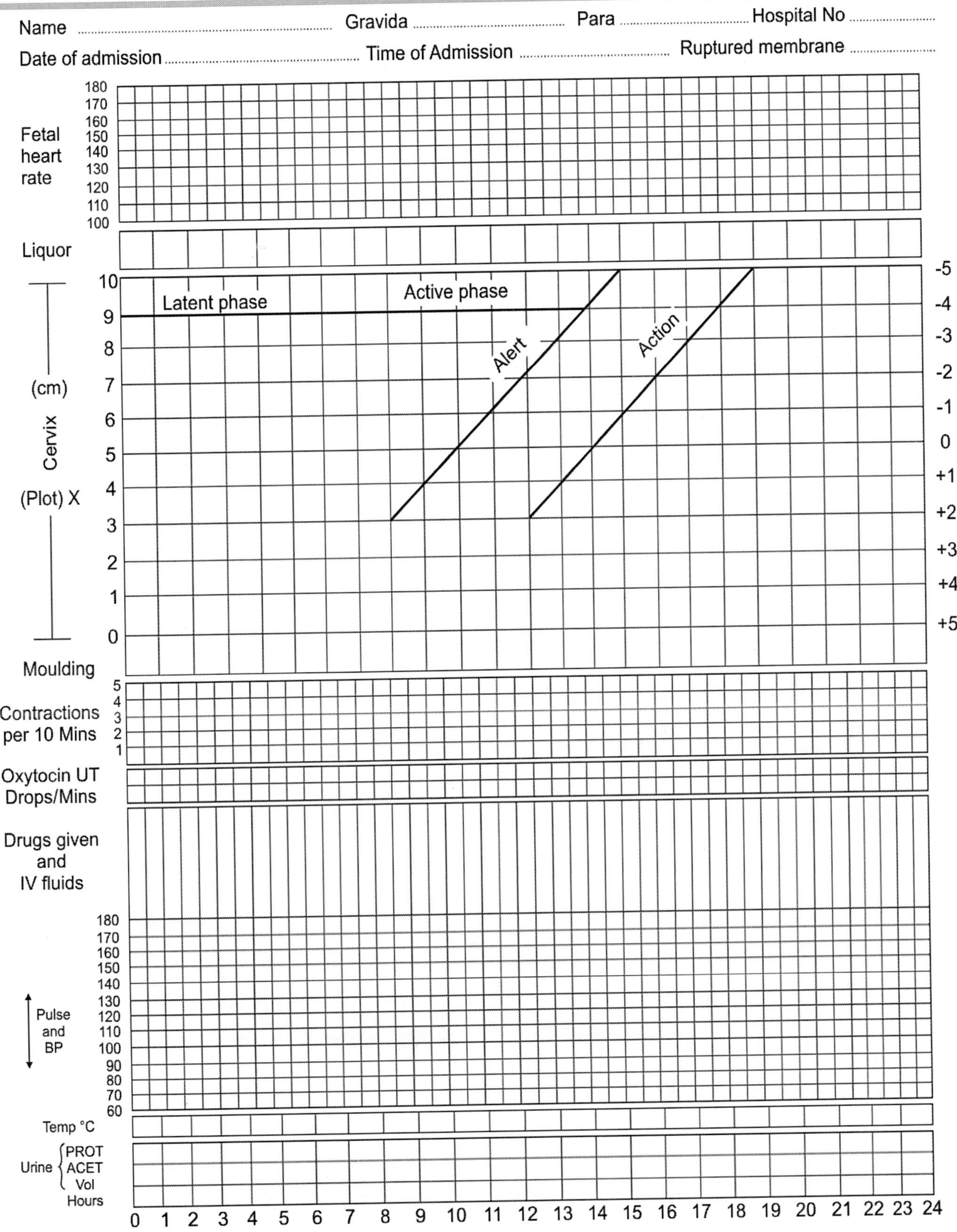

B. लेबर की पहली अवस्था (Ist stage of labour of length) व अवधि

दिनांक व समय	झिल्ली का फटना/नहीं	एफ.एच.एस. (FHS)	सरविक्स का निस्तारण तथा डिगरी	शीर्ष का स्टेशन	डिगरी इफेस्मेन्ट

C. लेबर की दूसरी अवस्था व अवधि (2nd stage of labour of length)

क्र.सं.	दिनांक व समय	सर्वाइकली डायलेटेशन	भगछेदन (Episiotomy)	शिशु की दशा	मां की दशा
				जन्म का समय .... जीवित/मृत्यु .... लिंग .... वजन .... वजन प्लासेन्टा (ग्राम) .... शिशु स्वस्थ या बीमार .... शिशु कुरूपता या सामान्य	रक्तस्राव (Vaginal Bleeding) कम .... सामान्य .... पेरिनियम (Perineum) .... फटी/श्रेणी (Degree tear) .... भगछेदन व मरम्मत .... टांकों के प्रकार यदि है ....

IV. जच्चा की दशा लेबर के समय (Condition of mother during labour)

- पहली अवस्था (Ist stage of labour) ....
....
- द्वितीय अवस्था (IInd stage of labour) ....
....

- तृतीय अवस्था (IIIrd stage of labour) ....
....

गर्भाशय दर्द .... रिलैक्स/कान्ट्रैक्टेड ....

रक्तस्राव रूबरा .... कोर्ड लैशीरेशन ....

दुग्धक्षरण .... अन्य ....

V. नर्सिंग केयर प्लान जच्चा के लिये

क्र.सं.	नर्सिंग असेसमेन्ट	नर्सिंग डायग्नोसिस	नर्सिंग इन्टरवेंशन	नर्सिंग इवालूएशन

VI. नर्सिंग केयर प्लान नवजात शिशु के लिये

क्र.सं.	नर्सिंग असेसमेन्ट	नर्सिंग डायग्नोसिस	नर्सिंग इन्टरवेंशन	नर्सिंग इवालूएशन

VII. बच्चे की दशा लेबर के समय (Condition of foetus during labour)

गर्भस्थ शिशु लेबर के दौरान

- गर्भस्थ शिशु का हृदय (FMS) ....
- मेकोनियम (Meconium) ....
- विपत्ति के चिन्ह (Any signs of distoes) ....

नवजात शिशु (Newborn)

- लिंग (Sex) ....
- वजन (Weight) ....
- लम्बाई (Length) ....
- सिर के माप (Head circumference) ....
  - बाईपराईटल (Biparietal) ....
  - एस.ओ. ब्रोग्मेटिक ....
  - अक्सिपिटरे प्रान्टल ....
  - मेन्टो वर्टिकल ....

VIII. एपगार गणना (APGAR scoring)

क्र.सं.	एपगार गणना	0 प्वाइंट	1 प्वाइंट	2 प्वाइंट
1.	रंग (Colour)	नीला सफेद (Blue pale)	शरीर गुलाबी हाथ व पांव नीले (Body pink limbs blue)	पूर्ण गुलाबी (Completely pink)
2.	स्वसनीय प्रयत्न (Respiratory effort)	अनुपस्थित (Absent)	धीमी और अनियमित धीमा रोना (Slow and irregular weak cry)	जोर से रोना (Strong cry)
3.	हृदय धडकन (Heat beat)	अनुपस्थित (Absent)	धीमी 100 से कम (Slow less then 100)	100 से ऊपर (Over 100)
4.	पेशीय शक्ति (Muscle tone)	शिथिल (Limp)	हाथ पैर का कुछ मुडना (Some fleson of limbs)	सक्रिय हलचल (Active movement)
5.	पांव पर थोड़ा सा झटका देने पर प्रतिक्रिया (Response to flicking foot)	अनुपस्थित (Absent)	रोने जैसी शक्ल (Facial grimace)	रोना (Crying)

IX. नवजात शिशु की परिचरिया (Care of Newborn)

- श्वसन मार्ग साफ होना (Airway clean) ....
- नाल की देखरेख ....
- यदि दवा दी है ....
- पहला दुग्धपान समय ....
- बच्चेकीस्वास्थ्यदशा...

X. दिनांक व समय पोस्टनेटल वार्ड में भेजने का

डिलीवरी नोट्स ....
....
....

स्वास्थ्य शिक्षा

जच्चा को ....
....
....

बच्चे को ....

....

....

ईलाज (Treatment)

जच्चा को

1.

2.

3.

बच्चा को

1.

2.

3.

हस्ताक्षर नर्स ए.एन.एम./जी.एन.एम.

....

दिनांक ....

हस्ताक्षर डॉ./शिक्षिका

....

....

2. विटनेस डिलीवरी (Witness Delivery)

अस्पताल का नाम (Name of hospital) .... रजिस्ट्रेशन नं. ....

जच्चा का नाम (Name) .... पत्नी ....

उम्र (Age) .... धर्म (Religion) ....

पता (Address) ....

दिनांक भर्ती का (Date of Admission) ....

जी. .... पी. .... ए. .... एल. ....

L.M.P. .... EDD ....

दिनांक समय वार्ड में भेजने का (Date and time of transfer to postnatal ward) ....

I. Admission Notes

1. **सामान्य परीक्षण** (General examination)
   - टी.पी.आर. (Temp. pulse rep.) ....
   - खून की कमी (Anemia) ....
   - हार्ड साउंड (Hard sound) ....
   - सीना व फेफड़े (Lungs/Chest) ....
   - पैरों की टखनों की सूजन (Anema limb/ankil) ....
   - लेबर पेन है/नहीं (Labour pains) ....
2. **प्रासविक विवरण** (Obstetric history)
   - गर्भाशय की ऊँचाई (Uterine height) .... से.मी.
   - पेट की नाप (Abdominal girth) .... से.मी.
   - स्थिति (Lie) ....
   - अवस्था (Attitude) ....
   - अंगस्थिति (Position) ....
   - गर्भप्रस्तुति (Presentation) ....
   - गर्भप्रस्तुति अंग (Presenting part) ....
   - बच्चे के दिल की धड़कन गर्भ में (FHS) ....
   - समय व दिनांक गर्भ के सिकुड़ने व फैलाव का (Time date of onset of contractions) ....
   - गर्भाशय का कान्ट्रेक्यरल है/नहीं (Uterine contraction Yes/No) ....
3. **योनिद्वार द्वारा निरीक्षण** (Vaginal examination)

क्र.सं.	दिनांक व समय	फाईन्डिगस
1.		
2.		
3.		
4.		

*यदि Amniotic membrane फटी है तो एमनियोटिक फ्लूड का रंग ....

4. पहले बच्चे होने की लेबर हिस्ट्री यदि है ....

क्र.सं.	दिनांक व समय	गर्भावस्था के इवेन्टस	लेबर इवेन्टस	डिलीवरी की विधि	सूतिकावस्था	बच्चे की दशा

5. **जांचें** (Investigations) ....

खून (Blood)

हीमोग्लोबीन (Hb) ....

शक्कर (Sugar) ....

वी.डी.आर.एल. (VDRL) ....

समूह (Group) ....

एच.आई.वी. (HIV) ....

अन्य (Other) ....

मूत्र (Urine)

शक्कर (Sugar) ....

अन्य (Other) ....

एल्ब्यूमिन (Other) ....

II. Admission history भर्ती के समय का जच्चा का विवरण

- गर्भावस्था की शिकायत (Pregnancy complaints) ....
....
- माहवारी का विवरण (Menstrual history) ....
....
- मेडिकल विवरण (Medical history) ....
....
- शल्यक्रिया विवरण (Surgical history) ....
....
- व्यक्तिगत विवरण (Personal history) ....
....

III. प्रगति विवरण

A.

क्र.सं.	प्रसव की प्रगति (Progress of labor)	दिनांक (Date)	समय (Time)	टिप्पणी (Remarks)
1.	संकुचन शुरू होना (Contraction started)			पहली अवस्था (Ist Stage) ....
2.	झिल्ली का फटना (Membrane ruptured)			द्वितीय अवस्था (IInd Stage) ....
3.	पूर्ण विस्तारण (Dilatation complete)			तृतीय अवस्था (IIIrd Stage) ....
4.	नीचे की ओर जोर लगाना (Bearing down)			

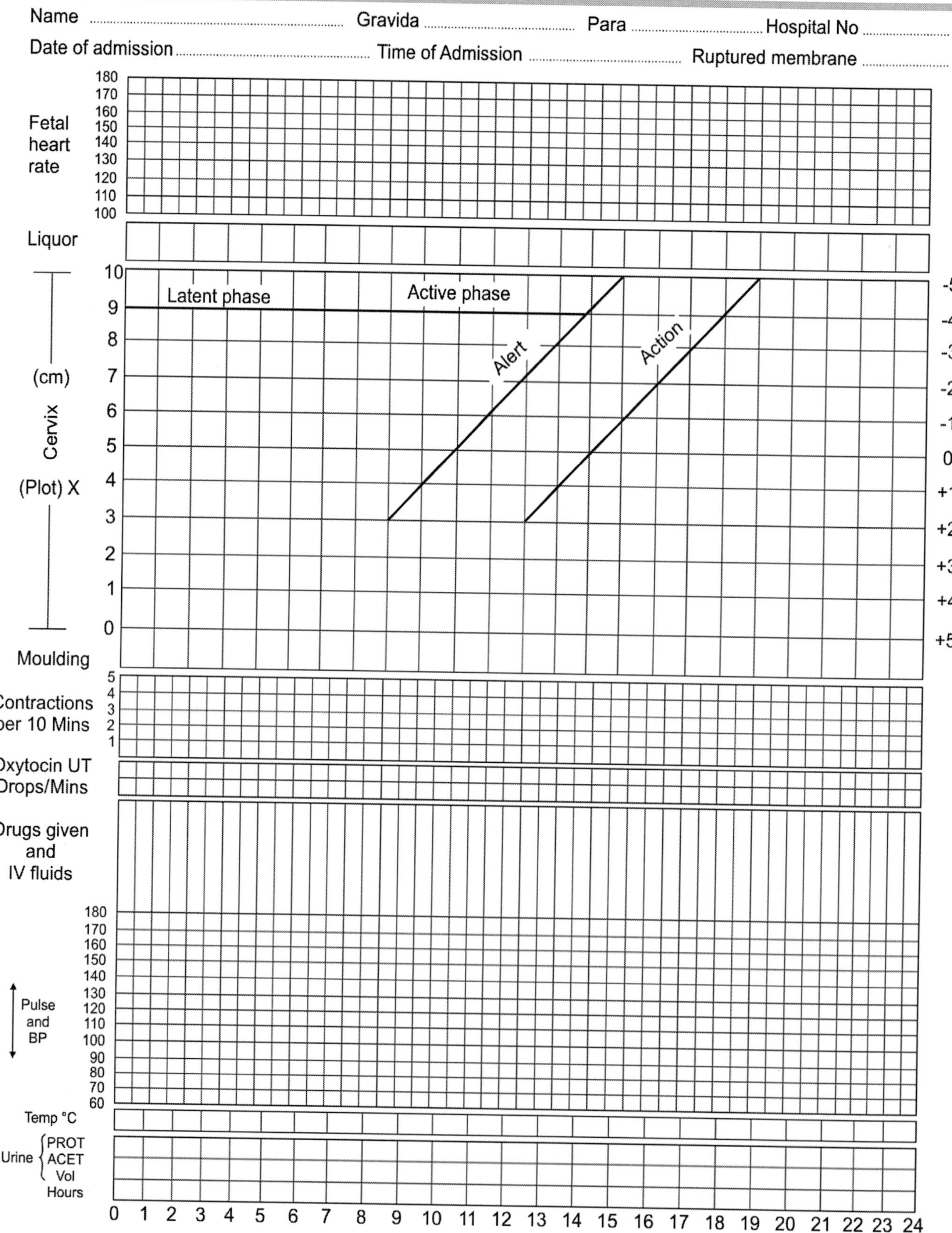
Name
Gravida
Para
Hospital No
Date of admission
Time of Admission
Ruptured membrane
Fetal heart rate
180 170 160 150 140 130 120 110 100
Liquor
Cervix (cm) (Plot) X
10 9 8 7 6 5 4 3 2 1 0
Latent phase
Active phase
Alert
Action
-5 -4 -3 -2 -1 0 +1 +2 +3 +4 +5
Moulding
Contractions per 10 Mins
5 4 3 2 1
Oxytocin UT Drops/Mins
Drugs given and IV fluids
Pulse and BP
180 170 160 150 140 130 120 110 100 90 80 70 60
Temp °C
Urine PROT ACET Vol
Hours
0 1 2 3 4 5 6 7 8 9 10 11 12 13 14 15 16 17 18 19 20 21 22 23 24

B. लेबर की पहली अवस्था (Ist stage of labour of length) व अवधि

दिनांक व समय	झिल्ली का फटना/नहीं	एफ.एच.एस. (FHS)	सरविक्स का निस्तारण तथा डिगरी	शीर्ष का स्टेशन	डिगरी इफेस्मेन्ट

C. लेबर की दूसरी अवस्था व अवधि (2nd stage of labour of length)

क्र.सं.	दिनांक व समय	सर्वाइकली डायलेटेशन	भगछेदन (Episiotomy)	शिशु की दशा	मां की दशा
				जन्म का समय .... जीवित/मृत्यु .... लिंग .... वजन .... वजन प्लासेन्टा (ग्राम) .... शिशु स्वस्थ या बीमार .... शिशु कुरूपता या सामान्य	रक्तस्राव (Vaginal Bleeding) कम .... सामान्य .... पेरिनियम (Perineum) .... फटी/श्रेणी (Degree tear) .... भगछेदन व मरम्मत .... टांकों के प्रकार यदि है ....

IV. जच्चा की दशा लेबर के समय (Condition of mother during labour)

- पहली अवस्था (Ist stage of labour) ....
  ....
- द्वितीय अवस्था (IInd stage of labour) ....
  ....

- तृतीय अवस्था (IIIrd stage of labour) ....

गर्भाशय दर्द .... रिलैक्स/कान्ट्रक्टेड ....

रक्तस्राव रूबरा .... कोर्ड लैशीरेशन ....

दुग्धक्षरण .... अन्य ....

V. नर्सिंग केयर प्लान जच्चा के लिये

क्र.सं.	नर्सिंग असेसमेन्ट	नर्सिंग डायग्नोसिस	नर्सिंग इन्टरवेन्शन	नर्सिंग इवालूएशन

VI. नर्सिंग केयर प्लान नवजात शिशु के लिये

क्र.सं.	नर्सिंग असेसमेन्ट	नर्सिंग डायग्नोसिस	नर्सिंग इन्टरवेन्शन	नर्सिंग इवालूएशन

VII. बच्चे की दशा लेबर के समय (Condition of foetus during labour)

गर्भस्थ शिशु लेबर के दौरान

- गर्भस्थ शिशु का हृदय (FMS) ....
- मेकोनियम (Meconium) ....
- विपत्ति के चिन्ह (Any signs of distoes) ....

नवजात शिशु (Newborn)

- लिंग (Sex) ....
- वजन (Weight) ....
- लम्बाई (Length) ....
- सिर के माप (Head circumference) ....
  - बाईपराईटल (Biparietal) ....
  - एस.ओ. ब्रोग्मेटिक ....
  - अक्सिपिटरे प्रान्टल ....
  - मेन्टो वर्टिकल ....

VIII. एपगार गणना (APGAR scoring)

क्र.सं.	एपगार गणना	0 प्वाइंट	1 प्वाइंट	2 प्वाइंट
1.	रंग (Colour)	नीला सफेद (Blue pale)	शरीर गुलाबी हाथ व पांव नीले (Body pink limbs blue)	पूर्ण गुलाबी (Completely pink)
2.	स्वसनीय प्रयत्न (Respiratory effort)	अनुपस्थित (Absent)	धीमी और अनियमित धीमा रोना (Slow and irregular weak cry)	जोर से रोना (Strong cry)
3.	हृदय धडकन (Heat beat)	अनुपस्थित (Absent)	धीमी 100 से कम (Slow less then 100)	100 से ऊपर (Over 100)
4.	पेशीय शक्ति (Muscle tone)	शिथिल (Limp)	हाथ पैर का कुछ मुडना (Some fleson of limbs)	सक्रिय हलचल (Active movement)
5.	पांव पर थोड़ा सा झटका देने पर प्रतिक्रिया (Response to flicking foot)	अनुपस्थित (Absent)	रोने जैसी शक्ल (Facial grimace)	रोना (Crying)

IX. नवजात शिशु की परिचरिया (Care of Newborn)

- श्वसन मार्ग साफ होना (Airway clean) ....
- नाल की देखरेख ....
- यदि दवा दी है ....
- पहला दुग्धपान समय ....
- बच्चेकीस्वास्थ्यदशा..........

X. दिनांक व समय पोस्टनेटल वार्ड में भेजने का

डिलीवरी नोट्स ....

....

....

स्वास्थ्य शिक्षा

जच्चा को ....

....

....

बच्चे को ....
....
....

ईलाज (Treatment)

जच्चा को

1.

2.

3.

बच्चा को

1.

2.

3.

हस्ताक्षर नर्स ए.एन.एम./जी.एन.एम.

....

दिनांक ....

हस्ताक्षर डॉ./शिक्षिका

....

....

3. विटनेस डिलीवरी (Witness Delivery)

अस्पताल का नाम (Name of hospital) .... रजिस्ट्रेशन नं. ....

जच्चा का नाम (Name) .... पत्नी ....

उम्र (Age) .... धर्म (Religion) ....

पता (Address) ....

दिनांक भर्ती का (Date of Admission) ....

जी. .... पी. .... ए. .... एल. ....

L.M.P. .... EDD ....

दिनांक समय वार्ड में भेजने का (Date and time of transfer to postnatal ward) ....

I. Admission Notes

1. **सामान्य परीक्षण** (General examination)
   - टी.पी.आर. (Temp. pulse rep.) ....
   - खून की कमी (Anemia) ....
   - हार्ड साउंड (Hard sound) ....
   - सीना व फेफड़े (Lungs/Chest) ....
   - पैरों की टखनों की सूजन (Anema limb/ankil) ....
   - लेबर पेन है/नहीं (Labour pains) ....
2. **प्रासविक विवरण** (Obstetric history)
   - गर्भाशय की ऊँचाई (Uterine height) .... से.मी.
   - पेट की नाप (Abdominal girth) .... से.मी.
   - स्थिति (Lie) ....
   - अवस्था (Attitude) ....
   - अंगस्थिति (Position) ....
   - गर्भप्रस्तुति (Presentation) ....
   - गर्भप्रस्तुति अंग (Presenting part) ....
   - बच्चे के दिल की धड़कन गर्भ में (FHS) ....
   - समय व दिनांक गर्भ के सिकुड़ने व फैलाव का (Time date of onset of contractions) ....
   - गर्भाशय का कान्ट्रेक्यरल है/नहीं (Uterine contraction Yes/No) ....
3. **योनिद्वार द्वारा निरीक्षण** (Vaginal examination)

क्र.सं.	दिनांक व समय	फाईन्डिगस
1.		
2.		
3.		
4.		

*यदि Amniotic membrane फटी है तो एमनियोटिक फ्लूड का रंग ....

4. पहले बच्चे होने की लेबर हिस्ट्री यदि है ....

क्र.सं.	दिनांक व समय	गर्भावस्था के इवेन्टस	लेबर इवेन्टस	डिलीवरी की विधि	सूतिकावस्था	बच्चे की दशा

5. **जांचें** (Investigations) ....

खून (Blood)

हीमोग्लोबीन (Hb) .... समूह (Group) ....

शक्कर (Sugar) .... एच.आई.वी. (HIV) ....

वी.डी.आर.एल. (VDRL) .... अन्य (Other) ....

मूत्र (Urine)

शक्कर (Sugar) .... एल्ब्यूमिन (Other) ....

अन्य (Other) ....

II. Admission history भर्ती के समय का जच्चा का विवरण

- गर्भावस्था की शिकायत (Pregnancy complaints) ....
....
- माहवारी का विवरण (Menstrual history) ....
....
- मेडिकल विवरण (Medical history) ....
....
- शल्यक्रिया विवरण (Surgical history) ....
....
- व्यक्तिगत विवरण (Personal history) ....
....

III. प्रगति विवरण

A.

क्र.सं.	प्रसव की प्रगति (Progress of labor)	दिनांक (Date)	समय (Time)	टिप्पणी (Remarks)
1.	संकुचन शुरू होना (Contraction started)			पहली अवस्था (Ist Stage) ....
2.	झिल्ली का फटना (Membrane ruptured)			द्वितीय अवस्था (IInd Stage) ....
3.	पूर्ण विस्तारण (Dilatation complete)			तृतीय अवस्था (IIIrd Stage) ....
4.	नीचे की ओर जोर लगाना (Bearing down)			

Name .... Gravida .... Para .... Hospital No ....

Date of admission .... Time of Admission .... Ruptured membrane ....

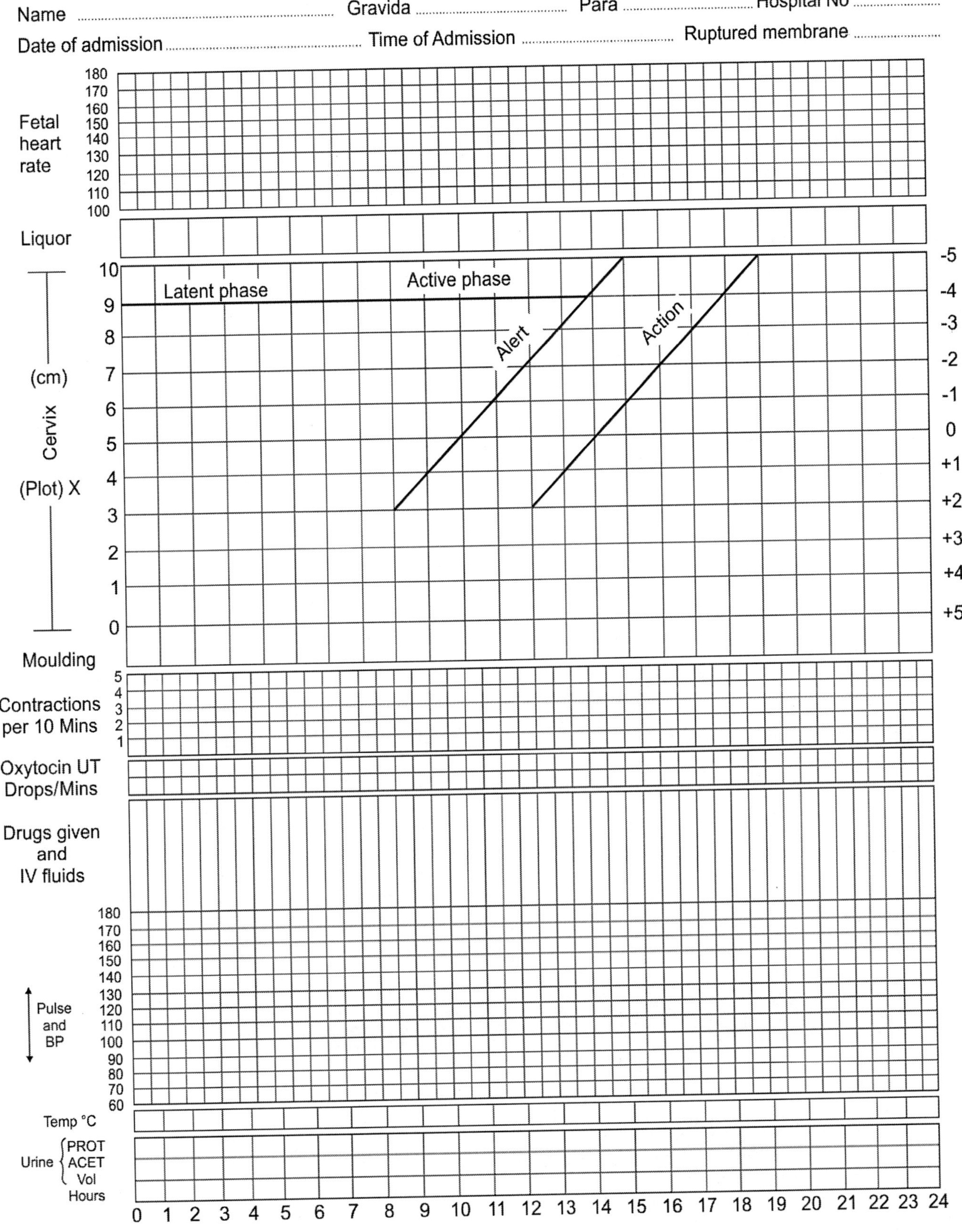

B. लेबर की पहली अवस्था (Ist stage of labour of length) व अवधि

दिनांक व समय	झिल्ली का फटना/नहीं	एफ.एच.एस. (FHS)	सरविक्स का निस्तारण तथा डिगरी	शीर्ष का स्टेशन	डिगरी इफेस्मेन्ट

C. लेबर की दूसरी अवस्था व अवधि (2nd stage of labour of length)

क्र.सं.	दिनांक व समय	सर्वाइकली डायलेटेशन	भगछेदन (Episiotomy)	शिशु की दशा	मां की दशा
				जन्म का समय .... जीवित/मृत्यु .... लिंग .... वजन .... वजन प्लासेन्टा (ग्राम) .... शिशु स्वस्थ या बीमार .... शिशु कुरूपता या सामान्य	रक्तस्राव (Vaginal Bleeding) कम .... सामान्य .... पेरिनियम (Perineum) .... फटी/श्रेणी (Degree tear) .... भगछेदन व मरम्मत .... टांकों के प्रकार यदि है ....

IV. जच्चा की दशा लेबर के समय (Condition of mother during labour)

- पहली अवस्था (Ist stage of labour) ....
  ....
- द्वितीय अवस्था (IInd stage of labour) ....
  ....

- तृतीय अवस्था (IIIrd stage of labour) ....

गर्भाशय दर्द ....
रिलैक्स/कान्ट्रक्टेड ....
रक्तस्राव रूबरा ....
कोर्ड लैशीरेशन ....
दुग्धक्षरण ....
अन्य ....

V. नर्सिंग केयर प्लान जच्चा के लिये

क्र.सं.	नर्सिंग असेसमेन्ट	नर्सिंग डायग्नोसिस	नर्सिंग इन्टरवेन्शन	नर्सिंग इवालूएशन

VI. नर्सिंग केयर प्लान नवजात शिशु के लिये

क्र.सं.	नर्सिंग असेसमेन्ट	नर्सिंग डायग्नोसिस	नर्सिंग इन्टरवेन्शन	नर्सिंग इवालूएशन

VII. बच्चे की दशा लेबर के समय (Condition of foetus during labour)

गर्भस्थ शिशु लेबर के दौरान

- गर्भस्थ शिशु का हृदय (FMS) ....
- मेकोनियम (Meconium) ....
- विपत्ति के चिन्ह (Any signs of distoes) ....

नवजात शिशु (Newborn)

- लिंग (Sex) ....
- वजन (Weight) ....
- लम्बाई (Length) ....
- सिर के माप (Head circumference) ....
  - — बाईपराईटल (Biparietal) ....
  - — एस.ओ. ब्रोग्मेटिक ....
  - — अक्सिपिटरे प्रान्टल ....
  - — मेन्टो वर्टिकल ....

VIII. एपगार गणना (APGAR scoring)

क्र.सं.	एपगार गणना	0 प्वाइंट	1 प्वाइंट	2 प्वाइंट
1.	रंग (Colour)	नीला सफेद (Blue pale)	शरीर गुलाबी हाथ व पांव नीले (Body pink limbs blue)	पूर्ण गुलाबी (Completely pink)
2.	स्वसनीय प्रयत्न (Respiratory effort)	अनुपस्थित (Absent)	धीमी और अनियमित धीमा रोना (Slow and irregular weak cry)	जोर से रोना (Strong cry)
3.	हृदय धडकन (Heat beat)	अनुपस्थित (Absent)	धीमी 100 से कम (Slow less then 100)	100 से ऊपर (Over 100)
4.	पेशीय शक्ति (Muscle tone)	शिथिल (Limp)	हाथ पैर का कुछ मुडना (Some fleson of limbs)	सक्रिय हलचल (Active movement)
5.	पांव पर थोड़ा सा झटका देने पर प्रतिक्रिया (Response to flicking foot)	अनुपस्थित (Absent)	रोने जैसी शक्ल (Facial grimace)	रोना (Crying)

IX. नवजात शिशु की परिचरिया (Care of Newborn)

- श्वसन मार्ग साफ होना (Airway clean) ....
- नाल की देखरेख ....
- यदि दवा दी है ....
- पहला दुग्धपान समय ....
- बच्चे की स्वास्थ्य दशा..........

X. दिनांक व समय पोस्टनेटल वार्ड में भेजने का

डिलीवरी नोट्स ....

....

....

स्वास्थ्य शिक्षा

जच्चा को ....

....

....

बच्चे को ....
....
....

ईलाज (Treatment)

जच्चा को

1.

2.

3.

बच्चा को

1.

2.

3.

हस्ताक्षर नर्स ए.एन.एम./जी.एन.एम.

....

दिनांक ....

हस्ताक्षर डॉ./शिक्षिका

....

....

4. विटनेस डिलीवरी (Witness Delivery)

अस्पताल का नाम (Name of hospital) .... रजिस्ट्रेशन नं. ....
जच्चा का नाम (Name) .... पत्नी ....
उम्र (Age) .... धर्म (Religion) ....
पता (Address) ....
दिनांक भर्ती का (Date of Admission) ....
जी. .... पी. .... ए. .... एल. ....
L.M.P. .... EDD ....
दिनांक समय वार्ड में भेजने का (Date and time of transfer to postnatal ward) ....

I. Admission Notes

1. **सामान्य परीक्षण** (General examination)
   - टी.पी.आर. (Temp. pulse rep.) ....
   - खून की कमी (Anemia) ....
   - हार्ड साउंड (Hard sound) ....
   - सीना व फेफड़े (Lungs/Chest) ....
   - पैरों की टखनों की सूजन (Anema limb/ankil) ....
   - लेबर पेन है/नहीं (Labour pains) ....
2. **प्रासविक विवरण** (Obstetric history)
   - गर्भाशय की ऊँचाई (Uterine height) .... से.मी.
   - पेट की नाप (Abdominal girth) .... से.मी.
   - स्थिति (Lie) ....
   - अवस्था (Attitude) ....
   - अंगस्थिति (Position) ....
   - गर्भप्रस्तुति (Presentation) ....
   - गर्भप्रस्तुति अंग (Presenting part) ....
   - बच्चे के दिल की धड़कन गर्भ में (FHS) ....
   - समय व दिनांक गर्भ के सिकुड़ने व फैलाव का (Time date of onset of contractions) ....
   - गर्भाशय का कान्ट्रेक्यरल है/नहीं (Uterine contraction Yes/No) ....
3. **योनिद्वार द्वारा निरीक्षण** (Vaginal examination)

क्र.सं.	दिनांक व समय	फाईन्डिगस
1.		
2.		
3.		
4.		

*यदि Amniotic membrane फटी है तो एमनियोटिक फ्लूड का रंग ....

4. पहले बच्चे होने की लेबर हिस्ट्री यदि है ....

क्र.सं.	दिनांक व समय	गर्भावस्था के इवेन्टस	लेबर इवेन्टस	डिलीवरी की विधि	सूतिकावस्था	बच्चे की दशा

5. **जांचें** (Investigations) ....

खून (Blood)

हीमोग्लोबीन (Hb) ....

शक्कर (Sugar) ....

वी.डी.आर.एल. (VDRL) ....

समूह (Group) ....

एच.आई.वी. (HIV) ....

अन्य (Other) ....

मूत्र (Urine)

शक्कर (Sugar) ....

अन्य (Other) ....

एल्ब्यूमिन (Other) ....

II. Admission history भर्ती के समय का जच्चा का विवरण

- गर्भावस्था की शिकायत (Pregnancy complaints) ....
....
- माहवारी का विवरण (Menstrual history) ....
....
- मेडिकल विवरण (Medical history) ....
....
- शल्यक्रिया विवरण (Surgical history) ....
....
- व्यक्तिगत विवरण (Personal history) ....
....

III. प्रगति विवरण

A.

क्र.सं.	प्रसव की प्रगति (Progress of labor)	दिनांक (Date)	समय (Time)	टिप्पणी (Remarks)
1.	संकुचन शुरू होना (Contraction started)			पहली अवस्था (Ist Stage) ....
2.	झिल्ली का फटना (Membrane ruptured)			द्वितीय अवस्था (IInd Stage) ....
3.	पूर्ण विस्तारण (Dilatation complete)			तृतीय अवस्था (IIIrd Stage) ....
4.	नीचे की ओर जोर लगाना (Bearing down)			

Name .... Gravida .... Para .... Hospital No ....

Date of admission .... Time of Admission .... Ruptured membrane ....

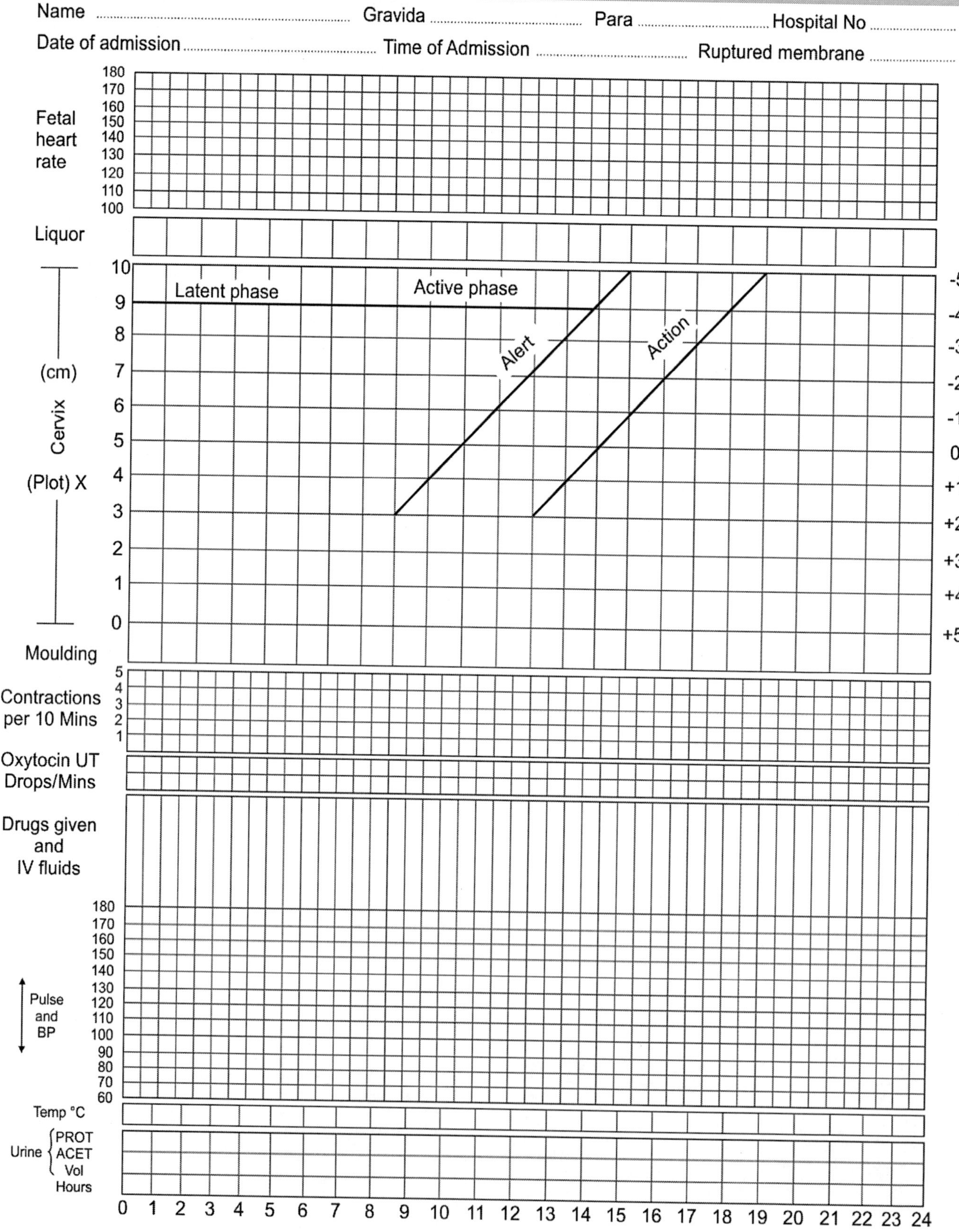

B. लेबर की पहली अवस्था (Ist stage of labour of length) व अवधि

दिनांक व समय	झिल्ली का फटना/नहीं	एफ.एच.एस. (FHS)	सरविक्स का निस्तारण तथा डिगरी	शीर्ष का स्टेशन	डिगरी इफेस्मेन्ट

C. लेबर की दूसरी अवस्था व अवधि (2nd stage of labour of length)

क्र.सं.	दिनांक व समय	सर्वाइकली डायलेटेशन	भगछेदन (Episiotomy)	शिशु की दशा	मां की दशा
				जन्म का समय .... जीवित/मृत्यु .... लिंग .... वजन .... वजन प्लासेन्टा (ग्राम) .... शिशु स्वस्थ या बीमार .... शिशु कुरूपता या सामान्य	रक्तस्राव (Vaginal Bleeding) कम .... सामान्य .... पेरिनियम (Perineum) .... फटी/श्रेणी (Degree tear) .... भगछेदन व मरम्मत .... टांकों के प्रकार यदि है ....

IV. जच्चा की दशा लेबर के समय (Condition of mother during labour)

- पहली अवस्था (Ist stage of labour) ....
....
- द्वितीय अवस्था (IInd stage of labour) ....
....

- तृतीय अवस्था (IIIrd stage of labour) ....

गर्भाशय दर्द .... रिलैक्स/कान्ट्रक्टेड ....

रक्तस्राव रूबरा .... कोर्ड लैशीरेशन ....

दुग्धक्षरण .... अन्य ....

V. नर्सिंग केयर प्लान जच्चा के लिये

क्र.सं.	नर्सिंग असेसमेन्ट	नर्सिंग डायग्नोसिस	नर्सिंग इन्टरवेशन	नर्सिंग इवालूएशन

VI. नर्सिंग केयर प्लान नवजात शिशु के लिये

क्र.सं.	नर्सिंग असेसमेन्ट	नर्सिंग डायग्नोसिस	नर्सिंग इन्टरवेशन	नर्सिंग इवालूएशन

VII. बच्चे की दशा लेबर के समय (Condition of foetus during labour)

गर्भस्थ शिशु लेबर के दौरान

- गर्भस्थ शिशु का हृदय (FMS) ....
- मेकोनियम (Meconium) ....
- विपत्ति के चिन्ह (Any signs of distoes) ....

नवजात शिशु (Newborn)

- लिंग (Sex) ....
- वजन (Weight) ....
- लम्बाई (Length) ....
- सिर के माप (Head circumference) ....
  - बाईपराईटल (Biparietal) ....
  - एस.ओ. ब्रोग्मेटिक ....
  - अक्सिपिटरे प्रान्टल ....
  - मेन्टो वर्टिकल ....

VIII. एपगार गणना (APGAR scoring)

क्र.सं.	एपगार गणना	0 प्वाइंट	1 प्वाइंट	2 प्वाइंट
1.	रंग (Colour)	नीला सफेद (Blue pale)	शरीर गुलाबी हाथ व पांव नीले (Body pink limbs blue)	पूर्ण गुलाबी (Completely pink)
2.	स्वसनीय प्रयत्न (Respiratory effort)	अनुपस्थित (Absent)	धीमी और अनियमित धीमा रोना (Slow and irregular weak cry)	जोर से रोना (Strong cry)
3.	हृदय धडकन (Heat beat)	अनुपस्थित (Absent)	धीमी 100 से कम (Slow less then 100)	100 से ऊपर (Over 100)
4.	पेशीय शक्ति (Muscle tone)	शिथिल (Limp)	हाथ पैर का कुछ मुडना (Some fleson of limbs)	सक्रिय हलचल (Active movement)
5.	पांव पर थोड़ा सा झटका देने पर प्रतिक्रिया (Response to flicking foot)	अनुपस्थित (Absent)	रोने जैसी शक्ल (Facial grimace)	रोना (Crying)

IX. नवजात शिशु की परिचरिया (Care of Newborn)

- श्वसन मार्ग साफ होना (Airway clean) ....
- नाल की देखरेख ....
- यदि दवा दी है ....
- पहला दुग्धपान समय ....
- बच्चेकीस्वास्थ्यदशा..

X. दिनांक व समय पोस्टनेटल वार्ड में भेजने का

डिलीवरी नोट्स ....

....

....

स्वास्थ्य शिक्षा

जच्चा को ....

....

....

बच्चे को ....
....
....

ईलाज (Treatment)

जच्चा को

1.

2.

3.

बच्चा को

1.

2.

3.

हस्ताक्षर नर्स ए.एन.एम./जी.एन.एम.
....
दिनांक ....

हस्ताक्षर डॉ./शिक्षिका
....
....

5. विटनेस डिलीवरी (Witness Delivery)

अस्पताल का नाम (Name of hospital) .... रजिस्ट्रेशन नं. ....

जच्चा का नाम (Name) .... पत्नी ....

उम्र (Age) .... धर्म (Religion) ....

पता (Address) ....

दिनांक भर्ती का (Date of Admission) ....

जी. .... पी. .... ए. .... एल. ....

L.M.P. .... EDD ....

दिनांक समय वार्ड में भेजने का (Date and time of transfer to postnatal ward) ....

I. Admission Notes

1. **सामान्य परीक्षण** (General examination)
   - टी.पी.आर. (Temp. pulse rep.) ....
   - खून की कमी (Anemia) ....
   - हार्ड साउंड (Hard sound) ....
   - सीना व फेफड़े (Lungs/Chest) ....
   - पैरों की टखनों की सूजन (Anema limb/ankil) ....
   - लेबर पेन है/नहीं (Labour pains) ....
2. **प्रासविक विवरण** (Obstetric history)
   - गर्भाशय की ऊँचाई (Uterine height) .... से.मी.
   - पेट की नाप (Abdominal girth) .... से.मी.
   - स्थिति (Lie) ....
   - अवस्था (Attitude) ....
   - अंगस्थिति (Position) ....
   - गर्भप्रस्तुति (Presentation) ....
   - गर्भप्रस्तुति अंग (Presenting part) ....
   - बच्चे के दिल की धड़कन गर्भ में (FHS) ....
   - समय व दिनांक गर्भ के सिकुड़ने व फैलाव का (Time date of onset of contractions) ....
   - गर्भाशय का कान्ट्रेक्यरल है/नहीं (Uterine contraction Yes/No) ....
3. **योनिद्वार द्वारा निरीक्षण** (Vaginal examination)

क्र.सं.	दिनांक व समय	फाईन्डिगस
1.		
2.		
3.		
4.		

*यदि Amniotic membrane फटी है तो एमनियोटिक फ्लूड का रंग ....

4. पहले बच्चे होने की लेबर हिस्ट्री यदि है ....

क्र.सं.	दिनांक व समय	गर्भावस्था के इवेन्टस	लेबर इवेन्टस	डिलीवरी की विधि	सूतिकावस्था	बच्चे की दशा

5. **जांचें** (Investigations) ....

खून (Blood)

हीमोग्लोबीन (Hb) .... समूह (Group) ....

शक्कर (Sugar) .... एच.आई.वी. (HIV) ....

वी.डी.आर.एल. (VDRL) .... अन्य (Other) ....

मूत्र (Urine)

शक्कर (Sugar) .... एल्ब्यूमिन (Other) ....

अन्य (Other) ....

II. Admission history भर्ती के समय का जच्चा का विवरण

- गर्भावस्था की शिकायत (Pregnancy complaints) ....
....
- माहवारी का विवरण (Menstrual history) ....
....
- मेडिकल विवरण (Medical history) ....
....
- शल्यक्रिया विवरण (Surgical history) ....
....
- व्यक्तिगत विवरण (Personal history) ....
....

III. प्रगति विवरण

A.

क्र.सं.	प्रसव की प्रगति (Progress of labor)	दिनांक (Date)	समय (Time)	टिप्पणी (Remarks)
1.	संकुचन शुरू होना (Contraction started)			पहली अवस्था (Ist Stage) ....
2.	झिल्ली का फटना (Membrane ruptured)			द्वितीय अवस्था (IInd Stage) ....
3.	पूर्ण विस्तारण (Dilatation complete)			तृतीय अवस्था (IIIrd Stage) ....
4.	नीचे की ओर जोर लगाना (Bearing down)			

Name .... Gravida .... Para .... Hospital No ....

Date of admission .... Time of Admission .... Ruptured membrane ....

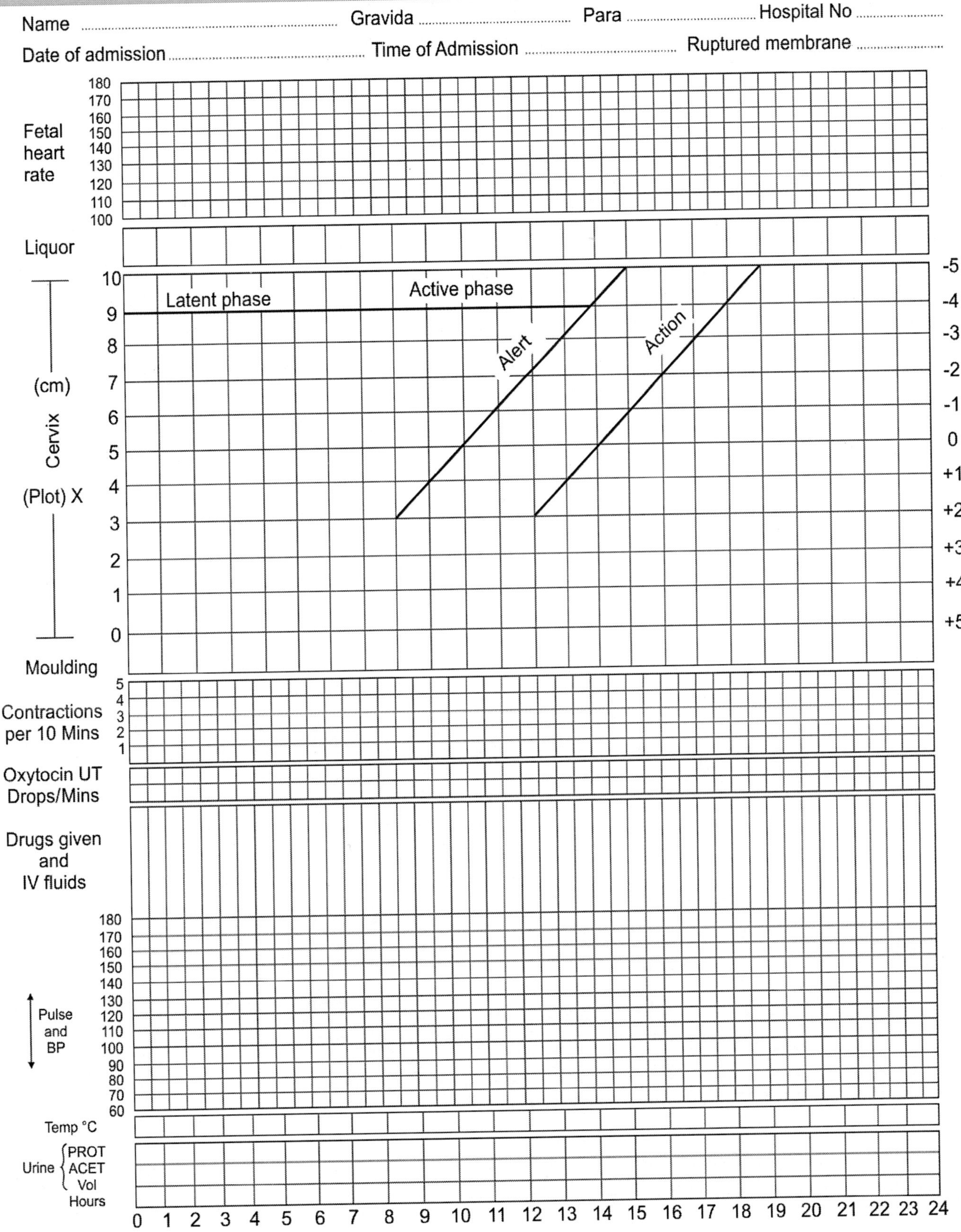

B. लेबर की पहली अवस्था (Ist stage of labour of length) व अवधि

दिनांक व समय	झिल्ली का फटना/नहीं	एफ.एच.एस. (FHS)	सरविक्स का निस्तारण तथा डिगरी	शीर्ष का स्टेशन	डिगरी इफेस्मेन्ट

C. लेबर की दूसरी अवस्था व अवधि (2nd stage of labour of length)

क्र.सं.	दिनांक व समय	सर्वाइकली डायलेटेशन	भगछेदन (Episiotomy)	शिशु की दशा	मां की दशा
				जन्म का समय .... जीवित/मृत्यु .... लिंग .... वजन .... वजन प्लासेन्टा (ग्राम) .... शिशु स्वस्थ या बीमार .... शिशु कुरूपता या सामान्य	रक्तस्राव (Vaginal Bleeding) कम .... सामान्य .... पेरिनियम (Perineum) .... फटी/श्रेणी (Degree tear) .... भगछेदन व मरम्मत .... टांकों के प्रकार यदि है ....

IV. जच्चा की दशा लेबर के समय (Condition of mother during labour)

- पहली अवस्था (Ist stage of labour) ....
....
- द्वितीय अवस्था (IInd stage of labour) ....
....

- तृतीय अवस्था (IIIrd stage of labour) ....

गर्भाशय दर्द .... रिलैक्स/कान्ट्रक्टेड ....

रक्तस्राव रूबरा .... कोर्ड लैशीरेशन ....

दुग्धक्षरण .... अन्य ....

V. नर्सिंग केयर प्लान जच्चा के लिये

क्र.सं.	नर्सिंग असेसमेन्ट	नर्सिंग डायग्नोसिस	नर्सिंग इन्टरवेशन	नर्सिंग इवालूएशन

VI. नर्सिंग केयर प्लान नवजात शिशु के लिये

क्र.सं.	नर्सिंग असेसमेन्ट	नर्सिंग डायग्नोसिस	नर्सिंग इन्टरवेशन	नर्सिंग इवालूएशन

VII. बच्चे की दशा लेबर के समय (Condition of foetus during labour)

गर्भस्थ शिशु लेबर के दौरान

- गर्भस्थ शिशु का हृदय (FMS) ....
- मेकोनियम (Meconium) ....
- विपत्ति के चिन्ह (Any signs of distoes) ....

नवजात शिशु (Newborn)

- लिंग (Sex) ....
- वजन (Weight) ....
- लम्बाई (Length) ....
- सिर के माप (Head circumference) ....
  - बाईपराईटल (Biparietal) ....
  - एस.ओ. ब्रोग्मेटिक ....
  - अक्सिपिटरे प्रान्टल ....
  - मेन्टो वर्टिकल ....

VIII. एपगार गणना (APGAR scoring)

क्र.सं.	एपगार गणना	0 प्वाइंट	1 प्वाइंट	2 प्वाइंट
1.	रंग (Colour)	नीला सफेद (Blue pale)	शरीर गुलाबी हाथ व पांव नीले (Body pink limbs blue)	पूर्ण गुलाबी (Completely pink)
2.	स्वसनीय प्रयत्न (Respiratory effort)	अनुपस्थित (Absent)	धीमी और अनियमित धीमा रोना (Slow and irregular weak cry)	जोर से रोना (Strong cry)
3.	हृदय धडकन (Heat beat)	अनुपस्थित (Absent)	धीमी 100 से कम (Slow less then 100)	100 से ऊपर (Over 100)
4.	पेशीय शक्ति (Muscle tone)	शिथिल (Limp)	हाथ पैर का कुछ मुडना (Some fleson of limbs)	सक्रिय हलचल (Active movement)
5.	पांव पर थोड़ा सा झटका देने पर प्रतिक्रिया (Response to flicking foot)	अनुपस्थित (Absent)	रोने जैसी शक्ल (Facial grimace)	रोना (Crying)

IX. नवजात शिशु की परिचरिया (Care of Newborn)

- श्वसन मार्ग साफ होना (Airway clean) ....
- नाल की देखरेख ....
- यदि दवा दी है ....
- पहला दुग्धपान समय ....
- बच्चेकी स्वास्थ्यदशा..........

X. दिनांक व समय पोस्टनेटल वार्ड में भेजने का

डिलीवरी नोट्स ....

....

....

स्वास्थ्य शिक्षा

जच्चा को ....

....

....

बच्चे को ....
....
....

ईलाज (Treatment)

जच्चा को

1.

2.

3.

बच्चा को

1.

2.

3.

हस्ताक्षर नर्स ए.एन.एम./जी.एन.एम.

....

दिनांक ....

हस्ताक्षर डॉ./शिक्षिका

....

....

6. विटनेस डिलीवरी (Witness Delivery)

अस्पताल का नाम (Name of hospital) .... रजिस्ट्रेशन नं. ....
जच्चा का नाम (Name) .... पत्नी ....
उम्र (Age) .... धर्म (Religion) ....
पता (Address) ....
दिनांक भर्ती का (Date of Admission) ....
जी. .... पी. .... ए. .... एल. ....
L.M.P. .... EDD ....
दिनांक समय वार्ड में भेजने का (Date and time of transfer to postnatal ward) ....

I. Admission Notes

1. **सामान्य परीक्षण** (General examination)
   - टी.पी.आर. (Temp. pulse rep.) ....
   - खून की कमी (Anemia) ....
   - हार्ड साउंड (Hard sound) ....
   - सीना व फेफड़े (Lungs/Chest) ....
   - पैरों की टखनों की सूजन (Anema limb/ankil) ....
   - लेबर पेन है/नहीं (Labour pains) ....
2. **प्रासविक विवरण** (Obstetric history)
   - गर्भाशय की ऊँचाई (Uterine height) .... से.मी.
   - पेट की नाप (Abdominal girth) .... से.मी.
   - स्थिति (Lie) ....
   - अवस्था (Attitude) ....
   - अंगस्थिति (Position) ....
   - गर्भप्रस्तुति (Presentation) ....
   - गर्भप्रस्तुति अंग (Presenting part) ....
   - बच्चे के दिल की धड़कन गर्भ में (FHS) ....
   - समय व दिनांक गर्भ के सिकुड़ने व फैलाव का (Time date of onset of contractions) ....
   - गर्भाशय का कान्ट्रेक्यरल है/नहीं (Uterine contraction Yes/No) ....
3. **योनिद्वार द्वारा निरीक्षण** (Vaginal examination)

क्र.सं.	दिनांक व समय	फाईन्डिगस
1.		
2.		
3.		
4.		

*यदि Amniotic membrane फटी है तो एमनियोटिक फ्लूड का रंग ....

4. पहले बच्चे होने की लेबर हिस्ट्री यदि है ....

क्र.सं.	दिनांक व समय	गर्भावस्था के इवेन्टस	लेबर इवेन्टस	डिलीवरी की विधि	सूतिकावस्था	बच्चे की दशा

5. **जांचें** (Investigations) ....

खून (Blood)

हीमोग्लोबीन (Hb) ....
शक्कर (Sugar) ....
वी.डी.आर.एल. (VDRL) ....
समूह (Group) ....
एच.आई.वी. (HIV) ....
अन्य (Other) ....

मूत्र (Urine)

शक्कर (Sugar) ....
अन्य (Other) ....
एल्ब्यूमिन (Other) ....

II. Admission history भर्ती के समय का जच्चा का विवरण

- गर्भावस्था की शिकायत (Pregnancy complaints) ....
....
- माहवारी का विवरण (Menstrual history) ....
....
- मेडिकल विवरण (Medical history) ....
....
- शल्यक्रिया विवरण (Surgical history) ....
....
- व्यक्तिगत विवरण (Personal history) ....
....

III. प्रगति विवरण

A.

क्र.सं.	प्रसव की प्रगति (Progress of labor)	दिनांक (Date)	समय (Time)	टिप्पणी (Remarks)
1.	संकुचन शुरू होना (Contraction started)			पहली अवस्था (Ist Stage) ....
2.	झिल्ली का फटना (Membrane ruptured)			द्वितीय अवस्था (IInd Stage) ....
3.	पूर्ण विस्तारण (Dilatation complete)			तृतीय अवस्था (IIIrd Stage) ....
4.	नीचे की ओर जोर लगाना (Bearing down)			

Name .... Gravida .... Para .... Hospital No ....

Date of admission .... Time of Admission .... Ruptured membrane ....

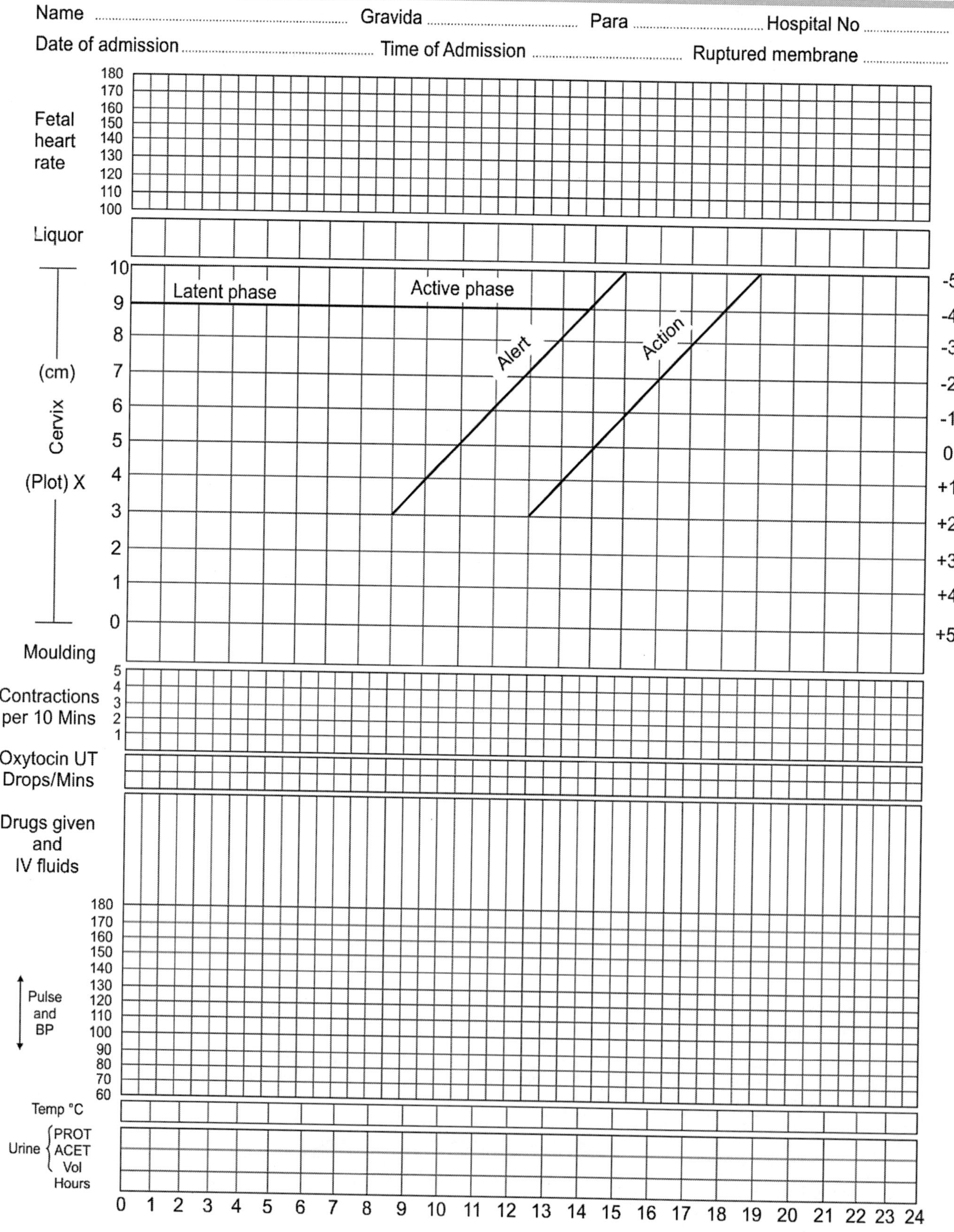

B. लेबर की पहली अवस्था (Ist stage of labour of length) व अवधि

दिनांक व समय	झिल्ली का फटना/नहीं	एफ.एच.एस. (FHS)	सरविक्स का निस्तारण तथा डिगरी	शीर्ष का स्टेशन	डिगरी इफेस्मेन्ट

C. लेबर की दूसरी अवस्था व अवधि (2nd stage of labour of length)

क्र.सं.	दिनांक व समय	सर्वाइकली डायलेटेशन	भगछेदन (Episiotomy)	शिशु की दशा	मां की दशा
				जन्म का समय	रक्तस्राव (Vaginal Bleeding) कम .... सामान्य ....
				जीवित/मृत्यु	पेरिनियम (Perineum) ....
				लिंग	फटी/श्रेणी (Degree tear) ....
				वजन	भगछेदन व मरम्मत ....
				वजन प्लासेन्टा (ग्राम)	टांकों के प्रकार यदि है ....
				शिशु स्वस्थ या बीमार	
				शिशु कुरूपता या सामान्य	

IV. **जच्चा की दशा लेबर के समय (Condition of mother during labour)**

- पहली अवस्था (Ist stage of labour) ....
....
- द्वितीय अवस्था (IInd stage of labour) ....
....

- तृतीय अवस्था (IIIrd stage of labour) ....

गर्भाशय दर्द .... रिलैक्स/कान्ट्रक्टेड ....

रक्तस्राव रूबरा .... कोर्ड लैशीरेशन ....

दुग्धक्षरण .... अन्य ....

V. नर्सिंग केयर प्लान जच्चा के लिये

क्र.सं.	नर्सिंग असेसमेन्ट	नर्सिंग डायग्नोसिस	नर्सिंग इन्टरवेन्शन	नर्सिंग इवालूएशन

VI. नर्सिंग केयर प्लान नवजात शिशु के लिये

क्र.सं.	नर्सिंग असेसमेन्ट	नर्सिंग डायग्नोसिस	नर्सिंग इन्टरवेन्शन	नर्सिंग इवालूएशन

VII. बच्चे की दशा लेबर के समय (Condition of foetus during labour)

गर्भस्थ शिशु लेबर के दौरान

- गर्भस्थ शिशु का हृदय (FMS) ....
- मेकोनियम (Meconium) ....
- विपत्ति के चिन्ह (Any signs of distoes) ....

नवजात शिशु (Newborn)

- लिंग (Sex) ....
- वजन (Weight) ....
- लम्बाई (Length) ....
- सिर के माप (Head circumference) ....
  - बाईपराईटल (Biparietal) ....
  - एस.ओ. ब्रोग्मेटिक ....
  - अक्सिपिटरे प्रान्टल ....
  - मेन्टो वर्टिकल ....

VIII. एपगार गणना (APGAR scoring)

क्र.सं.	एपगार गणना	0 प्वाइंट	1 प्वाइंट	2 प्वाइंट
1.	रंग (Colour)	नीला सफेद (Blue pale)	शरीर गुलाबी हाथ व पांव नीले (Body pink limbs blue)	पूर्ण गुलाबी (Completely pink)
2.	स्वसनीय प्रयत्न (Respiratory effort)	अनुपस्थित (Absent)	धीमी और अनियमित धीमा रोना (Slow and irregular weak cry)	जोर से रोना (Strong cry)
3.	हृदय धडकन (Heat beat)	अनुपस्थित (Absent)	धीमी 100 से कम (Slow less then 100)	100 से ऊपर (Over 100)
4.	पेशीय शक्ति (Muscle tone)	शिथिल (Limp)	हाथ पैर का कुछ मुडना (Some fleson of limbs)	सक्रिय हलचल (Active movement)
5.	पांव पर थोड़ा सा झटका देने पर प्रतिक्रिया (Response to flicking foot)	अनुपस्थित (Absent)	रोने जैसी शक्ल (Facial grimace)	रोना (Crying)

IX. नवजात शिशु की परिचरिया (Care of Newborn)

- श्वसन मार्ग साफ होना (Airway clean) ....
- नाल की देखरेख ....
- यदि दवा दी है ....
- पहला दुग्धपान समय ....
- बच्चेकीस्वास्थ्यदशा...

X. दिनांक व समय पोस्टनेटल वार्ड में भेजने का

डिलीवरी नोट्स ....

....

....

स्वास्थ्य शिक्षा

जच्चा को ....

....

....

बच्चे को ....
....
....

ईलाज (Treatment)

जच्चा को

1.

2.

3.

बच्चा को

1.

2.

3.

हस्ताक्षर नर्स ए.एन.एम./जी.एन.एम.
....
दिनांक ....

हस्ताक्षर डॉ./शिक्षिका
....
....

7. विटनेस डिलीवरी (Witness Delivery)

अस्पताल का नाम (Name of hospital) .... रजिस्ट्रेशन नं. ....
जच्चा का नाम (Name) .... पत्नी ....
उम्र (Age) .... धर्म (Religion) ....
पता (Address) ....
दिनांक भर्ती का (Date of Admission) ....
जी. .... पी. .... ए. .... एल. ....
L.M.P. .... EDD ....
दिनांक समय वार्ड में भेजने का (Date and time of transfer to postnatal ward) ....

I. Admission Notes

1. **सामान्य परीक्षण** (General examination)
   - टी.पी.आर. (Temp. pulse rep.) ....
   - खून की कमी (Anemia) ....
   - हार्ड साउंड (Hard sound) ....
   - सीना व फेफड़े (Lungs/Chest) ....
   - पैरों की टखनों की सूजन (Anema limb/ankil) ....
   - लेबर पेन है/नहीं (Labour pains) ....
2. **प्रासविक विवरण** (Obstetric history)
   - गर्भाशय की ऊँचाई (Uterine height) .... से.मी.
   - पेट की नाप (Abdominal girth) .... से.मी.
   - स्थिति (Lie) ....
   - अवस्था (Attitude) ....
   - अंगस्थिति (Position) ....
   - गर्भप्रस्तुति (Presentation) ....
   - गर्भप्रस्तुति अंग (Presenting part) ....
   - बच्चे के दिल की धड़कन गर्भ में (FHS) ....
   - समय व दिनांक गर्भ के सिकुड़ने व फैलाव का (Time date of onset of contractions) ....
   - गर्भाशय का कान्ट्रेक्यरल है/नहीं (Uterine contraction Yes/No) ....
3. **योनिद्वार द्वारा निरीक्षण** (Vaginal examination)

क्र.सं.	दिनांक व समय	फाईन्डिगस
1.		
2.		
3.		
4.		

*यदि Amniotic membrane फटी है तो एमनियोटिक फ्लूड का रंग ....

4. पहले बच्चे होने की लेबर हिस्ट्री यदि है ....

क्र.सं.	दिनांक व समय	गर्भावस्था के इवेन्टस	लेबर इवेन्टस	डिलीवरी की विधि	सूतिकावस्था	बच्चे की दशा

5. **जांचें** (Investigations) ....

खून (Blood)

हीमोग्लोबीन (Hb) .... समूह (Group) ....

शक्कर (Sugar) .... एच.आई.वी. (HIV) ....

वी.डी.आर.एल. (VDRL) .... अन्य (Other) ....

मूत्र (Urine)

शक्कर (Sugar) .... एल्ब्यूमिन (Other) ....

अन्य (Other) ....

II. Admission history भर्ती के समय का जच्चा का विवरण

- गर्भावस्था की शिकायत (Pregnancy complaints) ....
....
- माहवारी का विवरण (Menstrual history) ....
....
- मेडिकल विवरण (Medical history) ....
....
- शल्यक्रिया विवरण (Surgical history) ....
....
- व्यक्तिगत विवरण (Personal history) ....
....

III. प्रगति विवरण

A.

क्र.सं.	प्रसव की प्रगति (Progress of labor)	दिनांक (Date)	समय (Time)	टिप्पणी (Remarks)
1.	संकुचन शुरू होना (Contraction started)			पहली अवस्था (Ist Stage) ....
2.	झिल्ली का फटना (Membrane ruptured)			द्वितीय अवस्था (IInd Stage) ....
3.	पूर्ण विस्तारण (Dilatation complete)			तृतीय अवस्था (IIIrd Stage) ....
4.	नीचे की ओर जोर लगाना (Bearing down)			

Name .... Gravida .... Para .... Hospital No ....

Date of admission .... Time of Admission .... Ruptured membrane ....

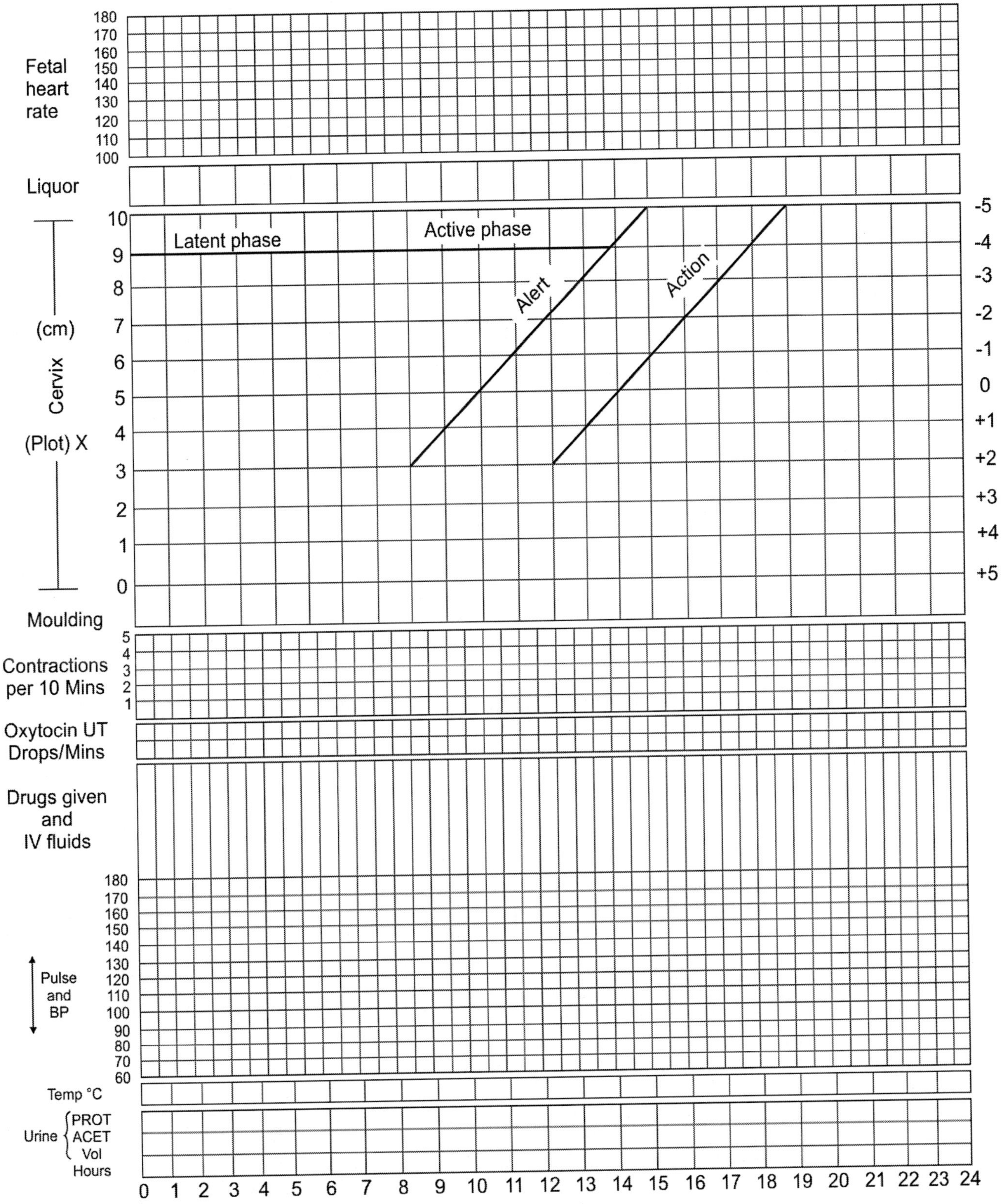

Fetal heart rate: 180, 170, 160, 150, 140, 130, 120, 110, 100

Liquor

Cervix (cm) (Plot) X: 10, 9, 8, 7, 6, 5, 4, 3, 2, 1, 0

Latent phase

Active phase

Alert

Action

-5, -4, -3, -2, -1, 0, +1, +2, +3, +4, +5

Moulding

Contractions per 10 Mins: 5, 4, 3, 2, 1

Oxytocin UT Drops/Mins

Drugs given and IV fluids

Pulse and BP: 180, 170, 160, 150, 140, 130, 120, 110, 100, 90, 80, 70, 60

Temp °C

Urine: PROT, ACET, Vol

Hours: 0, 1, 2, 3, 4, 5, 6, 7, 8, 9, 10, 11, 12, 13, 14, 15, 16, 17, 18, 19, 20, 21, 22, 23, 24

B. लेबर की पहली अवस्था (Ist stage of labour of length) व अवधि

दिनांक व समय	झिल्ली का फटना/नहीं	एफ.एच.एस. (FHS)	सरविक्स का निस्तारण तथा डिगरी	शीर्ष का स्टेशन	डिगरी इफेस्मेन्ट

C. लेबर की दूसरी अवस्था व अवधि (2nd stage of labour of length)

क्र.सं.	दिनांक व समय	सर्वाइकली डायलेटेशन	भगछेदन (Episiotomy)	शिशु की दशा	मां की दशा
				जन्म का समय .... जीवित/मृत्यु .... लिंग .... वजन .... वजन प्लासेन्टा (ग्राम) .... शिशु स्वस्थ या बीमार .... शिशु कुरूपता या सामान्य	रक्तस्राव (Vaginal Bleeding) कम .... सामान्य .... पेरिनियम (Perineum) .... फटी/श्रेणी (Degree tear) .... भगछेदन व मरम्मत .... टांकों के प्रकार यदि है ....

IV. जच्चा की दशा लेबर के समय (Condition of mother during labour)

- पहली अवस्था (Ist stage of labour) ....
....
- द्वितीय अवस्था (IInd stage of labour) ....
....

- तृतीय अवस्था (IIIrd stage of labour) ....

गर्भाशय दर्द .... रिलैक्स/कान्ट्रक्टेड ....

रक्तस्राव रूबरा .... कोर्ड लैशीरेशन ....

दुग्धक्षरण .... अन्य ....

V. नर्सिंग केयर प्लान जच्चा के लिये

क्र.सं.	नर्सिंग असेसमेन्ट	नर्सिंग डायग्नोसिस	नर्सिंग इन्टरवेन्शन	नर्सिंग इवालूएशन

VI. नर्सिंग केयर प्लान नवजात शिशु के लिये

क्र.सं.	नर्सिंग असेसमेन्ट	नर्सिंग डायग्नोसिस	नर्सिंग इन्टरवेन्शन	नर्सिंग इवालूएशन

VII. बच्चे की दशा लेबर के समय (Condition of foetus during labour)

गर्भस्थ शिशु लेबर के दौरान

- गर्भस्थ शिशु का हृदय (FMS) ....
- मेकोनियम (Meconium) ....
- विपत्ति के चिन्ह (Any signs of distoes) ....

नवजात शिशु (Newborn)

- लिंग (Sex) ....
- वजन (Weight) ....
- लम्बाई (Length) ....
- सिर के माप (Head circumference) ....
  - बाईपराईटल (Biparietal) ....
  - एस.ओ. ब्रोग्मेटिक ....
  - अक्सिपिटरे प्रान्टल ....
  - मेन्टो वर्टिकल ....

VIII. एपगार गणना (APGAR scoring)

क्र.सं.	एपगार गणना	0 प्वाइंट	1 प्वाइंट	2 प्वाइंट
1.	रंग (Colour)	नीला सफेद (Blue pale)	शरीर गुलाबी हाथ व पांव नीले (Body pink limbs blue)	पूर्ण गुलाबी (Completely pink)
2.	स्वसनीय प्रयत्न (Respiratory effort)	अनुपस्थित (Absent)	धीमी और अनियमित धीमा रोना (Slow and irregular weak cry)	जोर से रोना (Strong cry)
3.	हृदय धडकन (Heat beat)	अनुपस्थित (Absent)	धीमी 100 से कम (Slow less then 100)	100 से ऊपर (Over 100)
4.	पेशीय शक्ति (Muscle tone)	शिथिल (Limp)	हाथ पैर का कुछ मुडना (Some fleson of limbs)	सक्रिय हलचल (Active movement)
5.	पांव पर थोड़ा सा झटका देने पर प्रतिक्रिया (Response to flicking foot)	अनुपस्थित (Absent)	रोने जैसी शक्ल (Facial grimace)	रोना (Crying)

IX. नवजात शिशु की परिचरिया (Care of Newborn)

- श्वसन मार्ग साफ होना (Airway clean) ....
- नाल की देखरेख ....
- यदि दवा दी है ....
- पहला दुग्धपान समय ....
- बच्चेकीस्वास्थ्यदशा..

X. दिनांक व समय पोस्टनेटल वार्ड में भेजने का

डिलीवरी नोट्स ....

....

....

स्वास्थ्य शिक्षा

जच्चा को ....

....

....

बच्चे को ....

....

....

ईलाज (Treatment)

जच्चा को

1.

2.

3.

बच्चा को

1.

2.

3.

हस्ताक्षर नर्स ए.एन.एम./जी.एन.एम.

....

दिनांक ....

हस्ताक्षर डॉ./शिक्षिका

....

....

8. विटनेस डिलीवरी (Witness Delivery)

अस्पताल का नाम (Name of hospital) .... रजिस्ट्रेशन नं. ....

जच्चा का नाम (Name) .... पत्नी ....

उम्र (Age) .... धर्म (Religion) ....

पता (Address) ....

दिनांक भर्ती का (Date of Admission) ....

जी. .... पी. .... ए. .... एल. ....

L.M.P. .... EDD ....

दिनांक समय वार्ड में भेजने का (Date and time of transfer to postnatal ward) ....

I. Admission Notes

1. **सामान्य परीक्षण** (General examination)
   - टी.पी.आर. (Temp. pulse rep.) ....
   - खून की कमी (Anemia) ....
   - हार्ड साउंड (Hard sound) ....
   - सीना व फेफड़े (Lungs/Chest) ....
   - पैरों की टखनों की सूजन (Anema limb/ankil) ....
   - लेबर पेन है/नहीं (Labour pains) ....
2. **प्रासविक विवरण** (Obstetric history)
   - गर्भाशय की ऊँचाई (Uterine height) .... से.मी.
   - पेट की नाप (Abdominal girth) .... से.मी.
   - स्थिति (Lie) ....
   - अवस्था (Attitude) ....
   - अंगस्थिति (Position) ....
   - गर्भप्रस्तुति (Presentation) ....
   - गर्भप्रस्तुति अंग (Presenting part) ....
   - बच्चे के दिल की धड़कन गर्भ में (FHS) ....
   - समय व दिनांक गर्भ के सिकुड़ने व फैलाव का (Time date of onset of contractions) ....
   - गर्भाशय का कान्ट्रेक्यरल है/नहीं (Uterine contraction Yes/No) ....
3. **योनिद्वार द्वारा निरीक्षण** (Vaginal examination)

क्र.सं.	दिनांक व समय	फाईन्डिगस
1.		
2.		
3.		
4.		

*यदि Amniotic membrane फटी है तो एमनियोटिक फ्लूड का रंग ....

4. पहले बच्चे होने की लेबर हिस्ट्री यदि है ....

क्र.सं.	दिनांक व समय	गर्भावस्था के इवेन्टस	लेबर इवेन्टस	डिलीवरी की विधि	सूतिकावस्था	बच्चे की दशा

5. **जांचें** (Investigations) ....

खून (Blood)

हीमोग्लोबीन (Hb) ....
शक्कर (Sugar) ....
वी.डी.आर.एल. (VDRL) ....
समूह (Group) ....
एच.आई.वी. (HIV) ....
अन्य (Other) ....

मूत्र (Urine)

शक्कर (Sugar) ....
अन्य (Other) ....
एल्ब्यूमिन (Other) ....

II. Admission history भर्ती के समय का जच्चा का विवरण

- गर्भावस्था की शिकायत (Pregnancy complaints) ....
....
- माहवारी का विवरण (Menstrual history) ....
....
- मेडिकल विवरण (Medical history) ....
....
- शल्यक्रिया विवरण (Surgical history) ....
....
- व्यक्तिगत विवरण (Personal history) ....
....

III. प्रगति विवरण

A.

क्र.सं.	प्रसव की प्रगति (Progress of labor)	दिनांक (Date)	समय (Time)	टिप्पणी (Remarks)
1.	संकुचन शुरू होना (Contraction started)			पहली अवस्था (Ist Stage) ....
2.	झिल्ली का फटना (Membrane ruptured)			द्वितीय अवस्था (IInd Stage) ....
3.	पूर्ण विस्तारण (Dilatation complete)			तृतीय अवस्था (IIIrd Stage) ....
4.	नीचे की ओर जोर लगाना (Bearing down)			

Name .... Gravida .... Para .... Hospital No ....

Date of admission .... Time of Admission .... Ruptured membrane ....

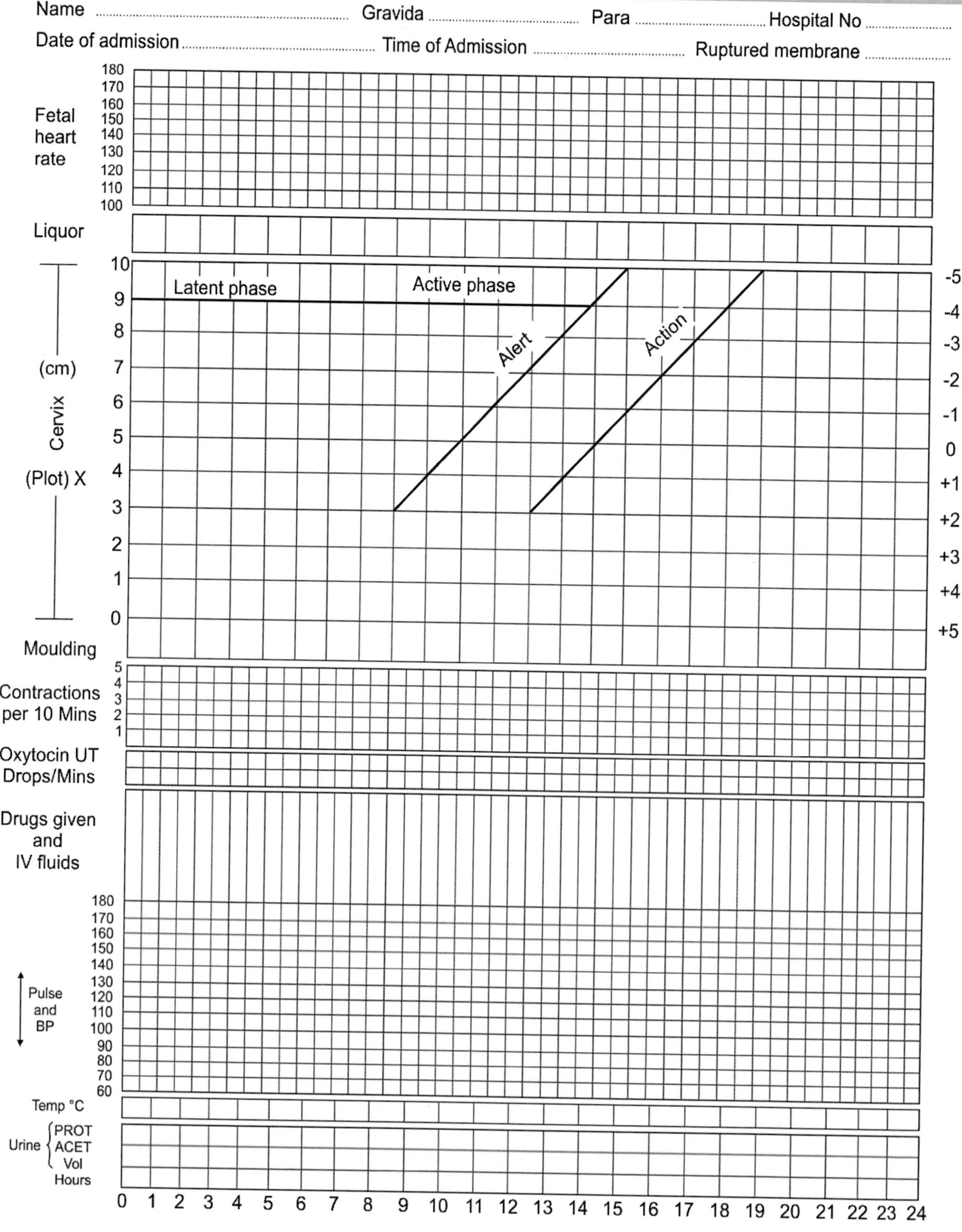

B. लेबर की पहली अवस्था (Ist stage of labour of length) व अवधि

दिनांक व समय	झिल्ली का फटना/नहीं	एफ.एच.एस. (FHS)	सरविक्स का निस्तारण तथा डिगरी	शीर्ष का स्टेशन	डिगरी इफेस्मेन्ट

C. लेबर की दूसरी अवस्था व अवधि (2nd stage of labour of length)

क्र.सं.	दिनांक व समय	सर्वाइकली डायलेटेशन	भगछेदन (Episiotomy)	शिशु की दशा	मां की दशा
				जन्म का समय .... जीवित/मृत्यु .... लिंग .... वजन .... वजन प्लासेन्टा (ग्राम) .... शिशु स्वस्थ या बीमार .... शिशु कुरूपता या सामान्य	रक्तस्राव (Vaginal Bleeding) कम .... सामान्य .... पेरिनियम (Perineum) .... फटी/श्रेणी (Degree tear) .... भगछेदन व मरम्मत .... टांकों के प्रकार यदि है ....

IV. **जच्चा की दशा लेबर के समय (Condition of mother during labour)**

- पहली अवस्था (Ist stage of labour) ....
  ....
- द्वितीय अवस्था (IInd stage of labour) ....
  ....

- तृतीय अवस्था (IIIrd stage of labour) ....

गर्भाशय दर्द .... रिलैक्स/कान्ट्रक्टेड ....

रक्तस्राव रूबरा .... कोर्ड लैशीरेशन ....

दुग्धक्षरण .... अन्य ....

V. नर्सिंग केयर प्लान जच्चा के लिये

क्र.सं.	नर्सिंग असेसमेन्ट	नर्सिंग डायग्नोसिस	नर्सिंग इन्टरवेन्शन	नर्सिंग इवालूएशन

VI. नर्सिंग केयर प्लान नवजात शिशु के लिये

क्र.सं.	नर्सिंग असेसमेन्ट	नर्सिंग डायग्नोसिस	नर्सिंग इन्टरवेन्शन	नर्सिंग इवालूएशन

VII. बच्चे की दशा लेबर के समय (Condition of foetus during labour)

गर्भस्थ शिशु लेबर के दौरान

- गर्भस्थ शिशु का हृदय (FMS) ....
- मेकोनियम (Meconium) ....
- विपत्ति के चिन्ह (Any signs of distoes) ....

नवजात शिशु (Newborn)

- लिंग (Sex) ....
- वजन (Weight) ....
- लम्बाई (Length) ....
- सिर के माप (Head circumference) ....
  - बाईपराईटल (Biparietal) ....
  - एस.ओ. ब्रोग्मेटिक ....
  - अक्सिपिटरे प्रान्टल ....
  - मेन्टो वर्टिकल ....

VIII. एपगार गणना (APGAR scoring)

क्र.सं.	एपगार गणना	0 प्वाइंट	1 प्वाइंट	2 प्वाइंट
1.	रंग (Colour)	नीला सफेद (Blue pale)	शरीर गुलाबी हाथ व पांव नीले (Body pink limbs blue)	पूर्ण गुलाबी (Completely pink)
2.	स्वसनीय प्रयत्न (Respiratory effort)	अनुपस्थित (Absent)	धीमी और अनियमित धीमा रोना (Slow and irregular weak cry)	जोर से रोना (Strong cry)
3.	हृदय धडकन (Heat beat)	अनुपस्थित (Absent)	धीमी 100 से कम (Slow less then 100)	100 से ऊपर (Over 100)
4.	पेशीय शक्ति (Muscle tone)	शिथिल (Limp)	हाथ पैर का कुछ मुडना (Some fleson of limbs)	सक्रिय हलचल (Active movement)
5.	पांव पर थोड़ा सा झटका देने पर प्रतिक्रिया (Response to flicking foot)	अनुपस्थित (Absent)	रोने जैसी शक्ल (Facial grimace)	रोना (Crying)

IX. नवजात शिशु की परिचरिया (Care of Newborn)

- श्वसन मार्ग साफ होना (Airway clean) ....
- नाल की देखरेख ....
- यदि दवा दी है ....
- पहला दुग्धपान समय ....
- बच्चेकीस्वास्थ्यदशा..

X. दिनांक व समय पोस्टनेटल वार्ड में भेजने का

डिलीवरी नोट्स ....

....

....

स्वास्थ्य शिक्षा

जच्चा को ....

....

....

बच्चे को ....
....
....
....

ईलाज (Treatment)

जच्चा को

1.

2.

3.

बच्चा को

1.

2.

3.

हस्ताक्षर नर्स ए.एन.एम./जी.एन.एम.
....
दिनांक ....

हस्ताक्षर डॉ./शिक्षिका
....
....

9. विटनेस डिलीवरी (Witness Delivery)

अस्पताल का नाम (Name of hospital) .... रजिस्ट्रेशन नं. ....
जच्चा का नाम (Name) .... पत्नी ....
उम्र (Age) .... धर्म (Religion) ....
पता (Address) ....
दिनांक भर्ती का (Date of Admission) ....
जी. .... पी. .... ए. .... एल. ....
L.M.P. .... EDD ....
दिनांक समय वार्ड में भेजने का (Date and time of transfer to postnatal ward) ....

I. Admission Notes

1. **सामान्य परीक्षण** (General examination)
   - टी.पी.आर. (Temp. pulse rep.) ....
   - खून की कमी (Anemia) ....
   - हार्ड साउंड (Hard sound) ....
   - सीना व फेफड़े (Lungs/Chest) ....
   - पैरों की टखनों की सूजन (Anema limb/ankil) ....
   - लेबर पेन है/नहीं (Labour pains) ....
2. **प्रासविक विवरण** (Obstetric history)
   - गर्भाशय की ऊँचाई (Uterine height) .... से.मी.
   - पेट की नाप (Abdominal girth) .... से.मी.
   - स्थिति (Lie) ....
   - अवस्था (Attitude) ....
   - अंगस्थिति (Position) ....
   - गर्भप्रस्तुति (Presentation) ....
   - गर्भप्रस्तुति अंग (Presenting part) ....
   - बच्चे के दिल की धड़कन गर्भ में (FHS) ....
   - समय व दिनांक गर्भ के सिकुड़ने व फैलाव का (Time date of onset of contractions) ....
   - गर्भाशय का कान्ट्रेक्यरल है/नहीं (Uterine contraction Yes/No) ....
3. **योनिद्वार द्वारा निरीक्षण** (Vaginal examination)

क्र.सं.	दिनांक व समय	फाईन्डिगस
1.		
2.		
3.		
4.		

*यदि Amniotic membrane फटी है तो एमनियोटिक फ्लूड का रंग ....

4. पहले बच्चे होने की लेबर हिस्ट्री यदि है ....

क्र.सं.	दिनांक व समय	गर्भावस्था के इवेन्टस	लेबर इवेन्टस	डिलीवरी की विधि	सूतिकावस्था	बच्चे की दशा

5. **जांचें** (Investigations) ....

खून (Blood)

हीमोग्लोबीन (Hb) .... समूह (Group) ....

शक्कर (Sugar) .... एच.आई.वी. (HIV) ....

वी.डी.आर.एल. (VDRL) .... अन्य (Other) ....

मूत्र (Urine)

शक्कर (Sugar) .... एल्ब्यूमिन (Other) ....

अन्य (Other) ....

II. Admission history भर्ती के समय का जच्चा का विवरण

- गर्भावस्था की शिकायत (Pregnancy complaints) ....
....
- माहवारी का विवरण (Menstrual history) ....
....
- मेडिकल विवरण (Medical history) ....
....
- शल्यक्रिया विवरण (Surgical history) ....
....
- व्यक्तिगत विवरण (Personal history) ....
....

III. प्रगति विवरण

A.

क्र.सं.	प्रसव की प्रगति (Progress of labor)	दिनांक (Date)	समय (Time)	टिप्पणी (Remarks)
1.	संकुचन शुरू होना (Contraction started)			पहली अवस्था (Ist Stage) ....
2.	झिल्ली का फटना (Membrane ruptured)			द्वितीय अवस्था (IInd Stage) ....
3.	पूर्ण विस्तारण (Dilatation complete)			तृतीय अवस्था (IIIrd Stage) ....
4.	नीचे की ओर जोर लगाना (Bearing down)			

Name .... Gravida .... Para .... Hospital No ....

Date of admission .... Time of Admission .... Ruptured membrane ....

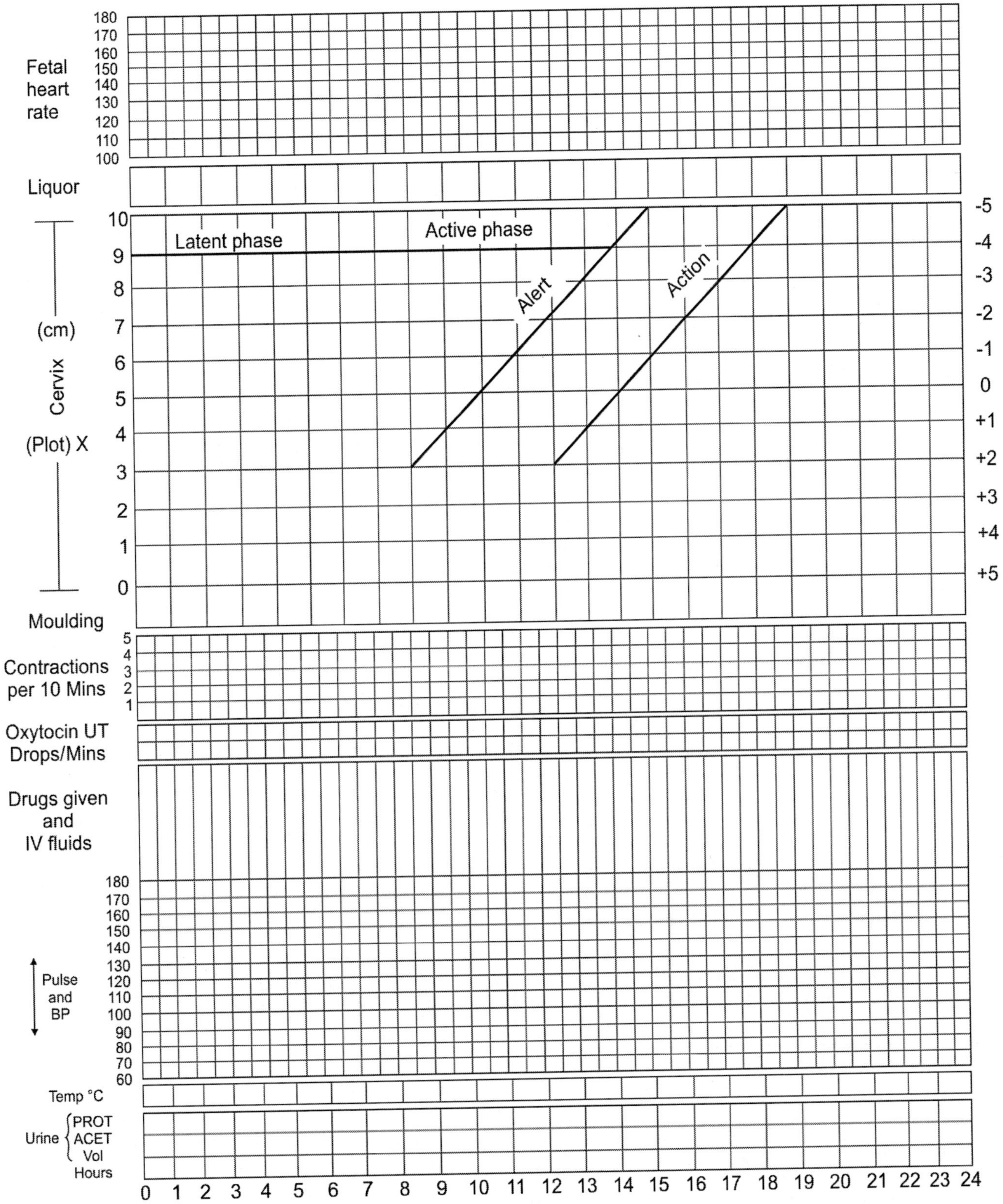

Fetal heart rate: 180, 170, 160, 150, 140, 130, 120, 110, 100

Liquor

Cervix (cm) (Plot) X: 10, 9, 8, 7, 6, 5, 4, 3, 2, 1, 0

Latent phase

Active phase

Alert

Action

Descent: -5, -4, -3, -2, -1, 0, +1, +2, +3, +4, +5

Moulding

Contractions per 10 Mins: 5, 4, 3, 2, 1

Oxytocin UT Drops/Mins

Drugs given and IV fluids

Pulse and BP: 180, 170, 160, 150, 140, 130, 120, 110, 100, 90, 80, 70, 60

Temp °C

Urine: PROT, ACET, Vol

Hours: 0 1 2 3 4 5 6 7 8 9 10 11 12 13 14 15 16 17 18 19 20 21 22 23 24

B. लेबर की पहली अवस्था (Ist stage of labour of length) व अवधि

दिनांक व समय	झिल्ली का फटना/नहीं	एफ.एच.एस. (FHS)	सरविक्स का निस्तारण तथा डिगरी	शीर्ष का स्टेशन	डिगरी इफेस्मेन्ट

C. लेबर की दूसरी अवस्था व अवधि (2nd stage of labour of length)

क्र.सं.	दिनांक व समय	सर्वाइकली डायलेटेशन	भगछेदन (Episiotomy)	शिशु की दशा	मां की दशा
				जन्म का समय	रक्तस्राव (Vaginal Bleeding) कम .... सामान्य ....
				जीवित/मृत्यु	पेरिनियम (Perineum) ....
				लिंग	फटी/श्रेणी (Degree tear) ....
				वजन	भगछेदन व मरम्मत ....
				वजन प्लासेन्टा (ग्राम)	टांकों के प्रकार यदि है ....
				शिशु स्वस्थ या बीमार	
				शिशु कुरूपता या सामान्य	

IV. जच्चा की दशा लेबर के समय (Condition of mother during labour)

- पहली अवस्था (Ist stage of labour) ....
....
- द्वितीय अवस्था (IInd stage of labour) ....
....

- तृतीय अवस्था (IIIrd stage of labour) ....

गर्भाशय दर्द .... रिलैक्स/कान्ट्रक्टेड ....

रक्तस्राव रूबरा .... कोर्ड लैशीरेशन ....

दुग्धक्षरण .... अन्य ....

V. नर्सिंग केयर प्लान जच्चा के लिये

क्र.सं.	नर्सिंग असेसमेन्ट	नर्सिंग डायग्नोसिस	नर्सिंग इन्टरवेन्शन	नर्सिंग इवालूएशन

VI. नर्सिंग केयर प्लान नवजात शिशु के लिये

क्र.सं.	नर्सिंग असेसमेन्ट	नर्सिंग डायग्नोसिस	नर्सिंग इन्टरवेन्शन	नर्सिंग इवालूएशन

VII. बच्चे की दशा लेबर के समय (Condition of foetus during labour)

गर्भस्थ शिशु लेबर के दौरान

- गर्भस्थ शिशु का हृदय (FMS) ....
- मेकोनियम (Meconium) ....
- विपत्ति के चिन्ह (Any signs of distoes) ....

नवजात शिशु (Newborn)

- लिंग (Sex) ....
- वजन (Weight) ....
- लम्बाई (Length) ....
- सिर के माप (Head circumference) ....
  - बाईपराईटल (Biparietal) ....
  - एस.ओ. ब्रोग्मेटिक ....
  - अक्सिपिटरे प्रान्टल ....
  - मेन्टो वर्टिकल ....

VIII. एपगार गणना (APGAR scoring)

क्र.सं.	एपगार गणना	0 प्वाइंट	1 प्वाइंट	2 प्वाइंट
1.	रंग (Colour)	नीला सफेद (Blue pale)	शरीर गुलाबी हाथ व पांव नीले (Body pink limbs blue)	पूर्ण गुलाबी (Completely pink)
2.	स्वसनीय प्रयत्न (Respiratory effort)	अनुपस्थित (Absent)	धीमी और अनियमित धीमा रोना (Slow and irregular weak cry)	जोर से रोना (Strong cry)
3.	हृदय धडकन (Heat beat)	अनुपस्थित (Absent)	धीमी 100 से कम (Slow less then 100)	100 से ऊपर (Over 100)
4.	पेशीय शक्ति (Muscle tone)	शिथिल (Limp)	हाथ पैर का कुछ मुडना (Some fleson of limbs)	सक्रिय हलचल (Active movement)
5.	पांव पर थोड़ा सा झटका देने पर प्रतिक्रिया (Response to flicking foot)	अनुपस्थित (Absent)	रोने जैसी शक्ल (Facial grimace)	रोना (Crying)

IX. नवजात शिशु की परिचरिया (Care of Newborn)

- श्वसन मार्ग साफ होना (Airway clean) ....
- नाल की देखरेख ....
- यदि दवा दी है ....
- पहला दुग्धपान समय ....
- बच्चे की स्वास्थ्य दशा..............................

X. दिनांक व समय पोस्टनेटल वार्ड में भेजने का

डिलीवरी नोट्स ....

....

....

स्वास्थ्य शिक्षा

जच्चा को ....

....

....

बच्चे को ....

....

....

ईलाज (Treatment)

जच्चा को

1.

2.

3.

बच्चा को

1.

2.

3.

हस्ताक्षर नर्स ए.एन.एम./जी.एन.एम.

....

दिनांक ....

हस्ताक्षर डॉ./शिक्षिका

....

....

10. विटनेस डिलीवरी (Witness Delivery)

अस्पताल का नाम (Name of hospital) .... रजिस्ट्रेशन नं. ....
जच्चा का नाम (Name) .... पत्नी ....
उम्र (Age) .... धर्म (Religion) ....
पता (Address) ....
दिनांक भर्ती का (Date of Admission) ....
जी. .... पी. .... ए. .... एल. ....
L.M.P. .... EDD ....
दिनांक समय वार्ड में भेजने का (Date and time of transfer to postnatal ward) ....

I. Admission Notes

1. **सामान्य परीक्षण** (General examination)
   - टी.पी.आर. (Temp. pulse rep.) ....
   - खून की कमी (Anemia) ....
   - हार्ड साउंड (Hard sound) ....
   - सीना व फेफड़े (Lungs/Chest) ....
   - पैरों की टखनों की सूजन (Anema limb/ankil) ....
   - लेबर पेन है/नहीं (Labour pains) ....
2. **प्रासविक विवरण** (Obstetric history)
   - गर्भाशय की ऊँचाई (Uterine height) .... से.मी.
   - पेट की नाप (Abdominal girth) .... से.मी.
   - स्थिति (Lie) ....
   - अवस्था (Attitude) ....
   - अंगस्थिति (Position) ....
   - गर्भप्रस्तुति (Presentation) ....
   - गर्भप्रस्तुति अंग (Presenting part) ....
   - बच्चे के दिल की धड़कन गर्भ में (FHS) ....
   - समय व दिनांक गर्भ के सिकुड़ने व फैलाव का (Time date of onset of contractions) ....
   - गर्भाशय का कान्ट्रेक्यरल है/नहीं (Uterine contraction Yes/No) ....
3. **योनिद्वार द्वारा निरीक्षण** (Vaginal examination)

क्र.सं.	दिनांक व समय	फाईन्डिगस
1.		
2.		
3.		
4.		

*यदि Amniotic membrane फटी है तो एमनियोटिक फ्लूड का रंग ....

4. पहले बच्चे होने की लेबर हिस्ट्री यदि है ....

क्र.सं.	दिनांक व समय	गर्भावस्था के इवेन्टस	लेबर इवेन्टस	डिलीवरी की विधि	सूतिकावस्था	बच्चे की दशा

5. **जांचें** (Investigations) ....

खून (Blood)

हीमोग्लोबीन (Hb) ....
समूह (Group) ....
शक्कर (Sugar) ....
एच.आई.वी. (HIV) ....
वी.डी.आर.एल. (VDRL) ....
अन्य (Other) ....

मूत्र (Urine)

शक्कर (Sugar) ....
एल्ब्यूमिन (Other) ....
अन्य (Other) ....

II. Admission history भर्ती के समय का जच्चा का विवरण

- गर्भावस्था की शिकायत (Pregnancy complaints) ....
....
- माहवारी का विवरण (Menstrual history) ....
....
- मेडिकल विवरण (Medical history) ....
....
- शल्यक्रिया विवरण (Surgical history) ....
....
- व्यक्तिगत विवरण (Personal history) ....
....

III. प्रगति विवरण

A.

क्र.सं.	प्रसव की प्रगति (Progress of labor)	दिनांक (Date)	समय (Time)	टिप्पणी (Remarks)
1.	संकुचन शुरू होना (Contraction started)			पहली अवस्था (Ist Stage) ....
2.	झिल्ली का फटना (Membrane ruptured)			द्वितीय अवस्था (IInd Stage) ....
3.	पूर्ण विस्तारण (Dilatation complete)			तृतीय अवस्था (IIIrd Stage) ....
4.	नीचे की ओर जोर लगाना (Bearing down)			

Name .... Gravida .... Para .... Hospital No ....

Date of admission .... Time of Admission .... Ruptured membrane ....

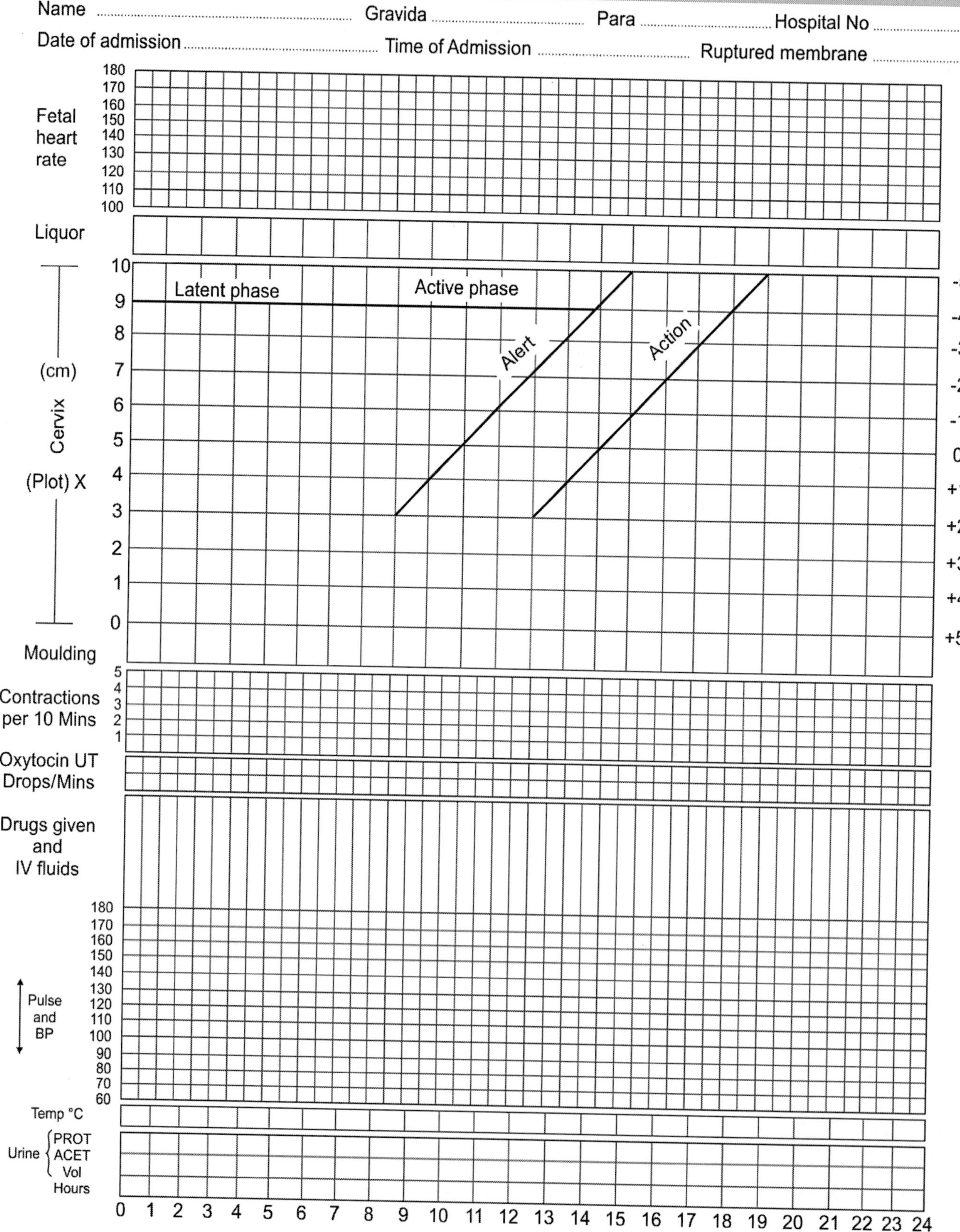

B. लेबर की पहली अवस्था (Ist stage of labour of length) व अवधि

दिनांक व समय	झिल्ली का फटना/नहीं	एफ.एच.एस. (FHS)	सरविक्स का निस्तारण तथा डिगरी	शीर्ष का स्टेशन	डिगरी इफेस्मेन्ट

C. लेबर की दूसरी अवस्था व अवधि (2nd stage of labour of length)

क्र.सं.	दिनांक व समय	सर्वाइकली डायलेटेशन	भगछेदन (Episiotomy)	शिशु की दशा	मां की दशा
				जन्म का समय .... जीवित/मृत्यु .... लिंग .... वजन .... वजन प्लासेन्टा (ग्राम) .... शिशु स्वस्थ या बीमार .... शिशु कुरूपता या सामान्य	रक्तस्राव (Vaginal Bleeding) कम .... सामान्य .... पेरिनियम (Perineum) .... फटी/श्रेणी (Degree tear) .... भगछेदन व मरम्मत .... टांकों के प्रकार यदि है ....

IV. जच्चा की दशा लेबर के समय (Condition of mother during labour)

- पहली अवस्था (Ist stage of labour) ....
  ....
- द्वितीय अवस्था (IInd stage of labour) ....
  ....

- तृतीय अवस्था (IIIrd stage of labour) ....
....

गर्भाशय दर्द .... रिलैक्स/कान्ट्रक्टेड ....

रक्तस्राव रूबरा .... कोर्ड लैशीरेशन ....

दुग्धक्षरण .... अन्य ....

V. नर्सिंग केयर प्लान जच्चा के लिये

क्र.सं.	नर्सिंग असेसमेन्ट	नर्सिंग डायग्नोसिस	नर्सिंग इन्टरवेन्शन	नर्सिंग इवालूएशन

VI. नर्सिंग केयर प्लान नवजात शिशु के लिये

क्र.सं.	नर्सिंग असेसमेन्ट	नर्सिंग डायग्नोसिस	नर्सिंग इन्टरवेन्शन	नर्सिंग इवालूएशन

VII. बच्चे की दशा लेबर के समय (Condition of foetus during labour)

गर्भस्थ शिशु लेबर के दौरान

- गर्भस्थ शिशु का हृदय (FMS) ....
- मेकोनियम (Meconium) ....
- विपत्ति के चिन्ह (Any signs of distoes) ....

नवजात शिशु (Newborn)

- लिंग (Sex) ....
- वजन (Weight) ....
- लम्बाई (Length) ....
- सिर के माप (Head circumference) ....
  - — बाईपराईटल (Biparietal) ....
  - — एस.ओ. ब्रोग्मेटिक ....
  - — अक्सिपिटरे प्रान्टल ....
  - — मेन्टो वर्टिकल ....

VIII. एपगार गणना (APGAR scoring)

क्र.सं.	एपगार गणना	0 प्वाइंट	1 प्वाइंट	2 प्वाइंट
1.	रंग (Colour)	नीला सफेद (Blue pale)	शरीर गुलाबी हाथ व पांव नीले (Body pink limbs blue)	पूर्ण गुलाबी (Completely pink)
2.	स्वसनीय प्रयत्न (Respiratory effort)	अनुपस्थित (Absent)	धीमी और अनियमित धीमा रोना (Slow and irregular weak cry)	जोर से रोना (Strong cry)
3.	हृदय धडकन (Heat beat)	अनुपस्थित (Absent)	धीमी 100 से कम (Slow less then 100)	100 से ऊपर (Over 100)
4.	पेशीय शक्ति (Muscle tone)	शिथिल (Limp)	हाथ पैर का कुछ मुडना (Some fleson of limbs)	सक्रिय हलचल (Active movement)
5.	पांव पर थोड़ा सा झटका देने पर प्रतिक्रिया (Response to flicking foot)	अनुपस्थित (Absent)	रोने जैसी शक्ल (Facial grimace)	रोना (Crying)

IX. नवजात शिशु की परिचरिया (Care of Newborn)

- श्वसन मार्ग साफ होना (Airway clean) ....
- नाल की देखरेख ....
- यदि दवा दी है ....
- पहला दुग्धपान समय ....
- बच्चेकीस्वास्थ्यदशा..........

X. दिनांक व समय पोस्टनेटल वार्ड में भेजने का

डिलीवरी नोट्स ....

....

....

स्वास्थ्य शिक्षा

जच्चा को ....

....

....

बच्चे को ....
....
....

ईलाज (Treatment)

जच्चा को

1.

2.

3.

बच्चा को

1.

2.

3.

हस्ताक्षर नर्स ए.एन.एम./जी.एन.एम.
....
दिनांक ....

हस्ताक्षर डॉ./शिक्षिका
....
....

11. विटनेस डिलीवरी (Witness Delivery)

अस्पताल का नाम (Name of hospital) .... रजिस्ट्रेशन नं. ....
जच्चा का नाम (Name) .... पत्नी ....
उम्र (Age) .... धर्म (Religion) ....
पता (Address) ....
दिनांक भर्ती का (Date of Admission) ....
जी. .... पी. .... ए. .... एल. ....
L.M.P. .... EDD ....
दिनांक समय वार्ड में भेजने का (Date and time of transfer to postnatal ward) ....

I. Admission Notes

1. **सामान्य परीक्षण** (General examination)
   - टी.पी.आर. (Temp. pulse rep.) ....
   - खून की कमी (Anemia) ....
   - हार्ड साउंड (Hard sound) ....
   - सीना व फेफड़े (Lungs/Chest) ....
   - पैरों की टखनों की सूजन (Anema limb/ankil) ....
   - लेबर पेन है/नहीं (Labour pains) ....
2. **प्रासविक विवरण** (Obstetric history)
   - गर्भाशय की ऊँचाई (Uterine height) .... से.मी.
   - पेट की नाप (Abdominal girth) .... से.मी.
   - स्थिति (Lie) ....
   - अवस्था (Attitude) ....
   - अंगस्थिति (Position) ....
   - गर्भप्रस्तुति (Presentation) ....
   - गर्भप्रस्तुति अंग (Presenting part) ....
   - बच्चे के दिल की धड़कन गर्भ में (FHS) ....
   - समय व दिनांक गर्भ के सिकुड़ने व फैलाव का (Time date of onset of contractions) ....
   - गर्भाशय का कान्ट्रेक्यरल है/नहीं (Uterine contraction Yes/No) ....
3. **योनिद्वार द्वारा निरीक्षण** (Vaginal examination)

क्र.सं.	दिनांक व समय	फाईन्डिगस
1.		
2.		
3.		
4.		

*यदि Amniotic membrane फटी है तो एमनियोटिक फ्लूड का रंग ....

4. पहले बच्चे होने की लेबर हिस्ट्री यदि है ....

क्र.सं.	दिनांक व समय	गर्भावस्था के इवेन्टस	लेबर इवेन्टस	डिलीवरी की विधि	सूतिकावस्था	बच्चे की दशा

5. **जांचें** (Investigations) ....

खून (Blood)

हीमोग्लोबीन (Hb) .... समूह (Group) ....

शक्कर (Sugar) .... एच.आई.वी. (HIV) ....

वी.डी.आर.एल. (VDRL) .... अन्य (Other) ....

मूत्र (Urine)

शक्कर (Sugar) .... एल्ब्यूमिन (Other) ....

अन्य (Other) ....

II. Admission history भर्ती के समय का जच्चा का विवरण

- गर्भावस्था की शिकायत (Pregnancy complaints) ....
....
- माहवारी का विवरण (Menstrual history) ....
....
- मेडिकल विवरण (Medical history) ....
....
- शल्यक्रिया विवरण (Surgical history) ....
....
- व्यक्तिगत विवरण (Personal history) ....
....

III. प्रगति विवरण

A.

क्र.सं.	प्रसव की प्रगति (Progress of labor)	दिनांक (Date)	समय (Time)	टिप्पणी (Remarks)
1.	संकुचन शुरू होना (Contraction started)			पहली अवस्था (Ist Stage) ....
2.	झिल्ली का फटना (Membrane ruptured)			द्वितीय अवस्था (IInd Stage) ....
3.	पूर्ण विस्तारण (Dilatation complete)			तृतीय अवस्था (IIIrd Stage) ....
4.	नीचे की ओर जोर लगाना (Bearing down)			

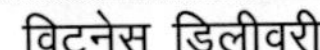

Name .... Gravida .... Para .... Hospital No ....

Date of admission .... Time of Admission .... Ruptured membrane ....

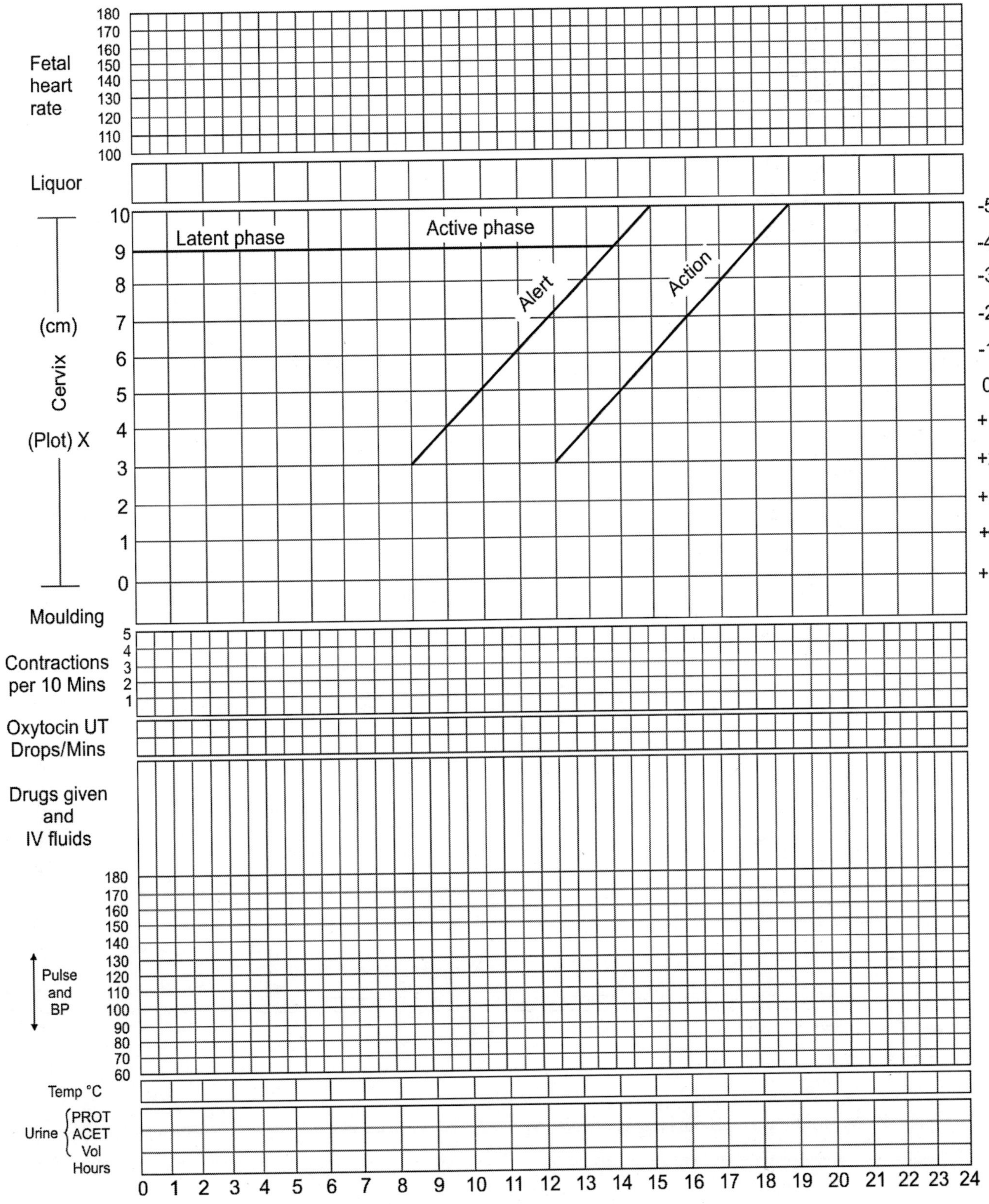

Fetal heart rate: 180, 170, 160, 150, 140, 130, 120, 110, 100

Liquor

Cervix (cm) (Plot) X: 10, 9, 8, 7, 6, 5, 4, 3, 2, 1, 0

Latent phase

Active phase

Alert

Action

-5, -4, -3, -2, -1, 0, +1, +2, +3, +4, +5

Moulding

Contractions per 10 Mins: 5, 4, 3, 2, 1

Oxytocin UT Drops/Mins

Drugs given and IV fluids

Pulse and BP: 180, 170, 160, 150, 140, 130, 120, 110, 100, 90, 80, 70, 60

Temp °C

Urine: PROT, ACET, Vol

Hours: 0 1 2 3 4 5 6 7 8 9 10 11 12 13 14 15 16 17 18 19 20 21 22 23 24

B. लेबर की पहली अवस्था (Ist stage of labour of length) व अवधि

दिनांक व समय	झिल्ली का फटना/नहीं	एफ.एच.एस. (FHS)	सरविक्स का निस्तारण तथा डिगरी	शीर्ष का स्टेशन	डिगरी इफेस्मेन्ट

C. लेबर की दूसरी अवस्था व अवधि (2nd stage of labour of length)

क्र.सं.	दिनांक व समय	सर्वाइकली डायलेटेशन	भगछेदन (Episiotomy)	शिशु की दशा	मां की दशा
				जन्म का समय .... जीवित/मृत्यु .... लिंग .... वजन .... वजन प्लासेन्टा (ग्राम) .... शिशु स्वस्थ या बीमार .... शिशु कुरूपता या सामान्य	रक्तस्राव (Vaginal Bleeding) कम .... सामान्य .... पेरिनियम (Perineum) .... फटी/श्रेणी (Degree tear) .... भगछेदन व मरम्मत .... टांकों के प्रकार यदि है ....

IV. जच्चा की दशा लेबर के समय (Condition of mother during labour)

- पहली अवस्था (Ist stage of labour) ....
....
- द्वितीय अवस्था (IInd stage of labour) ....
....

- तृतीय अवस्था (IIIrd stage of labour) ....
....

गर्भाशय दर्द .... रिलैक्स/कान्ट्रक्टेड ....
रक्तस्राव रूबरा .... कोर्ड लैशीरेशन ....
दुग्धक्षरण .... अन्य ....

V. नर्सिंग केयर प्लान जच्चा के लिये

क्र.सं.	नर्सिंग असेसमेन्ट	नर्सिंग डायग्नोसिस	नर्सिंग इन्टरवेन्शन	नर्सिंग इवालूएशन

VI. नर्सिंग केयर प्लान नवजात शिशु के लिये

क्र.सं.	नर्सिंग असेसमेन्ट	नर्सिंग डायग्नोसिस	नर्सिंग इन्टरवेन्शन	नर्सिंग इवालूएशन

VII. बच्चे की दशा लेबर के समय (Condition of foetus during labour)

गर्भस्थ शिशु लेबर के दौरान

- गर्भस्थ शिशु का हृदय (FMS) ....
- मेकोनियम (Meconium) ....
- विपत्ति के चिन्ह (Any signs of distoes) ....

नवजात शिशु (Newborn)

- लिंग (Sex) ....
- वजन (Weight) ....
- लम्बाई (Length) ....
- सिर के माप (Head circumference) ....
  - — बाईपराईटल (Biparietal) ....
  - — एस.ओ. ब्रोग्मेटिक ....
  - — अक्सिपिटरे प्रान्टल ....
  - — मेन्टो वर्टिकल ....

VIII. एपगार गणना (APGAR scoring)

क्र.सं.	एपगार गणना	0 प्वाइंट	1 प्वाइंट	2 प्वाइंट
1.	रंग (Colour)	नीला सफेद (Blue pale)	शरीर गुलाबी हाथ व पांव नीले (Body pink limbs blue)	पूर्ण गुलाबी (Completely pink)
2.	स्वसनीय प्रयत्न (Respiratory effort)	अनुपस्थित (Absent)	धीमी और अनियमित धीमा रोना (Slow and irregular weak cry)	जोर से रोना (Strong cry)
3.	हृदय धडकन (Heat beat)	अनुपस्थित (Absent)	धीमी 100 से कम (Slow less then 100)	100 से ऊपर (Over 100)
4.	पेशीय शक्ति (Muscle tone)	शिथिल (Limp)	हाथ पैर का कुछ मुडना (Some fleson of limbs)	सक्रिय हलचल (Active movement)
5.	पांव पर थोड़ा सा झटका देने पर प्रतिक्रिया (Response to flicking foot)	अनुपस्थित (Absent)	रोने जैसी शक्ल (Facial grimace)	रोना (Crying)

IX. नवजात शिशु की परिचरिया (Care of Newborn)

- श्वसन मार्ग साफ होना (Airway clean) ....
- नाल की देखरेख ....
- यदि दवा दी है ....
- पहला दुग्धपान समय ....
- बच्चेकीस्वास्थ्यदशा..

X. दिनांक व समय पोस्टनेटल वार्ड में भेजने का

डिलीवरी नोट्स ....

....

....

स्वास्थ्य शिक्षा

जच्चा को ....

....

....

बच्चे को ....
....
....

ईलाज (Treatment)

जच्चा को

1.
2.
3.

बच्चा को

1.
2.
3.

हस्ताक्षर नर्स ए.एन.एम./जी.एन.एम.
....
दिनांक ....

हस्ताक्षर डॉ./शिक्षिका
....
....

12. विटनेस डिलीवरी (Witness Delivery)

अस्पताल का नाम (Name of hospital) .... रजिस्ट्रेशन नं. ....
जच्चा का नाम (Name) .... पत्नी ....
उम्र (Age) .... धर्म (Religion) ....
पता (Address) ....
दिनांक भर्ती का (Date of Admission) ....
जी. .... पी. .... ए. .... एल. ....
L.M.P. .... EDD ....
दिनांक समय वार्ड में भेजने का (Date and time of transfer to postnatal ward) ....

I. Admission Notes

1. **सामान्य परीक्षण** (General examination)
   - टी.पी.आर. (Temp. pulse rep.) ....
   - खून की कमी (Anemia) ....
   - हार्ड साउंड (Hard sound) ....
   - सीना व फेफड़े (Lungs/Chest) ....
   - पैरों की टखनों की सूजन (Anema limb/ankil) ....
   - लेबर पेन है/नहीं (Labour pains) ....
2. **प्रासविक विवरण** (Obstetric history)
   - गर्भाशय की ऊँचाई (Uterine height) .... से.मी.
   - पेट की नाप (Abdominal girth) .... से.मी.
   - स्थिति (Lie) ....
   - अवस्था (Attitude) ....
   - अंगस्थिति (Position) ....
   - गर्भप्रस्तुति (Presentation) ....
   - गर्भप्रस्तुति अंग (Presenting part) ....
   - बच्चे के दिल की धड़कन गर्भ में (FHS) ....
   - समय व दिनांक गर्भ के सिकुड़ने व फैलाव का (Time date of onset of contractions) ....
   - गर्भाशय का कान्ट्रेक्यरल है/नहीं (Uterine contraction Yes/No) ....
3. **योनिद्वार द्वारा निरीक्षण** (Vaginal examination)

क्र.सं.	दिनांक व समय	फाईन्डिगस
1.		
2.		
3.		
4.		

*यदि Amniotic membrane फटी है तो एमनियोटिक फ्लूड का रंग ....

4. पहले बच्चे होने की लेबर हिस्ट्री यदि है ....

क्र.सं.	दिनांक व समय	गर्भावस्था के इवेन्टस	लेबर इवेन्टस	डिलीवरी की विधि	सूतिकावस्था	बच्चे की दशा

5. **जांचें** (Investigations) ....

खून (Blood)

हीमोग्लोबीन (Hb) ....

शक्कर (Sugar) ....

वी.डी.आर.एल. (VDRL) ....

समूह (Group) ....

एच.आई.वी. (HIV) ....

अन्य (Other) ....

मूत्र (Urine)

शक्कर (Sugar) ....

अन्य (Other) ....

एल्ब्यूमिन (Other) ....

II. Admission history भर्ती के समय का जच्चा का विवरण

- गर्भावस्था की शिकायत (Pregnancy complaints) ....
....
- माहवारी का विवरण (Menstrual history) ....
....
- मेडिकल विवरण (Medical history) ....
....
- शल्यक्रिया विवरण (Surgical history) ....
....
- व्यक्तिगत विवरण (Personal history) ....
....

III. प्रगति विवरण

A.

क्र.सं.	प्रसव की प्रगति (Progress of labor)	दिनांक (Date)	समय (Time)	टिप्पणी (Remarks)
1.	संकुचन शुरू होना (Contraction started)			पहली अवस्था (Ist Stage) ....
2.	झिल्ली का फटना (Membrane ruptured)			द्वितीय अवस्था (IInd Stage) ....
3.	पूर्ण विस्तारण (Dilatation complete)			तृतीय अवस्था (IIIrd Stage) ....
4.	नीचे की ओर जोर लगाना (Bearing down)			

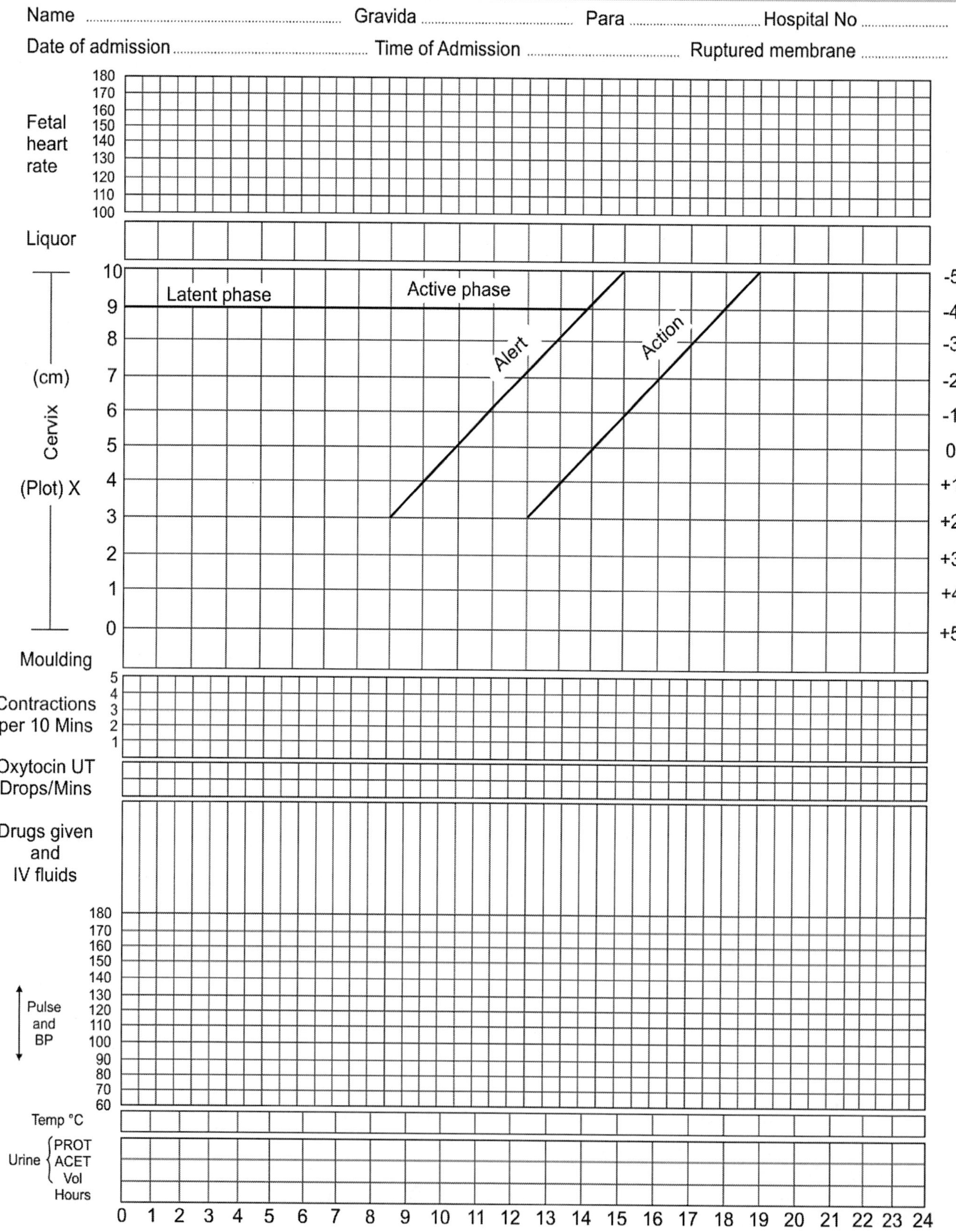
Name
Gravida
Para
Hospital No
Date of admission
Time of Admission
Ruptured membrane
Fetal heart rate
180
170
160
150
140
130
120
110
100
Liquor
Cervix (cm) (Plot) X
10
9
8
7
6
5
4
3
2
1
0
Latent phase
Active phase
Alert
Action
-5
-4
-3
-2
-1
0
+1
+2
+3
+4
+5
Moulding
Contractions per 10 Mins
5
4
3
2
1
Oxytocin UT Drops/Mins
Drugs given and IV fluids
Pulse and BP
180
170
160
150
140
130
120
110
100
90
80
70
60
Temp °C
Urine PROT ACET Vol
Hours
0 1 2 3 4 5 6 7 8 9 10 11 12 13 14 15 16 17 18 19 20 21 22 23 24

B. लेबर की पहली अवस्था (Ist stage of labour of length) व अवधि

दिनांक व समय	झिल्ली का फटना/नहीं	एफ.एच.एस. (FHS)	सरविक्स का निस्तारण तथा डिगरी	शीर्ष का स्टेशन	डिगरी इफेस्मेन्ट

C. लेबर की दूसरी अवस्था व अवधि (2nd stage of labour of length)

क्र.सं.	दिनांक व समय	सर्वाइकली डायलेटेशन	भगछेदन (Episiotomy)	शिशु की दशा	मां की दशा
				जन्म का समय .... जीवित/मृत्यु .... लिंग .... वजन .... वजन प्लासेन्टा (ग्राम) .... शिशु स्वस्थ या बीमार .... शिशु कुरूपता या सामान्य	रक्तस्राव (Vaginal Bleeding) कम .... सामान्य .... पेरिनियम (Perineum) .... फटी/श्रेणी (Degree tear) .... भगछेदन व मरम्मत .... टांकों के प्रकार यदि है ....

IV. जच्चा की दशा लेबर के समय (Condition of mother during labour)

- पहली अवस्था (Ist stage of labour) ....
....
- द्वितीय अवस्था (IInd stage of labour) ....
....

- तृतीय अवस्था (IIIrd stage of labour) ....

गर्भाशय दर्द .... रिलैक्स/कान्ट्रक्टेड ....

रक्तस्राव रूबरा .... कोर्ड लैशीरेशन ....

दुग्धक्षरण .... अन्य ....

V. नर्सिंग केयर प्लान जच्चा के लिये

क्र.सं.	नर्सिंग असेसमेन्ट	नर्सिंग डायग्नोसिस	नर्सिंग इन्टरवेन्शन	नर्सिंग इवालूएशन

VI. नर्सिंग केयर प्लान नवजात शिशु के लिये

क्र.सं.	नर्सिंग असेसमेन्ट	नर्सिंग डायग्नोसिस	नर्सिंग इन्टरवेन्शन	नर्सिंग इवालूएशन

VII. बच्चे की दशा लेबर के समय (Condition of foetus during labour)

गर्भस्थ शिशु लेबर के दौरान

- गर्भस्थ शिशु का ह्रदय (FMS) ....
- मेकोनियम (Meconium) ....
- विपत्ति के चिन्ह (Any signs of distoes) ....

नवजात शिशु (Newborn)

- लिंग (Sex) ....
- वजन (Weight) ....
- लम्बाई (Length) ....
- सिर के माप (Head circumference) ....
  - बाईपराईटल (Biparietal) ....
  - एस.ओ. ब्रोग्मेटिक ....
  - अक्सिपिटरे प्रान्टल ....
  - मेन्टो वर्टिकल ....

VIII. एपगार गणना (APGAR scoring)

क्र.सं.	एपगार गणना	0 प्वाइंट	1 प्वाइंट	2 प्वाइंट
1.	रंग (Colour)	नीला सफेद (Blue pale)	शरीर गुलाबी हाथ व पांव नीले (Body pink limbs blue)	पूर्ण गुलाबी (Completely pink)
2.	स्वसनीय प्रयत्न (Respiratory effort)	अनुपस्थित (Absent)	धीमी और अनियमित धीमा रोना (Slow and irregular weak cry)	जोर से रोना (Strong cry)
3.	ह्रदय धडकन (Heat beat)	अनुपस्थित (Absent)	धीमी 100 से कम (Slow less then 100)	100 से ऊपर (Over 100)
4.	पेशीय शक्ति (Muscle tone)	शिथिल (Limp)	हाथ पैर का कुछ मुडना (Some fleson of limbs)	सक्रिय हलचल (Active movement)
5.	पांव पर थोड़ा सा झटका देने पर प्रतिक्रिया (Response to flicking foot)	अनुपस्थित (Absent)	रोने जैसी शक्ल (Facial grimace)	रोना (Crying)

IX. नवजात शिशु की परिचरिया (Care of Newborn)

- श्वसन मार्ग साफ होना (Airway clean) ....
- नाल की देखरेख ....
- यदि दवा दी है ....
- पहला दुग्धपान समय ....
- बच्चेकीस्वास्थ्यदशा..

X. दिनांक व समय पोस्टनेटल वार्ड में भेजने का

डिलीवरी नोट्स ....
....
....

स्वास्थ्य शिक्षा

जच्चा को ....
....
....

बच्चे को ....
....
....

ईलाज (Treatment)

जच्चा को

1.

2.

3.

बच्चा को

1.

2.

3.

हस्ताक्षर नर्स ए.एन.एम./जी.एन.एम.
....
दिनांक ....

हस्ताक्षर डॉ./शिक्षिका
....
....

13. विटनेस डिलीवरी (Witness Delivery)

अस्पताल का नाम (Name of hospital) .... रजिस्ट्रेशन नं. ....

जच्चा का नाम (Name) .... पत्नी ....

उम्र (Age) .... धर्म (Religion) ....

पता (Address) ....

दिनांक भर्ती का (Date of Admission) ....

जी. .... पी. .... ए. .... एल. ....

L.M.P. .... EDD ....

दिनांक समय वार्ड में भेजने का (Date and time of transfer to postnatal ward) ....

I. Admission Notes

1. **सामान्य परीक्षण** (General examination)
   - टी.पी.आर. (Temp. pulse rep.) ....
   - खून की कमी (Anemia) ....
   - हार्ड साउंड (Hard sound) ....
   - सीना व फेफड़े (Lungs/Chest) ....
   - पैरों की टखनों की सूजन (Anema limb/ankil) ....
   - लेबर पेन है/नहीं (Labour pains) ....
2. **प्रासविक विवरण** (Obstetric history)
   - गर्भाशय की ऊँचाई (Uterine height) .... से.मी.
   - पेट की नाप (Abdominal girth) .... से.मी.
   - स्थिति (Lie) ....
   - अवस्था (Attitude) ....
   - अंगस्थिति (Position) ....
   - गर्भप्रस्तुति (Presentation) ....
   - गर्भप्रस्तुति अंग (Presenting part) ....
   - बच्चे के दिल की धड़कन गर्भ में (FHS) ....
   - समय व दिनांक गर्भ के सिकुड़ने व फैलाव का (Time date of onset of contractions) ....
   - गर्भाशय का कान्ट्रेक्यरल है/नहीं (Uterine contraction Yes/No) ....
3. **योनिद्वार द्वारा निरीक्षण** (Vaginal examination)

क्र.सं.	दिनांक व समय	फाईन्डिगस
1.		
2.		
3.		
4.		

*यदि Amniotic membrane फटी है तो एमनियोटिक फ्लूड का रंग ....

4. पहले बच्चे होने की लेबर हिस्ट्री यदि है ....

क्र.सं.	दिनांक व समय	गर्भावस्था के इवेन्टस	लेबर इवेन्टस	डिलीवरी की विधि	सूतिकावस्था	बच्चे की दशा

5. **जांचें** (Investigations) ....

खून (Blood)

हीमोग्लोबीन (Hb) .... समूह (Group) ....

शक्कर (Sugar) .... एच.आई.वी. (HIV) ....

वी.डी.आर.एल. (VDRL) .... अन्य (Other) ....

मूत्र (Urine)

शक्कर (Sugar) .... एल्ब्यूमिन (Other) ....

अन्य (Other) ....

II. Admission history भर्ती के समय का जच्चा का विवरण

- गर्भावस्था की शिकायत (Pregnancy complaints) ....
....
- माहवारी का विवरण (Menstrual history) ....
....
- मेडिकल विवरण (Medical history) ....
....
- शल्यक्रिया विवरण (Surgical history) ....
....
- व्यक्तिगत विवरण (Personal history) ....
....

III. प्रगति विवरण

A.

क्र.सं.	प्रसव की प्रगति (Progress of labor)	दिनांक (Date)	समय (Time)	टिप्पणी (Remarks)
1.	संकुचन शुरू होना (Contraction started)			पहली अवस्था (Ist Stage) ....
2.	झिल्ली का फटना (Membrane ruptured)			द्वितीय अवस्था (IInd Stage) ....
3.	पूर्ण विस्तारण (Dilatation complete)			तृतीय अवस्था (IIIrd Stage) ....
4.	नीचे की ओर जोर लगाना (Bearing down)			

Name .... Gravida .... Para .... Hospital No ....

Date of admission .... Time of Admission .... Ruptured membrane ....

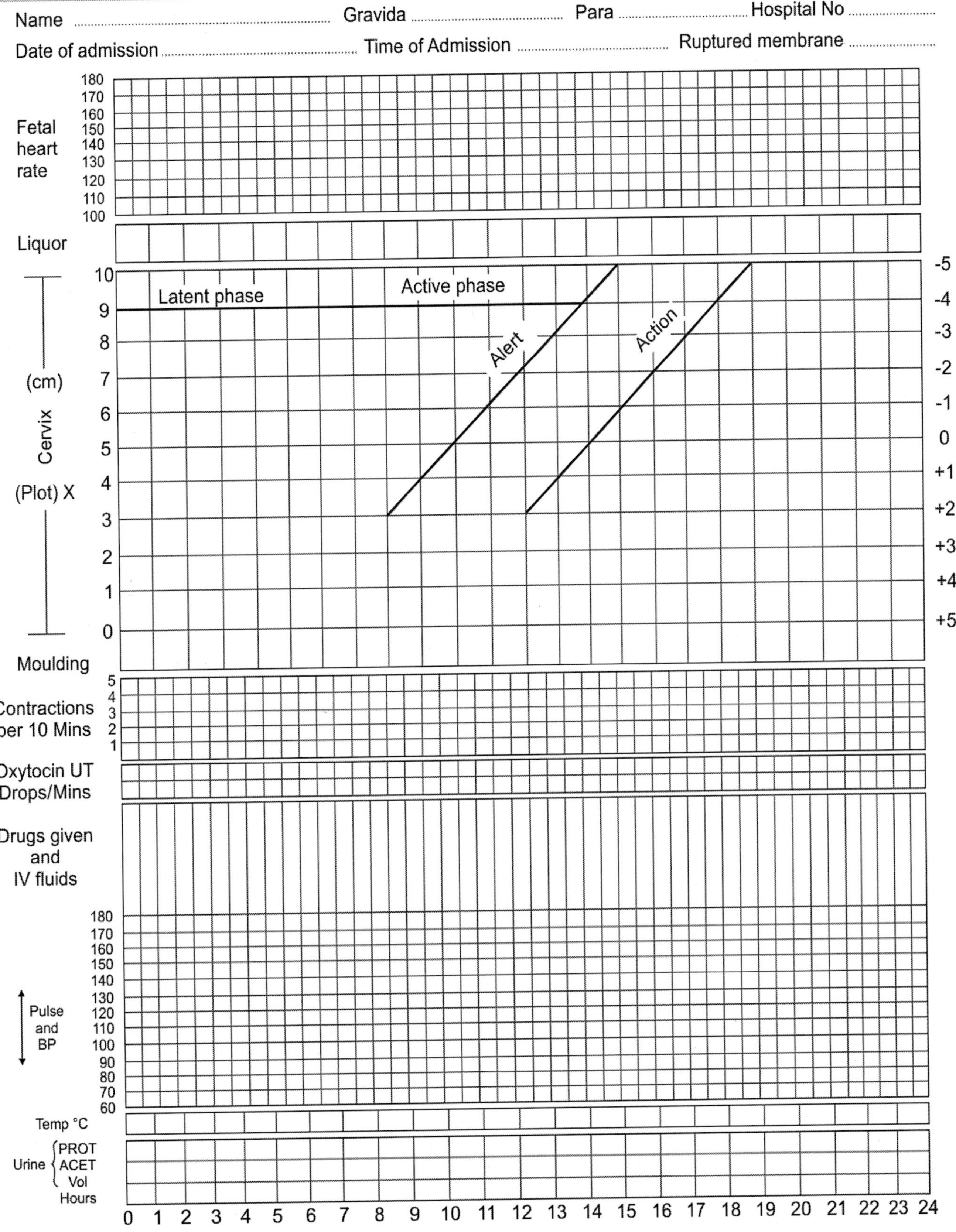

B. लेबर की पहली अवस्था (Ist stage of labour of length) व अवधि

दिनांक व समय	झिल्ली का फटना/नहीं	एफ.एच.एस. (FHS)	सरविक्स का निस्तारण तथा डिगरी	शीर्ष का स्टेशन	डिगरी इफेस्मेन्ट

C. लेबर की दूसरी अवस्था व अवधि (2nd stage of labour of length)

क्र.सं.	दिनांक व समय	सर्वाड़कली डायलेटेशन	भगछेदन (Episiotomy)	शिशु की दशा	मां की दशा
				जन्म का समय .... जीवित/मृत्यु .... लिंग .... वजन .... वजन प्लासेन्टा (ग्राम) .... शिशु स्वस्थ या बीमार .... शिशु कुरूपता या सामान्य	रक्तस्राव (Vaginal Bleeding) कम .... सामान्य .... पेरिनियम (Perineum) .... फटी/श्रेणी (Degree tear) .... भगछेदन व मरम्मत .... टांकों के प्रकार यदि है ....

IV. जच्चा की दशा लेबर के समय (Condition of mother during labour)

- पहली अवस्था (Ist stage of labour) ....
  ....
- द्वितीय अवस्था (IInd stage of labour) ....
  ....

- तृतीय अवस्था (IIIrd stage of labour) ....
  ....

  गर्भाशय दर्द .... रिलैक्स/कान्ट्रक्टेड ....

  रक्तस्राव रूबरा .... कोर्ड लैशीरेशन ....

  दुग्धक्षरण .... अन्य ....

V. नर्सिंग केयर प्लान जच्चा के लिये

क्र.सं.	नर्सिंग असेसमेन्ट	नर्सिंग डायग्नोसिस	नर्सिंग इन्टरवेन्शन	नर्सिंग इवालूएशन

VI. नर्सिंग केयर प्लान नवजात शिशु के लिये

क्र.सं.	नर्सिंग असेसमेन्ट	नर्सिंग डायग्नोसिस	नर्सिंग इन्टरवेन्शन	नर्सिंग इवालूएशन

VII. बच्चे की दशा लेबर के समय (Condition of foetus during labour)

गर्भस्थ शिशु लेबर के दौरान

- गर्भस्थ शिशु का हृदय (FMS) ....
- मेकोनियम (Meconium) ....
- विपत्ति के चिन्ह (Any signs of distoes) ....

नवजात शिशु (Newborn)

- लिंग (Sex) ....
- वजन (Weight) ....
- लम्बाई (Length) ....
- सिर के माप (Head circumference) ....
  - — बाईपराईटल (Biparietal) ....
  - — एस.ओ. ब्रोग्मेटिक ....
  - — अक्सिपिटरे प्रान्टल ....
  - — मेन्टो वर्टिकल ....

VIII. एपगार गणना (APGAR scoring)

क्र.सं.	एपगार गणना	0 प्वाइंट	1 प्वाइंट	2 प्वाइंट
1.	रंग (Colour)	नीला सफेद (Blue pale)	शरीर गुलाबी हाथ व पांव नीले (Body pink limbs blue)	पूर्ण गुलाबी (Completely pink)
2.	स्वसनीय प्रयत्न (Respiratory effort)	अनुपस्थित (Absent)	धीमी और अनियमित धीमा रोना (Slow and irregular weak cry)	जोर से रोना (Strong cry)
3.	हृदय धडकन (Heat beat)	अनुपस्थित (Absent)	धीमी 100 से कम (Slow less then 100)	100 से ऊपर (Over 100)
4.	पेशीय शक्ति (Muscle tone)	शिथिल (Limp)	हाथ पैर का कुछ मुडना (Some fleson of limbs)	सक्रिय हलचल (Active movement)
5.	पांव पर थोड़ा सा झटका देने पर प्रतिक्रिया (Response to flicking foot)	अनुपस्थित (Absent)	रोने जैसी शक्ल (Facial grimace)	रोना (Crying)

IX. नवजात शिशु की परिचरिया (Care of Newborn)

- श्वसन मार्ग साफ होना (Airway clean) ....
- नाल की देखरेख ....
- यदि दवा दी है ....
- पहला दुग्धपान समय ....
- बच्चेकीस्वास्थ्यदशा..........

X. दिनांक व समय पोस्टनेटल वार्ड में भेजने का

डिलीवरी नोट्स ....

....

....

स्वास्थ्य शिक्षा

जच्चा को ....

....

....

बच्चे को ....
....
....

ईलाज (Treatment)

जच्चा को

1.
2.
3.

बच्चा को

1.
2.
3.

हस्ताक्षर नर्स ए.एन.एम./जी.एन.एम.
....
दिनांक ....

हस्ताक्षर डॉ./शिक्षिका
....
....

14. विटनेस डिलीवरी (Witness Delivery)

अस्पताल का नाम (Name of hospital) .... रजिस्ट्रेशन नं. ....

जच्चा का नाम (Name) .... पत्नी ....

उम्र (Age) .... धर्म (Religion) ....

पता (Address) ....

दिनांक भर्ती का (Date of Admission) ....

जी. .... पी. .... ए. .... एल. ....

L.M.P. .... EDD ....

दिनांक समय वार्ड में भेजने का (Date and time of transfer to postnatal ward) ....

I. Admission Notes

1. **सामान्य परीक्षण** (General examination)
   - टी.पी.आर. (Temp. pulse rep.) ....
   - खून की कमी (Anemia) ....
   - हार्ड साउंड (Hard sound) ....
   - सीना व फेफड़े (Lungs/Chest) ....
   - पैरों की टखनों की सूजन (Anema limb/ankil) ....
   - लेबर पेन है/नहीं (Labour pains) ....
2. **प्रासविक विवरण** (Obstetric history)
   - गर्भाशय की ऊँचाई (Uterine height) .... से.मी.
   - पेट की नाप (Abdominal girth) .... से.मी.
   - स्थिति (Lie) ....
   - अवस्था (Attitude) ....
   - अंगस्थिति (Position) ....
   - गर्भप्रस्तुति (Presentation) ....
   - गर्भप्रस्तुति अंग (Presenting part) ....
   - बच्चे के दिल की धड़कन गर्भ में (FHS) ....
   - समय व दिनांक गर्भ के सिकुड़ने व फैलाव का (Time date of onset of contractions) ....
   - गर्भाशय का कान्ट्रेक्यरल है/नहीं (Uterine contraction Yes/No) ....
3. **योनिद्वार द्वारा निरीक्षण** (Vaginal examination)

क्र.सं.	दिनांक व समय	फाईन्डिगस
1.		
2.		
3.		
4.		

*यदि Amniotic membrane फटी है तो एमनियोटिक फ्लूड का रंग ....

4. पहले बच्चे होने की लेबर हिस्ट्री यदि है ....

क्र.सं.	दिनांक व समय	गर्भावस्था के इवेन्टस	लेबर इवेन्टस	डिलीवरी की विधि	सूतिकावस्था	बच्चे की दशा

5. **जांचें** (Investigations) ....

खून (Blood)

हीमोग्लोबीन (Hb) ....

शक्कर (Sugar) ....

वी.डी.आर.एल. (VDRL) ....

समूह (Group) ....

एच.आई.वी. (HIV) ....

अन्य (Other) ....

मूत्र (Urine)

शक्कर (Sugar) ....

अन्य (Other) ....

एल्ब्यूमिन (Other) ....

II. Admission history भर्ती के समय का जच्चा का विवरण

- गर्भावस्था की शिकायत (Pregnancy complaints) ....
....
- माहवारी का विवरण (Menstrual history) ....
....
- मेडिकल विवरण (Medical history) ....
....
- शल्यक्रिया विवरण (Surgical history) ....
....
- व्यक्तिगत विवरण (Personal history) ....
....

III. प्रगति विवरण

A.

क्र.सं.	प्रसव की प्रगति (Progress of labor)	दिनांक (Date)	समय (Time)	टिप्पणी (Remarks)
1.	संकुचन शुरू होना (Contraction started)			पहली अवस्था (Ist Stage) ....
2.	झिल्ली का फटना (Membrane ruptured)			द्वितीय अवस्था (IInd Stage) ....
3.	पूर्ण विस्तारण (Dilatation complete)			तृतीय अवस्था (IIIrd Stage) ....
4.	नीचे की ओर जोर लगाना (Bearing down)			

Name .... Gravida .... Para .... Hospital No ....

Date of admission .... Time of Admission .... Ruptured membrane ....

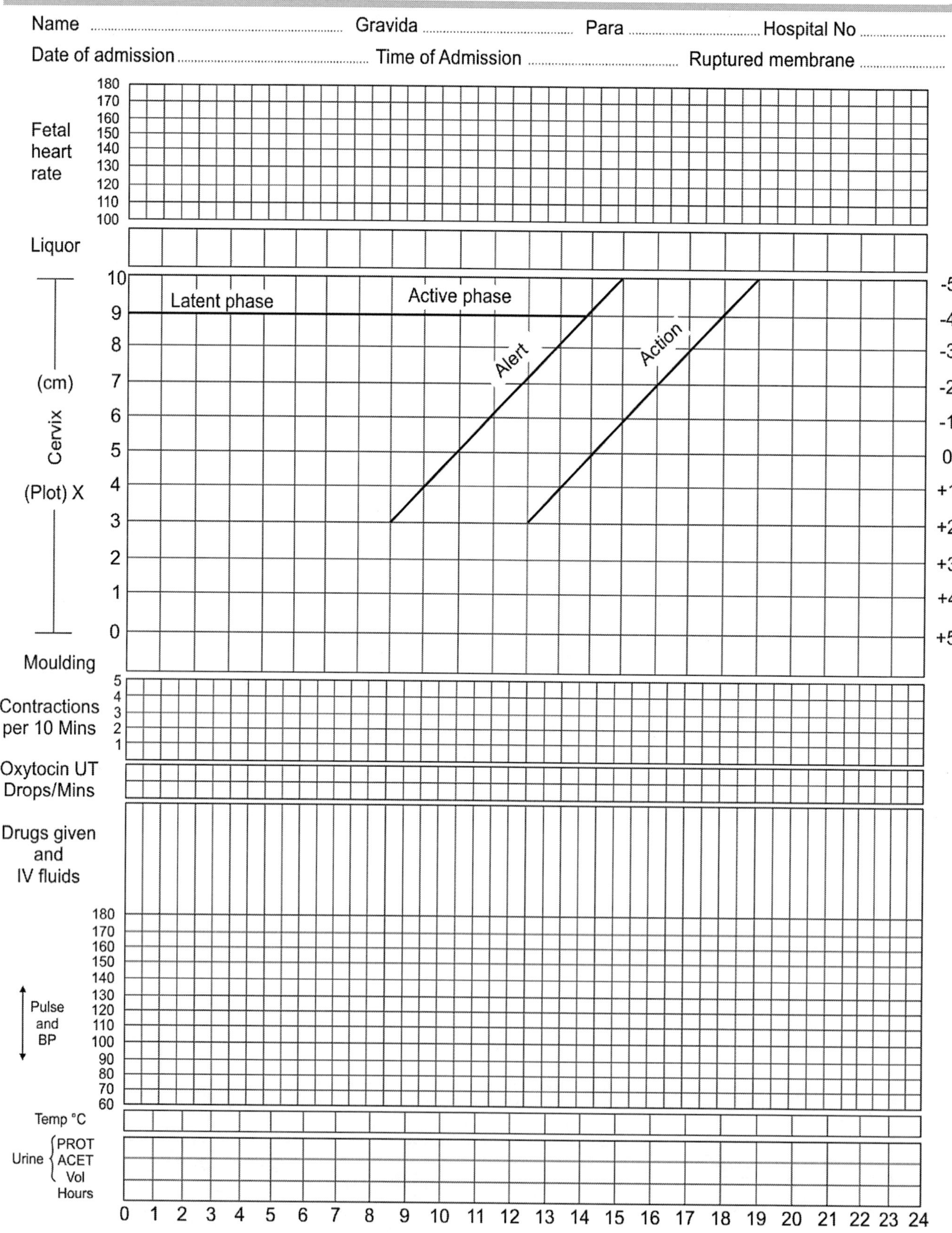

B. लेबर की पहली अवस्था (Ist stage of labour of length) व अवधि

दिनांक व समय	झिल्ली का फटना/नहीं	एफ.एच.एस. (FHS)	सरविक्स का निस्तारण तथा डिगरी	शीर्ष का स्टेशन	डिगरी इफेस्मेन्ट

C. लेबर की दूसरी अवस्था व अवधि (2nd stage of labour of length)

क्र.सं.	दिनांक व समय	सर्वाइकली डायलेटेशन	भगछेदन (Episiotomy)	शिशु की दशा	मां की दशा
				जन्म का समय .... जीवित/मृत्यु .... लिंग .... वजन .... वजन प्लासेन्टा (ग्राम) .... शिशु स्वस्थ या बीमार .... शिशु कुरूपता या सामान्य	रक्तस्राव (Vaginal Bleeding) कम .... सामान्य .... पेरिनियम (Perineum) .... फटी/श्रेणी (Degree tear) .... भगछेदन व मरम्मत .... टांकों के प्रकार यदि है ....

IV. जच्चा की दशा लेबर के समय (Condition of mother during labour)

- पहली अवस्था (Ist stage of labour) ....
....
- द्वितीय अवस्था (IInd stage of labour) ....
....

- तृतीय अवस्था (IIIrd stage of labour) ....
....

गर्भाशय दर्द .... रिलैक्स/कान्ट्रक्टेड ....

रक्तस्राव रूबरा .... कोर्ड लैशीरेशन ....

दुग्धक्षरण .... अन्य ....

V. नर्सिंग केयर प्लान जच्चा के लिये

क्र.सं.	नर्सिंग असेसमेन्ट	नर्सिंग डायग्नोसिस	नर्सिंग इन्टरवेन्शन	नर्सिंग इवालूएशन

VI. नर्सिंग केयर प्लान नवजात शिशु के लिये

क्र.सं.	नर्सिंग असेसमेन्ट	नर्सिंग डायग्नोसिस	नर्सिंग इन्टरवेन्शन	नर्सिंग इवालूएशन

VII. बच्चे की दशा लेबर के समय (Condition of foetus during labour)

गर्भस्थ शिशु लेबर के दौरान

- गर्भस्थ शिशु का हृदय (FMS) ....
- मेकोनियम (Meconium) ....
- विपत्ति के चिन्ह (Any signs of distoes) ....

नवजात शिशु (Newborn)

- लिंग (Sex) ....
- वजन (Weight) ....
- लम्बाई (Length) ....
- सिर के माप (Head circumference) ....
  - — बाईपराईटल (Biparietal) ....
  - — एस.ओ. ब्रोग्मेटिक ....
  - — अक्सिपिटरे प्रान्टल ....
  - — मेन्टो वर्टिकल ....

VIII. एपगार गणना (APGAR scoring)

क्र.सं.	एपगार गणना	0 प्वाइंट	1 प्वाइंट	2 प्वाइंट
1.	रंग (Colour)	नीला सफेद (Blue pale)	शरीर गुलाबी हाथ व पांव नीले (Body pink limbs blue)	पूर्ण गुलाबी (Completely pink)
2.	स्वसनीय प्रयत्न (Respiratory effort)	अनुपस्थित (Absent)	धीमी और अनियमित धीमा रोना (Slow and irregular weak cry)	जोर से रोना (Strong cry)
3.	हृदय धडकन (Heat beat)	अनुपस्थित (Absent)	धीमी 100 से कम (Slow less then 100)	100 से ऊपर (Over 100)
4.	पेशीय शक्ति (Muscle tone)	शिथिल (Limp)	हाथ पैर का कुछ मुडना (Some fleson of limbs)	सक्रिय हलचल (Active movement)
5.	पांव पर थोड़ा सा झटका देने पर प्रतिक्रिया (Response to flicking foot)	अनुपस्थित (Absent)	रोने जैसी शक्ल (Facial grimace)	रोना (Crying)

IX. नवजात शिशु की परिचरिया (Care of Newborn)

- श्वसन मार्ग साफ होना (Airway clean) ....
- नाल की देखरेख ....
- यदि दवा दी है ....
- पहला दुग्धपान समय ....
- बच्चेकीस्वास्थ्यदशा..............................

X. दिनांक व समय पोस्टनेटल वार्ड में भेजने का

डिलीवरी नोट्स ....

....

....

स्वास्थ्य शिक्षा

जच्चा को ....

....

....

बच्चे को ....
....
....

ईलाज (Treatment)

जच्चा को

1.

2.

3.

बच्चा को

1.

2.

3.

हस्ताक्षर नर्स ए.एन.एम./जी.एन.एम.

....

दिनांक ....

हस्ताक्षर डॉ./शिक्षिका

....

....

15. विटनेस डिलीवरी (Witness Delivery)

अस्पताल का नाम (Name of hospital) .... रजिस्ट्रेशन नं. ....

जच्चा का नाम (Name) .... पत्नी ....

उम्र (Age) .... धर्म (Religion) ....

पता (Address) ....

दिनांक भर्ती का (Date of Admission) ....

जी. .... पी. .... ए. .... एल. ....

L.M.P. .... EDD ....

दिनांक समय वार्ड में भेजने का (Date and time of transfer to postnatal ward) ....

I. Admission Notes

1. **सामान्य परीक्षण** (General examination)
   - टी.पी.आर. (Temp. pulse rep.) ....
   - खून की कमी (Anemia) ....
   - हार्ड साउंड (Hard sound) ....
   - सीना व फेफड़े (Lungs/Chest) ....
   - पैरों की टखनों की सूजन (Anema limb/ankil) ....
   - लेबर पेन है/नहीं (Labour pains) ....
2. **प्रासविक विवरण** (Obstetric history)
   - गर्भाशय की ऊँचाई (Uterine height) .... से.मी.
   - पेट की नाप (Abdominal girth) .... से.मी.
   - स्थिति (Lie) ....
   - अवस्था (Attitude) ....
   - अंगस्थिति (Position) ....
   - गर्भप्रस्तुति (Presentation) ....
   - गर्भप्रस्तुति अंग (Presenting part) ....
   - बच्चे के दिल की धड़कन गर्भ में (FHS) ....
   - समय व दिनांक गर्भ के सिकुड़ने व फैलाव का (Time date of onset of contractions) ....
   - गर्भाशय का कान्ट्रेक्यरल है/नहीं (Uterine contraction Yes/No) ....
3. **योनिद्वार द्वारा निरीक्षण** (Vaginal examination)

क्र.सं.	दिनांक व समय	फाईन्डिगस
1.		
2.		
3.		
4.		

*यदि Amniotic membrane फटी है तो एमनियोटिक फ्लूड का रंग ....

4. पहले बच्चे होने की लेबर हिस्ट्री यदि है ....

क्र.सं.	दिनांक व समय	गर्भावस्था के इवेन्टस	लेबर इवेन्टस	डिलीवरी की विधि	सूतिकावस्था	बच्चे की दशा

5. **जांचें** (Investigations) ....

खून (Blood)

हीमोग्लोबीन (Hb) .... समूह (Group) ....

शक्कर (Sugar) .... एच.आई.वी. (HIV) ....

वी.डी.आर.एल. (VDRL) .... अन्य (Other) ....

मूत्र (Urine)

शक्कर (Sugar) .... एल्ब्यूमिन (Other) ....

अन्य (Other) ....

II. Admission history भर्ती के समय का जच्चा का विवरण

- गर्भावस्था की शिकायत (Pregnancy complaints) ....
....
- माहवारी का विवरण (Menstrual history) ....
....
- मेडिकल विवरण (Medical history) ....
....
- शल्यक्रिया विवरण (Surgical history) ....
....
- व्यक्तिगत विवरण (Personal history) ....
....

III. प्रगति विवरण

A.

क्र.सं.	प्रसव की प्रगति (Progress of labor)	दिनांक (Date)	समय (Time)	टिप्पणी (Remarks)
1.	संकुचन शुरू होना (Contraction started)			पहली अवस्था (Ist Stage) ....
2.	झिल्ली का फटना (Membrane ruptured)			द्वितीय अवस्था (IInd Stage) ....
3.	पूर्ण विस्तारण (Dilatation complete)			तृतीय अवस्था (IIIrd Stage) ....
4.	नीचे की ओर जोर लगाना (Bearing down)			

Name .... Gravida .... Para .... Hospital No ....

Date of admission .... Time of Admission .... Ruptured membrane ....

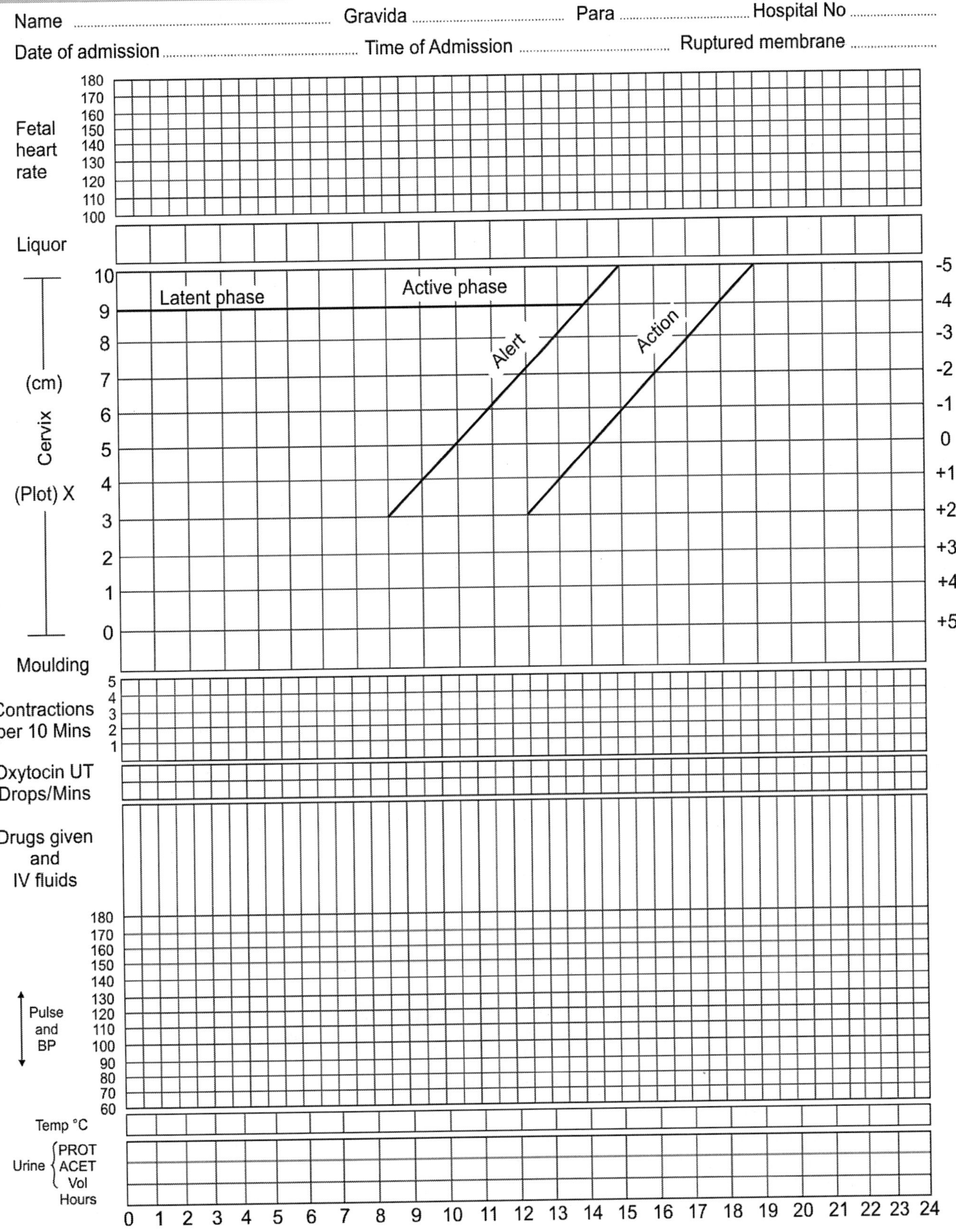

B. लेबर की पहली अवस्था (Ist stage of labour of length) व अवधि

दिनांक व समय	झिल्ली का फटना/नहीं	एफ.एच.एस. (FHS)	सरविक्स का निस्तारण तथा डिगरी	शीर्ष का स्टेशन	डिगरी इफेस्मेन्ट

C. लेबर की दूसरी अवस्था व अवधि (2nd stage of labour of length)

क्र.सं.	दिनांक व समय	सर्वाइकली डायलेटेशन	भगछेदन (Episiotomy)	शिशु की दशा	मां की दशा
				जन्म का समय .... जीवित/मृत्यु .... लिंग .... वजन .... वजन प्लासेन्टा (ग्राम) .... शिशु स्वस्थ या बीमार .... शिशु कुरूपता या सामान्य	रक्तस्राव (Vaginal Bleeding) कम .... सामान्य .... पेरिनियम (Perineum) .... फटी/श्रेणी (Degree tear) .... भगछेदन व मरम्मत .... टांकों के प्रकार यदि है ....

IV. जच्चा की दशा लेबर के समय (Condition of mother during labour)

- पहली अवस्था (Ist stage of labour) ....
  ....
- द्वितीय अवस्था (IInd stage of labour) ....
  ....

- तृतीय अवस्था (IIIrd stage of labour) ....

गर्भाशय दर्द ....
रक्तस्राव रूबरा ....
दुग्धक्षरण ....
रिलैक्स/कान्ट्रक्टेड ....
कोर्ड लैशीरेशन ....
अन्य ....

V. नर्सिंग केयर प्लान जच्चा के लिये

क्र.सं.	नर्सिंग असेसमेन्ट	नर्सिंग डायग्नोसिस	नर्सिंग इन्टरवेन्शन	नर्सिंग इवालूएशन

VI. नर्सिंग केयर प्लान नवजात शिशु के लिये

क्र.सं.	नर्सिंग असेसमेन्ट	नर्सिंग डायग्नोसिस	नर्सिंग इन्टरवेन्शन	नर्सिंग इवालूएशन

VII. बच्चे की दशा लेबर के समय (Condition of foetus during labour)

गर्भस्थ शिशु लेबर के दौरान

- गर्भस्थ शिशु का हृदय (FMS) ....
- मेकोनियम (Meconium) ....
- विपत्ति के चिन्ह (Any signs of distoes) ....

नवजात शिशु (Newborn)

- लिंग (Sex) ....
- वजन (Weight) ....
- लम्बाई (Length) ....
- सिर के माप (Head circumference) ....
  - बाईपराईटल (Biparietal) ....
  - एस.ओ. ब्रोग्मेटिक ....
  - अक्सिपिटरे प्रान्टल ....
  - मेन्टो वर्टिकल ....

VIII. एपगार गणना (APGAR scoring)

क्र.सं.	एपगार गणना	0 प्वाइंट	1 प्वाइंट	2 प्वाइंट
1.	रंग (Colour)	नीला सफेद (Blue pale)	शरीर गुलाबी हाथ व पांव नीले (Body pink limbs blue)	पूर्ण गुलाबी (Completely pink)
2.	स्वसनीय प्रयत्न (Respiratory effort)	अनुपस्थित (Absent)	धीमी और अनियमित धीमा रोना (Slow and irregular weak cry)	जोर से रोना (Strong cry)
3.	हृदय धडकन (Heat beat)	अनुपस्थित (Absent)	धीमी 100 से कम (Slow less then 100)	100 से ऊपर (Over 100)
4.	पेशीय शक्ति (Muscle tone)	शिथिल (Limp)	हाथ पैर का कुछ मुडना (Some fleson of limbs)	सक्रिय हलचल (Active movement)
5.	पांव पर थोड़ा सा झटका देने पर प्रतिक्रिया (Response to flicking foot)	अनुपस्थित (Absent)	रोने जैसी शक्ल (Facial grimace)	रोना (Crying)

IX. नवजात शिशु की परिचरिया (Care of Newborn)

- श्वसन मार्ग साफ होना (Airway clean) ....
- नाल की देखरेख ....
- यदि दवा दी है ....
- पहला दुग्धपान समय ....
- बच्चेकीस्वास्थ्यदशा ....

X. दिनांक व समय पोस्टनेटल वार्ड में भेजने का

डिलीवरी नोट्स ....

....

....

स्वास्थ्य शिक्षा

जच्चा को ....

....

....

बच्चे को ....

....

....

ईलाज (Treatment)

जच्चा को

1.

2.

3.

बच्चा को

1.

2.

3.

हस्ताक्षर नर्स ए.एन.एम./जी.एन.एम.

....

दिनांक ....

हस्ताक्षर डॉ./शिक्षिका

....

....

पी.वी. निरीक्षण

(P.V. Examinations)

10 cases

पी.वी. निरीक्षण (PV Examinations)

क्रम सं.	दिनांक	रजिस्ट्रेशन नं.	जच्चा का नाम	उम्र	ग्रेविडा	पी.वी. फाईन्डिगस	हस्ताक्षर विद्यार्थी	टिप्पणियां
1.								
2.								
3.								

क्रम सं.	दिनांक	रजिस्ट्रेशन नं.	जच्चा का नाम	उम्र	ग्रेविडा	पी.वी. फाईन्डिगस	हस्ताक्षर विद्यार्थी	टिप्पणियां
4.								
5.								
6.								

क्रम सं.	दिनांक	रजिस्ट्रेशन नं.	जच्चा का नाम	उम्र	ग्रेविडा	पी.वी. फाईन्डिगस	हस्ताक्षर विद्यार्थी	टिप्पणियां
7.								
8.								
9.								

क्रम सं.	दिनांक	रजिस्ट्रेशन नं.	जच्चा का नाम	उम्र	ग्रेविडा	पी.वी. फाईन्डिगस	हस्ताक्षर विद्यार्थी	टिप्पणियां
10.								

विद्यार्थी के हस्ताक्षर

....

दिनांक ....

शिक्षक/डॉ. के हस्ताक्षर

....

....

सामान्य डिलीवरी कन्डकटेड

(Normal Delivery Conducted)

20 Cases

1. सामान्य डिलीवरी कन्डकटेड (Normal Delivery Conducted)

अस्पताल का नाम (Name of hospital) .... रजिस्ट्रेशन नं. ....

जच्चा का नाम (Name) .... पत्नी ....

उम्र (Age) .... धर्म (Religion) ....

पता (Address) ....

दिनांक भर्ती का (Date of Admission) ....

जी. .... पी. .... ए. .... एल. ....

L.M.P. .... EDD ....

दिनांक समय वार्ड में भेजने का (Date and time of transfer to postnatal ward) ....

I. Admission Notes

1. **सामान्य परीक्षण** (General examination)
   - टी.पी.आर. (Temp. pulse rep.) ....
   - खून की कमी (Anemia) ....
   - हार्ड साउंड (Hard sound) ....
   - सीना व फेफड़े (Lungs/Chest) ....
   - पैरों की टखनों की सूजन (Anema limb/ankil) ....
   - लेबर पेन है/नहीं (Labour pains) ....
2. **प्रासविक विवरण** (Obstetral history)
   - गर्भाशय की ऊँचाई (Uterine height) .... से.मी.
   - पेट की नाप (Abdominal girth) .... से.मी.
   - स्थिति (Lie) ....
   - अवस्था (Attitude) ....
   - अंगस्थिति (Position) ....
   - गर्भप्रस्तुति (Presentation) ....
   - गर्भप्रस्तुति अंग (Presenting part) ....
   - बच्चे के दिल की धड़कन गर्भ में (FHS) ....
   - समय व दिनांक गर्भ के सिकुड़ने व फैलाव का (Time date of onset of contractions) ....
   - गर्भाशय का कान्ट्रेक्यरल है/नहीं (Uterine contraction Yes/No) ....
3. **योनिद्वार द्वारा निरीक्षण** (Vaginal examination)

क्र.सं.	दिनांक व समय	फाईन्डिगस
1.		
2.		
3.		
4.		

*यदि Amniotic membrane फटी है तो एमनियोटिक फ्लूड का रंग ....

4. पहले बच्चे होने की लेबर हिस्ट्री यदि है ....

क्र.सं.	दिनांक व समय	गर्भावस्था के इवेन्टस	लेबर इवेन्टस	डिलीवरी की विधि	सूतिकावस्था	बच्चे की दशा

5. **जांचें** (Investigations) ....

खून (Blood)

हीमोग्लोबीन (Hb) .... समूह (Group) ....

शक्कर (Sugar) .... एच.आई.वी. (HIV) ....

वी.डी.आर.एल. (VDRL) .... अन्य (Other) ....

मूत्र (Urine)

शक्कर (Sugar) .... एन्ब्यूमिन (Other) ....

अन्य (Other) ....

II. Admission history भर्ती के समय का जच्चा का विवरण

- गर्भावस्था की शिकायत (Pregnancy complaints) ....
....
- माहवारी का विवरण (Menstrual history) ....
....
- मेडिकल विवरण (Medical history) ....
....
- शल्यक्रिया विवरण (Surgical history) ....
....
- व्यक्तिगत विवरण (Personal history) ....
....

III. प्रसव का प्रगति विवरण

A.

क्र.सं.	प्रसव की प्रगति (Progress of labor)	दिनांक (Date)	समय (Time)	टिप्पणी (Remarks)
1.	संकुचन शुरू होना (Contraction started)			पहली अवस्था (Ist Stage) ....
2.	झिल्ली का फटना (Membrane rupture)			द्वितीय अवस्था (IInd Stage) ....
3.	पूर्ण विस्तारण (Dilatation complete)			तृतीय अवस्था (IIIrd Stage) ....
4.	नीचे की ओर जोर लगाना (Bearing down)			

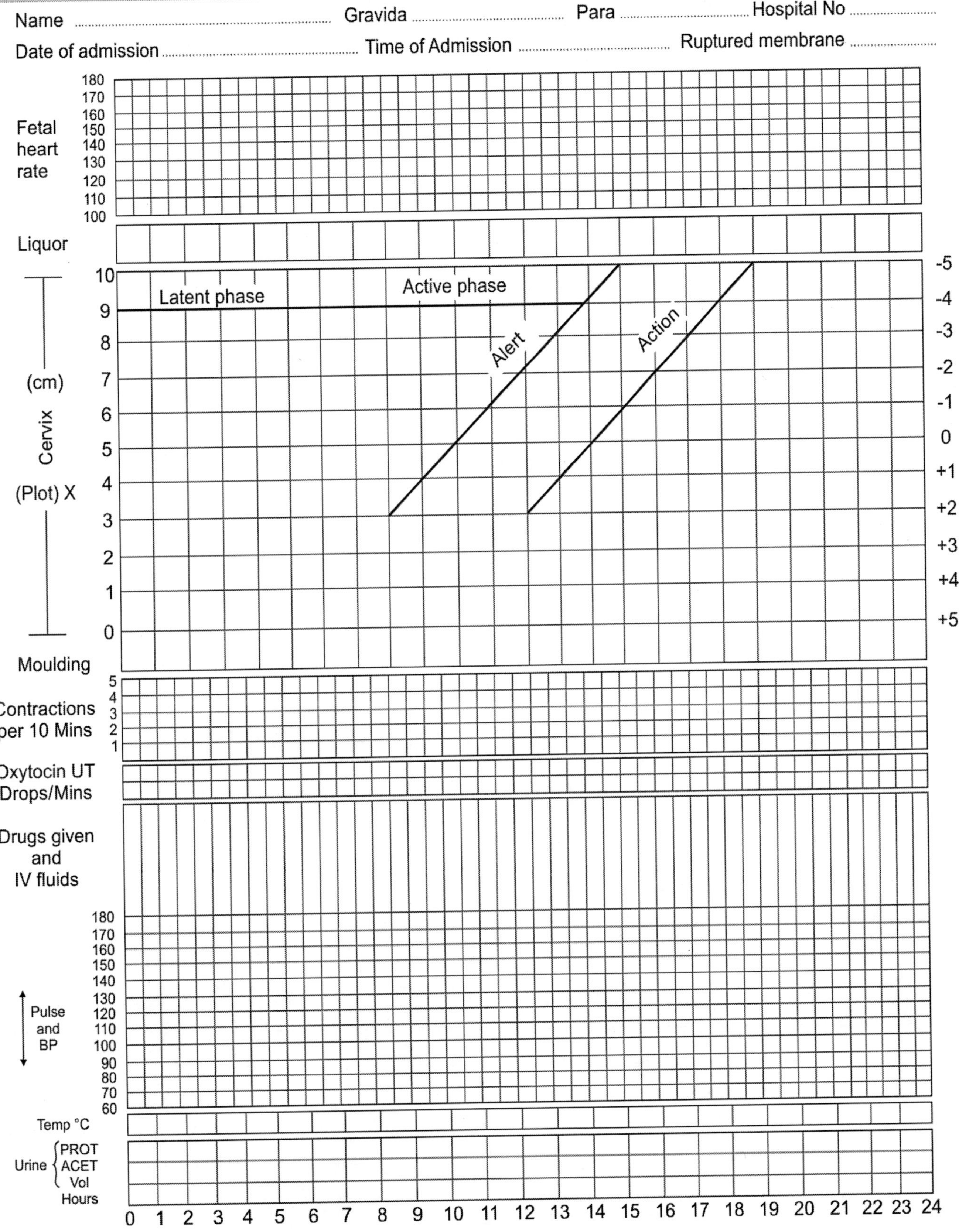
Name
Gravida
Para
Hospital No
Date of admission
Time of Admission
Ruptured membrane
Fetal heart rate
180
170
160
150
140
130
120
110
100
Liquor
Cervix (cm) (Plot) X
10
9
8
7
6
5
4
3
2
1
0
Latent phase
Active phase
Alert
Action
-5
-4
-3
-2
-1
0
+1
+2
+3
+4
+5
Moulding
Contractions per 10 Mins
5
4
3
2
1
Oxytocin UT Drops/Mins
Drugs given and IV fluids
Pulse and BP
180
170
160
150
140
130
120
110
100
90
80
70
60
Temp °C
Urine
PROT
ACET
Vol
Hours
0 1 2 3 4 5 6 7 8 9 10 11 12 13 14 15 16 17 18 19 20 21 22 23 24

B. लेबर की पहली अवस्था (Ist stage of labour of length) व अवधि

दिनांक व समय	झिल्ली का फटना/नहीं	एफ.एच.एस. (FHS)	सरविक्स का निस्तारण तथा डिगरी	शीर्ष का स्टेशन	डिगरी इफेस्मेन्ट

C. लेबर की दूसरी अवस्था व अवधि (2nd stage of labour of length)

क्र.सं.	दिनांक व समय	सर्वाइकली डायलेटेशन	भगछेदन (Episiotomy)	शिशु की दशा	मां की दशा
				जन्म का समय .... जीवित/मृत्यु .... लिंग .... वजन .... वजन प्लासेन्टा (ग्राम) .... शिशु स्वस्थ या बीमार .... शिशु कुरूपता या सामान्य	रक्तस्राव (Vaginal Bleeding) कम .... सामान्य .... पैरिनियम (Perineum) .... फटी/श्रेणी (Degree tear) .... भगछेदन व मरम्मत .... टांकों के प्रकार यदि है ....

IV. जच्चा की दशा लेबर के समय (Condition of mother during labour)

- पहली अवस्था (Ist stage of labour) ....
  ....
- द्वितीय अवस्था (IInd stage of labour) ....
  ....

- तृतीय अवस्था (IIIrd stage of labour) ....

गर्भाशय दर्द ....
रक्तस्राव रूबरा ....
दुग्धक्षरण ....

रिलैक्स/कान्ट्रक्टेड ....
कोर्ड लैशीरेशन ....
अन्य ....

V. नर्सिंग केयर प्लान जच्चा के लिये

क्र.सं.	नर्सिंग असेसमेन्ट	नर्सिंग डायग्नोसिस	नर्सिंग इन्टरवेशन	नर्सिंग इवालूएशन

VI. नर्सिंग केयर प्लान नवजात शिशु के लिये

क्र.सं.	नर्सिंग असेसमेन्ट	नर्सिंग डायग्नोसिस	नर्सिंग इन्टरवेशन	नर्सिंग इवालूएशन

VII. बच्चे की दशा लेबर के समय (Condition of foetus during labour)

गर्भस्थ शिशु लेबर के दौरान

- गर्भस्थ शिशु का हृदय (FMS) ....
- मेकोनियम (Meconium) ....
- विपत्ति के चिन्ह (Any signs of distoes) ....

नवजात शिशु (Newborn)

- लिंग (Sex) ....
- वजन (Weight) ....
- लम्बाई (Length) ....
- सिर के माप (Head circumference) ....
  - — बाईपराईटल (Biparietal) ....
  - — एस.ओ. ब्रोग्मेटिक ....
  - — अक्सिपिटरे प्रान्टल ....
  - — मेन्टो वर्टिकल ....

VIII. एप्गार गणना (APGAR scoring)

क्र.सं.	एप्गार गणना	0 प्वाइंट	1 प्वाइंट	2 प्वाइंट
1.	रंग (Colour)	नीला सफेद (Blue pale)	शरीर गुलाबी हाथ व पांव नीले (Body pink limbs blue)	पूर्ण गुलाबी (Completely pink)
2.	स्वसनीय प्रयत्न (Respiratory effort)	अनुपस्थित (Absent)	धीमी और अनियमित धीमा रोना (Slow and irregular weak cry)	जोर से रोना (Strong cry)
3.	हृदय धडकन (Heat beat)	अनुपस्थित (Absent)	धीमी 100 से कम (Slow less then 100)	100 से ऊपर (Over 100)
4.	पेशीय शक्ति (Muscle tone)	शिथिल (Limp)	हाथ पैर का कुछ मुड़ना (Some fleson of limbs)	सक्रिय हलचल (Active movement)
5.	पांव पर थोड़ा सा झटका देने पर प्रतिक्रिया (Response to flicking foot)	अनुपस्थित (Absent)	रोने जैसी शक्ल (Facial grimace)	रोना (Crying)

IX. नवजात शिशु की परिचरिया (Care of Newborn)

- श्वसन मार्ग साफ होना (Airway clean) ....
- नाल की देखरेख ....
- यदि दवा दी है ....
- पहला दुग्धपान समय ....
- बच्चे की स्वास्थ्य दशा ....

X. दिनांक व समय पोस्टनेटल वार्ड में भेजने का

डिलीवरी नोट्स ....

....

....

स्वास्थ्य शिक्षा

जच्चा को ....

....

....

बच्चे को ....
....
....

ईलाज (Treatment)

जच्चा को

1.

2.

3.

बच्चा को

1.

2.

3.

हस्ताक्षर नर्स ए.एन.एम./जी.एन.एम.

....

दिनांक ....

हस्ताक्षर डॉ./शिक्षिका

....

....

2. सामान्य डिलीवरी कन्डकटेड (Normal Delivery Conducted)

अस्पताल का नाम (Name of hospital) .... रजिस्ट्रेशन नं. ....

जच्चा का नाम (Name) .... पत्नी ....

उम्र (Age) .... धर्म (Religion) ....

पता (Address) ....

दिनांक भर्ती का (Date of Admission) ....

जी. .... पी. .... ए. .... एल. ....

L.M.P. .... EDD ....

दिनांक समय वार्ड में भेजने का (Date and time of transfer to postnatal ward) ....

I. Admission Notes

1. **सामान्य परीक्षण** (General examination)
   - टी.पी.आर. (Temp. pulse rep.) ....
   - खून की कमी (Anemia) ....
   - हार्ड साउंड (Hard sound) ....
   - सीना व फेफड़े (Lungs/Chest) ....
   - पैरों की टखनों की सूजन (Anema limb/ankil) ....
   - लेबर पेन है/नहीं (Labour pains) ....
2. **प्रासविक विवरण** (Obstetral history)
   - गर्भाशय की ऊँचाई (Uterine height) .... से.मी.
   - पेट की नाप (Abdominal girth) .... से.मी.
   - स्थिति (Lie) ....
   - अवस्था (Attitude) ....
   - अंगस्थिति (Position) ....
   - गर्भप्रस्तुति (Presentation) ....
   - गर्भप्रस्तुति अंग (Presenting part) ....
   - बच्चे के दिल की धड़कन गर्भ में (FHS) ....
   - समय व दिनांक गर्भ के सिकुड़ने व फैलाव का (Time date of onset of contractions) ....
   - गर्भाशय का कान्ट्रेक्यरल है/नहीं (Uterine contraction Yes/No) ....
3. **योनिद्वार द्वारा निरीक्षण** (Vaginal examination)

क्र.सं.	दिनांक व समय	फाईन्डिगस
1.		
2.		
3.		
4.		

*यदि Amniotic membrane फटी है तो एमनियोटिक फ्लूड का रंग ....

4. पहले बच्चे होने की लेबर हिस्ट्री यदि है ....

क्र.सं.	दिनांक व समय	गर्भावस्था के इवेन्टस	लेबर इवेन्टस	डिलीवरी की विधि	सूतिकावस्था	बच्चे की दशा

5. **जांचें** (Investigations) ....

खून (Blood)

हीमोग्लोबीन (Hb) ....
शक्कर (Sugar) ....
वी.डी.आर.एल. (VDRL) ....
समूह (Group) ....
एच.आई.वी. (HIV) ....
अन्य (Other) ....

मूत्र (Urine)

शक्कर (Sugar) ....
अन्य (Other) ....
एल्ब्यूमिन (Other) ....

II. Admission history भर्ती के समय का जच्चा का विवरण

- गर्भावस्था की शिकायत (Pregnancy complaints) ....
  ....
- माहवारी का विवरण (Menstrual history) ....
  ....
- मेडिकल विवरण (Medical history) ....
  ....
- शल्यक्रिया विवरण (Surgical history) ....
  ....
- व्यक्तिगत विवरण (Personal history) ....
  ....

III. प्रसव का प्रगति विवरण

A.

क्र.सं.	प्रसव की प्रगति (Progress of labor)	दिनांक (Date)	समय (Time)	टिप्पणी (Remarks)
1.	संकुचन शुरू होना (Contraction started)			पहली अवस्था (Ist Stage) ....
2.	झिल्ली का फटना (Membrane rupture)			द्वितीय अवस्था (IInd Stage) ....
3.	पूर्ण विस्तारण (Dilatation complete)			तृतीय अवस्था (IIIrd Stage) ....
4.	नीचे की ओर जोर लगाना (Bearing down)			

Name .... Gravida .... Para .... Hospital No ....

Date of admission .... Time of Admission .... Ruptured membrane ....

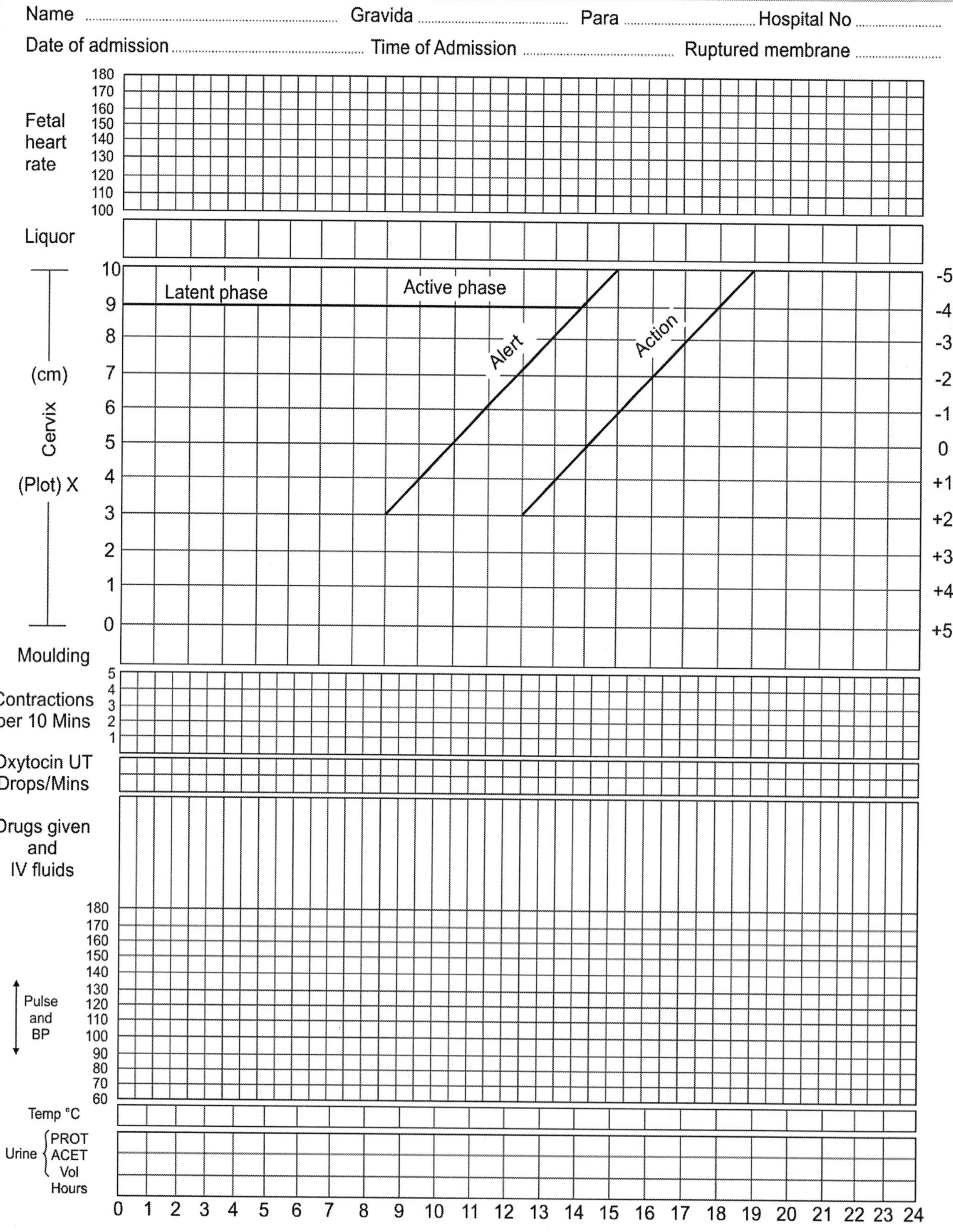

B. लेबर की पहली अवस्था (Ist stage of labour of length) व अवधि

दिनांक व समय	झिल्ली का फटना/नहीं	एफ.एच.एस. (FHS)	सरविक्स का निस्तारण तथा डिगरी	शीर्ष का स्टेशन	डिगरी इफेस्मेन्ट

C. लेबर की दूसरी अवस्था व अवधि (2nd stage of labour of length)

क्र.सं.	दिनांक व समय	सर्वाइकली डायलेटेशन	भगछेदन (Episiotomy)	शिशु की दशा	मां की दशा
				जन्म का समय .... जीवित/मृत्यु .... लिंग .... वजन .... वजन प्लासेन्टा (ग्राम) .... शिशु स्वस्थ या बीमार .... शिशु कुरूपता या सामान्य	रक्तस्राव (Vaginal Bleeding) कम .... सामान्य .... पैरिनियम (Perineum) .... फटी/श्रेणी (Degree tear) .... भगछेदन व मरम्मत .... टांकों के प्रकार यदि है ....

IV. जच्चा की दशा लेबर के समय (Condition of mother during labour)

- पहली अवस्था (Ist stage of labour) ....
  ....
- द्वितीय अवस्था (IInd stage of labour) ....
  ....

- तृतीय अवस्था (IIIrd stage of labour) ....

  गर्भाशय दर्द .... रिलैक्स/कान्ट्रक्टेड ....

  रक्तस्राव रूबरा .... कोर्ड लैशीरेशन ....

  दुग्धक्षरण .... अन्य ....

V. नर्सिंग केयर प्लान जच्चा के लिये

क्र.सं.	नर्सिंग असेसमेन्ट	नर्सिंग डायग्नोसिस	नर्सिंग इन्टरवेन्शन	नर्सिंग इवालूएशन

VI. नर्सिंग केयर प्लान नवजात शिशु के लिये

क्र.सं.	नर्सिंग असेसमेन्ट	नर्सिंग डायग्नोसिस	नर्सिंग इन्टरवेन्शन	नर्सिंग इवालूएशन

VII. बच्चे की दशा लेबर के समय (Condition of foetus during labour)

गर्भस्थ शिशु लेबर के दौरान

- गर्भस्थ शिशु का हृदय (FMS) ....
- मेकोनियम (Meconium) ....
- विपत्ति के चिन्ह (Any signs of distoes) ....

नवजात शिशु (Newborn)

- लिंग (Sex) ....
- वजन (Weight) ....
- लम्बाई (Length) ....
- सिर के माप (Head circumference) ....
  - — बाईपराईटल (Biparietal) ....
  - — एस.ओ. ब्रोग्मेटिक ....
  - — अक्सिपिटरे प्रान्टल ....
  - — मेन्टो वर्टिकल ....

VIII. एपगार गणना (APGAR scoring)

क्र.सं.	एपगार गणना	0 प्वाइंट	1 प्वाइंट	2 प्वाइंट
1.	रंग (Colour)	नीला सफेद (Blue pale)	शरीर गुलाबी हाथ व पांव नीले (Body pink limbs blue)	पूर्ण गुलाबी (Completely pink)
2.	स्वसनीय प्रयत्न (Respiratory effort)	अनुपस्थित (Absent)	धीमी और अनियमित धीमा रोना (Slow and irregular weak cry)	जोर से रोना (Strong cry)
3.	हृदय धडकन (Heat beat)	अनुपस्थित (Absent)	धीमी 100 से कम (Slow less then 100)	100 से ऊपर (Over 100)
4.	पेशीय शक्ति (Muscle tone)	शिथिल (Limp)	हाथ पैर का कुछ मुड़ना (Some fleson of limbs)	सक्रिय हलचल (Active movement)
5.	पांव पर थोड़ा सा झटका देने पर प्रतिक्रिया (Response to flicking foot)	अनुपस्थित (Absent)	रोने जैसी शक्ल (Facial grimace)	रोना (Crying)

IX. नवजात शिशु की परिचरिया (Care of Newborn)

- श्वसन मार्ग साफ होना (Airway clean) ....
- नाल की देखरेख ....
- यदि दवा दी है ....
- पहला दुग्धपान समय ....
- बच्चे की स्वास्थ्य दशा ....

X. दिनांक व समय पोस्टनेटल वार्ड में भेजने का

डिलीवरी नोट्स ....

....

....

स्वास्थ्य शिक्षा

जच्चा को ....

....

....

बच्चे को ....
....
....

ईलाज (Treatment)

जच्चा को

1.

2.

3.

बच्चा को

1.

2.

3.

हस्ताक्षर नर्स ए.एन.एम./जी.एन.एम.

....

दिनांक ....

हस्ताक्षर डॉ./शिक्षिका

....

....

3. सामान्य डिलीवरी कन्डकटेड (Normal Delivery Conducted)

अस्पताल का नाम (Name of hospital) .... रजिस्ट्रेशन नं. ....

जच्चा का नाम (Name) .... पत्नी ....

उम्र (Age) .... धर्म (Religion) ....

पता (Address) ....

दिनांक भर्ती का (Date of Admission) ....

जी. .... पी. .... ए. .... एल. ....

L.M.P. .... EDD ....

दिनांक समय वार्ड में भेजने का (Date and time of transfer to postnatal ward) ....

I. Admission Notes

1. **सामान्य परीक्षण** (General examination)
   - टी.पी.आर. (Temp. pulse rep.) ....
   - खून की कमी (Anemia) ....
   - हार्ड साउंड (Hard sound) ....
   - सीना व फेफड़े (Lungs/Chest) ....
   - पैरों की टखनों की सूजन (Anema limb/ankil) ....
   - लेबर पेन है/नहीं (Labour pains) ....
2. **प्रासविक विवरण** (Obstetral history)
   - गर्भाशय की ऊँचाई (Uterine height) .... से.मी.
   - पेट की नाप (Abdominal girth) .... से.मी.
   - स्थिति (Lie) ....
   - अवस्था (Attitude) ....
   - अंगस्थिति (Position) ....
   - गर्भप्रस्तुति (Presentation) ....
   - गर्भप्रस्तुति अंग (Presenting part) ....
   - बच्चे के दिल की धड़कन गर्भ में (FHS) ....
   - समय व दिनांक गर्भ के सिकुड़ने व फैलाव का (Time date of onset of contractions) ....
   - गर्भाशय का कान्ट्रेक्यरल है/नहीं (Uterine contraction Yes/No) ....
3. **योनिद्वार द्वारा निरीक्षण** (Vaginal examination)

क्र.सं.	दिनांक व समय	फाईन्डिगस
1.		
2.		
3.		
4.		

*यदि Amniotic membrane फटी है तो एमनियोटिक फ्लूड का रंग ....

4. पहले बच्चे होने की लेबर हिस्ट्री यदि है ....

क्र.सं.	दिनांक व समय	गर्भावस्था के इवेन्टस	लेबर इवेन्टस	डिलीवरी की विधि	सूतिकावस्था	बच्चे की दशा

5. **जांचें** (Investigations) ....

खून (Blood)

हीमोग्लोबीन (Hb) .... समूह (Group) ....

शक्कर (Sugar) .... एच.आई.वी. (HIV) ....

वी.डी.आर.एल. (VDRL) .... अन्य (Other) ....

मूत्र (Urine)

शक्कर (Sugar) .... एन्ब्यूमिन (Other) ....

अन्य (Other) ....

II. Admission history भर्ती के समय का जच्चा का विवरण

- गर्भावस्था की शिकायत (Pregnancy complaints) ....
....
- माहवारी का विवरण (Menstrual history) ....
....
- मेडिकल विवरण (Medical history) ....
....
- शल्यक्रिया विवरण (Surgical history) ....
....
- व्यक्तिगत विवरण (Personal history) ....
....

III. प्रसव का प्रगति विवरण

A.

क्र.सं.	प्रसव की प्रगति (Progress of labor)	दिनांक (Date)	समय (Time)	टिप्पणी (Remarks)
1.	संकुचन शुरू होना (Contraction started)			पहली अवस्था (Ist Stage) ....
2.	झिल्ली का फटना (Membrane rupture)			द्वितीय अवस्था (IInd Stage) ....
3.	पूर्ण विस्तारण (Dilatation complete)			तृतीय अवस्था (IIIrd Stage) ....
4.	नीचे की ओर जोर लगाना (Bearing down)			

Name .... Gravida .... Para .... Hospital No ....

Date of admission .... Time of Admission .... Ruptured membrane ....

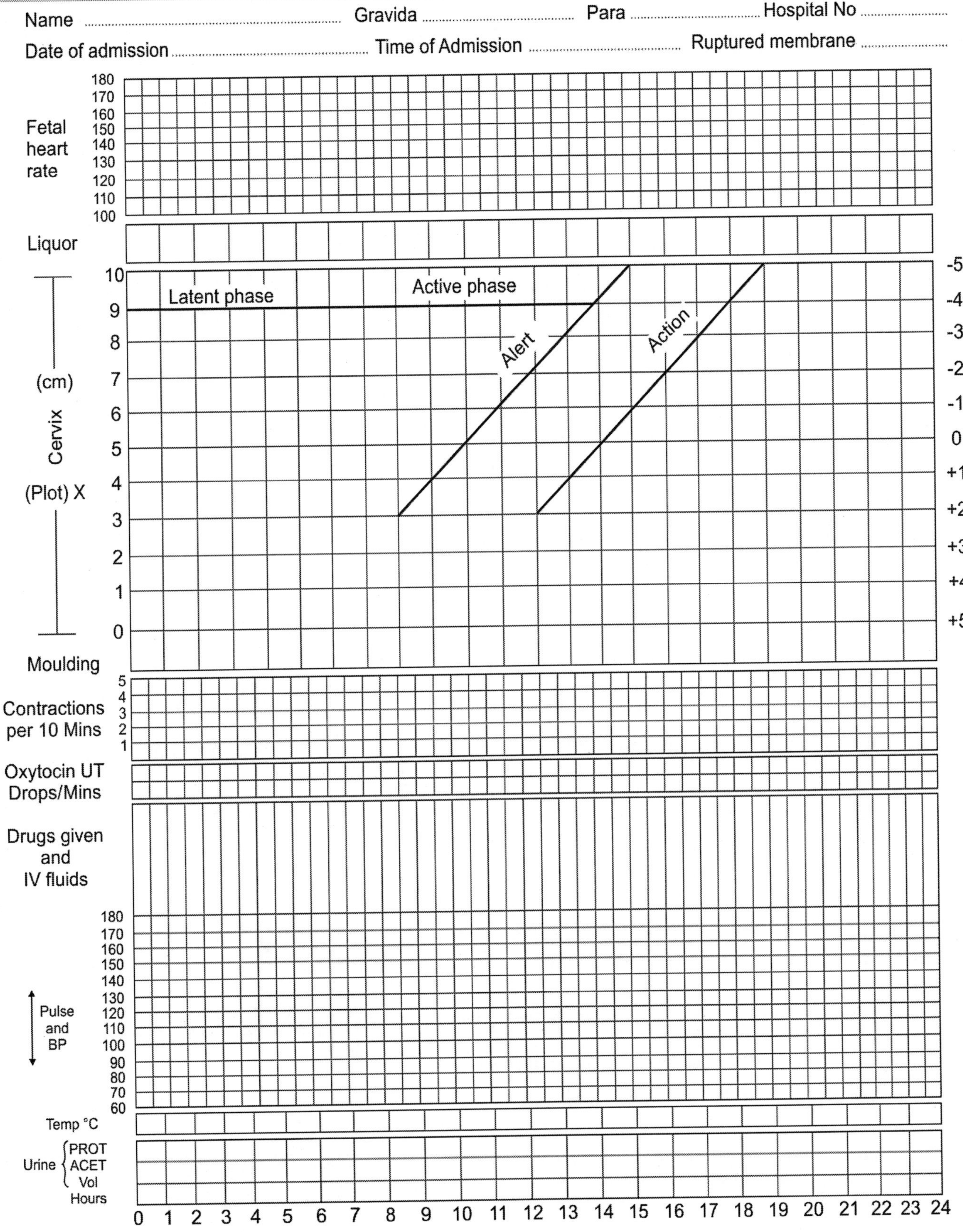

B. लेबर की पहली अवस्था (Ist stage of labour of length) व अवधि

दिनांक व समय	झिल्ली का फटना/नहीं	एफ.एच.एस. (FHS)	सरविक्स का निस्तारण तथा डिगरी	शीर्ष का स्टेशन	डिगरी इफेस्मेन्ट

C. लेबर की दूसरी अवस्था व अवधि (2nd stage of labour of length)

क्र.सं.	दिनांक व समय	सर्वाइकली डायलेटेशन	भगछेदन (Episiotomy)	शिशु की दशा	मां की दशा
				जन्म का समय .... जीवित/मृत्यु .... लिंग .... वजन .... वजन प्लासेन्टा (ग्राम) .... शिशु स्वस्थ या बीमार .... शिशु कुरूपता या सामान्य	रक्तस्राव (Vaginal Bleeding) कम .... सामान्य .... पैरिनियम (Perineum) .... फटी/श्रेणी (Degree tear) .... भगछेदन व मरम्मत .... टांकों के प्रकार यदि है ....

IV. जच्चा की दशा लेबर के समय (Condition of mother during labour)

- पहली अवस्था (Ist stage of labour) ....
  ....
- द्वितीय अवस्था (IInd stage of labour) ....
  ....

- तृतीय अवस्था (IIIrd stage of labour) ....

गर्भाशय दर्द .... रिलैक्स/कान्ट्रक्टेड ....

रक्तस्राव रूबरा .... कोर्ड लैशीरेशन ....

दुग्धक्षरण .... अन्य ....

V. नर्सिंग केयर प्लान जच्चा के लिये

क्र.सं.	नर्सिंग असेसमेन्ट	नर्सिंग डायग्नोसिस	नर्सिंग इन्टरवेन्शन	नर्सिंग इवालूएशन

VI. नर्सिंग केयर प्लान नवजात शिशु के लिये

क्र.सं.	नर्सिंग असेसमेन्ट	नर्सिंग डायग्नोसिस	नर्सिंग इन्टरवेन्शन	नर्सिंग इवालूएशन

VII. बच्चे की दशा लेबर के समय (Condition of foetus during labour)

गर्भस्थ शिशु लेबर के दौरान

- गर्भस्थ शिशु का हृदय (FMS) ....
- मेकोनियम (Meconium) ....
- विपत्ति के चिन्ह (Any signs of distoes) ....

नवजात शिशु (Newborn)

- लिंग (Sex) ....
- वजन (Weight) ....
- लम्बाई (Length) ....
- सिर के माप (Head circumference) ....
  - बाईपराईटल (Biparietal) ....
  - एस.ओ. ब्रोग्मेटिक ....
  - अक्सिपिटरे प्रान्टल ....
  - मेन्टो वर्टिकल ....

VIII. एप्गार गणना (APGAR scoring)

क्र.सं.	एप्गार गणना	0 प्वाइंट	1 प्वाइंट	2 प्वाइंट
1.	रंग (Colour)	नीला सफेद (Blue pale)	शरीर गुलाबी हाथ व पांव नीले (Body pink limbs blue)	पूर्ण गुलाबी (Completely pink)
2.	स्वसनीय प्रयत्न (Respiratory effort)	अनुपस्थित (Absent)	धीमी और अनियमित धीमा रोना (Slow and irregular weak cry)	जोर से रोना (Strong cry)
3.	हृदय धडकन (Heat beat)	अनुपस्थित (Absent)	धीमी 100 से कम (Slow less then 100)	100 से ऊपर (Over 100)
4.	पेशीय शक्ति (Muscle tone)	शिथिल (Limp)	हाथ पैर का कुछ मुड़ना (Some fleson of limbs)	सक्रिय हलचल (Active movement)
5.	पांव पर थोड़ा सा झटका देने पर प्रतिक्रिया (Response to flicking foot)	अनुपस्थित (Absent)	रोने जैसी शक्ल (Facial grimace)	रोना (Crying)

IX. नवजात शिशु की परिचरिया (Care of Newborn)

- श्वसन मार्ग साफ होना (Airway clean) ....
- नाल की देखरेख ....
- यदि दवा दी है ....
- पहला दुग्धपान समय ....
- बच्चे की स्वास्थ्य दशा..

X. दिनांक व समय पोस्टनेटल वार्ड में भेजने का

डिलीवरी नोट्स ....
....
....

स्वास्थ्य शिक्षा

जच्चा को ....
....
....

बच्चे को ....
....
....

ईलाज (Treatment)

जच्चा को

1.
2.
3.

बच्चा को

1.
2.
3.

हस्ताक्षर नर्स ए.एन.एम./जी.एन.एम.
....
दिनांक ....

हस्ताक्षर डॉ./शिक्षिका
....
....

4. सामान्य डिलीवरी कन्डकटेड (Normal Delivery Conducted)

अस्पताल का नाम (Name of hospital) .... रजिस्ट्रेशन नं. ....

जच्चा का नाम (Name) .... पत्नी ....

उम्र (Age) .... धर्म (Religion) ....

पता (Address) ....

दिनांक भर्ती का (Date of Admission) ....

जी. .... पी. .... ए. .... एल. ....

L.M.P. .... EDD ....

दिनांक समय वार्ड में भेजने का (Date and time of transfer to postnatal ward) ....

I. Admission Notes

1. **सामान्य परीक्षण** (General examination)
   - टी.पी.आर. (Temp. pulse rep.) ....
   - खून की कमी (Anemia) ....
   - हार्ड साउंड (Hard sound) ....
   - सीना व फेफड़े (Lungs/Chest) ....
   - पैरों की टखनों की सूजन (Anema limb/ankil) ....
   - लेबर पेन है/नहीं (Labour pains) ....
2. **प्रासविक विवरण** (Obstetral history)
   - गर्भाशय की ऊँचाई (Uterine height) .... से.मी.
   - पेट की नाप (Abdominal girth) .... से.मी.
   - स्थिति (Lie) ....
   - अवस्था (Attitude) ....
   - अंगस्थिति (Position) ....
   - गर्भप्रस्तुति (Presentation) ....
   - गर्भप्रस्तुति अंग (Presenting part) ....
   - बच्चे के दिल की धड़कन गर्भ में (FHS) ....
   - समय व दिनांक गर्भ के सिकुड़ने व फैलाव का (Time date of onset of contractions) ....
   - गर्भाशय का कान्ट्रेक्यरल है/नहीं (Uterine contraction Yes/No) ....
3. **योनिद्वार द्वारा निरीक्षण** (Vaginal examination)

क्र.सं.	दिनांक व समय	फाईन्डिगस
1.		
2.		
3.		
4.		

*यदि Amniotic membrane फटी है तो एमनियोटिक फ्लूड का रंग ....

4. पहले बच्चे होने की लेबर हिस्ट्री यदि है ....

क्र.सं.	दिनांक व समय	गर्भावस्था के इवेन्टस	लेबर इवेन्टस	डिलीवरी की विधि	सूतिकावस्था	बच्चे की दशा

5. **जांचें** (Investigations) ....

खून (Blood)

हीमोग्लोबीन (Hb) ....
शक्कर (Sugar) ....
वी.डी.आर.एल. (VDRL) ....
समूह (Group) ....
एच.आई.वी. (HIV) ....
अन्य (Other) ....

मूत्र (Urine)

शक्कर (Sugar) ....
अन्य (Other) ....
एन्ब्यूमिन (Other) ....

II. Admission history भर्ती के समय का जच्चा का विवरण

- गर्भावस्था की शिकायत (Pregnancy complaints) ....
....
- माहवारी का विवरण (Menstrual history) ....
....
- मेडिकल विवरण (Medical history) ....
....
- शल्यक्रिया विवरण (Surgical history) ....
....
- व्यक्तिगत विवरण (Personal history) ....
....

III. प्रसव का प्रगति विवरण

A.

क्र.सं.	प्रसव की प्रगति (Progress of labor)	दिनांक (Date)	समय (Time)	टिप्पणी (Remarks)
1.	संकुचन शुरू होना (Contraction started)			पहली अवस्था (Ist Stage) ....
2.	झिल्ली का फटना (Membrane rupture)			द्वितीय अवस्था (IInd Stage) ....
3.	पूर्ण विस्तारण (Dilatation complete)			तृतीय अवस्था (IIIrd Stage) ....
4.	नीचे की ओर जोर लगाना (Bearing down)			

Name .... Gravida .... Para .... Hospital No ....

Date of admission .... Time of Admission .... Ruptured membrane ....

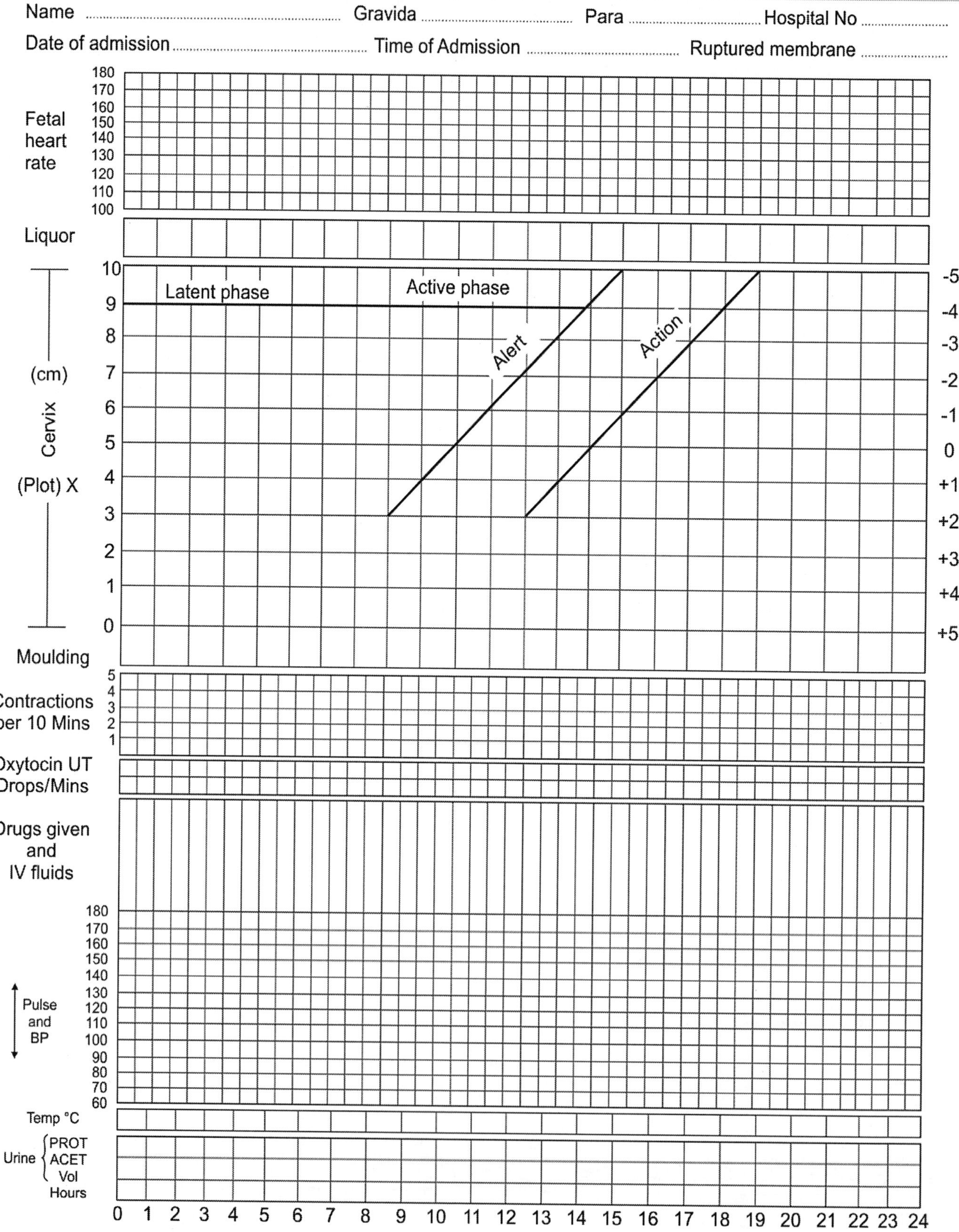

B. लेबर की पहली अवस्था (Ist stage of labour of length) व अवधि

दिनांक व समय	झिल्ली का फटना/नहीं	एफ.एच.एस. (FHS)	सरविक्स का निस्तारण तथा डिगरी	शीर्ष का स्टेशन	डिगरी इफेस्मेन्ट

C. लेबर की दूसरी अवस्था व अवधि (2nd stage of labour of length)

क्र.सं.	दिनांक व समय	सर्वाइकली डायलेटेशन	भगछेदन (Episiotomy)	शिशु की दशा	मां की दशा
				जन्म का समय .... जीवित/मृत्यु .... लिंग .... वजन .... वजन प्लासेन्टा (ग्राम) .... शिशु स्वस्थ या बीमार .... शिशु कुरूपता या सामान्य	रक्तस्राव (Vaginal Bleeding) कम .... सामान्य .... पैरिनियम (Perineum) .... फटी/श्रेणी (Degree tear) .... भगछेदन व मरम्मत .... टांकों के प्रकार यदि है ....

IV. **जच्चा की दशा लेबर के समय (Condition of mother during labour)**

- पहली अवस्था (Ist stage of labour) ....
  ....
- द्वितीय अवस्था (IInd stage of labour) ....
  ....

- तृतीय अवस्था (IIIrd stage of labour) ....
....

गर्भाशय दर्द .... रिलैक्स/कान्ट्रक्टेड ....
रक्तस्राव रूबरा .... कोर्ड लैशीरेशन ....
दुग्धक्षरण .... अन्य ....

V. नर्सिंग केयर प्लान जच्चा के लिये

क्र.सं.	नर्सिंग असेसमेन्ट	नर्सिंग डायग्नोसिस	नर्सिंग इन्टरवेन्शन	नर्सिंग इवालूएशन

VI. नर्सिंग केयर प्लान नवजात शिशु के लिये

क्र.सं.	नर्सिंग असेसमेन्ट	नर्सिंग डायग्नोसिस	नर्सिंग इन्टरवेन्शन	नर्सिंग इवालूएशन

VII. बच्चे की दशा लेबर के समय (Condition of foetus during labour)

गर्भस्थ शिशु लेबर के दौरान

- गर्भस्थ शिशु का हृदय (FMS) ....
- मेकोनियम (Meconium) ....
- विपत्ति के चिन्ह (Any signs of distoes) ....

नवजात शिशु (Newborn)

- लिंग (Sex) ....
- वजन (Weight) ....
- लम्बाई (Length) ....
- सिर के माप (Head circumference) ....
  — बाईपराईटल (Biparietal) ....
  — एस.ओ. ब्रोग्मेटिक ....
  — अक्सिपिटरे प्रान्टल ....
  — मेन्टो वर्टिकल ....

VIII. एप्गार गणना (APGAR scoring)

क्र.सं.	एप्गार गणना	0 प्वाइंट	1 प्वाइंट	2 प्वाइंट
1.	रंग (Colour)	नीला सफेद (Blue pale)	शरीर गुलाबी हाथ व पांव नीले (Body pink limbs blue)	पूर्ण गुलाबी (Completely pink)
2.	स्वसनीय प्रयत्न (Respiratory effort)	अनुपस्थित (Absent)	धीमी और अनियमित धीमा रोना (Slow and ir-regular weak cry)	जोर से रोना (Strong cry)
3.	हृदय धडकन (Heat beat)	अनुपस्थित (Absent)	धीमी 100 से कम (Slow less then 100)	100 से ऊपर (Over 100)
4.	पेशीय शक्ति (Muscle tone)	शिथिल (Limp)	हाथ पैर का कुछ मुड़ना (Some fleson of limbs)	सक्रिय हलचल (Active movement)
5.	पांव पर थोड़ा सा झटका देने पर प्रतिक्रिया (Response to flicking foot)	अनुपस्थित (Absent)	रोने जैसी शक्ल (Facial grimace)	रोना (Crying)

IX. नवजात शिशु की परिचरिया (Care of Newborn)

- श्वसन मार्ग साफ होना (Airway clean) ....
- नाल की देखरेख ....
- यदि दवा दी है ....
- पहला दुग्धपान समय ....
- बच्चे की स्वास्थ्य दशा ....

X. दिनांक व समय पोस्टनेटल वार्ड में भेजने का

डिलीवरी नोट्स ....
....
....

स्वास्थ्य शिक्षा

जच्चा को ....
....
....

बच्चे को ....
....
....

ईलाज (Treatment)

जच्चा को

1.

2.

3.

बच्चा को

1.

2.

3.

हस्ताक्षर नर्स ए.एन.एम./जी.एन.एम.

....

दिनांक ....

हस्ताक्षर डॉ./शिक्षिका

....

....

5. सामान्य डिलीवरी कन्डकटेड (Normal Delivery Conducted)

अस्पताल का नाम (Name of hospital) .... रजिस्ट्रेशन नं. ....

जच्चा का नाम (Name) .... पत्नी ....

उम्र (Age) .... धर्म (Religion) ....

पता (Address) ....

दिनांक भर्ती का (Date of Admission) ....

जी. .... पी. .... ए. .... एल. ....

L.M.P. .... EDD ....

दिनांक समय वार्ड में भेजने का (Date and time of transfer to postnatal ward) ....

I. Admission Notes

1. **सामान्य परीक्षण** (General examination)
   - टी.पी.आर. (Temp. pulse rep.) ....
   - खून की कमी (Anemia) ....
   - हार्ड साउंड (Hard sound) ....
   - सीना व फेफड़े (Lungs/Chest) ....
   - पैरों की टखनों की सूजन (Anema limb/ankil) ....
   - लेबर पेन है/नहीं (Labour pains) ....
2. **प्रासविक विवरण** (Obstetral history)
   - गर्भाशय की ऊँचाई (Uterine height) .... से.मी.
   - पेट की नाप (Abdominal girth) .... से.मी.
   - स्थिति (Lie) ....
   - अवस्था (Attitude) ....
   - अंगस्थिति (Position) ....
   - गर्भप्रस्तुति (Presentation) ....
   - गर्भप्रस्तुति अंग (Presenting part) ....
   - बच्चे के दिल की धड़कन गर्भ में (FHS) ....
   - समय व दिनांक गर्भ के सिकुड़ने व फैलाव का (Time date of onset of contractions) ....
   - गर्भाशय का कान्ट्रेक्यरल है/नहीं (Uterine contraction Yes/No) ....
3. **योनिद्वार द्वारा निरीक्षण** (Vaginal examination)

क्र.सं.	दिनांक व समय	फाईन्डिगस
1.		
2.		
3.		
4.		

*यदि Amniotic membrane फटी है तो एमनियोटिक फ्लूड का रंग ....

4. पहले बच्चे होने की लेबर हिस्ट्री यदि है ....

क्र.सं.	दिनांक व समय	गर्भावस्था के इवेन्टस	लेबर इवेन्टस	डिलीवरी की विधि	सूतिकावस्था	बच्चे की दशा

5. **जांचें** (Investigations) ....

खून (Blood)

हीमोग्लोबीन (Hb) .... समूह (Group) ....

शक्कर (Sugar) .... एच.आई.वी. (HIV) ....

वी.डी.आर.एल. (VDRL) .... अन्य (Other) ....

मूत्र (Urine)

शक्कर (Sugar) .... एन्ब्यूमिन (Other) ....

अन्य (Other) ....

II. Admission history भर्ती के समय का जच्चा का विवरण

- गर्भावस्था की शिकायत (Pregnancy complaints) ....
- माहवारी का विवरण (Menstrual history) ....
- मेडिकल विवरण (Medical history) ....
- शल्यक्रिया विवरण (Surgical history) ....
- व्यक्तिगत विवरण (Personal history) ....

III. प्रसव का प्रगति विवरण

A.

क्र.सं.	प्रसव की प्रगति (Progress of labor)	दिनांक (Date)	समय (Time)	टिप्पणी (Remarks)
1.	संकुचन शुरू होना (Contraction started)			पहली अवस्था (Ist Stage) ....
2.	झिल्ली का फटना (Membrane rupture)			द्वितीय अवस्था (IInd Stage) ....
3.	पूर्ण विस्तारण (Dilatation complete)			तृतीय अवस्था (IIIrd Stage) ....
4.	नीचे की ओर जोर लगाना (Bearing down)			

सामान्य डिलीवरी कन्डकटेड

Name .... Gravida .... Para .... Hospital No ....

Date of admission .... Time of Admission .... Ruptured membrane ....

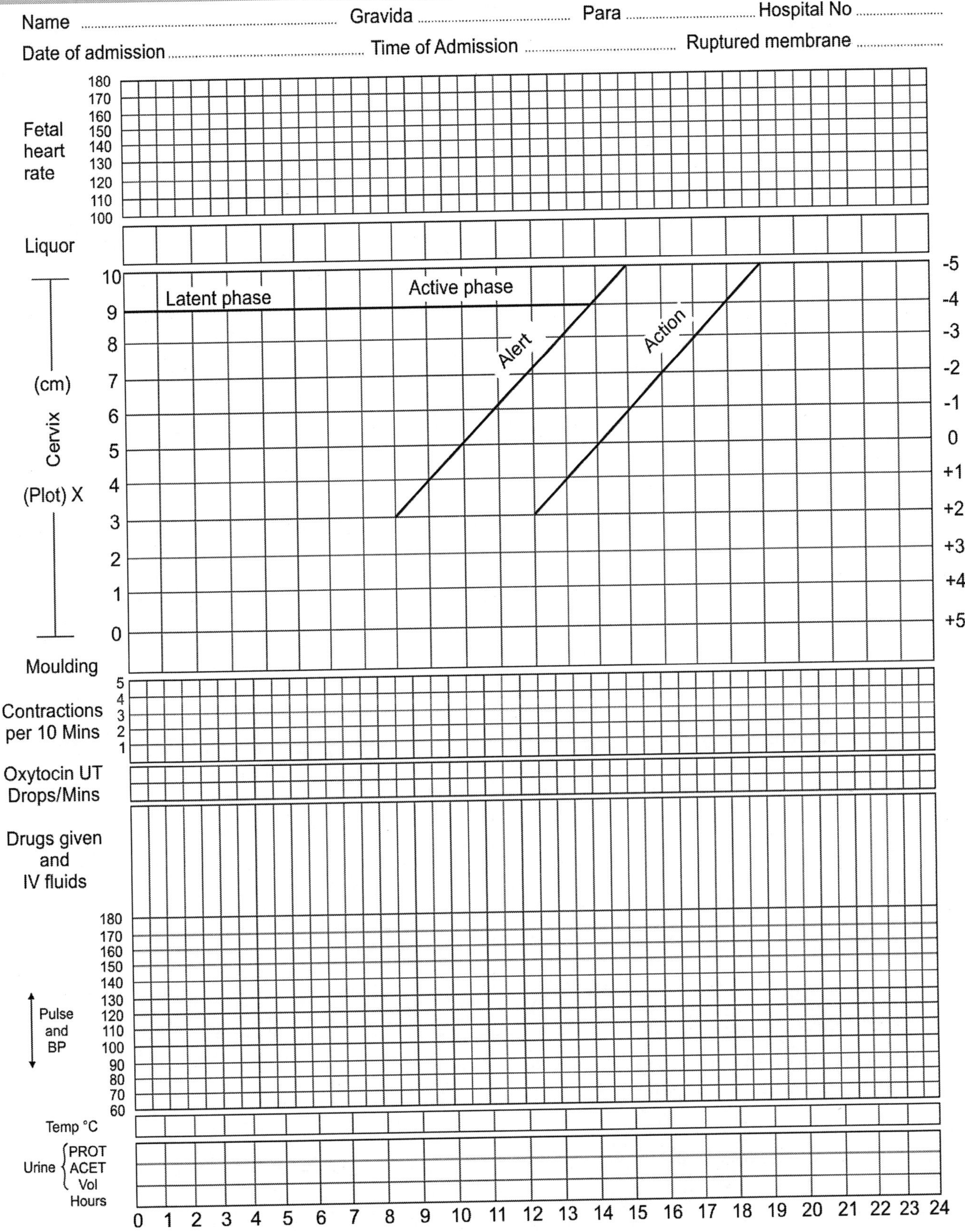

B. लेबर की पहली अवस्था (Ist stage of labour of length) व अवधि

दिनांक व समय	झिल्ली का फटना/नहीं	एफ.एच.एस. (FHS)	सरविक्स का निस्तारण तथा डिगरी	शीर्ष का स्टेशन	डिगरी इफेस्मेन्ट

C. लेबर की दूसरी अवस्था व अवधि (2nd stage of labour of length)

क्र.सं.	दिनांक व समय	सर्वाइकली डायलेटेशन	भगछेदन (Episiotomy)	शिशु की दशा	मां की दशा
				जन्म का समय .... जीवित/मृत्यु .... लिंग .... वजन .... वजन प्लासेन्टा (ग्राम) .... शिशु स्वस्थ या बीमार .... शिशु कुरूपता या सामान्य	रक्तस्राव (Vaginal Bleeding) कम .... सामान्य .... पैरिनियम (Perineum) .... फटी/श्रेणी (Degree tear) .... भगछेदन व मरम्मत .... टांकों के प्रकार यदि है ....

IV. जच्चा की दशा लेबर के समय (Condition of mother during labour)

- पहली अवस्था (Ist stage of labour) ....
  ....
- द्वितीय अवस्था (IInd stage of labour) ....
  ....

- तृतीय अवस्था (IIIrd stage of labour) ....

गर्भाशय दर्द .... रिलैक्स/कान्ट्रक्टेड ....

रक्तस्राव रूबरा .... कोर्ड लैशीरेशन ....

दुग्धक्षरण .... अन्य ....

V. नर्सिंग केयर प्लान जच्चा के लिये

क्र.सं.	नर्सिंग असेसमेन्ट	नर्सिंग डायग्नोसिस	नर्सिंग इन्टरवेन्शन	नर्सिंग इवालूएशन

VI. नर्सिंग केयर प्लान नवजात शिशु के लिये

क्र.सं.	नर्सिंग असेसमेन्ट	नर्सिंग डायग्नोसिस	नर्सिंग इन्टरवेन्शन	नर्सिंग इवालूएशन

VII. बच्चे की दशा लेबर के समय (Condition of foetus during labour)

गर्भस्थ शिशु लेबर के दौरान

- गर्भस्थ शिशु का हृदय (FMS) ....
- मेकोनियम (Meconium) ....
- विपत्ति के चिन्ह (Any signs of distoes) ....

नवजात शिशु (Newborn)

- लिंग (Sex) ....
- वजन (Weight) ....
- लम्बाई (Length) ....
- सिर के माप (Head circumference) ....
    - — बाईपराईटल (Biparietal) ....
    - — एस.ओ. ब्रोग्मेटिक ....
    - — अक्सिपिटरे प्रान्टल ....
    - — मेन्टो वर्टिकल ....

VIII. एप्गार गणना (APGAR scoring)

क्र.सं.	एप्गार गणना	0 प्वाइंट	1 प्वाइंट	2 प्वाइंट
1.	रंग (Colour)	नीला सफेद (Blue pale)	शरीर गुलाबी हाथ व पांव नीले (Body pink limbs blue)	पूर्ण गुलाबी (Completely pink)
2.	स्वसनीय प्रयत्न (Respiratory effort)	अनुपस्थित (Absent)	धीमी और अनियमित धीमा रोना (Slow and irregular weak cry)	जोर से रोना (Strong cry)
3.	हृदय धडकन (Heat beat)	अनुपस्थित (Absent)	धीमी 100 से कम (Slow less then 100)	100 से ऊपर (Over 100)
4.	पेशीय शक्ति (Muscle tone)	शिथिल (Limp)	हाथ पैर का कुछ मुड़ना (Some fleson of limbs)	सक्रिय हलचल (Active movement)
5.	पांव पर थोड़ा सा झटका देने पर प्रतिक्रिया (Response to flicking foot)	अनुपस्थित (Absent)	रोने जैसी शक्ल (Facial grimace)	रोना (Crying)

IX. नवजात शिशु की परिचरिया (Care of Newborn)

- श्वसन मार्ग साफ होना (Airway clean) ....
- नाल की देखरेख ....
- यदि दवा दी है ....
- पहला दुग्धपान समय ....
- बच्चे की स्वास्थ्य दशा ....

X. दिनांक व समय पोस्टनेटल वार्ड में भेजने का

डिलीवरी नोट्स ....

....

....

स्वास्थ्य शिक्षा

जच्चा को ....

....

....

बच्चे को ....
....
....

ईलाज (Treatment)

जच्चा को

1.
2.
3.

बच्चा को

1.
2.
3.

हस्ताक्षर नर्स ए.एन.एम./जी.एन.एम.
....
दिनांक ....

हस्ताक्षर डॉ./शिक्षिका
....
....

6. सामान्य डिलीवरी कन्डकटेड (Normal Delivery Conducted)

अस्पताल का नाम (Name of hospital) .... रजिस्ट्रेशन नं. ....

जच्चा का नाम (Name) .... पत्नी ....

उम्र (Age) .... धर्म (Religion) ....

पता (Address) ....

दिनांक भर्ती का (Date of Admission) ....

जी. .... पी. .... ए. .... एल. ....

L.M.P. .... EDD ....

दिनांक समय वार्ड में भेजने का (Date and time of transfer to postnatal ward) ....

I. Admission Notes

1. **सामान्य परीक्षण** (General examination)
   - टी.पी.आर. (Temp. pulse rep.) ....
   - खून की कमी (Anemia) ....
   - हार्ड साउंड (Hard sound) ....
   - सीना व फेफड़े (Lungs/Chest) ....
   - पैरों की टखनों की सूजन (Anema limb/ankil) ....
   - लेबर पेन है/नहीं (Labour pains) ....
2. **प्रासविक विवरण** (Obstetral history)
   - गर्भाशय की ऊँचाई (Uterine height) .... से.मी.
   - पेट की नाप (Abdominal girth) .... से.मी.
   - स्थिति (Lie) ....
   - अवस्था (Attitude) ....
   - अंगस्थिति (Position) ....
   - गर्भप्रस्तुति (Presentation) ....
   - गर्भप्रस्तुति अंग (Presenting part) ....
   - बच्चे के दिल की धड़कन गर्भ में (FHS) ....
   - समय व दिनांक गर्भ के सिकुड़ने व फैलाव का (Time date of onset of contractions) ....
   - गर्भाशय का कान्ट्रेक्यरल है/नहीं (Uterine contraction Yes/No) ....
3. **योनिद्वार द्वारा निरीक्षण** (Vaginal examination)

क्र.सं.	दिनांक व समय	फाईन्डिगस
1.		
2.		
3.		
4.		

*यदि Amniotic membrane फटी है तो एमनियोटिक फ्लूड का रंग ....

4. पहले बच्चे होने की लेबर हिस्ट्री यदि है ....

क्र.सं.	दिनांक व समय	गर्भावस्था के इवेन्टस	लेबर इवेन्टस	डिलीवरी की विधि	सूतिकावस्था	बच्चे की दशा

5. **जांचें** (Investigations) ....

खून (Blood)

हीमोग्लोबीन (Hb) ....
समूह (Group) ....
शक्कर (Sugar) ....
एच.आई.वी. (HIV) ....
वी.डी.आर.एल. (VDRL) ....
अन्य (Other) ....

मूत्र (Urine)

शक्कर (Sugar) ....
एन्ब्यूमिन (Other) ....
अन्य (Other) ....

II. Admission history भर्ती के समय का जच्चा का विवरण

- गर्भावस्था की शिकायत (Pregnancy complaints) ....
....
- माहवारी का विवरण (Menstrual history) ....
....
- मेडिकल विवरण (Medical history) ....
....
- शल्यक्रिया विवरण (Surgical history) ....
....
- व्यक्तिगत विवरण (Personal history) ....
....

III. प्रसव का प्रगति विवरण

A.

क्र.सं.	प्रसव की प्रगति (Progress of labor)	दिनांक (Date)	समय (Time)	टिप्पणी (Remarks)
1.	संकुचन शुरू होना (Contraction started)			पहली अवस्था (Ist Stage) ....
2.	झिल्ली का फटना (Membrane rupture)			द्वितीय अवस्था (IInd Stage) ....
3.	पूर्ण विस्तारण (Dilatation complete)			तृतीय अवस्था (IIIrd Stage) ....
4.	नीचे की ओर जोर लगाना (Bearing down)			

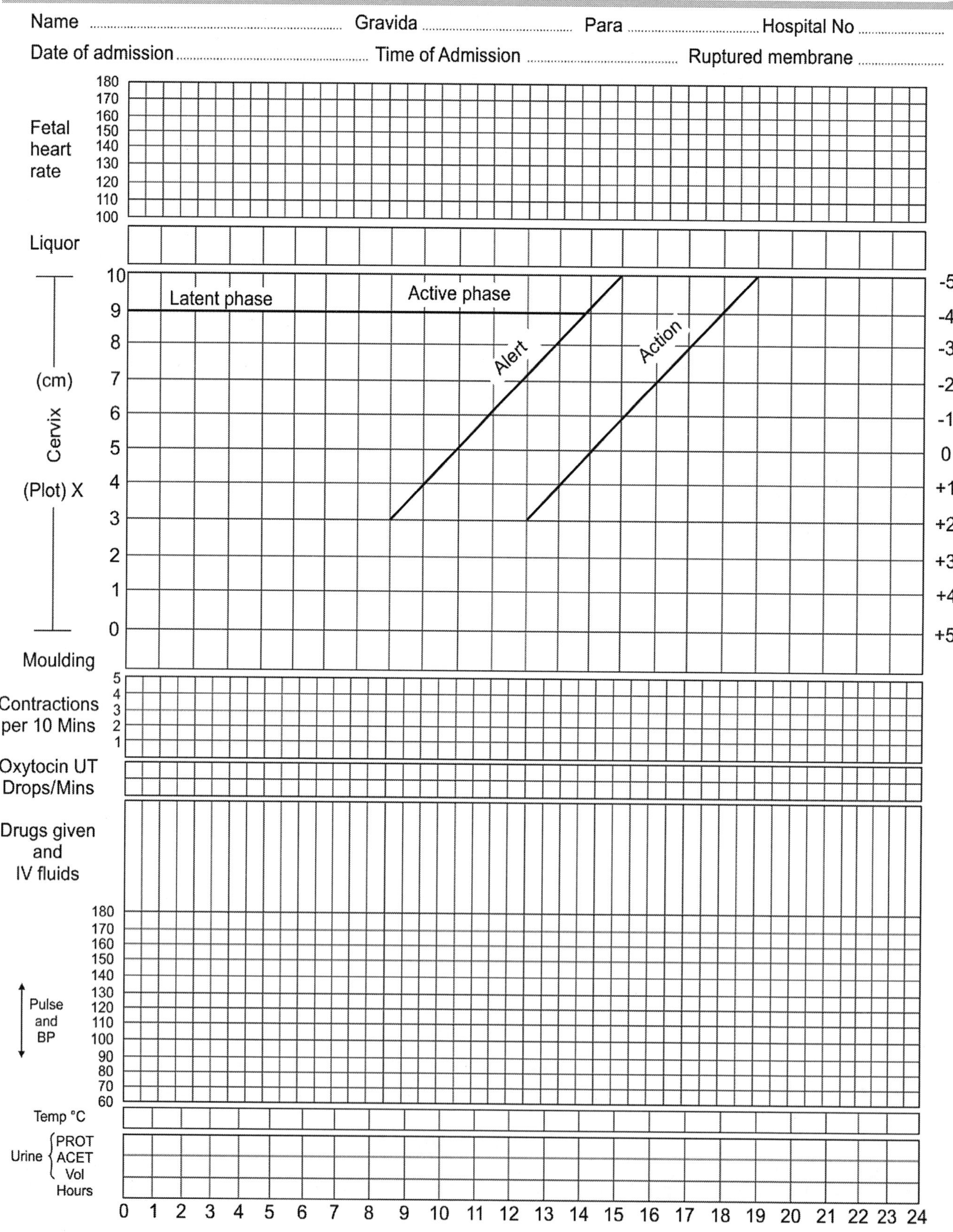
Name .... Gravida .... Para .... Hospital No ....
Date of admission .... Time of Admission .... Ruptured membrane ....
Fetal heart rate
180
170
160
150
140
130
120
110
100
Liquor
Cervix (cm) (Plot) X
10
9
8
7
6
5
4
3
2
1
0
Latent phase
Active phase
Alert
Action
-5
-4
-3
-2
-1
0
+1
+2
+3
+4
+5
Moulding
Contractions per 10 Mins
5
4
3
2
1
Oxytocin UT Drops/Mins
Drugs given and IV fluids
Pulse and BP
180
170
160
150
140
130
120
110
100
90
80
70
60
Temp °C
Urine PROT ACET Vol
Hours
0 1 2 3 4 5 6 7 8 9 10 11 12 13 14 15 16 17 18 19 20 21 22 23 24

B. लेबर की पहली अवस्था (Ist stage of labour of length) व अवधि

दिनांक व समय	झिल्ली का फटना/नहीं	एफ.एच.एस. (FHS)	सरविक्स का निस्तारण तथा डिगरी	शीर्ष का स्टेशन	डिगरी इफेस्मेन्ट

C. लेबर की दूसरी अवस्था व अवधि (2nd stage of labour of length)

क्र.सं.	दिनांक व समय	सर्वाइकली डायलेटेशन	भगछेदन (Episiotomy)	शिशु की दशा	मां की दशा
				जन्म का समय .... जीवित/मृत्यु .... लिंग .... वजन .... वजन प्लासेन्टा (ग्राम) .... शिशु स्वस्थ या बीमार .... शिशु कुरूपता या सामान्य	रक्तस्राव (Vaginal Bleeding) कम .... सामान्य .... पैरिनियम (Perineum) .... फटी/श्रेणी (Degree tear) .... भगछेदन व मरम्मत .... टांकों के प्रकार यदि है ....

IV. जच्चा की दशा लेबर के समय (Condition of mother during labour)

- पहली अवस्था (Ist stage of labour) ....
....
- द्वितीय अवस्था (IInd stage of labour) ....
....

- तृतीय अवस्था (IIIrd stage of labour) ....

गर्भाशय दर्द .... रिलैक्स/कान्ट्रक्टेड ....

रक्तस्राव रूबरा .... कोर्ड लैशीरेशन ....

दुग्धक्षरण .... अन्य ....

V. नर्सिंग केयर प्लान जच्चा के लिये

क्र.सं.	नर्सिंग असेसमेन्ट	नर्सिंग डायग्नोसिस	नर्सिंग इन्टरवेन्शन	नर्सिंग इवालूएशन

VI. नर्सिंग केयर प्लान नवजात शिशु के लिये

क्र.सं.	नर्सिंग असेसमेन्ट	नर्सिंग डायग्नोसिस	नर्सिंग इन्टरवेन्शन	नर्सिंग इवालूएशन

VII. बच्चे की दशा लेबर के समय (Condition of foetus during labour)

गर्भस्थ शिशु लेबर के दौरान

- गर्भस्थ शिशु का हृदय (FMS) ....
- मेकोनियम (Meconium) ....
- विपत्ति के चिन्ह (Any signs of distoes) ....

नवजात शिशु (Newborn)

- लिंग (Sex) ....
- वजन (Weight) ....
- लम्बाई (Length) ....
- सिर के माप (Head circumference) ....
  - — बाईपराईटल (Biparietal) ....
  - — एस.ओ. ब्रोग्मेटिक ....
  - — अक्सिपिटरे प्रान्टल ....
  - — मेन्टो वर्टिकल ....

VIII. एपगार गणना (APGAR scoring)

क्र.सं.	एपगार गणना	0 प्वाइंट	1 प्वाइंट	2 प्वाइंट
1.	रंग (Colour)	नीला सफेद (Blue pale)	शरीर गुलाबी हाथ व पांव नीले (Body pink limbs blue)	पूर्ण गुलाबी (Completely pink)
2.	स्वसनीय प्रयत्न (Respiratory effort)	अनुपस्थित (Absent)	धीमी और अनियमित धीमा रोना (Slow and ir-regular weak cry)	जोर से रोना (Strong cry)
3.	हृदय धडकन (Heat beat)	अनुपस्थित (Absent)	धीमी 100 से कम (Slow less then 100)	100 से ऊपर (Over 100)
4.	पेशीय शक्ति (Muscle tone)	शिथिल (Limp)	हाथ पैर का कुछ मुड़ना (Some fleson of limbs)	सक्रिय हलचल (Active movement)
5.	पांव पर थोड़ा सा झटका देने पर प्रतिक्रिया (Response to flicking foot)	अनुपस्थित (Absent)	रोने जैसी शक्ल (Facial grimace)	रोना (Crying)

IX. नवजात शिशु की परिचरिया (Care of Newborn)

- श्वसन मार्ग साफ होना (Airway clean) ....
- नाल की देखरेख ....
- यदि दवा दी है ....
- पहला दुग्धपान समय ....
- बच्चे की स्वास्थ्य दशा ....

X. दिनांक व समय पोस्टनेटल वार्ड में भेजने का

डिलीवरी नोट्स ....

....

....

स्वास्थ्य शिक्षा

जच्चा को ....

....

....

बच्चे को ....
....
....

ईलाज (Treatment)

जच्चा को

1.
2.
3.

बच्चा को

1.
2.
3.

हस्ताक्षर नर्स ए.एन.एम./जी.एन.एम.
....
दिनांक ....

हस्ताक्षर डॉ./शिक्षिका
....
....

7. सामान्य डिलीवरी कन्डकटेड (Normal Delivery Conducted)

अस्पताल का नाम (Name of hospital) .... रजिस्ट्रेशन नं. ....

जच्चा का नाम (Name) .... पत्नी ....

उम्र (Age) .... धर्म (Religion) ....

पता (Address) ....

दिनांक भर्ती का (Date of Admission) ....

जी. .... पी. .... ए. .... एल. ....

L.M.P. .... EDD ....

दिनांक समय वार्ड में भेजने का (Date and time of transfer to postnatal ward) ....

I. Admission Notes

1. **सामान्य परीक्षण** (General examination)
   - टी.पी.आर. (Temp. pulse rep.) ....
   - खून की कमी (Anemia) ....
   - हार्ड साउंड (Hard sound) ....
   - सीना व फेफड़े (Lungs/Chest) ....
   - पैरों की टखनों की सूजन (Anema limb/ankil) ....
   - लेबर पेन है/नहीं (Labour pains) ....
2. **प्रासविक विवरण** (Obstetral history)
   - गर्भाशय की ऊँचाई (Uterine height) .... से.मी.
   - पेट की नाप (Abdominal girth) .... से.मी.
   - स्थिति (Lie) ....
   - अवस्था (Attitude) ....
   - अंगस्थिति (Position) ....
   - गर्भप्रस्तुति (Presentation) ....
   - गर्भप्रस्तुति अंग (Presenting part) ....
   - बच्चे के दिल की धड़कन गर्भ में (FHS) ....
   - समय व दिनांक गर्भ के सिकुड़ने व फैलाव का (Time date of onset of contractions) ....
   - गर्भाशय का कान्ट्रेक्यरल है/नहीं (Uterine contraction Yes/No) ....
3. **योनिद्वार द्वारा निरीक्षण** (Vaginal examination)

क्र.सं.	दिनांक व समय	फाईन्डिगस
1.		
2.		
3.		
4.		

*यदि Amniotic membrane फटी है तो एमनियोटिक फ्लूड का रंग ....

4. पहले बच्चे होने की लेबर हिस्ट्री यदि है ....

क्र.सं.	दिनांक व समय	गर्भावस्था के इवेन्टस	लेबर इवेन्टस	डिलीवरी की विधि	सूतिकावस्था	बच्चे की दशा

5. **जांचें** (Investigations) ....

खून (Blood)

हीमोग्लोबीन (Hb) .... समूह (Group) ....

शक्कर (Sugar) .... एच.आई.वी. (HIV) ....

वी.डी.आर.एल. (VDRL) .... अन्य (Other) ....

मूत्र (Urine)

शक्कर (Sugar) .... एन्ब्यूमिन (Other) ....

अन्य (Other) ....

II. Admission history भर्ती के समय का जच्चा का विवरण

- गर्भावस्था की शिकायत (Pregnancy complaints) ....
....
- माहवारी का विवरण (Menstrual history) ....
....
- मेडिकल विवरण (Medical history) ....
....
- शल्यक्रिया विवरण (Surgical history) ....
....
- व्यक्तिगत विवरण (Personal history) ....
....

III. प्रसव का प्रगति विवरण

A.

क्र.सं.	प्रसव की प्रगति (Progress of labor)	दिनांक (Date)	समय (Time)	टिप्पणी (Remarks)
1.	संकुचन शुरू होना (Contraction started)			पहली अवस्था (Ist Stage) ....
2.	झिल्ली का फटना (Membrane rupture)			द्वितीय अवस्था (IInd Stage) ....
3.	पूर्ण विस्तारण (Dilatation complete)			तृतीय अवस्था (IIIrd Stage) ....
4.	नीचे की ओर जोर लगाना (Bearing down)			

Name .... Gravida .... Para .... Hospital No ....

Date of admission .... Time of Admission .... Ruptured membrane ....

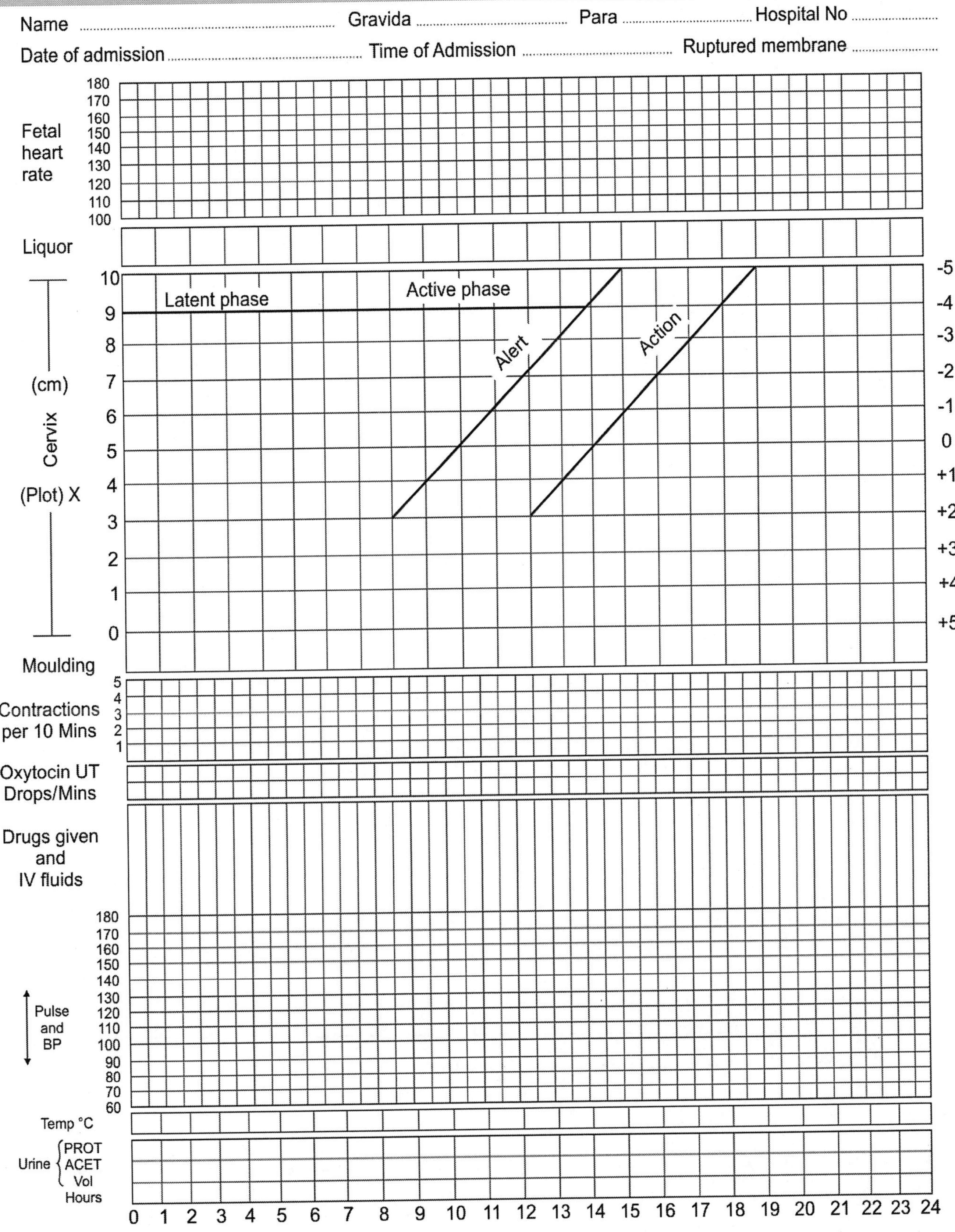

B. लेबर की पहली अवस्था (Ist stage of labour of length) व अवधि

दिनांक व समय	झिल्ली का फटना/नहीं	एफ.एच.एस. (FHS)	सरविक्स का निस्तारण तथा डिगरी	शीर्ष का स्टेशन	डिगरी इफेस्मेन्ट

C. लेबर की दूसरी अवस्था व अवधि (2nd stage of labour of length)

क्र.सं.	दिनांक व समय	सर्वाइकली डायलेटेशन	भगछेदन (Episiotomy)	शिशु की दशा	मां की दशा
				जन्म का समय .... जीवित/मृत्यु .... लिंग .... वजन .... वजन प्लासेन्टा (ग्राम) .... शिशु स्वस्थ या बीमार .... शिशु कुरूपता या सामान्य	रक्तस्राव (Vaginal Bleeding) कम .... सामान्य .... पैरिनियम (Perineum) .... फटी/श्रेणी (Degree tear) .... भगछेदन व मरम्मत .... टांकों के प्रकार यदि है ....

IV. जच्चा की दशा लेबर के समय (Condition of mother during labour)

- पहली अवस्था (Ist stage of labour) ....
  ....
- द्वितीय अवस्था (IInd stage of labour) ....
  ....

- तृतीय अवस्था (IIIrd stage of labour) ....
  ....

गर्भाशय दर्द .... रिलैक्स/कान्ट्रक्टेड ....

रक्तस्राव रूबरा .... कोर्ड लैशीरेशन ....

दुग्धक्षरण .... अन्य ....

V. नर्सिंग केयर प्लान जच्चा के लिये

क्र.सं.	नर्सिंग असेसमेन्ट	नर्सिंग डायग्नोसिस	नर्सिंग इन्टरवेन्शन	नर्सिंग इवालूएशन

VI. नर्सिंग केयर प्लान नवजात शिशु के लिये

क्र.सं.	नर्सिंग असेसमेन्ट	नर्सिंग डायग्नोसिस	नर्सिंग इन्टरवेन्शन	नर्सिंग इवालूएशन

VII. बच्चे की दशा लेबर के समय (Condition of foetus during labour)

गर्भस्थ शिशु लेबर के दौरान

- गर्भस्थ शिशु का हृदय (FMS) ....
- मेकोनियम (Meconium) ....
- विपत्ति के चिन्ह (Any signs of distoes) ....

नवजात शिशु (Newborn)

- लिंग (Sex) ....
- वजन (Weight) ....
- लम्बाई (Length) ....
- सिर के माप (Head circumference) ....
  - — बाईपराईटल (Biparietal) ....
  - — एस.ओ. ब्रोग्मेटिक ....
  - — अक्सिपिटरे प्रान्टल ....
  - — मेन्टो वर्टिकल ....

VIII. एपगार गणना (APGAR scoring)

क्र.सं.	एपगार गणना	0 प्वाइंट	1 प्वाइंट	2 प्वाइंट
1.	रंग (Colour)	नीला सफेद (Blue pale)	शरीर गुलाबी हाथ व पांव नीले (Body pink limbs blue)	पूर्ण गुलाबी (Completely pink)
2.	स्वसनीय प्रयत्न (Respiratory effort)	अनुपस्थित (Absent)	धीमी और अनियमित धीमा रोना (Slow and ir-regular weak cry)	जोर से रोना (Strong cry)
3.	हृदय धडकन (Heat beat)	अनुपस्थित (Absent)	धीमी 100 से कम (Slow less then 100)	100 से ऊपर (Over 100)
4.	पेशीय शक्ति (Muscle tone)	शिथिल (Limp)	हाथ पैर का कुछ मुड़ना (Some fleson of limbs)	सक्रिय हलचल (Active movement)
5.	पांव पर थोड़ा सा झटका देने पर प्रतिक्रिया (Response to flicking foot)	अनुपस्थित (Absent)	रोने जैसी शक्ल (Facial grimace)	रोना (Crying)

IX. नवजात शिशु की परिचरिया (Care of Newborn)

- श्वसन मार्ग साफ होना (Airway clean) ....
- नाल की देखरेख ....
- यदि दवा दी है ....
- पहला दुग्धपान समय ....
- बच्चे की स्वास्थ्य दशा ....

X. दिनांक व समय पोस्टनेटल वार्ड में भेजने का

डिलीवरी नोट्स ....
....
....

स्वास्थ्य शिक्षा

जच्चा को ....
....
....

बच्चे को ....

....

....

ईलाज (Treatment)

जच्चा को

1.

2.

3.

बच्चा को

1.

2.

3.

हस्ताक्षर नर्स ए.एन.एम./जी.एन.एम.

....

दिनांक ....

हस्ताक्षर डॉ./शिक्षिका

....

....

8. सामान्य डिलीवरी कन्डकटेड (Normal Delivery Conducted)

अस्पताल का नाम (Name of hospital) .... रजिस्ट्रेशन नं. ....

जच्चा का नाम (Name) .... पत्नी ....

उम्र (Age) .... धर्म (Religion) ....

पता (Address) ....

दिनांक भर्ती का (Date of Admission) ....

जी. .... पी. .... ए. .... एल. ....

L.M.P. .... EDD ....

दिनांक समय वार्ड में भेजने का (Date and time of transfer to postnatal ward) ....

I. Admission Notes

1. **सामान्य परीक्षण** (General examination)
    - टी.पी.आर. (Temp. pulse rep.) ....
    - खून की कमी (Anemia) ....
    - हार्ड साउंड (Hard sound) ....
    - सीना व फेफड़े (Lungs/Chest) ....
    - पैरों की टखनों की सूजन (Anema limb/ankil) ....
    - लेबर पेन है/नहीं (Labour pains) ....
2. **प्रासविक विवरण** (Obstetral history)
    - गर्भाशय की ऊँचाई (Uterine height) .... से.मी.
    - पेट की नाप (Abdominal girth) .... से.मी.
    - स्थिति (Lie) ....
    - अवस्था (Attitude) ....
    - अंगस्थिति (Position) ....
    - गर्भप्रस्तुति (Presentation) ....
    - गर्भप्रस्तुति अंग (Presenting part) ....
    - बच्चे के दिल की धड़कन गर्भ में (FHS) ....
    - समय व दिनांक गर्भ के सिकुड़ने व फैलाव का (Time date of onset of contractions) ....
    - गर्भाशय का कान्ट्रेक्यरल है/नहीं (Uterine contraction Yes/No) ....
3. **योनिद्वार द्वारा निरीक्षण** (Vaginal examination)

क्र.सं.	दिनांक व समय	फाईन्डिगस
1.		
2.		
3.		
4.		

*यदि Amniotic membrane फटी है तो एमनियोटिक फ्लूड का रंग ....

4. पहले बच्चे होने की लेबर हिस्ट्री यदि है ....

क्र.सं.	दिनांक व समय	गर्भावस्था के इवेन्टस	लेबर इवेन्टस	डिलीवरी की विधि	सूतिकावस्था	बच्चे की दशा

5. **जांचें** (Investigations) ....

खून (Blood)

हीमोग्लोबीन (Hb) ....
शक्कर (Sugar) ....
वी.डी.आर.एल. (VDRL) ....

समूह (Group) ....
एच.आई.वी. (HIV) ....
अन्य (Other) ....

मूत्र (Urine)

शक्कर (Sugar) ....
अन्य (Other) ....

एन्ब्यूमिन (Other) ....

II. Admission history भर्ती के समय का जच्चा का विवरण

- गर्भावस्था की शिकायत (Pregnancy complaints) ....
....
- माहवारी का विवरण (Menstrual history) ....
....
- मेडिकल विवरण (Medical history) ....
....
- शल्यक्रिया विवरण (Surgical history) ....
....
- व्यक्तिगत विवरण (Personal history) ....
....

III. प्रसव का प्रगति विवरण

A.

क्र.सं.	प्रसव की प्रगति (Progress of labor)	दिनांक (Date)	समय (Time)	टिप्पणी (Remarks)
1.	संकुचन शुरू होना (Contraction started)			पहली अवस्था (Ist Stage) ....
2.	झिल्ली का फटना (Membrane rupture)			द्वितीय अवस्था (IInd Stage) ....
3.	पूर्ण विस्तारण (Dilatation complete)			तृतीय अवस्था (IIIrd Stage) ....
4.	नीचे की ओर जोर लगाना (Bearing down)			

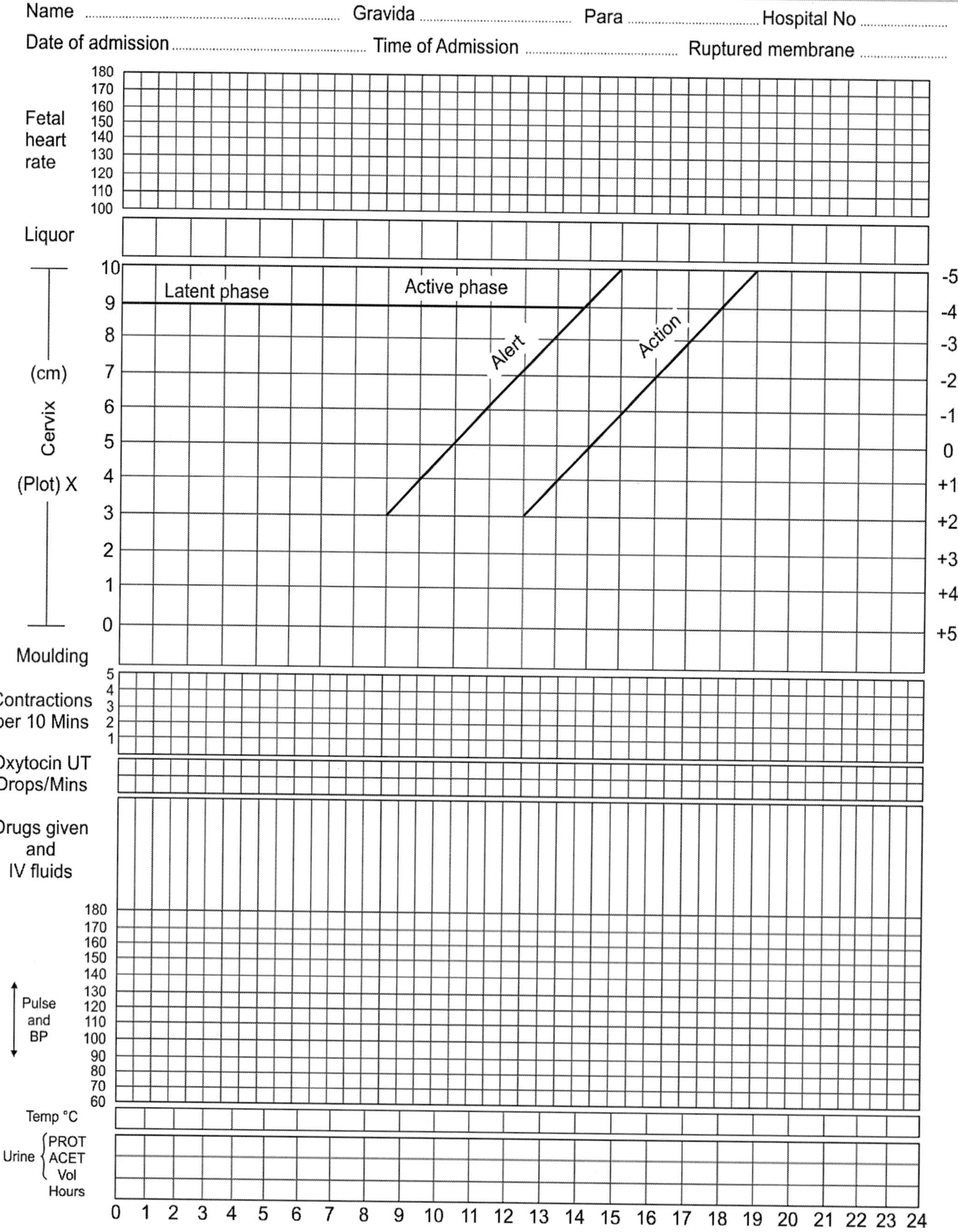
Name
Gravida
Para
Hospital No
Date of admission
Time of Admission
Ruptured membrane
Fetal heart rate
180
170
160
150
140
130
120
110
100
Liquor
Cervix (cm) (Plot) X
10
9
8
7
6
5
4
3
2
1
0
Latent phase
Active phase
Alert
Action
-5
-4
-3
-2
-1
0
+1
+2
+3
+4
+5
Moulding
Contractions per 10 Mins
5
4
3
2
1
Oxytocin UT Drops/Mins
Drugs given and IV fluids
Pulse and BP
180
170
160
150
140
130
120
110
100
90
80
70
60
Temp °C
Urine
PROT
ACET
Vol
Hours
0 1 2 3 4 5 6 7 8 9 10 11 12 13 14 15 16 17 18 19 20 21 22 23 24

B. लेबर की पहली अवस्था (Ist stage of labour of length) व अवधि

दिनांक व समय	झिल्ली का फटना/नहीं	एफ.एच.एस. (FHS)	सरविक्स का निस्तारण तथा डिगरी	शीर्ष का स्टेशन	डिगरी इफेस्मेन्ट

C. लेबर की दूसरी अवस्था व अवधि (2nd stage of labour of length)

क्र.सं.	दिनांक व समय	सर्वाइकली डायलेटेशन	भगछेदन (Episiotomy)	शिशु की दशा	मां की दशा
				जन्म का समय .... जीवित/मृत्यु .... लिंग .... वजन .... वजन प्लासेन्टा (ग्राम) .... शिशु स्वस्थ या बीमार .... शिशु कुरूपता या सामान्य	रक्तस्राव (Vaginal Bleeding) कम .... सामान्य .... पैरिनियम (Perineum) .... फटी/श्रेणी (Degree tear) .... भगछेदन व मरम्मत .... टांकों के प्रकार यदि है ....

IV. जच्चा की दशा लेबर के समय (Condition of mother during labour)

- पहली अवस्था (Ist stage of labour) ....
  ....
- द्वितीय अवस्था (IInd stage of labour) ....
  ....

- तृतीय अवस्था (IIIrd stage of labour) ....

गर्भाशय दर्द .... रिलैक्स/कान्ट्रक्टेड ....
रक्तस्राव रूबरा .... कोर्ड लैशीरेशन ....
दुग्धक्षरण .... अन्य ....

V. नर्सिंग केयर प्लान जच्चा के लिये

क्र.सं.	नर्सिंग असेसमेन्ट	नर्सिंग डायग्नोसिस	नर्सिंग इन्टरवेन्शन	नर्सिंग इवालूएशन

VI. नर्सिंग केयर प्लान नवजात शिशु के लिये

क्र.सं.	नर्सिंग असेसमेन्ट	नर्सिंग डायग्नोसिस	नर्सिंग इन्टरवेन्शन	नर्सिंग इवालूएशन

VII. बच्चे की दशा लेबर के समय (Condition of foetus during labour)

गर्भस्थ शिशु लेबर के दौरान

- गर्भस्थ शिशु का हृदय (FMS) ....
- मेकोनियम (Meconium) ....
- विपत्ति के चिन्ह (Any signs of distoes) ....

नवजात शिशु (Newborn)

- लिंग (Sex) ....
- वजन (Weight) ....
- लम्बाई (Length) ....
- सिर के माप (Head circumference) ....
  - — बाईपराईटल (Biparietal) ....
  - — एस.ओ. ब्रोग्मेटिक ....
  - — अक्सिपिटरे प्रान्टल ....
  - — मेन्टो वर्टिकल ....

VIII. एप्गार गणना (APGAR scoring)

क्र.सं.	एप्गार गणना	0 प्वाइंट	1 प्वाइंट	2 प्वाइंट
1.	रंग (Colour)	नीला सफेद (Blue pale)	शरीर गुलाबी हाथ व पांव नीले (Body pink limbs blue)	पूर्ण गुलाबी (Completely pink)
2.	स्वसनीय प्रयत्न (Respiratory effort)	अनुपस्थित (Absent)	धीमी और अनियमित धीमा रोना (Slow and irregular weak cry)	जोर से रोना (Strong cry)
3.	हृदय धडकन (Heat beat)	अनुपस्थित (Absent)	धीमी 100 से कम (Slow less then 100)	100 से ऊपर (Over 100)
4.	पेशीय शक्ति (Muscle tone)	शिथिल (Limp)	हाथ पैर का कुछ मुड़ना (Some fleson of limbs)	सक्रिय हलचल (Active movement)
5.	पांव पर थोड़ा सा झटका देने पर प्रतिक्रिया (Response to flicking foot)	अनुपस्थित (Absent)	रोने जैसी शक्ल (Facial grimace)	रोना (Crying)

IX. नवजात शिशु की परिचरिया (Care of Newborn)

- श्वसन मार्ग साफ होना (Airway clean) ....
- नाल की देखरेख ....
- यदि दवा दी है ....
- पहला दुग्धपान समय ....
- बच्चे की स्वास्थ्य दशा ....

X. दिनांक व समय पोस्टनेटल वार्ड में भेजने का

डिलीवरी नोट्स ....

....

....

स्वास्थ्य शिक्षा

जच्चा को ....

....

....

बच्चे को ....
....
....

ईलाज (Treatment)

जच्चा को

1.

2.

3.

बच्चा को

1.

2.

3.

हस्ताक्षर नर्स ए.एन.एम./जी.एन.एम.
....
दिनांक ....

हस्ताक्षर डॉ./शिक्षिका
....
....

9. सामान्य डिलीवरी कन्डकटेड (Normal Delivery Conducted)

अस्पताल का नाम (Name of hospital) .... रजिस्ट्रेशन नं. ....

जच्चा का नाम (Name) .... पत्नी ....

उम्र (Age) .... धर्म (Religion) ....

पता (Address) ....

दिनांक भर्ती का (Date of Admission) ....

जी. .... पी. .... ए. .... एल. ....

L.M.P. .... EDD ....

दिनांक समय वार्ड में भेजने का (Date and time of transfer to postnatal ward) ....

I. Admission Notes

1. **सामान्य परीक्षण** (General examination)
   - टी.पी.आर. (Temp. pulse rep.) ....
   - खून की कमी (Anemia) ....
   - हार्ड साउंड (Hard sound) ....
   - सीना व फेफड़े (Lungs/Chest) ....
   - पैरों की टखनों की सूजन (Anema limb/ankil) ....
   - लेबर पेन है/नहीं (Labour pains) ....
2. **प्रासविक विवरण** (Obstetral history)
   - गर्भाशय की ऊँचाई (Uterine height) .... से.मी.
   - पेट की नाप (Abdominal girth) .... से.मी.
   - स्थिति (Lie) ....
   - अवस्था (Attitude) ....
   - अंगस्थिति (Position) ....
   - गर्भप्रस्तुति (Presentation) ....
   - गर्भप्रस्तुति अंग (Presenting part) ....
   - बच्चे के दिल की धड़कन गर्भ में (FHS) ....
   - समय व दिनांक गर्भ के सिकुड़ने व फैलाव का (Time date of onset of contractions) ....
   - गर्भाशय का कान्ट्रेक्यरल है/नहीं (Uterine contraction Yes/No) ....
3. **योनिद्वार द्वारा निरीक्षण** (Vaginal examination)

क्र.सं.	दिनांक व समय	फाईन्डिगस
1.		
2.		
3.		
4.		

*यदि Amniotic membrane फटी है तो एमनियोटिक फ्लूड का रंग ....

4. पहले बच्चे होने की लेबर हिस्ट्री यदि है ....

क्र.सं.	दिनांक व समय	गर्भावस्था के इवेन्टस	लेबर इवेन्टस	डिलीवरी की विधि	सूतिकावस्था	बच्चे की दशा

5. **जांचें** (Investigations) ....

खून (Blood)

हीमोग्लोबीन (Hb) .... समूह (Group) ....

शक्कर (Sugar) .... एच.आई.वी. (HIV) ....

वी.डी.आर.एल. (VDRL) .... अन्य (Other) ....

मूत्र (Urine)

शक्कर (Sugar) .... एन्ब्यूमिन (Other) ....

अन्य (Other) ....

II. Admission history भर्ती के समय का जच्चा का विवरण

- गर्भावस्था की शिकायत (Pregnancy complaints) ....
....
- माहवारी का विवरण (Menstrual history) ....
....
- मेडिकल विवरण (Medical history) ....
....
- शल्यक्रिया विवरण (Surgical history) ....
....
- व्यक्तिगत विवरण (Personal history) ....
....

III. प्रसव का प्रगति विवरण

A.

क्र.सं.	प्रसव की प्रगति (Progress of labor)	दिनांक (Date)	समय (Time)	टिप्पणी (Remarks)
1.	संकुचन शुरू होना (Contraction started)			पहली अवस्था (Ist Stage) ....
2.	झिल्ली का फटना (Membrane rupture)			द्वितीय अवस्था (IInd Stage) ....
3.	पूर्ण विस्तारण (Dilatation complete)			तृतीय अवस्था (IIIrd Stage) ....
4.	नीचे की ओर जोर लगाना (Bearing down)			

Name .... Gravida .... Para .... Hospital No ....

Date of admission .... Time of Admission .... Ruptured membrane ....

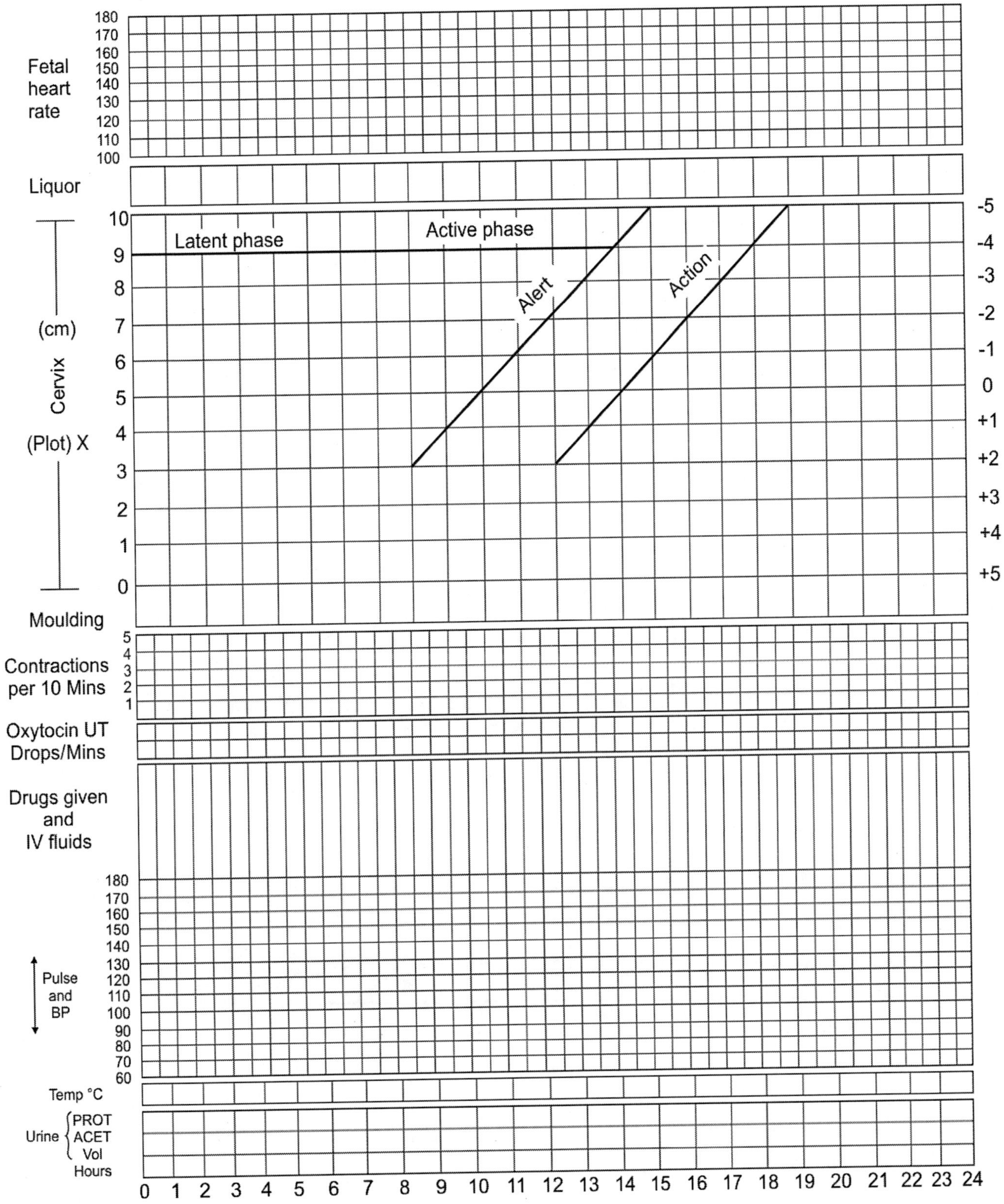

Fetal heart rate: 180, 170, 160, 150, 140, 130, 120, 110, 100

Liquor

Cervix (cm) (Plot) X: 10, 9, 8, 7, 6, 5, 4, 3, 2, 1, 0

Latent phase

Active phase

Alert

Action

-5, -4, -3, -2, -1, 0, +1, +2, +3, +4, +5

Moulding

Contractions per 10 Mins: 5, 4, 3, 2, 1

Oxytocin UT Drops/Mins

Drugs given and IV fluids

Pulse and BP: 180, 170, 160, 150, 140, 130, 120, 110, 100, 90, 80, 70, 60

Temp °C

Urine: PROT, ACET, Vol

Hours: 0 1 2 3 4 5 6 7 8 9 10 11 12 13 14 15 16 17 18 19 20 21 22 23 24

B. लेबर की पहली अवस्था (Ist stage of labour of length) व अवधि

दिनांक व समय	झिल्ली का फटना/नहीं	एफ.एच.एस. (FHS)	सरविक्स का निस्तारण तथा डिगरी	शीर्ष का स्टेशन	डिगरी इफेस्मेन्ट

C. लेबर की दूसरी अवस्था व अवधि (2nd stage of labour of length)

क्र.सं.	दिनांक व समय	सर्वाइकली डायलेटेशन	भगछेदन (Episiotomy)	शिशु की दशा	मां की दशा
				जन्म का समय .... जीवित/मृत्यु .... लिंग .... वजन .... वजन प्लासेन्टा (ग्राम) .... शिशु स्वस्थ या बीमार .... शिशु कुरूपता या सामान्य	रक्तस्राव (Vaginal Bleeding) कम .... सामान्य .... पैरिनियम (Perineum) .... फटी/श्रेणी (Degree tear) .... भगछेदन व मरम्मत .... टांकों के प्रकार यदि है ....

IV. जच्चा की दशा लेबर के समय (Condition of mother during labour)

- पहली अवस्था (Ist stage of labour) ....
....
- द्वितीय अवस्था (IInd stage of labour) ....
....

- तृतीय अवस्था (IIIrd stage of labour) ....

गर्भाशय दर्द .... रिलैक्स/कान्ट्रक्टेड ....
रक्तस्राव रूबरा .... कोर्ड लैशीरेशन ....
दुग्धक्षरण .... अन्य ....

V. नर्सिंग केयर प्लान जच्चा के लिये

क्र.सं.	नर्सिंग असेसमेन्ट	नर्सिंग डायग्नोसिस	नर्सिंग इन्टरवेन्शन	नर्सिंग इवालूएशन

VI. नर्सिंग केयर प्लान नवजात शिशु के लिये

क्र.सं.	नर्सिंग असेसमेन्ट	नर्सिंग डायग्नोसिस	नर्सिंग इन्टरवेन्शन	नर्सिंग इवालूएशन

VII. बच्चे की दशा लेबर के समय (Condition of foetus during labour)

गर्भस्थ शिशु लेबर के दौरान

- गर्भस्थ शिशु का हृदय (FMS) ....
- मेकोनियम (Meconium) ....
- विपत्ति के चिन्ह (Any signs of distoes) ....

नवजात शिशु (Newborn)

- लिंग (Sex) ....
- वजन (Weight) ....
- लम्बाई (Length) ....
- सिर के माप (Head circumference) ....
  - — बाईपराईटल (Biparietal) ....
  - — एस.ओ. ब्रोग्मेटिक ....
  - — अक्सिपिटरे प्रान्टल ....
  - — मेन्टो वर्टिकल ....

VIII. एप्गार गणना (APGAR scoring)

क्र.सं.	एप्गार गणना	0 प्वाइंट	1 प्वाइंट	2 प्वाइंट
1.	रंग (Colour)	नीला सफेद (Blue pale)	शरीर गुलाबी हाथ व पांव नीले (Body pink limbs blue)	पूर्ण गुलाबी (Completely pink)
2.	स्वसनीय प्रयत्न (Respiratory effort)	अनुपस्थित (Absent)	धीमी और अनियमित धीमा रोना (Slow and ir-regular weak cry)	जोर से रोना (Strong cry)
3.	हृदय धडकन (Heat beat)	अनुपस्थित (Absent)	धीमी 100 से कम (Slow less then 100)	100 से ऊपर (Over 100)
4.	पेशीय शक्ति (Muscle tone)	शिथिल (Limp)	हाथ पैर का कुछ मुड़ना (Some fleson of limbs)	सक्रिय हलचल (Active movement)
5.	पांव पर थोड़ा सा झटका देने पर प्रतिक्रिया (Response to flicking foot)	अनुपस्थित (Absent)	रोने जैसी शक्ल (Facial grimace)	रोना (Crying)

IX. नवजात शिशु की परिचरिया (Care of Newborn)

- श्वसन मार्ग साफ होना (Airway clean) ....
- नाल की देखरेख ....
- यदि दवा दी है ....
- पहला दुग्धपान समय ....
- बच्चे की स्वास्थ्य दशा ....

X. दिनांक व समय पोस्टनेटल वार्ड में भेजने का

डिलीवरी नोट्स ....

....

....

स्वास्थ्य शिक्षा

जच्चा को ....

....

....

बच्चे को ....
....
....

ईलाज (Treatment)

जच्चा को

1.
2.
3.

बच्चा को

1.
2.
3.

हस्ताक्षर नर्स ए.एन.एम./जी.एन.एम.
....
दिनांक ....

हस्ताक्षर डॉ./शिक्षिका
....
....

10. सामान्य डिलीवरी कन्डकटेड (Normal Delivery Conducted)

अस्पताल का नाम (Name of hospital) .... रजिस्ट्रेशन नं. ....

जच्चा का नाम (Name) .... पत्नी ....

उम्र (Age) .... धर्म (Religion) ....

पता (Address) ....

दिनांक भर्ती का (Date of Admission) ....

जी. .... पी. .... ए. .... एल. ....

L.M.P. .... EDD ....

दिनांक समय वार्ड में भेजने का (Date and time of transfer to postnatal ward) ....

I. Admission Notes

1. **सामान्य परीक्षण** (General examination)
   - टी.पी.आर. (Temp. pulse rep.) ....
   - खून की कमी (Anemia) ....
   - हार्ड साउंड (Hard sound) ....
   - सीना व फेफड़े (Lungs/Chest) ....
   - पैरों की टखनों की सूजन (Anema limb/ankil) ....
   - लेबर पेन है/नहीं (Labour pains) ....
2. **प्रासविक विवरण** (Obstetral history)
   - गर्भाशय की ऊँचाई (Uterine height) .... से.मी.
   - पेट की नाप (Abdominal girth) .... से.मी.
   - स्थिति (Lie) ....
   - अवस्था (Attitude) ....
   - अंगस्थिति (Position) ....
   - गर्भप्रस्तुति (Presentation) ....
   - गर्भप्रस्तुति अंग (Presenting part) ....
   - बच्चे के दिल की धड़कन गर्भ में (FHS) ....
   - समय व दिनांक गर्भ के सिकुड़ने व फैलाव का (Time date of onset of contractions) ....
   - गर्भाशय का कान्ट्रेक्यरल है/नहीं (Uterine contraction Yes/No) ....
3. **योनिद्वार द्वारा निरीक्षण** (Vaginal examination)

क्र.सं.	दिनांक व समय	फाईन्डिगस
1.		
2.		
3.		
4.		

*यदि Amniotic membrane फटी है तो एमनियोटिक फ्लूड का रंग ....

4. पहले बच्चे होने की लेबर हिस्ट्री यदि है ....

क्र.सं.	दिनांक व समय	गर्भावस्था के इवेन्टस	लेबर इवेन्टस	डिलीवरी की विधि	सूतिकावस्था	बच्चे की दशा

5. **जांचें** (Investigations) ....

खून (Blood)

हीमोग्लोबीन (Hb) ....
शक्कर (Sugar) ....
वी.डी.आर.एल. (VDRL) ....
समूह (Group) ....
एच.आई.वी. (HIV) ....
अन्य (Other) ....

मूत्र (Urine)

शक्कर (Sugar) ....
अन्य (Other) ....
एन्ब्यूमिन (Other) ....

II. Admission history भर्ती के समय का जच्चा का विवरण

- गर्भावस्था की शिकायत (Pregnancy complaints) ....
....
- माहवारी का विवरण (Menstrual history) ....
....
- मेडिकल विवरण (Medical history) ....
....
- शल्यक्रिया विवरण (Surgical history) ....
....
- व्यक्तिगत विवरण (Personal history) ....
....

III. प्रसव का प्रगति विवरण

A.

क्र.सं.	प्रसव की प्रगति (Progress of labor)	दिनांक (Date)	समय (Time)	टिप्पणी (Remarks)
1.	संकुचन शुरू होना (Contraction started)			पहली अवस्था (Ist Stage) ....
2.	झिल्ली का फटना (Membrane rupture)			द्वितीय अवस्था (IInd Stage) ....
3.	पूर्ण विस्तारण (Dilatation complete)			तृतीय अवस्था (IIIrd Stage) ....
4.	नीचे की ओर जोर लगाना (Bearing down)			

Name .... Gravida .... Para .... Hospital No ....

Date of admission .... Time of Admission .... Ruptured membrane ....

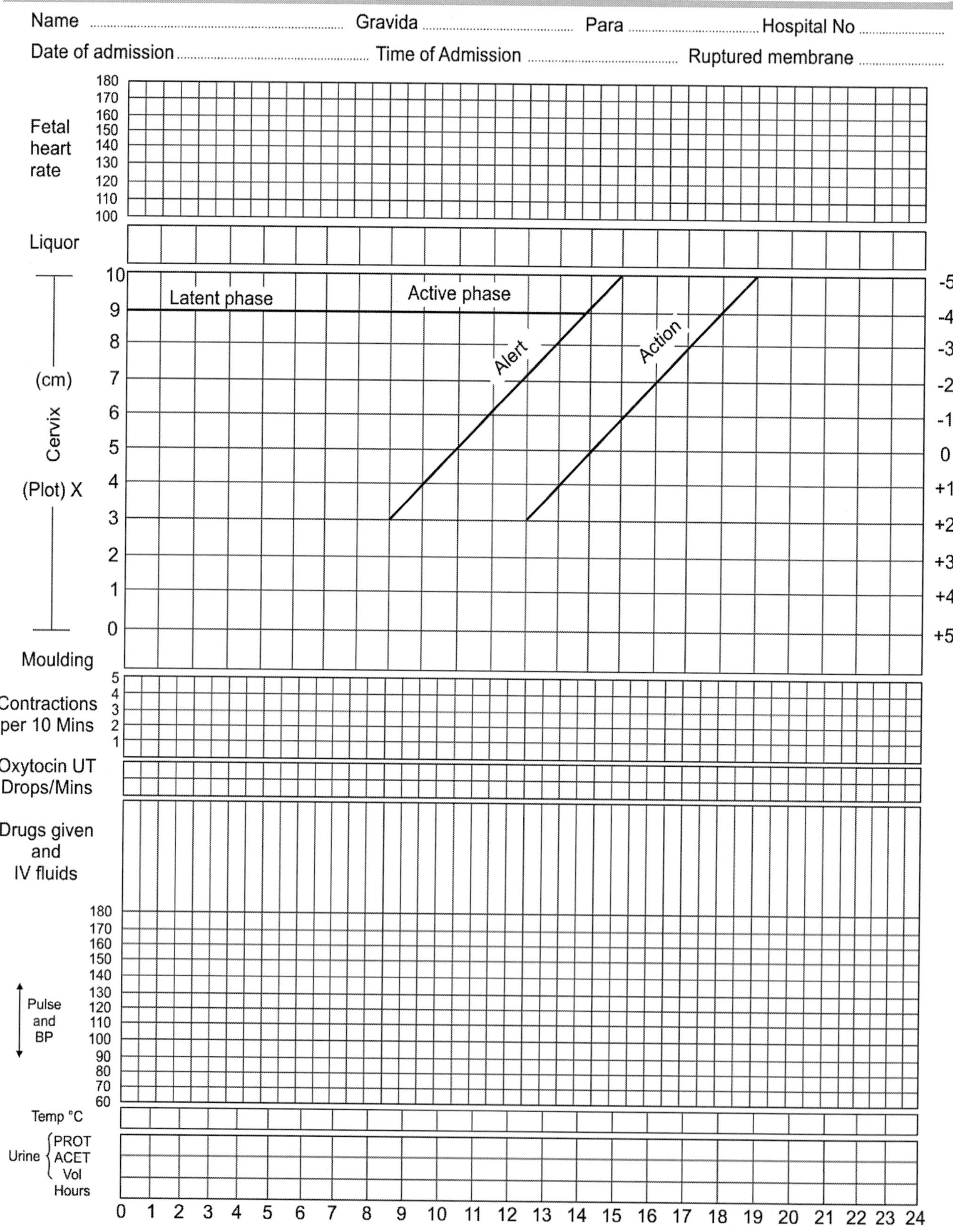

B. लेबर की पहली अवस्था (Ist stage of labour of length) व अवधि

दिनांक व समय	झिल्ली का फटना/नहीं	एफ.एच.एस. (FHS)	सरविक्स का निस्तारण तथा डिगरी	शीर्ष का स्टेशन	डिगरी इफेस्मेन्ट

C. लेबर की दूसरी अवस्था व अवधि (2nd stage of labour of length)

क्र.सं.	दिनांक व समय	सर्वाइकली डायलेटेशन	भगछेदन (Episiotomy)	शिशु की दशा	मां की दशा
				जन्म का समय .... जीवित/मृत्यु .... लिंग .... वजन .... वजन प्लासेन्टा (ग्राम) .... शिशु स्वस्थ या बीमार .... शिशु कुरूपता या सामान्य	रक्तस्राव (Vaginal Bleeding) कम .... सामान्य .... पैरिनियम (Perineum) .... फटी/श्रेणी (Degree tear) .... भगछेदन व मरम्मत .... टांकों के प्रकार यदि है ....

IV. **जच्चा की दशा लेबर के समय (Condition of mother during labour)**

- पहली अवस्था (Ist stage of labour) ....
  ....
- द्वितीय अवस्था (IInd stage of labour) ....
  ....

- तृतीय अवस्था (IIIrd stage of labour) ....

  गर्भाशय दर्द .... रिलैक्स/कान्ट्रक्टेड ....
  रक्तस्राव रूबरा .... कोर्ड लैशीरेशन ....
  दुग्धक्षरण .... अन्य ....

V. नर्सिंग केयर प्लान जच्चा के लिये

क्र.सं.	नर्सिंग असेसमेन्ट	नर्सिंग डायग्नोसिस	नर्सिंग इन्टरवेन्शन	नर्सिंग इवालूएशन

VI. नर्सिंग केयर प्लान नवजात शिशु के लिये

क्र.सं.	नर्सिंग असेसमेन्ट	नर्सिंग डायग्नोसिस	नर्सिंग इन्टरवेन्शन	नर्सिंग इवालूएशन

VII. बच्चे की दशा लेबर के समय (Condition of foetus during labour)

गर्भस्थ शिशु लेबर के दौरान

- गर्भस्थ शिशु का हृदय (FMS) ....
- मेकोनियम (Meconium) ....
- विपत्ति के चिन्ह (Any signs of distoes) ....

नवजात शिशु (Newborn)

- लिंग (Sex) ....
- वजन (Weight) ....
- लम्बाई (Length) ....
- सिर के माप (Head circumference) ....
  - — बाईपराईटल (Biparietal) ....
  - — एस.ओ. ब्रोग्मेटिक ....
  - — अक्सिपिटरे प्रान्टल ....
  - — मेन्टो वर्टिकल ....

VIII. एपगार गणना (APGAR scoring)

क्र.सं.	एपगार गणना	0 प्वाइंट	1 प्वाइंट	2 प्वाइंट
1.	रंग (Colour)	नीला सफेद (Blue pale)	शरीर गुलाबी हाथ व पांव नीले (Body pink limbs blue)	पूर्ण गुलाबी (Completely pink)
2.	स्वसनीय प्रयत्न (Respiratory effort)	अनुपस्थित (Absent)	धीमी और अनियमित धीमा रोना (Slow and irregular weak cry)	जोर से रोना (Strong cry)
3.	हृदय धडकन (Heat beat)	अनुपस्थित (Absent)	धीमी 100 से कम (Slow less then 100)	100 से ऊपर (Over 100)
4.	पेशीय शक्ति (Muscle tone)	शिथिल (Limp)	हाथ पैर का कुछ मुड़ना (Some fleson of limbs)	सक्रिय हलचल (Active movement)
5.	पांव पर थोड़ा सा झटका देने पर प्रतिक्रिया (Response to flicking foot)	अनुपस्थित (Absent)	रोने जैसी शक्ल (Facial grimace)	रोना (Crying)

IX. नवजात शिशु की परिचरिया (Care of Newborn)

- श्वसन मार्ग साफ होना (Airway clean) ....
- नाल की देखरेख ....
- यदि दवा दी है ....
- पहला दुग्धपान समय ....
- बच्चे की स्वास्थ्य दशा ....

X. दिनांक व समय पोस्टनेटल वार्ड में भेजने का

डिलीवरी नोट्स ....

....

....

स्वास्थ्य शिक्षा

जच्चा को ....

....

....

बच्चे को ....
....
....

ईलाज (Treatment)

जच्चा को

1.
2.
3.

बच्चा को

1.
2.
3.

हस्ताक्षर नर्स ए.एन.एम./जी.एन.एम.
....
दिनांक ....

हस्ताक्षर डॉ./शिक्षिका
....
....

11. सामान्य डिलीवरी कन्डकटेड (Normal Delivery Conducted)

अस्पताल का नाम (Name of hospital) .... रजिस्ट्रेशन नं. ....

जच्चा का नाम (Name) .... पत्नी ....

उम्र (Age) .... धर्म (Religion) ....

पता (Address) ....

दिनांक भर्ती का (Date of Admission) ....

जी. .... पी. .... ए. .... एल. ....

L.M.P. .... EDD ....

दिनांक समय वार्ड में भेजने का (Date and time of transfer to postnatal ward) ....

I. Admission Notes

1. **सामान्य परीक्षण** (General examination)
   - टी.पी.आर. (Temp. pulse rep.) ....
   - खून की कमी (Anemia) ....
   - हार्ड साउंड (Hard sound) ....
   - सीना व फेफड़े (Lungs/Chest) ....
   - पैरों की टखनों की सूजन (Anema limb/ankil) ....
   - लेबर पेन है/नहीं (Labour pains) ....
2. **प्रासविक विवरण** (Obstetral history)
   - गर्भाशय की ऊँचाई (Uterine height) .... से.मी.
   - पेट की नाप (Abdominal girth) .... से.मी.
   - स्थिति (Lie) ....
   - अवस्था (Attitude) ....
   - अंगस्थिति (Position) ....
   - गर्भप्रस्तुति (Presentation) ....
   - गर्भप्रस्तुति अंग (Presenting part) ....
   - बच्चे के दिल की धड़कन गर्भ में (FHS) ....
   - समय व दिनांक गर्भ के सिकुड़ने व फैलाव का (Time date of onset of contractions) ....
   - गर्भाशय का कान्ट्रेक्यरल है/नहीं (Uterine contraction Yes/No) ....
3. **योनिद्वार द्वारा निरीक्षण** (Vaginal examination)

क्र.सं.	दिनांक व समय	फाईन्डिगस
1.		
2.		
3.		
4.		

*यदि Amniotic membrane फटी है तो एमनियोटिक फ्लूड का रंग ....

4. पहले बच्चे होने की लेबर हिस्ट्री यदि है ....

क्र.सं.	दिनांक व समय	गर्भावस्था के इवेन्टस	लेबर इवेन्टस	डिलीवरी की विधि	सूतिकावस्था	बच्चे की दशा

5. **जांचें** (Investigations) ....

खून (Blood)

हीमोग्लोबीन (Hb) .... समूह (Group) ....

शक्कर (Sugar) .... एच.आई.वी. (HIV) ....

वी.डी.आर.एल. (VDRL) .... अन्य (Other) ....

मूत्र (Urine)

शक्कर (Sugar) .... एन्ब्यूमिन (Other) ....

अन्य (Other) ....

II. Admission history भर्ती के समय का जच्चा का विवरण

- गर्भावस्था की शिकायत (Pregnancy complaints) ....
....
- माहवारी का विवरण (Menstrual history) ....
....
- मेडिकल विवरण (Medical history) ....
....
- शल्यक्रिया विवरण (Surgical history) ....
....
- व्यक्तिगत विवरण (Personal history) ....
....

III. प्रसव का प्रगति विवरण

A.

क्र.सं.	प्रसव की प्रगति (Progress of labor)	दिनांक (Date)	समय (Time)	टिप्पणी (Remarks)
1.	संकुचन शुरू होना (Contraction started)			पहली अवस्था (Ist Stage) ....
2.	झिल्ली का फटना (Membrane rupture)			द्वितीय अवस्था (IInd Stage) ....
3.	पूर्ण विस्तारण (Dilatation complete)			तृतीय अवस्था (IIIrd Stage) ....
4.	नीचे की ओर जोर लगाना (Bearing down)			

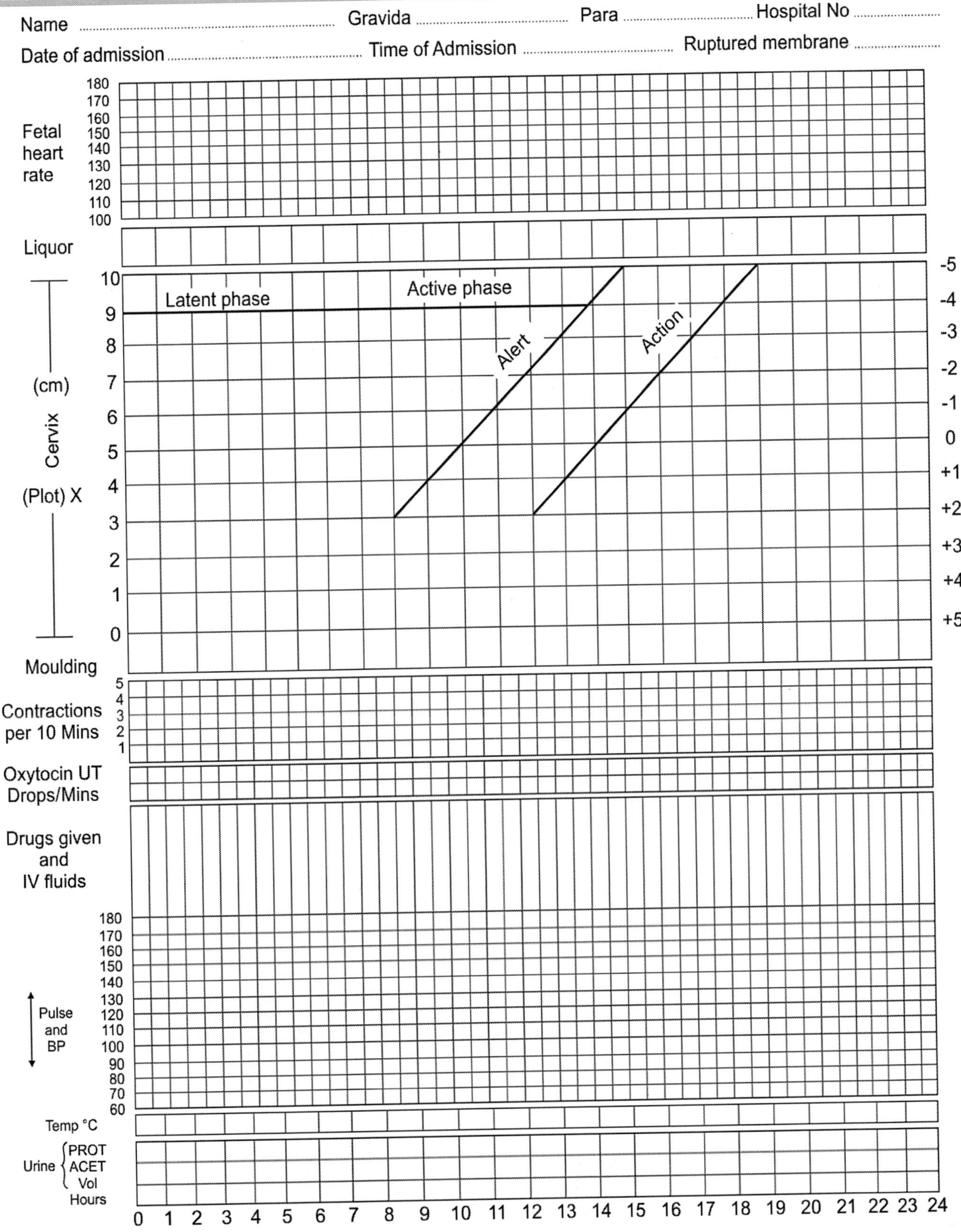
Name
Gravida
Para
Hospital No
Date of admission
Time of Admission
Ruptured membrane
Fetal heart rate
180
170
160
150
140
130
120
110
100
Liquor
Cervix (cm) (Plot) X
10
9
8
7
6
5
4
3
2
1
0
Latent phase
Active phase
Alert
Action
-5
-4
-3
-2
-1
0
+1
+2
+3
+4
+5
Moulding
Contractions per 10 Mins
5
4
3
2
1
Oxytocin UT Drops/Mins
Drugs given and IV fluids
Pulse and BP
180
170
160
150
140
130
120
110
100
90
80
70
60
Temp °C
Urine
PROT
ACET
Vol
Hours
0 1 2 3 4 5 6 7 8 9 10 11 12 13 14 15 16 17 18 19 20 21 22 23 24

B. लेबर की पहली अवस्था (Ist stage of labour of length) व अवधि

दिनांक व समय	झिल्ली का फटना/नहीं	एफ.एच.एस. (FHS)	सरविक्स का निस्तारण तथा डिगरी	शीर्ष का स्टेशन	डिगरी इफेस्मेन्ट

C. लेबर की दूसरी अवस्था व अवधि (2nd stage of labour of length)

क्र.सं.	दिनांक व समय	सर्वाइकली डायलेटेशन	भगछेदन (Episiotomy)	शिशु की दशा	मां की दशा
				जन्म का समय	रक्तस्राव (Vaginal Bleeding) कम .... सामान्य ....
				जीवित/मृत्यु	पैरिनियम (Perineum) ....
					फटी/श्रेणी (Degree tear) ....
				लिंग	भगछेदन व मरम्मत ....
				वजन	टांकों के प्रकार यदि है ....
				वजन प्लासेन्टा (ग्राम)	
				शिशु स्वस्थ या बीमार	
				शिशु कुरूपता या सामान्य	

IV. जच्चा की दशा लेबर के समय (Condition of mother during labour)

- पहली अवस्था (Ist stage of labour) ....
- द्वितीय अवस्था (IInd stage of labour) ....

- तृतीय अवस्था (IIIrd stage of labour) ....

गर्भाशय दर्द .... रिलैक्स/कान्ट्रक्टेड ....

रक्तस्राव रूबरा .... कोर्ड लैशीरेशन ....

दुग्धक्षरण .... अन्य ....

V. नर्सिंग केयर प्लान जच्चा के लिये

क्र.सं.	नर्सिंग असेसमेन्ट	नर्सिंग डायग्नोसिस	नर्सिंग इन्टरवेन्शन	नर्सिंग इवालूएशन

VI. नर्सिंग केयर प्लान नवजात शिशु के लिये

क्र.सं.	नर्सिंग असेसमेन्ट	नर्सिंग डायग्नोसिस	नर्सिंग इन्टरवेन्शन	नर्सिंग इवालूएशन

VII. बच्चे की दशा लेबर के समय (Condition of foetus during labour)

गर्भस्थ शिशु लेबर के दौरान

- गर्भस्थ शिशु का हृदय (FMS) ....
- मेकोनियम (Meconium) ....
- विपत्ति के चिन्ह (Any signs of distoes) ....

नवजात शिशु (Newborn)

- लिंग (Sex) ....
- वजन (Weight) ....
- लम्बाई (Length) ....
- सिर के माप (Head circumference) ....
  - — बाईपराईटल (Biparietal) ....
  - — एस.ओ. ब्रोग्मेटिक ....
  - — अक्सिपिटरे प्रान्टल ....
  - — मेन्टो वर्टिकल ....

VIII. एप्गार गणना (APGAR scoring)

क्र.सं.	एप्गार गणना	0 प्वाइंट	1 प्वाइंट	2 प्वाइंट
1.	रंग (Colour)	नीला सफेद (Blue pale)	शरीर गुलाबी हाथ व पांव नीले (Body pink limbs blue)	पूर्ण गुलाबी (Completely pink)
2.	स्वसनीय प्रयत्न (Respiratory effort)	अनुपस्थित (Absent)	धीमी और अनियमित धीमा रोना (Slow and irregular weak cry)	जोर से रोना (Strong cry)
3.	हृदय धडकन (Heat beat)	अनुपस्थित (Absent)	धीमी 100 से कम (Slow less then 100)	100 से ऊपर (Over 100)
4.	पेशीय शक्ति (Muscle tone)	शिथिल (Limp)	हाथ पैर का कुछ मुड़ना (Some fleson of limbs)	सक्रिय हलचल (Active movement)
5.	पांव पर थोड़ा सा झटका देने पर प्रतिक्रिया (Response to flicking foot)	अनुपस्थित (Absent)	रोने जैसी शक्ल (Facial grimace)	रोना (Crying)

IX. नवजात शिशु की परिचरिया (Care of Newborn)

- श्वसन मार्ग साफ होना (Airway clean) ....
- नाल की देखरेख ....
- यदि दवा दी है ....
- पहला दुग्धपान समय ....
- बच्चे की स्वास्थ्य दशा ....

X. दिनांक व समय पोस्टनेटल वार्ड में भेजने का

डिलीवरी नोट्स ....
....
....

स्वास्थ्य शिक्षा

जच्चा को ....
....
....

बच्चे को ....

....

....

ईलाज (Treatment)

जच्चा को

1.
2.
3.

बच्चा को

1.
2.
3.

हस्ताक्षर नर्स ए.एन.एम./जी.एन.एम.

....

दिनांक ....

हस्ताक्षर डॉ./शिक्षिका

....

....

12. सामान्य डिलीवरी कन्डकटेड (Normal Delivery Conducted)

अस्पताल का नाम (Name of hospital) .... रजिस्ट्रेशन नं. ....
जच्चा का नाम (Name) .... पत्नी ....
उम्र (Age) .... धर्म (Religion) ....
पता (Address) ....
दिनांक भर्ती का (Date of Admission) ....
जी. .... पी. .... ए. .... एल. ....
L.M.P. .... EDD ....
दिनांक समय वार्ड में भेजने का (Date and time of transfer to postnatal ward) ....

I. Admission Notes

1. **सामान्य परीक्षण** (General examination)
   - टी.पी.आर. (Temp. pulse rep.) ....
   - खून की कमी (Anemia) ....
   - हार्ड साउंड (Hard sound) ....
   - सीना व फेफड़े (Lungs/Chest) ....
   - पैरों की टखनों की सूजन (Anema limb/ankil) ....
   - लेबर पेन है/नहीं (Labour pains) ....
2. **प्रासविक विवरण** (Obstetral history)
   - गर्भाशय की ऊँचाई (Uterine height) .... से.मी.
   - पेट की नाप (Abdominal girth) .... से.मी.
   - स्थिति (Lie) ....
   - अवस्था (Attitude) ....
   - अंगस्थिति (Position) ....
   - गर्भप्रस्तुति (Presentation) ....
   - गर्भप्रस्तुति अंग (Presenting part) ....
   - बच्चे के दिल की धड़कन गर्भ में (FHS) ....
   - समय व दिनांक गर्भ के सिकुड़ने व फैलाव का (Time date of onset of contractions) ....
   - गर्भाशय का कान्ट्रेक्यरल है/नहीं (Uterine contraction Yes/No) ....
3. **योनिद्वार द्वारा निरीक्षण** (Vaginal examination)

क्र.सं.	दिनांक व समय	फाईन्डिगस
1.		
2.		
3.		
4.		

*यदि Amniotic membrane फटी है तो एमनियोटिक फ्लूड का रंग ....

4. पहले बच्चे होने की लेबर हिस्ट्री यदि है ....

क्र.सं.	दिनांक व समय	गर्भावस्था के इवेन्टस	लेबर इवेन्टस	डिलीवरी की विधि	सूतिकावस्था	बच्चे की दशा

5. **जांचें** (Investigations) ....

खून (Blood)

हीमोग्लोबीन (Hb) ....

शक्कर (Sugar) ....

वी.डी.आर.एल. (VDRL) ....

समूह (Group) ....

एच.आई.वी. (HIV) ....

अन्य (Other) ....

मूत्र (Urine)

शक्कर (Sugar) ....

अन्य (Other) ....

एन्ब्यूमिन (Other) ....

II. Admission history भर्ती के समय का जच्चा का विवरण

- गर्भावस्था की शिकायत (Pregnancy complaints) ....
  ....
- माहवारी का विवरण (Menstrual history) ....
  ....
- मेडिकल विवरण (Medical history) ....
  ....
- शल्यक्रिया विवरण (Surgical history) ....
  ....
- व्यक्तिगत विवरण (Personal history) ....
  ....

III. प्रसव का प्रगति विवरण

A.

क्र.सं.	प्रसव की प्रगति (Progress of labor)	दिनांक (Date)	समय (Time)	टिप्पणी (Remarks)
1.	संकुचन शुरू होना (Contraction started)			पहली अवस्था (Ist Stage) ....
2.	झिल्ली का फटना (Membrane rupture)			द्वितीय अवस्था (IInd Stage) ....
3.	पूर्ण विस्तारण (Dilatation complete)			तृतीय अवस्था (IIIrd Stage) ....
4.	नीचे की ओर जोर लगाना (Bearing down)			

Name .... Gravida .... Para .... Hospital No ....

Date of admission .... Time of Admission .... Ruptured membrane ....

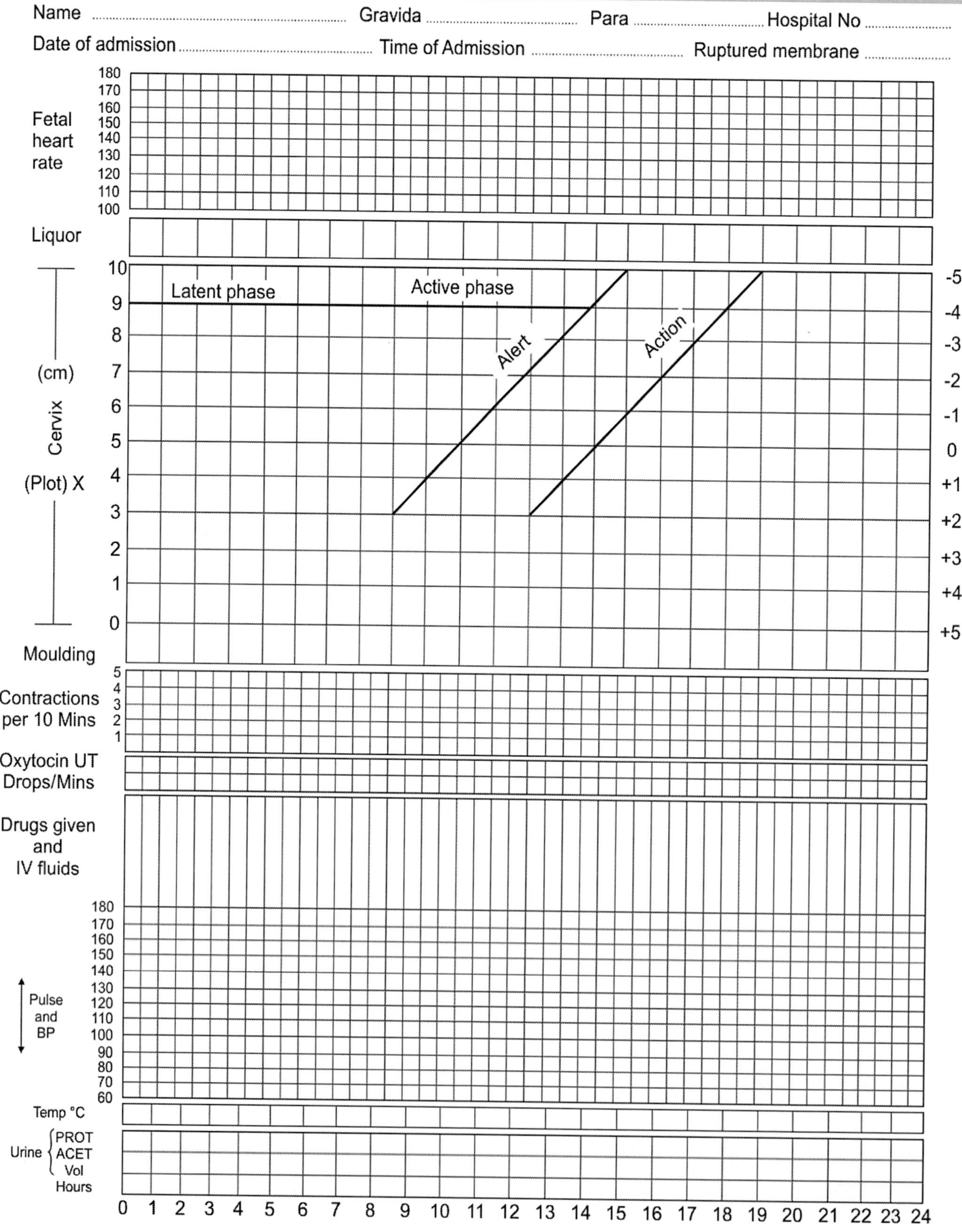

B. लेबर की पहली अवस्था (Ist stage of labour of length) व अवधि

दिनांक व समय	झिल्ली का फटना/नहीं	एफ.एच.एस. (FHS)	सरविक्स का निस्तारण तथा डिगरी	शीर्ष का स्टेशन	डिगरी इफेस्मेन्ट

C. लेबर की दूसरी अवस्था व अवधि (2nd stage of labour of length)

क्र.सं.	दिनांक व समय	सर्वाइकली डायलेटेशन	भगछेदन (Episiotomy)	शिशु की दशा	मां की दशा
				जन्म का समय .... जीवित/मृत्यु .... लिंग .... वजन .... वजन प्लासेन्टा (ग्राम) .... शिशु स्वस्थ या बीमार .... शिशु कुरूपता या सामान्य	रक्तस्राव (Vaginal Bleeding) कम .... सामान्य .... पैरिनियम (Perineum) .... फटी/श्रेणी (Degree tear) .... भगछेदन व मरम्मत .... टांकों के प्रकार यदि है ....

IV. जच्चा की दशा लेबर के समय (Condition of mother during labour)

- पहली अवस्था (Ist stage of labour) ....
....
- द्वितीय अवस्था (IInd stage of labour) ....
....

- तृतीय अवस्था (IIIrd stage of labour) ....
....

गर्भाशय दर्द ....
रिलैक्स/कान्ट्रक्टेड ....
रक्तस्राव रूबरा ....
कोर्ड लैशीरेशन ....
दुग्धक्षरण ....
अन्य ....

V. नर्सिंग केयर प्लान जच्चा के लिये

क्र.सं.	नर्सिंग असेसमेन्ट	नर्सिंग डायग्नोसिस	नर्सिंग इन्टरवेन्शन	नर्सिंग इवालूएशन

VI. नर्सिंग केयर प्लान नवजात शिशु के लिये

क्र.सं.	नर्सिंग असेसमेन्ट	नर्सिंग डायग्नोसिस	नर्सिंग इन्टरवेन्शन	नर्सिंग इवालूएशन

VII. बच्चे की दशा लेबर के समय (Condition of foetus during labour)

गर्भस्थ शिशु लेबर के दौरान

- गर्भस्थ शिशु का हृदय (FMS) ....
- मेकोनियम (Meconium) ....
- विपत्ति के चिन्ह (Any signs of distoes) ....

नवजात शिशु (Newborn)

- लिंग (Sex) ....
- वजन (Weight) ....
- लम्बाई (Length) ....
- सिर के माप (Head circumference) ....
  - — बाईपराईटल (Biparietal) ....
  - — एस.ओ. ब्रोग्मेटिक ....
  - — अक्सिपिटरे प्रान्टल ....
  - — मेन्टो वर्टिकल ....

VIII. एपगार गणना (APGAR scoring)

क्र.सं.	एपगार गणना	0 प्वाइंट	1 प्वाइंट	2 प्वाइंट
1.	रंग (Colour)	नीला सफेद (Blue pale)	शरीर गुलाबी हाथ व पांव नीले (Body pink limbs blue)	पूर्ण गुलाबी (Completely pink)
2.	स्वसनीय प्रयत्न (Respiratory effort)	अनुपस्थित (Absent)	धीमी और अनियमित धीमा रोना (Slow and ir-regular weak cry)	जोर से रोना (Strong cry)
3.	हृदय धडकन (Heat beat)	अनुपस्थित (Absent)	धीमी 100 से कम (Slow less then 100)	100 से ऊपर (Over 100)
4.	पेशीय शक्ति (Muscle tone)	शिथिल (Limp)	हाथ पैर का कुछ मुड़ना (Some fleson of limbs)	सक्रिय हलचल (Active movement)
5.	पांव पर थोड़ा सा झटका देने पर प्रतिक्रिया (Response to flicking foot)	अनुपस्थित (Absent)	रोने जैसी शक्ल (Facial grimace)	रोना (Crying)

IX. नवजात शिशु की परिचरिया (Care of Newborn)

- श्वसन मार्ग साफ होना (Airway clean) ....
- नाल की देखरेख ....
- यदि दवा दी है ....
- पहला दुग्धपान समय ....
- बच्चे की स्वास्थ्य दशा ....

X. दिनांक व समय पोस्टनेटल वार्ड में भेजने का

डिलीवरी नोट्स ....

....

....

स्वास्थ्य शिक्षा

जच्चा को ....

....

....

बच्चे को ....
....
....

ईलाज (Treatment)

जच्चा को

1.

2.

3.

बच्चा को

1.

2.

3.

हस्ताक्षर नर्स ए.एन.एम./जी.एन.एम.

....

दिनांक ....

हस्ताक्षर डॉ./शिक्षिका

....

....

13. सामान्य डिलीवरी कन्डकटेड (Normal Delivery Conducted)

अस्पताल का नाम (Name of hospital) .... रजिस्ट्रेशन नं. ....

जच्चा का नाम (Name) .... पत्नी ....

उम्र (Age) .... धर्म (Religion) ....

पता (Address) ....

दिनांक भर्ती का (Date of Admission) ....

जी. .... पी. .... ए. .... एल. ....

L.M.P. .... EDD ....

दिनांक समय वार्ड में भेजने का (Date and time of transfer to postnatal ward) ....

I. Admission Notes

1. **सामान्य परीक्षण** (General examination)
   - टी.पी.आर. (Temp. pulse rep.) ....
   - खून की कमी (Anemia) ....
   - हार्ड साउंड (Hard sound) ....
   - सीना व फेफड़े (Lungs/Chest) ....
   - पैरों की टखनों की सूजन (Anema limb/ankil) ....
   - लेबर पेन है/नहीं (Labour pains) ....
2. **प्रासविक विवरण** (Obstetral history)
   - गर्भाशय की ऊँचाई (Uterine height) .... से.मी.
   - पेट की नाप (Abdominal girth) .... से.मी.
   - स्थिति (Lie) ....
   - अवस्था (Attitude) ....
   - अंगस्थिति (Position) ....
   - गर्भप्रस्तुति (Presentation) ....
   - गर्भप्रस्तुति अंग (Presenting part) ....
   - बच्चे के दिल की धड़कन गर्भ में (FHS) ....
   - समय व दिनांक गर्भ के सिकुड़ने व फैलाव का (Time date of onset of contractions) ....
   - गर्भाशय का कान्ट्रेक्यरल है/नहीं (Uterine contraction Yes/No) ....
3. **योनिद्वार द्वारा निरीक्षण** (Vaginal examination)

क्र.सं.	दिनांक व समय	फाईन्डिगस
1.		
2.		
3.		
4.		

*यदि Amniotic membrane फटी है तो एमनियोटिक फ्लूड का रंग ....

4. पहले बच्चे होने की लेबर हिस्ट्री यदि है ....

क्र.सं.	दिनांक व समय	गर्भावस्था के इवेन्टस	लेबर इवेन्टस	डिलीवरी की विधि	सूतिकावस्था	बच्चे की दशा

5. **जांचें** (Investigations) ....

खून (Blood)

हीमोग्लोबीन (Hb) .... समूह (Group) ....

शक्कर (Sugar) .... एच.आई.वी. (HIV) ....

वी.डी.आर.एल. (VDRL) .... अन्य (Other) ....

मूत्र (Urine)

शक्कर (Sugar) .... एन्ब्यूमिन (Other) ....

अन्य (Other) ....

II. Admission history भर्ती के समय का जच्चा का विवरण

- गर्भावस्था की शिकायत (Pregnancy complaints) ....
....
- माहवारी का विवरण (Menstrual history) ....
....
- मेडिकल विवरण (Medical history) ....
....
- शल्यक्रिया विवरण (Surgical history) ....
....
- व्यक्तिगत विवरण (Personal history) ....
....

III. प्रसव का प्रगति विवरण

A.

क्र.सं.	प्रसव की प्रगति (Progress of labor)	दिनांक (Date)	समय (Time)	टिप्पणी (Remarks)
1.	संकुचन शुरू होना (Contraction started)			पहली अवस्था (Ist Stage) ....
2.	झिल्ली का फटना (Membrane rupture)			द्वितीय अवस्था (IInd Stage) ....
3.	पूर्ण विस्तारण (Dilatation complete)			तृतीय अवस्था (IIIrd Stage) ....
4.	नीचे की ओर जोर लगाना (Bearing down)			

Name .... Gravida .... Para .... Hospital No ....

Date of admission .... Time of Admission .... Ruptured membrane ....

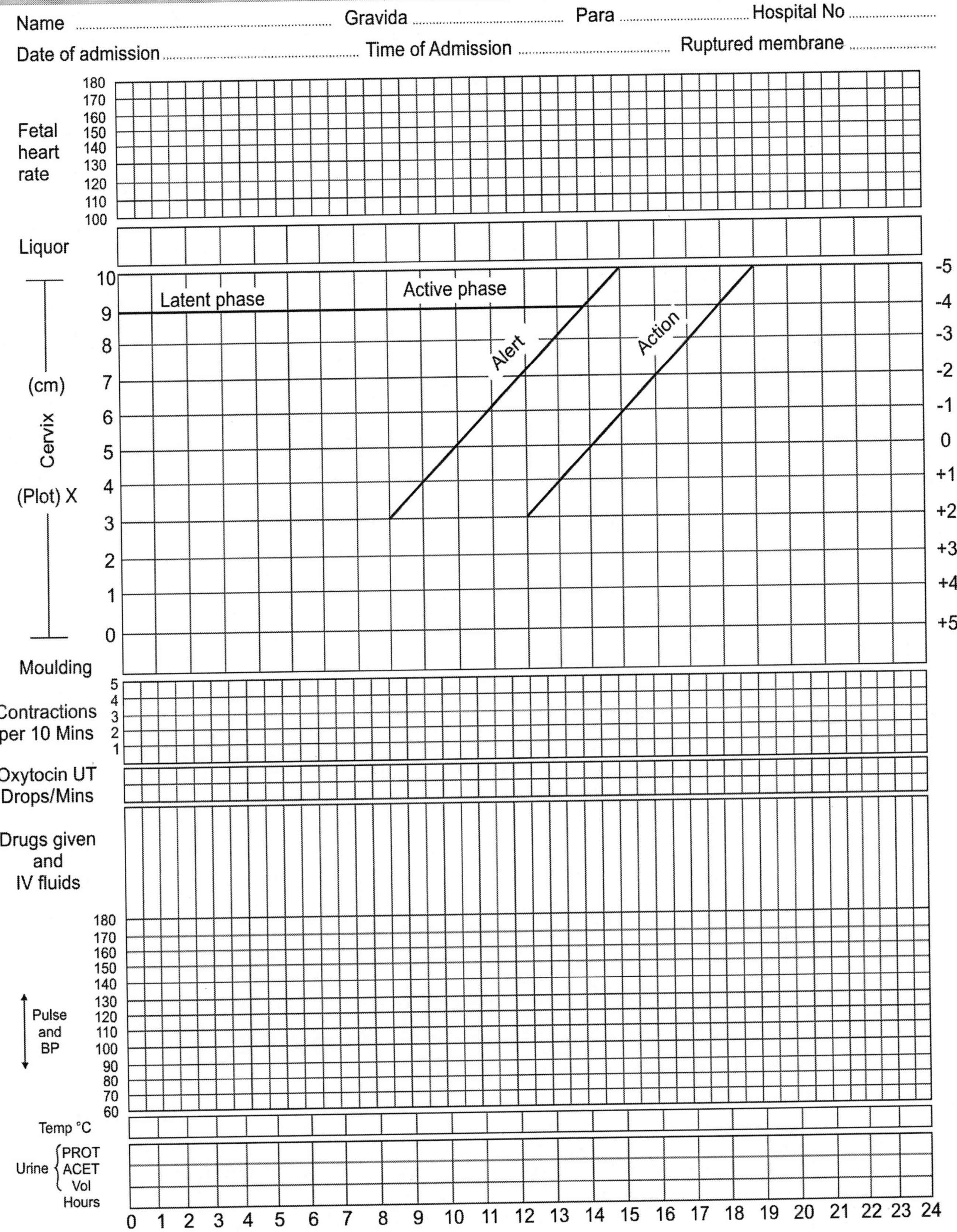

B. लेबर की पहली अवस्था (Ist stage of labour of length) व अवधि

दिनांक व समय	झिल्ली का फटना/नहीं	एफ.एच.एस. (FHS)	सरविक्स का निस्तारण तथा डिगरी	शीर्ष का स्टेशन	डिगरी इफेस्मेन्ट

C. लेबर की दूसरी अवस्था व अवधि (2nd stage of labour of length)

क्र.सं.	दिनांक व समय	सर्वाइकली डायलेटेशन	भगछेदन (Episiotomy)	शिशु की दशा	मां की दशा
				जन्म का समय .... जीवित/मृत्यु .... लिंग .... वजन .... वजन प्लासेन्टा (ग्राम) .... शिशु स्वस्थ या बीमार .... शिशु कुरूपता या सामान्य	रक्तस्राव (Vaginal Bleeding) कम .... सामान्य .... पैरिनियम (Perineum) .... फटी/श्रेणी (Degree tear) .... भगछेदन व मरम्मत .... टांकों के प्रकार यदि है ....

IV. जच्चा की दशा लेबर के समय (Condition of mother during labour)

- पहली अवस्था (Ist stage of labour) ....
  ....
- द्वितीय अवस्था (IInd stage of labour) ....
  ....

- तृतीय अवस्था (IIIrd stage of labour) ....
....

गर्भाशय दर्द .... रिलैक्स/कान्ट्रक्टेड ....
रक्तस्राव रूबरा .... कोर्ड लैशीरेशन ....
दुग्धक्षरण .... अन्य ....

V. नर्सिंग केयर प्लान जच्चा के लिये

क्र.सं.	नर्सिंग असेसमेन्ट	नर्सिंग डायग्नोसिस	नर्सिंग इन्टरवेन्शन	नर्सिंग इवालूएशन

VI. नर्सिंग केयर प्लान नवजात शिशु के लिये

क्र.सं.	नर्सिंग असेसमेन्ट	नर्सिंग डायग्नोसिस	नर्सिंग इन्टरवेन्शन	नर्सिंग इवालूएशन

VII. बच्चे की दशा लेबर के समय (Condition of foetus during labour)

गर्भस्थ शिशु लेबर के दौरान

- गर्भस्थ शिशु का हृदय (FMS) ....
- मेकोनियम (Meconium) ....
- विपत्ति के चिन्ह (Any signs of distoes) ....

नवजात शिशु (Newborn)

- लिंग (Sex) ....
- वजन (Weight) ....
- लम्बाई (Length) ....
- सिर के माप (Head circumference) ....
  - — बाईपराईटल (Biparietal) ....
  - — एस.ओ. ब्रोग्मेटिक ....
  - — अक्सिपिटरे प्रान्टल ....
  - — मेन्टो वर्टिकल ....

VIII. एप्गार गणना (APGAR scoring)

क्र.सं.	एप्गार गणना	0 प्वाइंट	1 प्वाइंट	2 प्वाइंट
1.	रंग (Colour)	नीला सफेद (Blue pale)	शरीर गुलाबी हाथ व पांव नीले (Body pink limbs blue)	पूर्ण गुलाबी (Completely pink)
2.	स्वसनीय प्रयत्न (Respiratory effort)	अनुपस्थित (Absent)	धीमी और अनियमित धीमा रोना (Slow and irregular weak cry)	जोर से रोना (Strong cry)
3.	हृदय धडकन (Heat beat)	अनुपस्थित (Absent)	धीमी 100 से कम (Slow less then 100)	100 से ऊपर (Over 100)
4.	पेशीय शक्ति (Muscle tone)	शिथिल (Limp)	हाथ पैर का कुछ मुड़ना (Some fleson of limbs)	सक्रिय हलचल (Active movement)
5.	पांव पर थोड़ा सा झटका देने पर प्रतिक्रिया (Response to flicking foot)	अनुपस्थित (Absent)	रोने जैसी शक्ल (Facial grimace)	रोना (Crying)

IX. नवजात शिशु की परिचरिया (Care of Newborn)

- श्वसन मार्ग साफ होना (Airway clean) ....
- नाल की देखरेख ....
- यदि दवा दी है ....
- पहला दुग्धपान समय ....
- बच्चे की स्वास्थ्य दशा..

X. दिनांक व समय पोस्टनेटल वार्ड में भेजने का

डिलीवरी नोट्स ....

....

....

स्वास्थ्य शिक्षा

जच्चा को ....

....

....

बच्चे को ....
....
....

ईलाज (Treatment)

जच्चा को

1.
2.
3.

बच्चा को

1.
2.
3.

हस्ताक्षर नर्स ए.एन.एम./जी.एन.एम.
....
दिनांक ....

हस्ताक्षर डॉ./शिक्षिका
....
....

14. सामान्य डिलीवरी कन्डकटेड (Normal Delivery Conducted)

अस्पताल का नाम (Name of hospital) .... रजिस्ट्रेशन नं. ....

जच्चा का नाम (Name) .... पत्नी ....

उम्र (Age) .... धर्म (Religion) ....

पता (Address) ....

दिनांक भर्ती का (Date of Admission) ....

जी. .... पी. .... ए. .... एल. ....

L.M.P. .... EDD ....

दिनांक समय वार्ड में भेजने का (Date and time of transfer to postnatal ward) ....

I. Admission Notes

1. **सामान्य परीक्षण** (General examination)
   - टी.पी.आर. (Temp. pulse rep.) ....
   - खून की कमी (Anemia) ....
   - हार्ड साउंड (Hard sound) ....
   - सीना व फेफड़े (Lungs/Chest) ....
   - पैरों की टखनों की सूजन (Anema limb/ankil) ....
   - लेबर पेन है/नहीं (Labour pains) ....
2. **प्रासविक विवरण** (Obstetral history)
   - गर्भाशय की ऊँचाई (Uterine height) .... से.मी.
   - पेट की नाप (Abdominal girth) .... से.मी.
   - स्थिति (Lie) ....
   - अवस्था (Attitude) ....
   - अंगस्थिति (Position) ....
   - गर्भप्रस्तुति (Presentation) ....
   - गर्भप्रस्तुति अंग (Presenting part) ....
   - बच्चे के दिल की धड़कन गर्भ में (FHS) ....
   - समय व दिनांक गर्भ के सिकुड़ने व फैलाव का (Time date of onset of contractions) ....
   - गर्भाशय का कान्ट्रेक्यरल है/नहीं (Uterine contraction Yes/No) ....
3. **योनिद्वार द्वारा निरीक्षण** (Vaginal examination)

क्र.सं.	दिनांक व समय	फाईन्डिगस
1.		
2.		
3.		
4.		

*यदि Amniotic membrane फटी है तो एमनियोटिक फ्लूड का रंग ....

4. पहले बच्चे होने की लेबर हिस्ट्री यदि है ....

क्र.सं.	दिनांक व समय	गर्भावस्था के इवेन्टस	लेबर इवेन्टस	डिलीवरी की विधि	सूतिकावस्था	बच्चे की दशा

5. **जांचें** (Investigations) ....

खून (Blood)

हीमोग्लोबीन (Hb) ....

शक्कर (Sugar) ....

वी.डी.आर.एल. (VDRL) ....

समूह (Group) ....

एच.आई.वी. (HIV) ....

अन्य (Other) ....

मूत्र (Urine)

शक्कर (Sugar) ....

अन्य (Other) ....

एन्ब्यूमिन (Other) ....

II. Admission history भर्ती के समय का जच्चा का विवरण

- गर्भावस्था की शिकायत (Pregnancy complaints) ....
....
- माहवारी का विवरण (Menstrual history) ....
....
- मेडिकल विवरण (Medical history) ....
....
- शल्यक्रिया विवरण (Surgical history) ....
....
- व्यक्तिगत विवरण (Personal history) ....
....

III. प्रसव का प्रगति विवरण

A.

क्र.सं.	प्रसव की प्रगति (Progress of labor)	दिनांक (Date)	समय (Time)	टिप्पणी (Remarks)
1.	संकुचन शुरू होना (Contraction started)			पहली अवस्था (Ist Stage) ....
2.	झिल्ली का फटना (Membrane rupture)			द्वितीय अवस्था (IInd Stage) ....
3.	पूर्ण विस्तारण (Dilatation complete)			तृतीय अवस्था (IIIrd Stage) ....
4.	नीचे की ओर जोर लगाना (Bearing down)			

Name .... Gravida .... Para .... Hospital No ....

Date of admission .... Time of Admission .... Ruptured membrane ....

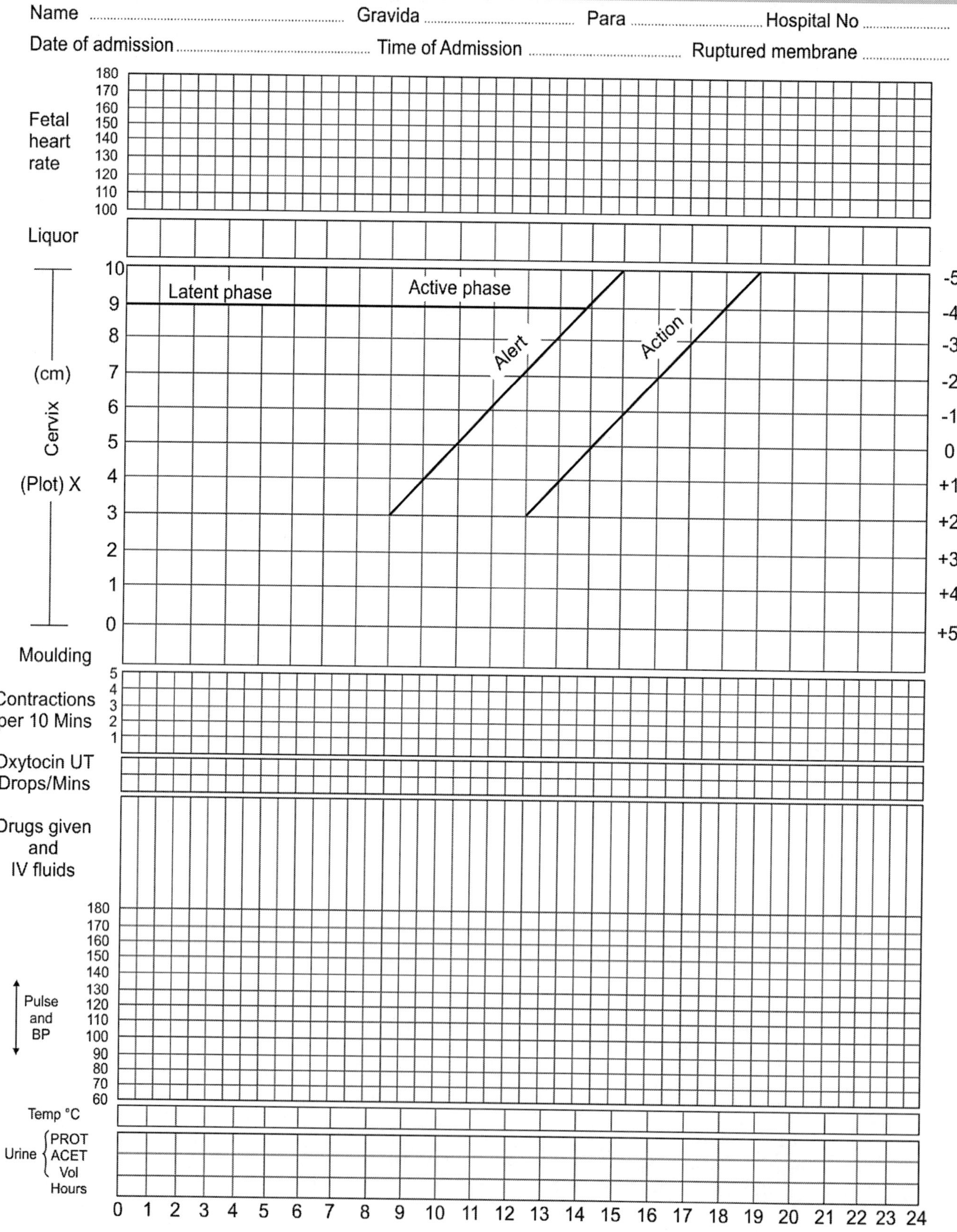

B. लेबर की पहली अवस्था (Ist stage of labour of length) व अवधि

दिनांक व समय	झिल्ली का फटना/नहीं	एफ.एच.एस. (FHS)	सरविक्स का निस्तारण तथा डिगरी	शीर्ष का स्टेशन	डिगरी इफेस्मेन्ट

C. लेबर की दूसरी अवस्था व अवधि (2nd stage of labour of length)

क्र.सं.	दिनांक व समय	सर्वाइकली डायलेटेशन	भगछेदन (Episiotomy)	शिशु की दशा	मां की दशा
				जन्म का समय .... जीवित/मृत्यु .... लिंग .... वजन .... वजन प्लासेन्टा (ग्राम) .... शिशु स्वस्थ या बीमार .... शिशु कुरूपता या सामान्य	रक्तस्राव (Vaginal Bleeding) कम .... सामान्य .... पैरिनियम (Perineum) .... फटी/श्रेणी (Degree tear) .... भगछेदन व मरम्मत .... टांकों के प्रकार यदि है ....

IV. जच्चा की दशा लेबर के समय (Condition of mother during labour)

- पहली अवस्था (Ist stage of labour) ....
  ....
- द्वितीय अवस्था (IInd stage of labour) ....
  ....

- तृतीय अवस्था (IIIrd stage of labour) ....

गर्भाशय दर्द .... रिलैक्स/कान्ट्रक्टेड ....

रक्तस्राव रूबरा .... कोर्ड लैशीरेशन ....

दुग्धक्षरण .... अन्य ....

V. नर्सिंग केयर प्लान जच्चा के लिये

क्र.सं.	नर्सिंग असेसमेन्ट	नर्सिंग डायग्नोसिस	नर्सिंग इन्टरवेंशन	नर्सिंग इवालूएशन

VI. नर्सिंग केयर प्लान नवजात शिशु के लिये

क्र.सं.	नर्सिंग असेसमेन्ट	नर्सिंग डायग्नोसिस	नर्सिंग इन्टरवेंशन	नर्सिंग इवालूएशन

VII. बच्चे की दशा लेबर के समय (Condition of foetus during labour)

गर्भस्थ शिशु लेबर के दौरान

- गर्भस्थ शिशु का हृदय (FMS) ....
- मेकोनियम (Meconium) ....
- विपत्ति के चिन्ह (Any signs of distoes) ....

नवजात शिशु (Newborn)

- लिंग (Sex) ....
- वजन (Weight) ....
- लम्बाई (Length) ....
- सिर के माप (Head circumference) ....
  - — बाईपराईटल (Biparietal) ....
  - — एस.ओ. ब्रोग्मेटिक ....
  - — अक्सिपिटरे फ्रान्टल ....
  - — मेन्टो वर्टिकल ....

VIII. एप्गार गणना (APGAR scoring)

क्र.सं.	एप्गार गणना	0 प्वाइंट	1 प्वाइंट	2 प्वाइंट
1.	रंग (Colour)	नीला सफेद (Blue pale)	शरीर गुलाबी हाथ व पांव नीले (Body pink limbs blue)	पूर्ण गुलाबी (Completely pink)
2.	स्वसनीय प्रयत्न (Respiratory effort)	अनुपस्थित (Absent)	धीमी और अनियमित धीमा रोना (Slow and irregular weak cry)	जोर से रोना (Strong cry)
3.	हृदय धडकन (Heat beat)	अनुपस्थित (Absent)	धीमी 100 से कम (Slow less then 100)	100 से ऊपर (Over 100)
4.	पेशीय शक्ति (Muscle tone)	शिथिल (Limp)	हाथ पैर का कुछ मुड़ना (Some fleson of limbs)	सक्रिय हलचल (Active movement)
5.	पांव पर थोड़ा सा झटका देने पर प्रतिक्रिया (Response to flicking foot)	अनुपस्थित (Absent)	रोने जैसी शक्ल (Facial grimace)	रोना (Crying)

IX. नवजात शिशु की परिचरिया (Care of Newborn)

- श्वसन मार्ग साफ होना (Airway clean) ....
- नाल की देखरेख ....
- यदि दवा दी है ....
- पहला दुग्धपान समय ....
- बच्चे की स्वास्थ्य दशा ....

X. दिनांक व समय पोस्टनेटल वार्ड में भेजने का

डिलीवरी नोट्स ....
....
....

स्वास्थ्य शिक्षा

जच्चा को ....
....
....

बच्चे को ....
....
....

ईलाज (Treatment)

जच्चा को

1.

2.

3.

बच्चा को

1.

2.

3.

हस्ताक्षर नर्स ए.एन.एम./जी.एन.एम.
....
दिनांक ....

हस्ताक्षर डॉ./शिक्षिका
....
....

15. सामान्य डिलीवरी कन्डकटेड (Normal Delivery Conducted)

अस्पताल का नाम (Name of hospital) .... रजिस्ट्रेशन नं. ....

जच्चा का नाम (Name) .... पत्नी ....

उम्र (Age) .... धर्म (Religion) ....

पता (Address) ....

दिनांक भर्ती का (Date of Admission) ....

जी. .... पी. .... ए. .... एल. ....

L.M.P. .... EDD ....

दिनांक समय वार्ड में भेजने का (Date and time of transfer to postnatal ward) ....

I. Admission Notes

1. **सामान्य परीक्षण** (General examination)
   - टी.पी.आर. (Temp. pulse rep.) ....
   - खून की कमी (Anemia) ....
   - हार्ड साउंड (Hard sound) ....
   - सीना व फेफड़े (Lungs/Chest) ....
   - पैरों की टखनों की सूजन (Anema limb/ankil) ....
   - लेबर पेन है/नहीं (Labour pains) ....
2. **प्रासविक विवरण** (Obstetral history)
   - गर्भाशय की ऊँचाई (Uterine height) .... से.मी.
   - पेट की नाप (Abdominal girth) .... से.मी.
   - स्थिति (Lie) ....
   - अवस्था (Attitude) ....
   - अंगस्थिति (Position) ....
   - गर्भप्रस्तुति (Presentation) ....
   - गर्भप्रस्तुति अंग (Presenting part) ....
   - बच्चे के दिल की धड़कन गर्भ में (FHS) ....
   - समय व दिनांक गर्भ के सिकुड़ने व फैलाव का (Time date of onset of contractions) ....
   - गर्भाशय का कान्ट्रेक्यरल है/नहीं (Uterine contraction Yes/No) ....
3. **योनिद्वार द्वारा निरीक्षण** (Vaginal examination)

क्र.सं.	दिनांक व समय	फाईन्डिगस
1.		
2.		
3.		
4.		

*यदि Amniotic membrane फटी है तो एमनियोटिक फ्लूड का रंग ....

4. पहले बच्चे होने की लेबर हिस्ट्री यदि है ....

क्र.सं.	दिनांक व समय	गर्भावस्था के इवेन्टस	लेबर इवेन्टस	डिलीवरी की विधि	सूतिकावस्था	बच्चे की दशा

5. **जांचें** (Investigations) ....

खून (Blood)

हीमोग्लोबीन (Hb) .... समूह (Group) ....

शक्कर (Sugar) .... एच.आई.वी. (HIV) ....

वी.डी.आर.एल. (VDRL) .... अन्य (Other) ....

मूत्र (Urine)

शक्कर (Sugar) .... एन्ब्यूमिन (Other) ....

अन्य (Other) ....

II. Admission history भर्ती के समय का जच्चा का विवरण

- गर्भावस्था की शिकायत (Pregnancy complaints) ....
....
- माहवारी का विवरण (Menstrual history) ....
....
- मेडिकल विवरण (Medical history) ....
....
- शल्यक्रिया विवरण (Surgical history) ....
....
- व्यक्तिगत विवरण (Personal history) ....
....

III. प्रसव का प्रगति विवरण

A.

क्र.सं.	प्रसव की प्रगति (Progress of labor)	दिनांक (Date)	समय (Time)	टिप्पणी (Remarks)
1.	संकुचन शुरू होना (Contraction started)			पहली अवस्था (Ist Stage) ....
2.	झिल्ली का फटना (Membrane rupture)			द्वितीय अवस्था (IInd Stage) ....
3.	पूर्ण विस्तारण (Dilatation complete)			तृतीय अवस्था (IIIrd Stage) ....
4.	नीचे की ओर जोर लगाना (Bearing down)			

Name .... Gravida .... Para .... Hospital No ....

Date of admission .... Time of Admission .... Ruptured membrane ....

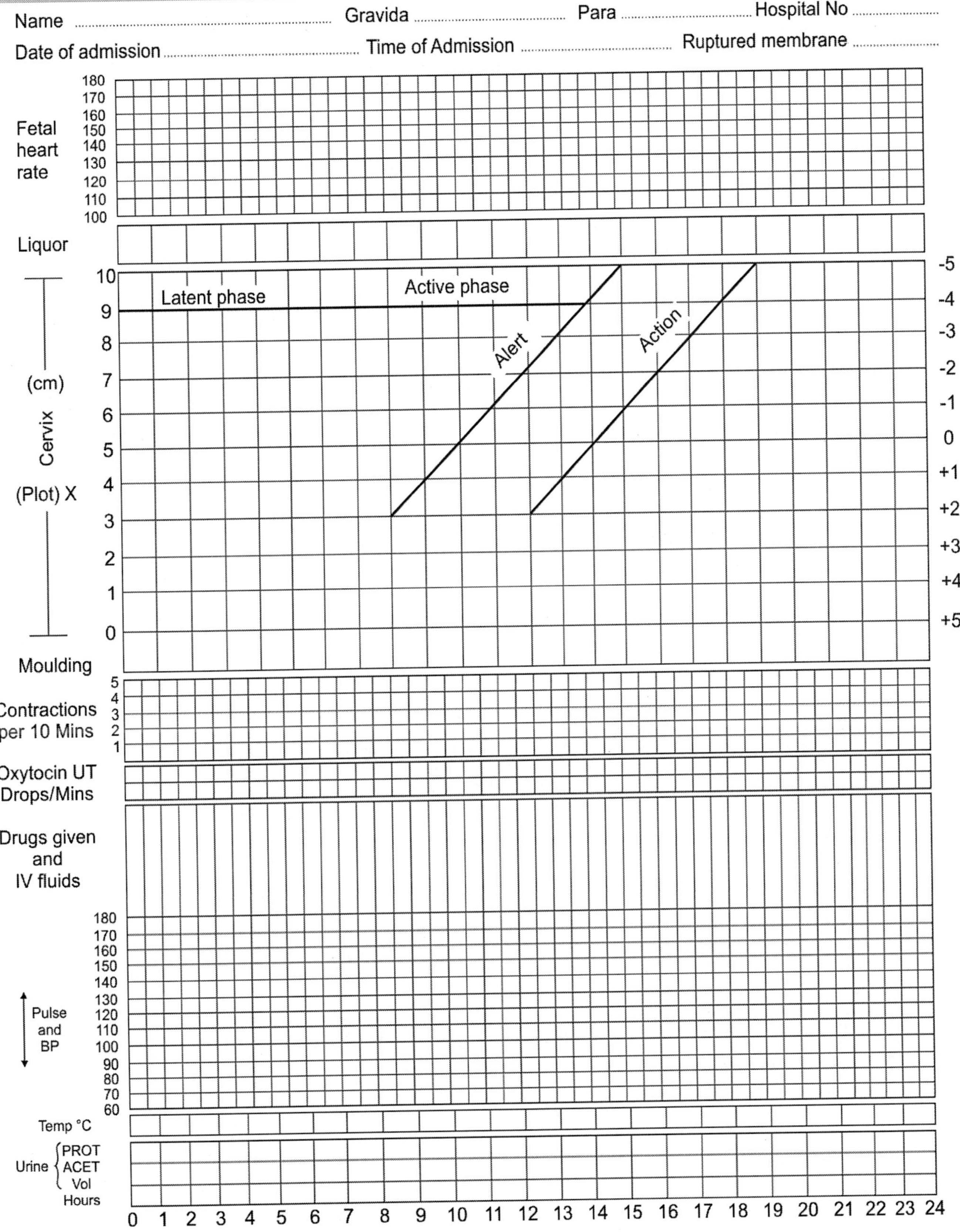

B. लेबर की पहली अवस्था (Ist stage of labour of length) व अवधि

दिनांक व समय	झिल्ली का फटना/नहीं	एफ.एच.एस. (FHS)	सरविक्स का निस्तारण तथा डिगरी	शीर्ष का स्टेशन	डिगरी इफेस्मेन्ट

C. लेबर की दूसरी अवस्था व अवधि (2nd stage of labour of length)

क्र.सं.	दिनांक व समय	सर्वाइकली डायलेटेशन	भगछेदन (Episiotomy)	शिशु की दशा	मां की दशा
				जन्म का समय .... जीवित/मृत्यु .... लिंग .... वजन .... वजन प्लासेन्टा (ग्राम) .... शिशु स्वस्थ या बीमार .... शिशु कुरूपता या सामान्य	रक्तस्राव (Vaginal Bleeding) कम .... सामान्य .... पैरिनियम (Perineum) .... फटी/श्रेणी (Degree tear) .... भगछेदन व मरम्मत .... टांकों के प्रकार यदि है ....

IV. जच्चा की दशा लेबर के समय (Condition of mother during labour)

- पहली अवस्था (Ist stage of labour) ....
....
- द्वितीय अवस्था (IInd stage of labour) ....
....

- तृतीय अवस्था (IIIrd stage of labour) ....

गर्भाशय दर्द .... रिलैक्स/कान्ट्रक्टेड ....

रक्तस्राव रूबरा .... कोर्ड लैशीरेशन ....

दुग्धक्षरण .... अन्य ....

V. नर्सिंग केयर प्लान जच्चा के लिये

क्र.सं.	नर्सिंग असेसमेन्ट	नर्सिंग डायग्नोसिस	नर्सिंग इन्टरवेन्शन	नर्सिंग इवालूएशन

VI. नर्सिंग केयर प्लान नवजात शिशु के लिये

क्र.सं.	नर्सिंग असेसमेन्ट	नर्सिंग डायग्नोसिस	नर्सिंग इन्टरवेन्शन	नर्सिंग इवालूएशन

VII. बच्चे की दशा लेबर के समय (Condition of foetus during labour)

गर्भस्थ शिशु लेबर के दौरान

- गर्भस्थ शिशु का हृदय (FMS) ....
- मेकोनियम (Meconium) ....
- विपत्ति के चिन्ह (Any signs of distoes) ....

नवजात शिशु (Newborn)

- लिंग (Sex) ....
- वजन (Weight) ....
- लम्बाई (Length) ....
- सिर के माप (Head circumference) ....
  - — बाईपराईटल (Biparietal) ....
  - — एस.ओ. ब्रोग्मेटिक ....
  - — अक्सिपिटरे प्रान्टल ....
  - — मेन्टो वर्टिकल ....

VIII. एप्गार गणना (APGAR scoring)

क्र.सं.	एप्गार गणना	0 प्वाइंट	1 प्वाइंट	2 प्वाइंट
1.	रंग (Colour)	नीला सफेद (Blue pale)	शरीर गुलाबी हाथ व पांव नीले (Body pink limbs blue)	पूर्ण गुलाबी (Completely pink)
2.	स्वसनीय प्रयत्न (Respiratory effort)	अनुपस्थित (Absent)	धीमी और अनियमित धीमा रोना (Slow and irregular weak cry)	जोर से रोना (Strong cry)
3.	हृदय धडकन (Heat beat)	अनुपस्थित (Absent)	धीमी 100 से कम (Slow less then 100)	100 से ऊपर (Over 100)
4.	पेशीय शक्ति (Muscle tone)	शिथिल (Limp)	हाथ पैर का कुछ मुड़ना (Some fleson of limbs)	सक्रिय हलचल (Active movement)
5.	पांव पर थोड़ा सा झटका देने पर प्रतिक्रिया (Response to flicking foot)	अनुपस्थित (Absent)	रोने जैसी शक्ल (Facial grimace)	रोना (Crying)

IX. नवजात शिशु की परिचरिया (Care of Newborn)

- श्वसन मार्ग साफ होना (Airway clean) ....
- नाल की देखरेख ....
- यदि दवा दी है ....
- पहला दुग्धपान समय ....
- बच्चे की स्वास्थ्य दशा ....

X. दिनांक व समय पोस्टनेटल वार्ड में भेजने का

डिलीवरी नोट्स ....
....
....

स्वास्थ्य शिक्षा

जच्चा को ....
....
....

बच्चे को ....
....
....

ईलाज (Treatment)

जच्चा को

1.
2.
3.

बच्चा को

1.
2.
3.

हस्ताक्षर नर्स ए.एन.एम./जी.एन.एम.
....
दिनांक ....

हस्ताक्षर डॉ./शिक्षिका
....
....

16. सामान्य डिलीवरी कन्डकटेड (Normal Delivery Conducted)

अस्पताल का नाम (Name of hospital) .... रजिस्ट्रेशन नं. ....

जच्चा का नाम (Name) .... पत्नी ....

उम्र (Age) .... धर्म (Religion) ....

पता (Address) ....

दिनांक भर्ती का (Date of Admission) ....

जी. .... पी. .... ए. .... एल. ....

L.M.P. .... EDD ....

दिनांक समय वार्ड में भेजने का (Date and time of transfer to postnatal ward) ....

I. Admission Notes

1. **सामान्य परीक्षण** (General examination)
   - टी.पी.आर. (Temp. pulse rep.) ....
   - खून की कमी (Anemia) ....
   - हार्ड साउंड (Hard sound) ....
   - सीना व फेफड़े (Lungs/Chest) ....
   - पैरों की टखनों की सूजन (Anema limb/ankil) ....
   - लेबर पेन है/नहीं (Labour pains) ....
2. **प्रासविक विवरण** (Obstetral history)
   - गर्भाशय की ऊँचाई (Uterine height) .... से.मी.
   - पेट की नाप (Abdominal girth) .... से.मी.
   - स्थिति (Lie) ....
   - अवस्था (Attitude) ....
   - अंगस्थिति (Position) ....
   - गर्भप्रस्तुति (Presentation) ....
   - गर्भप्रस्तुति अंग (Presenting part) ....
   - बच्चे के दिल की धड़कन गर्भ में (FHS) ....
   - समय व दिनांक गर्भ के सिकुड़ने व फैलाव का (Time date of onset of contractions) ....
   - गर्भाशय का कान्ट्रेक्यरल है/नहीं (Uterine contraction Yes/No) ....
3. **योनिद्वार द्वारा निरीक्षण** (Vaginal examination)

क्र.सं.	दिनांक व समय	फाईन्डिगस
1.		
2.		
3.		
4.		

*यदि Amniotic membrane फटी है तो एमनियोटिक फ्लूड का रंग ....

4. पहले बच्चे होने की लेबर हिस्ट्री यदि है ....

क्र.सं.	दिनांक व समय	गर्भावस्था के इवेन्टस	लेबर इवेन्टस	डिलीवरी की विधि	सूतिकावस्था	बच्चे की दशा

5. **जांचें** (Investigations) ....

खून (Blood)

हीमोग्लोबीन (Hb) ....

शक्कर (Sugar) ....

वी.डी.आर.एल. (VDRL) ....

समूह (Group) ....

एच.आई.वी. (HIV) ....

अन्य (Other) ....

मूत्र (Urine)

शक्कर (Sugar) ....

अन्य (Other) ....

एन्ब्यूमिन (Other) ....

II. Admission history भर्ती के समय का जच्चा का विवरण

- गर्भावस्था की शिकायत (Pregnancy complaints) ....
....
- माहवारी का विवरण (Menstrual history) ....
....
- मेडिकल विवरण (Medical history) ....
....
- शल्यक्रिया विवरण (Surgical history) ....
....
- व्यक्तिगत विवरण (Personal history) ....
....

III. प्रसव का प्रगति विवरण

A.

क्र.सं.	प्रसव की प्रगति (Progress of labor)	दिनांक (Date)	समय (Time)	टिप्पणी (Remarks)
1.	संकुचन शुरू होना (Contraction started)			पहली अवस्था (Ist Stage) ....
2.	झिल्ली का फटना (Membrane rupture)			द्वितीय अवस्था (IInd Stage) ....
3.	पूर्ण विस्तारण (Dilatation complete)			तृतीय अवस्था (IIIrd Stage) ....
4.	नीचे की ओर जोर लगाना (Bearing down)			

Name .... Gravida .... Para .... Hospital No ....

Date of admission .... Time of Admission .... Ruptured membrane ....

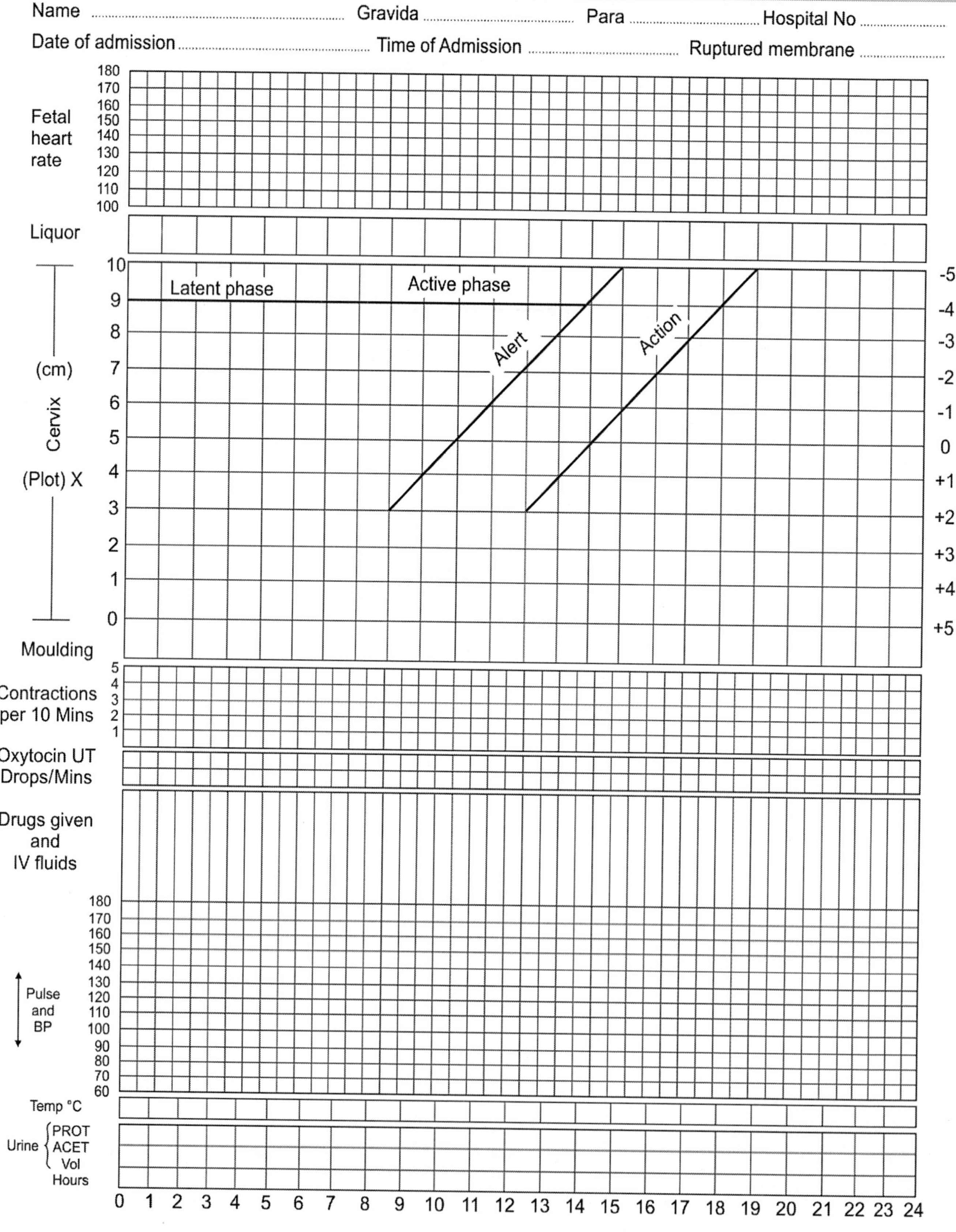

B. लेबर की पहली अवस्था (Ist stage of labour of length) व अवधि

दिनांक व समय	झिल्ली का फटना/नहीं	एफ.एच.एस. (FHS)	सरविक्स का निस्तारण तथा डिगरी	शीर्ष का स्टेशन	डिगरी इफेस्मेन्ट

C. लेबर की दूसरी अवस्था व अवधि (2nd stage of labour of length)

क्र.सं.	दिनांक व समय	सर्वाइकली डायलेटेशन	भगछेदन (Episiotomy)	शिशु की दशा	मां की दशा
				जन्म का समय .... जीवित/मृत्यु .... लिंग .... वजन .... वजन प्लासेन्टा (ग्राम) .... शिशु स्वस्थ या बीमार .... शिशु कुरूपता या सामान्य	रक्तस्राव (Vaginal Bleeding) कम .... सामान्य .... पैरिनियम (Perineum) .... फटी/श्रेणी (Degree tear) .... भगछेदन व मरम्मत .... टांकों के प्रकार यदि है ....

IV. जच्चा की दशा लेबर के समय (Condition of mother during labour)

- पहली अवस्था (Ist stage of labour) ....
  ....
- द्वितीय अवस्था (IInd stage of labour) ....
  ....

- तृतीय अवस्था (IIIrd stage of labour) ....
  ....

  गर्भाशय दर्द .... रिलैक्स/कान्ट्रक्टेड ....
  रक्तस्राव रूबरा .... कोर्ड लैशीरेशन ....
  दुग्धक्षरण .... अन्य ....

V. नर्सिंग केयर प्लान जच्चा के लिये

क्र.सं.	नर्सिंग असेसमेन्ट	नर्सिंग डायग्नोसिस	नर्सिंग इन्टरवेन्शन	नर्सिंग इवालूएशन

VI. नर्सिंग केयर प्लान नवजात शिशु के लिये

क्र.सं.	नर्सिंग असेसमेन्ट	नर्सिंग डायग्नोसिस	नर्सिंग इन्टरवेन्शन	नर्सिंग इवालूएशन

VII. बच्चे की दशा लेबर के समय (Condition of foetus during labour)

गर्भस्थ शिशु लेबर के दौरान

- गर्भस्थ शिशु का हृदय (FMS) ....
- मेकोनियम (Meconium) ....
- विपत्ति के चिन्ह (Any signs of distoes) ....

नवजात शिशु (Newborn)

- लिंग (Sex) ....
- वजन (Weight) ....
- लम्बाई (Length) ....
- सिर के माप (Head circumference) ....
  - — बाईपराईटल (Biparietal) ....
  - — एस.ओ. ब्रोग्मेटिक ....
  - — अक्सिपिटरे प्रान्टल ....
  - — मेन्टो वर्टिकल ....

VIII. एपगार गणना (APGAR scoring)

क्र.सं.	एपगार गणना	0 प्वाइंट	1 प्वाइंट	2 प्वाइंट
1.	रंग (Colour)	नीला सफेद (Blue pale)	शरीर गुलाबी हाथ व पांव नीले (Body pink limbs blue)	पूर्ण गुलाबी (Completely pink)
2.	स्वसनीय प्रयत्न (Respiratory effort)	अनुपस्थित (Absent)	धीमी और अनियमित धीमा रोना (Slow and ir-regular weak cry)	जोर से रोना (Strong cry)
3.	हृदय धडकन (Heat beat)	अनुपस्थित (Absent)	धीमी 100 से कम (Slow less then 100)	100 से ऊपर (Over 100)
4.	पेशीय शक्ति (Muscle tone)	शिथिल (Limp)	हाथ पैर का कुछ मुड़ना (Some fleson of limbs)	सक्रिय हलचल (Active movement)
5.	पांव पर थोड़ा सा झटका देने पर प्रतिक्रिया (Response to flicking foot)	अनुपस्थित (Absent)	रोने जैसी शक्ल (Facial grimace)	रोना (Crying)

IX. नवजात शिशु की परिचरिया (Care of Newborn)

- श्वसन मार्ग साफ होना (Airway clean) ....
- नाल की देखरेख ....
- यदि दवा दी है ....
- पहला दुग्धपान समय ....
- बच्चे की स्वास्थ्य दशा ....

X. दिनांक व समय पोस्टनेटल वार्ड में भेजने का

डिलीवरी नोट्स ....

....

....

स्वास्थ्य शिक्षा

जच्चा को ....

....

....

बच्चे को ....
....
....

ईलाज (Treatment)

जच्चा को

1.

2.

3.

बच्चा को

1.

2.

3.

हस्ताक्षर नर्स ए.एन.एम./जी.एन.एम.
....
दिनांक ....

हस्ताक्षर डॉ./शिक्षिका
....
....

17. सामान्य डिलीवरी कन्डकटेड (Normal Delivery Conducted)

अस्पताल का नाम (Name of hospital) .... रजिस्ट्रेशन नं. ....

जच्चा का नाम (Name) .... पत्नी ....

उम्र (Age) .... धर्म (Religion) ....

पता (Address) ....

दिनांक भर्ती का (Date of Admission) ....

जी. .... पी. .... ए. .... एल. ....

L.M.P. .... EDD ....

दिनांक समय वार्ड में भेजने का (Date and time of transfer to postnatal ward) ....

I. Admission Notes

1. **सामान्य परीक्षण** (General examination)
   - टी.पी.आर. (Temp. pulse rep.) ....
   - खून की कमी (Anemia) ....
   - हार्ड साउंड (Hard sound) ....
   - सीना व फेफड़े (Lungs/Chest) ....
   - पैरों की टखनों की सूजन (Anema limb/ankil) ....
   - लेबर पेन है/नहीं (Labour pains) ....
2. **प्रासविक विवरण** (Obstetral history)
   - गर्भाशय की ऊँचाई (Uterine height) .... से.मी.
   - पेट की नाप (Abdominal girth) .... से.मी.
   - स्थिति (Lie) ....
   - अवस्था (Attitude) ....
   - अंगस्थिति (Position) ....
   - गर्भप्रस्तुति (Presentation) ....
   - गर्भप्रस्तुति अंग (Presenting part) ....
   - बच्चे के दिल की धड़कन गर्भ में (FHS) ....
   - समय व दिनांक गर्भ के सिकुड़ने व फैलाव का (Time date of onset of contractions) ....
   - गर्भाशय का कान्ट्रेक्यरल है/नहीं (Uterine contraction Yes/No) ....
3. **योनिद्वार द्वारा निरीक्षण** (Vaginal examination)

क्र.सं.	दिनांक व समय	फाईन्डिगस
1.		
2.		
3.		
4.		

*यदि Amniotic membrane फटी है तो एमनियोटिक फ्लूड का रंग ....

4. पहले बच्चे होने की लेबर हिस्ट्री यदि है ....

क्र.सं.	दिनांक व समय	गर्भावस्था के इवेन्टस	लेबर इवेन्टस	डिलीवरी की विधि	सूतिकावस्था	बच्चे की दशा

5. **जांचें** (Investigations) ....

खून (Blood)

हीमोग्लोबीन (Hb) .... समूह (Group) ....

शक्कर (Sugar) .... एच.आई.वी. (HIV) ....

वी.डी.आर.एल. (VDRL) .... अन्य (Other) ....

मूत्र (Urine)

शक्कर (Sugar) .... एन्ब्यूमिन (Other) ....

अन्य (Other) ....

II. Admission history भर्ती के समय का जच्चा का विवरण

- गर्भावस्था की शिकायत (Pregnancy complaints) ....
  ....
- माहवारी का विवरण (Menstrual history) ....
  ....
- मेडिकल विवरण (Medical history) ....
  ....
- शल्यक्रिया विवरण (Surgical history) ....
  ....
- व्यक्तिगत विवरण (Personal history) ....
  ....

III. प्रसव का प्रगति विवरण

A.

क्र.सं.	प्रसव की प्रगति (Progress of labor)	दिनांक (Date)	समय (Time)	टिप्पणी (Remarks)
1.	संकुचन शुरू होना (Contraction started)			पहली अवस्था (Ist Stage) ....
2.	झिल्ली का फटना (Membrane rupture)			द्वितीय अवस्था (IInd Stage) ....
3.	पूर्ण विस्तारण (Dilatation complete)			तृतीय अवस्था (IIIrd Stage) ....
4.	नीचे की ओर जोर लगाना (Bearing down)			

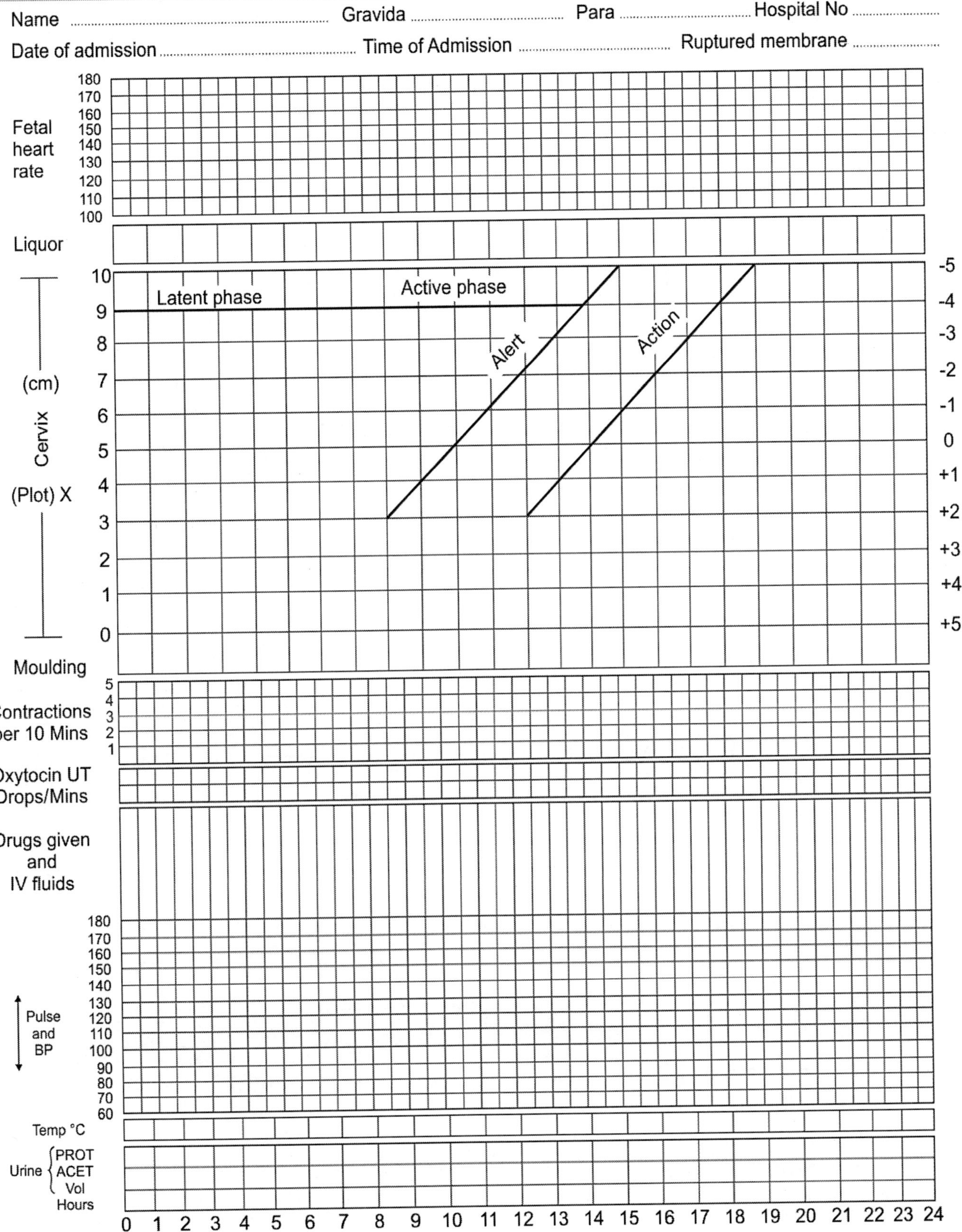
Name
Gravida
Para
Hospital No
Date of admission
Time of Admission
Ruptured membrane
Fetal heart rate
180
170
160
150
140
130
120
110
100
Liquor
Cervix (cm) (Plot) X
10
9
8
7
6
5
4
3
2
1
0
Latent phase
Active phase
Alert
Action
-5
-4
-3
-2
-1
0
+1
+2
+3
+4
+5
Moulding
Contractions per 10 Mins
5
4
3
2
1
Oxytocin UT Drops/Mins
Drugs given and IV fluids
Pulse and BP
180
170
160
150
140
130
120
110
100
90
80
70
60
Temp °C
Urine PROT ACET Vol
Hours
0 1 2 3 4 5 6 7 8 9 10 11 12 13 14 15 16 17 18 19 20 21 22 23 24

B. लेबर की पहली अवस्था (Ist stage of labour of length) व अवधि

दिनांक व समय	झिल्ली का फटना/नहीं	एफ.एच.एस. (FHS)	सरविक्स का निस्तारण तथा डिगरी	शीर्ष का स्टेशन	डिगरी इफेस्मेन्ट

C. लेबर की दूसरी अवस्था व अवधि (2nd stage of labour of length)

क्र.सं.	दिनांक व समय	सर्वाइकली डायलेटेशन	भगछेदन (Episiotomy)	शिशु की दशा	मां की दशा
				जन्म का समय .... जीवित/मृत्यु .... लिंग .... वजन .... वजन प्लासेन्टा (ग्राम) .... शिशु स्वस्थ या बीमार .... शिशु कुरूपता या सामान्य	रक्तस्राव (Vaginal Bleeding) कम .... सामान्य .... पैरिनियम (Perineum) .... फटी/श्रेणी (Degree tear) .... भगछेदन व मरम्मत .... टांकों के प्रकार यदि है ....

IV. जच्चा की दशा लेबर के समय (Condition of mother during labour)

- पहली अवस्था (Ist stage of labour) ....
  ....
- द्वितीय अवस्था (IInd stage of labour) ....
  ....

- तृतीय अवस्था (IIIrd stage of labour) ....

गर्भाशय दर्द ....
रक्तस्राव रूबरा ....
दुग्धक्षरण ....

रिलैक्स/कान्ट्रक्टेड ....
कोर्ड लैशीरेशन ....
अन्य ....

V. नर्सिंग केयर प्लान जच्चा के लिये

क्र.सं.	नर्सिंग असेसमेन्ट	नर्सिंग डायग्नोसिस	नर्सिंग इन्टरवेन्शन	नर्सिंग इवालूएशन

VI. नर्सिंग केयर प्लान नवजात शिशु के लिये

क्र.सं.	नर्सिंग असेसमेन्ट	नर्सिंग डायग्नोसिस	नर्सिंग इन्टरवेन्शन	नर्सिंग इवालूएशन

VII. बच्चे की दशा लेबर के समय (Condition of foetus during labour)

गर्भस्थ शिशु लेबर के दौरान

- गर्भस्थ शिशु का ह्रदय (FMS) ....
- मेकोनियम (Meconium) ....
- विपत्ति के चिन्ह (Any signs of distoes) ....

नवजात शिशु (Newborn)

- लिंग (Sex) ....
- वजन (Weight) ....
- लम्बाई (Length) ....
- सिर के माप (Head circumference) ....
  — बाईपराईटल (Biparietal) ....
  — एस.ओ. ब्रोग्मेटिक ....
  — अक्सिपिटरे प्रान्टल ....
  — मेन्टो वर्टिकल ....

VIII. एप्गार गणना (APGAR scoring)

क्र.सं.	एप्गार गणना	0 प्वाइंट	1 प्वाइंट	2 प्वाइंट
1.	रंग (Colour)	नीला सफेद (Blue pale)	शरीर गुलाबी हाथ व पांव नीले (Body pink limbs blue)	पूर्ण गुलाबी (Completely pink)
2.	स्वसनीय प्रयत्न (Respiratory effort)	अनुपस्थित (Absent)	धीमी और अनियमित धीमा रोना (Slow and irregular weak cry)	जोर से रोना (Strong cry)
3.	ह्रदय धडकन (Heat beat)	अनुपस्थित (Absent)	धीमी 100 से कम (Slow less then 100)	100 से ऊपर (Over 100)
4.	पेशीय शक्ति (Muscle tone)	शिथिल (Limp)	हाथ पैर का कुछ मुड़ना (Some fleson of limbs)	सक्रिय हलचल (Active movement)
5.	पांव पर थोड़ा सा झटका देने पर प्रतिक्रिया (Response to flicking foot)	अनुपस्थित (Absent)	रोने जैसी शक्ल (Facial grimace)	रोना (Crying)

IX. नवजात शिशु की परिचरिया (Care of Newborn)

- श्वसन मार्ग साफ होना (Airway clean) ....
- नाल की देखरेख ....
- यदि दवा दी है ....
- पहला दुग्धपान समय ....
- बच्चे की स्वास्थ्य दशा ....

X. दिनांक व समय पोस्टनेटल वार्ड में भेजने का

डिलीवरी नोट्स ....

....

....

स्वास्थ्य शिक्षा

जच्चा को ....

....

....

बच्चे को ....
....
....

ईलाज (Treatment)

जच्चा को

1.
2.
3.

बच्चा को

1.
2.
3.

हस्ताक्षर नर्स ए.एन.एम./जी.एन.एम.
....
दिनांक ....

हस्ताक्षर डॉ./शिक्षिका
....
....

18. सामान्य डिलीवरी कन्डकटेड (Normal Delivery Conducted)

अस्पताल का नाम (Name of hospital) .... रजिस्ट्रेशन नं. ....

जच्चा का नाम (Name) .... पत्नी ....

उम्र (Age) .... धर्म (Religion) ....

पता (Address) ....

दिनांक भर्ती का (Date of Admission) ....

जी. .... पी. .... ए. .... एल. ....

L.M.P. .... EDD ....

दिनांक समय वार्ड में भेजने का (Date and time of transfer to postnatal ward) ....

I. Admission Notes

1. **सामान्य परीक्षण** (General examination)
   - टी.पी.आर. (Temp. pulse rep.) ....
   - खून की कमी (Anemia) ....
   - हार्ड साउंड (Hard sound) ....
   - सीना व फेफड़े (Lungs/Chest) ....
   - पैरों की टखनों की सूजन (Anema limb/ankil) ....
   - लेबर पेन है/नहीं (Labour pains) ....
2. **प्रासविक विवरण** (Obstetral history)
   - गर्भाशय की ऊँचाई (Uterine height) .... से.मी.
   - पेट की नाप (Abdominal girth) .... से.मी.
   - स्थिति (Lie) ....
   - अवस्था (Attitude) ....
   - अंगस्थिति (Position) ....
   - गर्भप्रस्तुति (Presentation) ....
   - गर्भप्रस्तुति अंग (Presenting part) ....
   - बच्चे के दिल की धड़कन गर्भ में (FHS) ....
   - समय व दिनांक गर्भ के सिकुड़ने व फैलाव का (Time date of onset of contractions) ....
   - गर्भाशय का कान्ट्रेक्यरल है/नहीं (Uterine contraction Yes/No) ....
3. **योनिद्वार द्वारा निरीक्षण** (Vaginal examination)

क्र.सं.	दिनांक व समय	फाईन्डिगस
1.		
2.		
3.		
4.		

*यदि Amniotic membrane फटी है तो एमनियोटिक फ्लूड का रंग ....

4. पहले बच्चे होने की लेबर हिस्ट्री यदि है ....

क्र.सं.	दिनांक व समय	गर्भावस्था के इवेन्टस	लेबर इवेन्टस	डिलीवरी की विधि	सूतिकावस्था	बच्चे की दशा

5. **जांचें** (Investigations) ....

खून (Blood)

हीमोग्लोबीन (Hb) ....

शक्कर (Sugar) ....

वी.डी.आर.एल. (VDRL) ....

समूह (Group) ....

एच.आई.वी. (HIV) ....

अन्य (Other) ....

मूत्र (Urine)

शक्कर (Sugar) ....

अन्य (Other) ....

एल्ब्यूमिन (Other) ....

II. Admission history भर्ती के समय का जच्चा का विवरण

- गर्भावस्था की शिकायत (Pregnancy complaints) ....
....
- माहवारी का विवरण (Menstrual history) ....
....
- मेडिकल विवरण (Medical history) ....
....
- शल्यक्रिया विवरण (Surgical history) ....
....
- व्यक्तिगत विवरण (Personal history) ....
....

III. प्रसव का प्रगति विवरण

A.

क्र.सं.	प्रसव की प्रगति (Progress of labor)	दिनांक (Date)	समय (Time)	टिप्पणी (Remarks)
1.	संकुचन शुरू होना (Contraction started)			पहली अवस्था (Ist Stage) ....
2.	झिल्ली का फटना (Membrane rupture)			द्वितीय अवस्था (IInd Stage) ....
3.	पूर्ण विस्तारण (Dilatation complete)			तृतीय अवस्था (IIIrd Stage) ....
4.	नीचे की ओर जोर लगाना (Bearing down)			

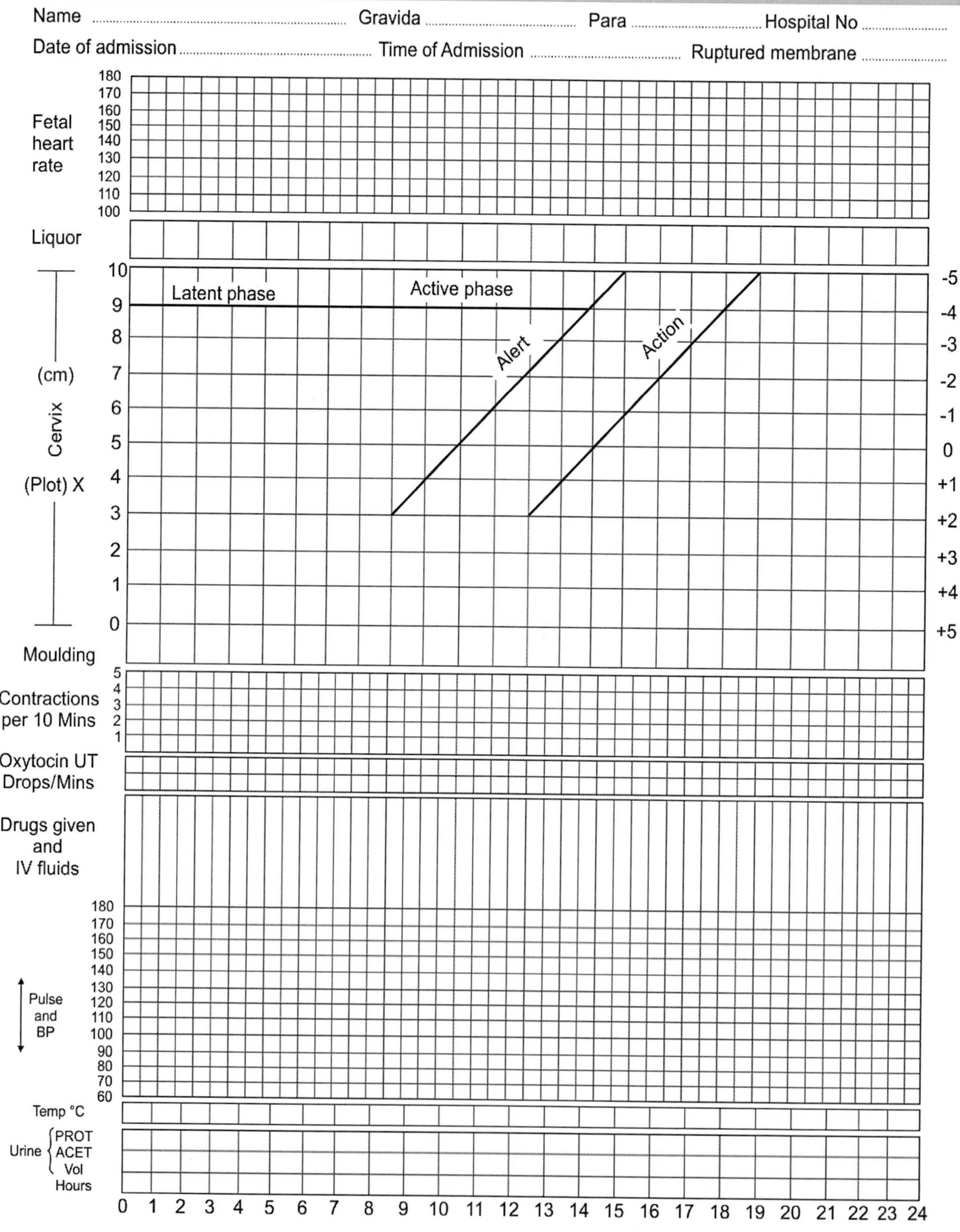
Name
Gravida
Para
Hospital No
Date of admission
Time of Admission
Ruptured membrane
Fetal heart rate
180 170 160 150 140 130 120 110 100
Liquor
Cervix (cm) (Plot) X
10 9 8 7 6 5 4 3 2 1 0
Latent phase
Active phase
Alert
Action
-5 -4 -3 -2 -1 0 +1 +2 +3 +4 +5
Moulding
Contractions per 10 Mins
5 4 3 2 1
Oxytocin UT Drops/Mins
Drugs given and IV fluids
Pulse and BP
180 170 160 150 140 130 120 110 100 90 80 70 60
Temp °C
Urine PROT ACET Vol
Hours
0 1 2 3 4 5 6 7 8 9 10 11 12 13 14 15 16 17 18 19 20 21 22 23 24

B. लेबर की पहली अवस्था (Ist stage of labour of length) व अवधि

दिनांक व समय	झिल्ली का फटना/नहीं	एफ.एच.एस. (FHS)	सरविक्स का निस्तारण तथा डिगरी	शीर्ष का स्टेशन	डिगरी इफेस्मेन्ट

C. लेबर की दूसरी अवस्था व अवधि (2nd stage of labour of length)

क्र.सं.	दिनांक व समय	सर्वाइकली डायलेटेशन	भगछेदन (Episiotomy)	शिशु की दशा	मां की दशा
				जन्म का समय .... जीवित/मृत्यु .... लिंग .... वजन .... वजन प्लासेन्टा (ग्राम) .... शिशु स्वस्थ या बीमार .... शिशु कुरूपता या सामान्य	रक्तस्राव (Vaginal Bleeding) कम .... सामान्य .... पैरिनियम (Perineum) .... फटी/श्रेणी (Degree tear) .... भगछेदन व मरम्मत .... टांकों के प्रकार यदि है ....

IV. जच्चा की दशा लेबर के समय (Condition of mother during labour)

- पहली अवस्था (Ist stage of labour) ....
  ....
- द्वितीय अवस्था (IInd stage of labour) ....
  ....

- तृतीय अवस्था (IIIrd stage of labour) ....
....

गर्भाशय दर्द ....   रिलैक्स/कान्ट्रक्टेड ....
रक्तस्राव रूबरा ....   कोर्ड लैशीरेशन ....
दुग्धक्षरण ....   अन्य ....

V. नर्सिंग केयर प्लान जच्चा के लिये

क्र.सं.	नर्सिंग असेसमेन्ट	नर्सिंग डायग्नोसिस	नर्सिंग इन्टरवेन्शन	नर्सिंग इवालूएशन

VI. नर्सिंग केयर प्लान नवजात शिशु के लिये

क्र.सं.	नर्सिंग असेसमेन्ट	नर्सिंग डायग्नोसिस	नर्सिंग इन्टरवेन्शन	नर्सिंग इवालूएशन

VII. बच्चे की दशा लेबर के समय (Condition of foetus during labour)

गर्भस्थ शिशु लेबर के दौरान

- गर्भस्थ शिशु का हृदय (FMS) ....
- मेकोनियम (Meconium) ....
- विपत्ति के चिन्ह (Any signs of distoes) ....

नवजात शिशु (Newborn)

- लिंग (Sex) ....
- वजन (Weight) ....
- लम्बाई (Length) ....
- सिर के माप (Head circumference) ....
  - — बाईपराईटल (Biparietal) ....
  - — एस.ओ. ब्रोग्मेटिक ....
  - — अक्सिपिटरे प्रान्टल ....
  - — मेन्टो वर्टिकल ....

VIII. एप्गार गणना (APGAR scoring)

क्र.सं.	एप्गार गणना	0 प्वाइंट	1 प्वाइंट	2 प्वाइंट
1.	रंग (Colour)	नीला सफेद (Blue pale)	शरीर गुलाबी हाथ व पांव नीले (Body pink limbs blue)	पूर्ण गुलाबी (Completely pink)
2.	स्वसनीय प्रयत्न (Respiratory effort)	अनुपस्थित (Absent)	धीमी और अनियमित धीमा रोना (Slow and ir-regular weak cry)	जोर से रोना (Strong cry)
3.	हृदय धडकन (Heat beat)	अनुपस्थित (Absent)	धीमी 100 से कम (Slow less then 100)	100 से ऊपर (Over 100)
4.	पेशीय शक्ति (Muscle tone)	शिथिल (Limp)	हाथ पैर का कुछ मुड़ना (Some fleson of limbs)	सक्रिय हलचल (Active movement)
5.	पांव पर थोड़ा सा झटका देने पर प्रतिक्रिया (Response to flicking foot)	अनुपस्थित (Absent)	रोने जैसी शक्ल (Facial grimace)	रोना (Crying)

IX. नवजात शिशु की परिचरिया (Care of Newborn)

- श्वसन मार्ग साफ होना (Airway clean) ....
- नाल की देखरेख ....
- यदि दवा दी है ....
- पहला दुग्धपान समय ....
- बच्चे की स्वास्थ्य दशा ....

X. दिनांक व समय पोस्टनेटल वार्ड में भेजने का

डिलीवरी नोट्स ....

....

....

स्वास्थ्य शिक्षा

जच्चा को ....

....

....

बच्चे को ....
....
....

ईलाज (Treatment)

जच्चा को

1.

2.

3.

बच्चा को

1.

2.

3.

हस्ताक्षर नर्स ए.एन.एम./जी.एन.एम.
....
दिनांक ....

हस्ताक्षर डॉ./शिक्षिका
....
....

19. सामान्य डिलीवरी कन्डकटेड (Normal Delivery Conducted)

अस्पताल का नाम (Name of hospital) .... रजिस्ट्रेशन नं. ....

जच्चा का नाम (Name) .... पत्नी ....

उम्र (Age) .... धर्म (Religion) ....

पता (Address) ....

दिनांक भर्ती का (Date of Admission) ....

जी. .... पी. .... ए. .... एल. ....

L.M.P. .... EDD ....

दिनांक समय वार्ड में भेजने का (Date and time of transfer to postnatal ward) ....

I. Admission Notes

1. **सामान्य परीक्षण** (General examination)
   - टी.पी.आर. (Temp. pulse rep.) ....
   - खून की कमी (Anemia) ....
   - हार्ड साउंड (Hard sound) ....
   - सीना व फेफड़े (Lungs/Chest) ....
   - पैरों की टखनों की सूजन (Anema limb/ankil) ....
   - लेबर पेन है/नहीं (Labour pains) ....
2. **प्रासविक विवरण** (Obstetral history)
   - गर्भाशय की ऊँचाई (Uterine height) .... से.मी.
   - पेट की नाप (Abdominal girth) .... से.मी.
   - स्थिति (Lie) ....
   - अवस्था (Attitude) ....
   - अंगस्थिति (Position) ....
   - गर्भप्रस्तुति (Presentation) ....
   - गर्भप्रस्तुति अंग (Presenting part) ....
   - बच्चे के दिल की धड़कन गर्भ में (FHS) ....
   - समय व दिनांक गर्भ के सिकुड़ने व फैलाव का (Time date of onset of contractions) ....
   - गर्भाशय का कान्ट्रेक्यरल है/नहीं (Uterine contraction Yes/No) ....
3. **योनिद्वार द्वारा निरीक्षण** (Vaginal examination)

क्र.सं.	दिनांक व समय	फाईन्डिगस
1.		
2.		
3.		
4.		

*यदि Amniotic membrane फटी है तो एमनियोटिक फ्लूड का रंग ....

4. पहले बच्चे होने की लेबर हिस्ट्री यदि है ....

क्र.सं.	दिनांक व समय	गर्भावस्था के इवेन्टस	लेबर इवेन्टस	डिलीवरी की विधि	सूतिकावस्था	बच्चे की दशा

5. **जांचें** (Investigations) ....

खून (Blood)

हीमोग्लोबीन (Hb) .... समूह (Group) ....

शक्कर (Sugar) .... एच.आई.वी. (HIV) ....

वी.डी.आर.एल. (VDRL) .... अन्य (Other) ....

मूत्र (Urine)

शक्कर (Sugar) .... एन्ब्यूमिन (Other) ....

अन्य (Other) ....

II. Admission history भर्ती के समय का जच्चा का विवरण

- गर्भावस्था की शिकायत (Pregnancy complaints) ....
....
- माहवारी का विवरण (Menstrual history) ....
....
- मेडिकल विवरण (Medical history) ....
....
- शल्यक्रिया विवरण (Surgical history) ....
....
- व्यक्तिगत विवरण (Personal history) ....
....

III. प्रसव का प्रगति विवरण

A.

क्र.सं.	प्रसव की प्रगति (Progress of labor)	दिनांक (Date)	समय (Time)	टिप्पणी (Remarks)
1.	संकुचन शुरू होना (Contraction started)			पहली अवस्था (Ist Stage) ....
2.	झिल्ली का फटना (Membrane rupture)			द्वितीय अवस्था (IInd Stage) ....
3.	पूर्ण विस्तारण (Dilatation complete)			तृतीय अवस्था (IIIrd Stage) ....
4.	नीचे की ओर जोर लगाना (Bearing down)			

Name .... Gravida .... Para .... Hospital No ....

Date of admission .... Time of Admission .... Ruptured membrane ....

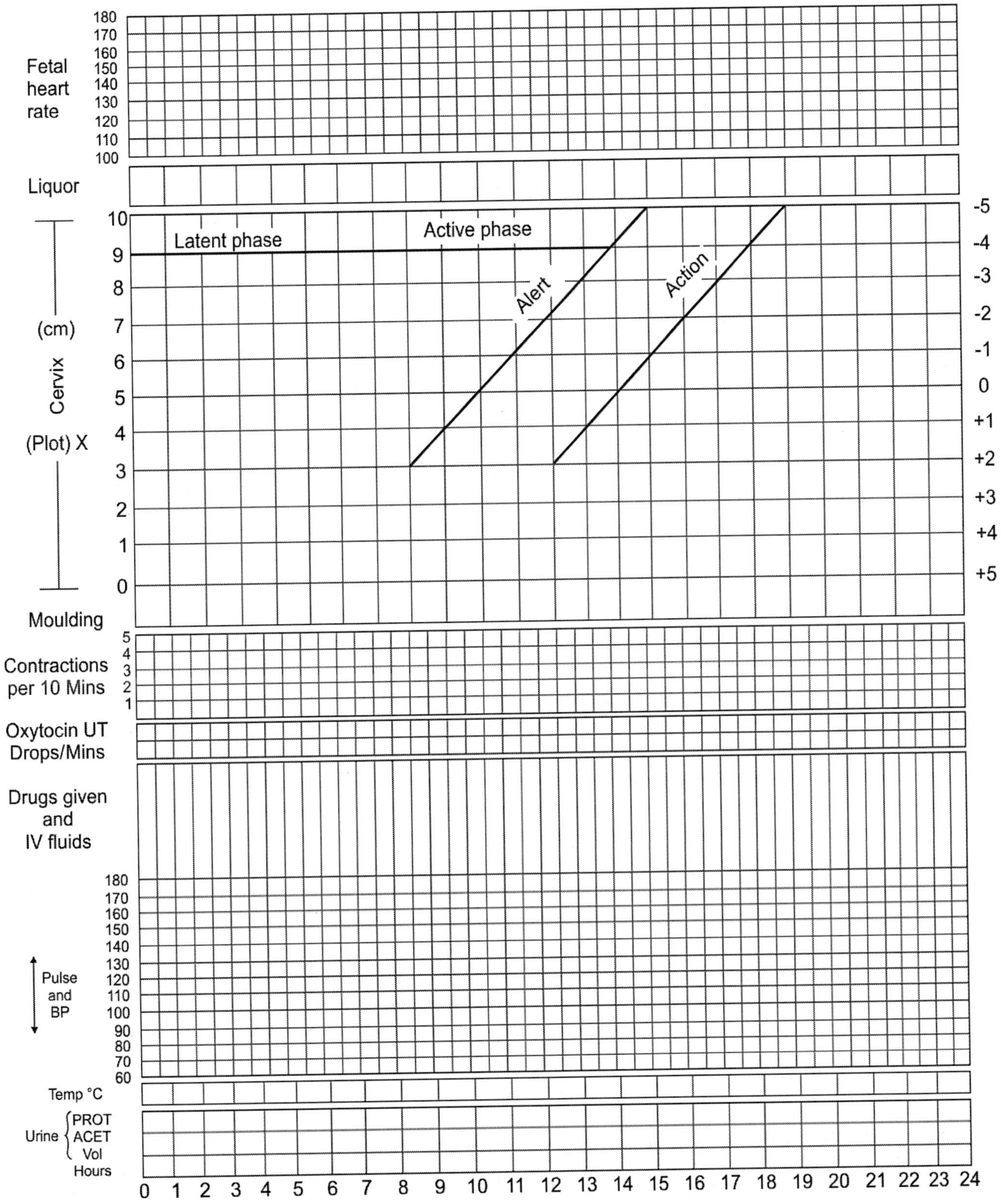

Fetal heart rate: 180, 170, 160, 150, 140, 130, 120, 110, 100

Liquor

Cervix (cm) (Plot) X: 10, 9, 8, 7, 6, 5, 4, 3, 2, 1, 0

Latent phase

Active phase

Alert

Action

-5, -4, -3, -2, -1, 0, +1, +2, +3, +4, +5

Moulding

Contractions per 10 Mins: 5, 4, 3, 2, 1

Oxytocin UT Drops/Mins

Drugs given and IV fluids

Pulse and BP: 180, 170, 160, 150, 140, 130, 120, 110, 100, 90, 80, 70, 60

Temp °C

Urine: PROT, ACET, Vol

Hours: 0 1 2 3 4 5 6 7 8 9 10 11 12 13 14 15 16 17 18 19 20 21 22 23 24

B. लेबर की पहली अवस्था (Ist stage of labour of length) व अवधि

दिनांक व समय	झिल्ली का फटना/नहीं	एफ.एच.एस. (FHS)	सरविक्स का निस्तारण तथा डिगरी	शीर्ष का स्टेशन	डिगरी इफेस्मेन्ट

C. लेबर की दूसरी अवस्था व अवधि (2nd stage of labour of length)

क्र.सं.	दिनांक व समय	सर्वाइकली डायलेटेशन	भगछेदन (Episiotomy)	शिशु की दशा	मां की दशा
				जन्म का समय .... जीवित/मृत्यु .... लिंग .... वजन .... वजन प्लासेन्टा (ग्राम) .... शिशु स्वस्थ या बीमार .... शिशु कुरूपता या सामान्य	रक्तस्राव (Vaginal Bleeding) कम .... सामान्य .... पैरिनियम (Perineum) .... फटी/श्रेणी (Degree tear) .... भगछेदन व मरम्मत .... टांकों के प्रकार यदि है ....

IV. जच्चा की दशा लेबर के समय (Condition of mother during labour)

- पहली अवस्था (Ist stage of labour) ....
- द्वितीय अवस्था (IInd stage of labour) ....

- तृतीय अवस्था (IIIrd stage of labour) ....
....

गर्भाशय दर्द ....

रक्तस्राव रूबरा ....

दुग्धक्षरण ....

रिलैक्स/कान्ट्रक्टेड ....

कोर्ड लैशीरेशन ....

अन्य ....

V. नर्सिंग केयर प्लान जच्चा के लिये

क्र.सं.	नर्सिंग असेसमेन्ट	नर्सिंग डायग्नोसिस	नर्सिंग इन्टरवेन्शन	नर्सिंग इवालूएशन

VI. नर्सिंग केयर प्लान नवजात शिशु के लिये

क्र.सं.	नर्सिंग असेसमेन्ट	नर्सिंग डायग्नोसिस	नर्सिंग इन्टरवेन्शन	नर्सिंग इवालूएशन

VII. बच्चे की दशा लेबर के समय (Condition of foetus during labour)

गर्भस्थ शिशु लेबर के दौरान

- गर्भस्थ शिशु का हृदय (FMS) ....
- मेकोनियम (Meconium) ....
- विपत्ति के चिन्ह (Any signs of distoes) ....

नवजात शिशु (Newborn)

- लिंग (Sex) ....
- वजन (Weight) ....
- लम्बाई (Length) ....
- सिर के माप (Head circumference) ....
  — बाईपराईटल (Biparietal) ....
  — एस.ओ. ब्रोग्मेटिक ....
  — अक्सिपिटरे प्रान्टल ....
  — मेन्टो वर्टिकल ....

VIII. एप्गार गणना (APGAR scoring)

क्र.सं.	एप्गार गणना	0 प्वाइंट	1 प्वाइंट	2 प्वाइंट
1.	रंग (Colour)	नीला सफेद (Blue pale)	शरीर गुलाबी हाथ व पांव नीले (Body pink limbs blue)	पूर्ण गुलाबी (Completely pink)
2.	स्वसनीय प्रयत्न (Respiratory effort)	अनुपस्थित (Absent)	धीमी और अनियमित धीमा रोना (Slow and irregular weak cry)	जोर से रोना (Strong cry)
3.	हृदय धडकन (Heat beat)	अनुपस्थित (Absent)	धीमी 100 से कम (Slow less then 100)	100 से ऊपर (Over 100)
4.	पेशीय शक्ति (Muscle tone)	शिथिल (Limp)	हाथ पैर का कुछ मुड़ना (Some fleson of limbs)	सक्रिय हलचल (Active movement)
5.	पांव पर थोड़ा सा झटका देने पर प्रतिक्रिया (Response to flicking foot)	अनुपस्थित (Absent)	रोने जैसी शक्ल (Facial grimace)	रोना (Crying)

IX. नवजात शिशु की परिचरिया (Care of Newborn)

- श्वसन मार्ग साफ होना (Airway clean) ....
- नाल की देखरेख ....
- यदि दवा दी है ....
- पहला दुग्धपान समय ....
- बच्चे की स्वास्थ्य दशा ....

X. दिनांक व समय पोस्टनेटल वार्ड में भेजने का

डिलीवरी नोट्स ....

....

....

स्वास्थ्य शिक्षा

जच्चा को ....

....

....

बच्चे को ....
....
....

ईलाज (Treatment)

जच्चा को

1.
2.
3.

बच्चा को

1.
2.
3.

हस्ताक्षर नर्स ए.एन.एम./जी.एन.एम.

....

दिनांक ....

हस्ताक्षर डॉ./शिक्षिका

....

....

20. सामान्य डिलीवरी कन्डकटेड (Normal Delivery Conducted)

अस्पताल का नाम (Name of hospital) .... रजिस्ट्रेशन नं. ....

जच्चा का नाम (Name) .... पत्नी ....

उम्र (Age) .... धर्म (Religion) ....

पता (Address) ....

दिनांक भर्ती का (Date of Admission) ....

जी. .... पी. .... ए. .... एल. ....

L.M.P. .... EDD ....

दिनांक समय वार्ड में भेजने का (Date and time of transfer to postnatal ward) ....

I. Admission Notes

1. **सामान्य परीक्षण** (General examination)
   - टी.पी.आर. (Temp. pulse rep.) ....
   - खून की कमी (Anemia) ....
   - हार्ड साउंड (Hard sound) ....
   - सीना व फेफड़े (Lungs/Chest) ....
   - पैरों की टखनों की सूजन (Anema limb/ankil) ....
   - लेबर पेन है/नहीं (Labour pains) ....
2. **प्रासविक विवरण** (Obstetral history)
   - गर्भाशय की ऊँचाई (Uterine height) .... से.मी.
   - पेट की नाप (Abdominal girth) .... से.मी.
   - स्थिति (Lie) ....
   - अवस्था (Attitude) ....
   - अंगस्थिति (Position) ....
   - गर्भप्रस्तुति (Presentation) ....
   - गर्भप्रस्तुति अंग (Presenting part) ....
   - बच्चे के दिल की धड़कन गर्भ में (FHS) ....
   - समय व दिनांक गर्भ के सिकुड़ने व फैलाव का (Time date of onset of contractions) ....
   - गर्भाशय का कान्ट्रेक्यरल है/नहीं (Uterine contraction Yes/No) ....
3. **योनिद्वार द्वारा निरीक्षण** (Vaginal examination)

क्र.सं.	दिनांक व समय	फाईन्डिगस
1.		
2.		
3.		
4.		

*यदि Amniotic membrane फटी है तो एमनियोटिक फ्लूड का रंग ....

4. पहले बच्चे होने की लेबर हिस्ट्री यदि है ....

क्र.सं.	दिनांक व समय	गर्भावस्था के इवेन्टस	लेबर इवेन्टस	डिलीवरी की विधि	सूतिकावस्था	बच्चे की दशा

5. **जांचें** (Investigations) ....

खून (Blood)

हीमोग्लोबीन (Hb) ....

शक्कर (Sugar) ....

वी.डी.आर.एल. (VDRL) ....

समूह (Group) ....

एच.आई.वी. (HIV) ....

अन्य (Other) ....

मूत्र (Urine)

शक्कर (Sugar) ....

अन्य (Other) ....

एन्ब्यूमिन (Other) ....

II. Admission history भर्ती के समय का जच्चा का विवरण

- गर्भावस्था की शिकायत (Pregnancy complaints) ....
....
- माहवारी का विवरण (Menstrual history) ....
....
- मेडिकल विवरण (Medical history) ....
....
- शल्यक्रिया विवरण (Surgical history) ....
....
- व्यक्तिगत विवरण (Personal history) ....
....

III. प्रसव का प्रगति विवरण

A.

क्र.सं.	प्रसव की प्रगति (Progress of labor)	दिनांक (Date)	समय (Time)	टिप्पणी (Remarks)
1.	संकुचन शुरू होना (Contraction started)			पहली अवस्था (Ist Stage) ....
2.	झिल्ली का फटना (Membrane rupture)			द्वितीय अवस्था (IInd Stage) ....
3.	पूर्ण विस्तारण (Dilatation complete)			तृतीय अवस्था (IIIrd Stage) ....
4.	नीचे की ओर जोर लगाना (Bearing down)			

Name .... Gravida .... Para .... Hospital No ....

Date of admission .... Time of Admission .... Ruptured membrane ....

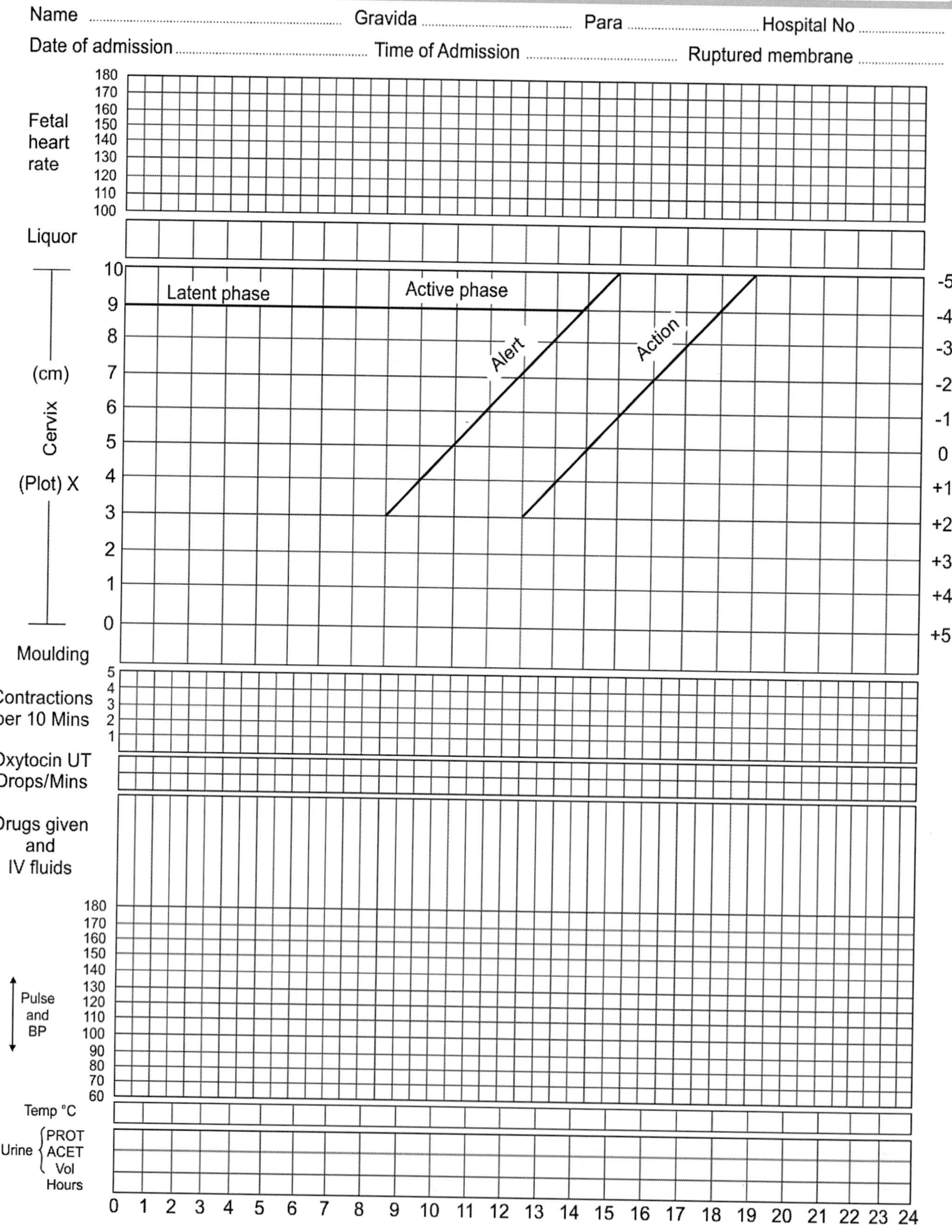

B. लेबर की पहली अवस्था (Ist stage of labour of length) व अवधि

दिनांक व समय	झिल्ली का फटना/नहीं	एफ.एच.एस. (FHS)	सरविक्स का निस्तारण तथा डिगरी	शीर्ष का स्टेशन	डिगरी इफेस्मेन्ट

C. लेबर की दूसरी अवस्था व अवधि (2nd stage of labour of length)

क्र.सं.	दिनांक व समय	सर्वाइकली डायलेटेशन	भगछेदन (Episiotomy)	शिशु की दशा	मां की दशा
				जन्म का समय .... जीवित/मृत्यु .... लिंग .... वजन .... वजन प्लासेन्टा (ग्राम) .... शिशु स्वस्थ या बीमार .... शिशु कुरूपता या सामान्य	रक्तस्राव (Vaginal Bleeding) कम .... सामान्य .... पैरिनियम (Perineum) .... फटी/श्रेणी (Degree tear) .... भगछेदन व मरम्मत .... टांकों के प्रकार यदि है ....

IV. **जच्चा की दशा लेबर के समय (Condition of mother during labour)**

- पहली अवस्था (Ist stage of labour) ....
  ....
- द्वितीय अवस्था (IInd stage of labour) ....
  ....

- तृतीय अवस्था (IIIrd stage of labour) ....

    गर्भाशय दर्द .... रिलैक्स/कान्ट्रक्टेड ....
    रक्तस्राव रूबरा .... कोर्ड लैशीरेशन ....
    दुग्धक्षरण .... अन्य ....

V. नर्सिंग केयर प्लान जच्चा के लिये

क्र.सं.	नर्सिंग असेसमेन्ट	नर्सिंग डायग्नोसिस	नर्सिंग इन्टरवेन्शन	नर्सिंग इवालूएशन

VI. नर्सिंग केयर प्लान नवजात शिशु के लिये

क्र.सं.	नर्सिंग असेसमेन्ट	नर्सिंग डायग्नोसिस	नर्सिंग इन्टरवेन्शन	नर्सिंग इवालूएशन

VII. बच्चे की दशा लेबर के समय (Condition of foetus during labour)

गर्भस्थ शिशु लेबर के दौरान

- गर्भस्थ शिशु का हृदय (FMS) ....
- मेकोनियम (Meconium) ....
- विपत्ति के चिन्ह (Any signs of distoes) ....

नवजात शिशु (Newborn)

- लिंग (Sex) ....
- वजन (Weight) ....
- लम्बाई (Length) ....
- सिर के माप (Head circumference) ....
  — बाईपराईटल (Biparietal) ....
  — एस.ओ. ब्रोगमेटिक ....
  — अक्सिपिटरे प्रान्टल ....
  — मेन्टो वर्टिकल ....

VIII. एप्गार गणना (APGAR scoring)

क्र.सं.	एप्गार गणना	0 प्वाइंट	1 प्वाइंट	2 प्वाइंट
1.	रंग (Colour)	नीला सफेद (Blue pale)	शरीर गुलाबी हाथ व पांव नीले (Body pink limbs blue)	पूर्ण गुलाबी (Completely pink)
2.	स्वसनीय प्रयत्न (Respiratory effort)	अनुपस्थित (Absent)	धीमी और अनियमित धीमा रोना (Slow and irregular weak cry)	जोर से रोना (Strong cry)
3.	हृदय धडकन (Heat beat)	अनुपस्थित (Absent)	धीमी 100 से कम (Slow less then 100)	100 से ऊपर (Over 100)
4.	पेशीय शक्ति (Muscle tone)	शिथिल (Limp)	हाथ पैर का कुछ मुड़ना (Some fleson of limbs)	सक्रिय हलचल (Active movement)
5.	पांव पर थोड़ा सा झटका देने पर प्रतिक्रिया (Response to flicking foot)	अनुपस्थित (Absent)	रोने जैसी शक्ल (Facial grimace)	रोना (Crying)

IX. नवजात शिशु की परिचरिया (Care of Newborn)

- श्वसन मार्ग साफ होना (Airway clean) ....
- नाल की देखरेख ....
- यदि दवा दी है ....
- पहला दुग्धपान समय ....
- बच्चे की स्वास्थ्य दशा ....

X. दिनांक व समय पोस्टनेटल वार्ड में भेजने का

डिलीवरी नोट्स ....
....
....

स्वास्थ्य शिक्षा

जच्चा को ....
....
....

बच्चे को ....
....
....

ईलाज (Treatment)

जच्चा को

1.

2.

3.

बच्चा को

1.

2.

3.

हस्ताक्षर नर्स ए.एन.एम./जी.एन.एम.
....
दिनांक ....

हस्ताक्षर डॉ./शिक्षिका
....
....

प्रसव पश्चात् के केस

(Postnatal Cases)

30 Cases

1. प्रसव पश्चात के केस (Postnatal Cases)

अस्पताल का नाम (Name of hospital) ....

जच्चा का नाम (Name) .... पति का नाम ....

रजिस्ट्रेशन नं. (जच्चा का) .... रजिस्ट्रेशन नं. (बच्चा का) ....

उम्र (Age) .... पता (Address) ....

जी. .... पी. .... ए. .... एल. ....

प्रसव का प्रकार .... प्रसव के समय की जेस्टेशनल उम्र ....

नवजात की दशा ....

नवजात का लिंग .... वजन ....

प्रसव के कुल घण्टों में .... प्रसव मोड़ ....

अस्पताल में रूकने के दिन ....

लेबर रूम के (Admission Notes)

....

....

....

प्रसव हिस्ट्री

S. No.	Year & date	Pregnancy events	Labour events	Method of delivery	Puerperium	Baby status	Mother status

सामान्य दशा

Temp. °C .... Pulse/Min. .... Resp./Min. ....

BP .... mm Hg. LMP .... EDD ....

Date & time membrane rupture .... Colour of Amniotic fluid ....

प्रसव नोट्स

कुल रक्तस्राव ML .... प्लासेन्टा वेट ग्राम ....

भगछेदन प्रकाय यदि है .... पैरिनियल चोट ....

आपरेशन नोट्स यदि है ....

मां को वार्ड में शिफ्ट करते समय दशा ....

प्रसव पश्चात् जच्चा की देखरेख ग्राफ

जच्चा :

प्रसव पश्चात् का दिन		1		2		3		4		5		6		7		8	
दिनांक																	
समय		सुबह	शाम	सुबह	शाम	प्रातः	सांय	प्रातः	सांय	प्रातः	सांय	प्रातः	सांय	प्रातः	सांय	प्रातः	सांय
नये जन्में शिशु की उम्र/दिन																	
तापमान F	नाड़ी/मिनट																
हार्ट रेट/मिनट	श्वसन क्रिया/मिनट																
श्वसन क्रिया/मिन्ट	रक्तचाप (mm Hg)																
	रूबरा																
लोकिया	सिरोसा																
	अल्बा																
बच्चेदानी की ऊँचाई (से.मी.) Fundal Height (cm)	15																
	11																
	9																
	7																
	5																
	3																
	1																
ब्लेडर मुमेन्ट (Urine)																	
बावल मुमेन्ट (Stool)																	
टांकों की देखरेख यदि है																	
स्तन की दशा नार्मल/सोर																	
स्नान																	
रूबरा नं. लाल रंग का भरे। सिरोसा : गुलाबी रंग का प्रयोग करें। अल्बा : हल्के पीले रंग का प्रयोग करें।																	
सलाह : व्यायाम, सन्तुलित आहार, स्वयं व बच्चे की स्वच्छता, आशावादी विचार बच्चे की देखरेख, फैमिली प्लानिंग इत्यादि।																	

सूतिका अवस्था के पश्चात 6 सप्ताह अथवा 3 माह तक सेक्स करने को मना करें।

दिनांक व समय वार्ड में शिफ्ट करने का ....

नवजात की दशा ....

नवजात को शिफ्ट करने का दिन व समय ....

जांचें :

	Hb%	Blood group/Type	Blood sugar	Other	Remark
जच्चा की					
बच्चे की					

- अस्पताल से छुट्टी के समय जच्चा की दशा (Condition of Mother at discharge from hospital) ....
....
....
....
- शिशु की दशा छुट्टी के समय (Condition of Newborn at discharge from hospital) ....
....
....

(A) स्वास्थ्य शिक्षा मां को (Health education) for Mother ....
....
.... Treatment ....
....

(B) शिशु को (For Baby) ....
....
.... Treatment ....
....

दिनांक व दिन फॉलोअप का ....

सलाह मां को - Contraceptive

हस्ताक्षर छात्रा

....

दिनांक ....

हस्ताक्षर शिक्षिका

....

....

2. प्रसव पश्चात के केस (Postnatal Cases)

अस्पताल का नाम (Name of hospital) ....
जच्चा का नाम (Name) .... पति का नाम ....
रजिस्ट्रेशन नं. (जच्चा का) .... रजिस्ट्रेशन नं. (बच्चा का) ....
उम्र (Age) .... पता (Address) ....
जी. .... पी. .... ए. .... एल. ....
प्रसव का प्रकार .... प्रसव के समय की जेस्टेशनल उम्र ....
नवजात की दशा ....
नवजात का लिंग .... वजन ....
प्रसव के कुल घण्टों में .... प्रसव मोड़ ....
अस्पताल में रूकने के दिन ....
लेबर रूम के (Admission Notes)
....
....
....

प्रसव हिस्ट्री

S. No.	Year & date	Pregnancy events	Labour events	Method of delivery	Puerperium	Baby status	Mother status

सामान्य दशा

Temp. °C .... Pulse/Min. .... Resp./Min. ....
BP .... mm Hg. LMP .... EDD ....
Date & time membrane rupture .... Colour of Amniotic fluid ....

प्रसव नोट्स

कुल रक्तस्राव ML .... प्लासेन्टा वेट ग्राम ....
भगछेदन प्रकाय यदि है .... पैरिनियल चोट ....
आपरेशन नोट्स यदि है ....
मां को वार्ड में शिफ्ट करते समय दशा ....

प्रसव पश्चात् जच्चा की देखरेख ग्राफ

जच्चा :

प्रसव पश्चात् का दिन		1		2		3		4		5		6		7		8	
दिनांक																	
समय		सुबह	शाम	सुबह	शाम	प्रातः	सांय	प्रातः	सांय	प्रातः	सांय	प्रातः	सांय	प्रातः	सांय	प्रातः	सांय
नये जन्में शिशु की उम्र/दिन																	
तापमान F°	नाड़ी/मिनट																
हार्ट रेट/मिनट	श्वसन क्रिया/मिनट																
श्वसन क्रिया/मिन्ट	रक्तचाप (mm Hg)																
	रूबरा																
लोकिया	सिरोसा																
	अल्बा																
बच्चेदानी की ऊँचाई (से.मी.) Fundal Height (cm)	15																
	11																
	9																
	7																
	5																
	3																
	1																
ब्लेडर मुमेन्ट (Urine)																	
बावल मुमेन्ट (Stool)																	
टांकों की देखरेख यदि है																	
स्तन की दशा नार्मल/ सोर																	
स्नान																	

रूबरा नं. लाल रंग का भरे।

सिरोसा : गुलाबी रंग का प्रयोग करें।

अल्बा : हल्के पीले रंग का प्रयोग करें।

सलाह : व्यायाम, सन्तुलित आहार, स्वयं व बच्चे की स्वच्छता, आशावादी विचार बच्चे की देखरेख, फैमिली प्लानिंग इत्यादि।

सूतिका अवस्था के पश्चात 6 सप्ताह अथवा 3 माह तक सेक्स करने को मना करें।

दिनांक व समय वार्ड में शिफ्ट करने का ....

नवजात की दशा ....

नवजात को शिफ्ट करने का दिन व समय ....

जांचें :

	Hb%	Blood group/Type	Blood sugar	Other	Remark
जच्चा की					
बच्चे की					

- अस्पताल से छुट्टी के समय जच्चा की दशा (Condition of Mother at discharge from hospital) ....
- शिशु की दशा छुट्टी के समय (Condition of Newborn at discharge from hospital) ....

(A) स्वास्थ्य शिक्षा मां को (Health education) for Mother ....

.... Treatment ....

(B) शिशु को (For Baby) ....

.... Treatment ....

दिनांक व दिन फॉलोअप का ....

सलाह मां को - Contraceptive

हस्ताक्षर छात्रा ....

दिनांक ....

हस्ताक्षर शिक्षिका ....

....

3. प्रसव पश्चात के केस (Postnatal Cases)

अस्पताल का नाम (Name of hospital) ....

जच्चा का नाम (Name) .... पति का नाम ....

रजिस्ट्रेशन नं. (जच्चा का) .... रजिस्ट्रेशन नं. (बच्चा का) ....

उम्र (Age) .... पता (Address) ....

जी. .... पी. .... ए. .... एल. ....

प्रसव का प्रकार .... प्रसव के समय की जेस्टेशनल उम्र ....

नवजात की दशा ....

नवजात का लिंग .... वजन ....

प्रसव के कुल घण्टों में .... प्रसव मोड़ ....

अस्पताल में रूकने के दिन ....

लेबर रूम के (Admission Notes)

....

....

....

प्रसव हिस्ट्री

S. No.	Year & date	Pregnancy events	Labour events	Method of delivery	Puerperium	Baby status	Mother status

सामान्य दशा

Temp. °C .... Pulse/Min. .... Resp./Min. ....

BP .... mm Hg. LMP .... EDD ....

Date & time membrane rupture .... Colour of Amniotic fluid ....

प्रसव नोट्स

कुल रक्तस्राव ML .... प्लासेन्टा वेट ग्राम ....

भगछेदन प्रकाय यदि है .... पैरिनियल चोट ....

आपरेशन नोट्स यदि है ....

मां को वार्ड में शिफ्ट करते समय दशा ....

प्रसव पश्चात् जच्चा की देखरेख ग्राफ

जच्चा :

प्रसव पश्चात् का दिन		1		2		3		4		5		6		7		8	
दिनांक																	
समय		सुबह	शाम	सुबह	शाम	प्रातः	सांय	प्रातः	सांय	प्रातः	सांय	प्रातः	सांय	प्रातः	सांय	प्रातः	सांय
नये जन्में शिशु की उम्र/दिन																	
तापमान F°	नाड़ी/मिनट																
हार्ट रेट/मिनट	श्वसन क्रिया/मिनट																
श्वसन क्रिया/मिन्ट	रक्तचाप (mm Hg)																
	रूबरा																
लोकिया	सिरोसा																
	अल्बा																
बच्चेदानी की ऊँचाई (से.मी.) Fundal Height (cm)	15																
	11																
	9																
	7																
	5																
	3																
	1																
ब्लेडर मुमेन्ट (Urine)																	
बावल मुमेन्ट (Stool)																	
टांकों की देखरेख यदि है																	
स्तन की दशा नार्मल/सोर																	
स्नान																	
रूबरा नं. लाल रंग का भरे। सिरोसा : गुलाबी रंग का प्रयोग करें। अल्बा : हल्के पीले रंग का प्रयोग करें।																	
सलाह : व्यायाम, सन्तुलित आहार, स्वयं व बच्चे की स्वच्छता, आशावादी विचार बच्चे की देखरेख, फैमिली प्लानिंग इत्यादि।																	

सूतिका अवस्था के पश्चात 6 सप्ताह अथवा 3 माह तक सेक्स करने को मना करें।

दिनांक व समय वार्ड में शिफ्ट करने का ....

नवजात की दशा ....

नवजात को शिफ्ट करने का दिन व समय ....

जांचें :

	Hb%	Blood group/Type	Blood sugar	Other	Remark
जच्चा की					
बच्चे की					

- अस्पताल से छुट्टी के समय जच्चा की दशा (Condition of Mother at discharge from hospital) ....
....
....
....
- शिशु की दशा छुट्टी के समय (Condition of Newborn at discharge from hospital) ....
....
....

(A) स्वास्थ्य शिक्षा मां को (Health education) for Mother ....
....
.... Treatment ....
....

(B) शिशु को (For Baby) ....
....
.... Treatment ....
....

दिनांक व दिन फॉलोअप का ....

सलाह मां को - Contraceptive

हस्ताक्षर छात्रा

....

दिनांक ....

हस्ताक्षर शिक्षिका

....

....

4. प्रसव पश्चात के केस (Postnatal Cases)

अस्पताल का नाम (Name of hospital) ....

जच्चा का नाम (Name) .... पति का नाम ....

रजिस्ट्रेशन नं. (जच्चा का) .... रजिस्ट्रेशन नं. (बच्चा का) ....

उम्र (Age) .... पता (Address) ....

जी. .... पी. .... ए. .... एल. ....

प्रसव का प्रकार .... प्रसव के समय की जेस्टेशनल उम्र ....

नवजात की दशा ....

नवजात का लिंग .... वजन ....

प्रसव के कुल घण्टों में .... प्रसव मोड़ ....

अस्पताल में रूकने के दिन ....

लेबर रूम के (Admission Notes)

....

....

....

प्रसव हिस्ट्री

S. No.	Year & date	Pregnancy events	Labour events	Method of delivery	Puerperium	Baby status	Mother status

सामान्य दशा

Temp. °C .... Pulse/Min. .... Resp./Min. ....

BP .... mm Hg. LMP .... EDD ....

Date & time membrane rupture .... Colour of Amniotic fluid ....

प्रसव नोट्स

कुल रक्तस्राव ML .... प्लासेन्टा वेट ग्राम ....

भगछेदन प्रकाय यदि है .... पैरिनियल चोट ....

आपरेशन नोट्स यदि है ....

मां को वार्ड में शिफ्ट करते समय दशा ....

प्रसव पश्चात् जच्चा की देखरेख ग्राफ

जच्चा :

प्रसव पश्चात् का दिन		1		2		3		4		5		6		7		8	
दिनांक																	
समय		सुबह	शाम	सुबह	शाम	प्रातः	सांय	प्रातः	सांय	प्रातः	सांय	प्रातः	सांय	प्रातः	सांय	प्रातः	सांय
नये जन्में शिशु की उम्र/दिन																	
तापमान F°	नाड़ी/मिनट																
हार्ट रेट/मिनट	श्वसन क्रिया/मिनट																
श्वसन क्रिया/मिन्ट	रक्तचाप (mm Hg)																
	रूबरा																
लोकिया	सिरोसा																
	अल्बा																
बच्चेदानी की ऊँचाई (से.मी.) Fundal Height (cm)	15																
	11																
	9																
	7																
	5																
	3																
	1																
ब्लेडर मुमेन्ट (Urine)																	
बावल मुमेन्ट (Stool)																	
टांकों की देखरेख यदि है																	
स्तन की दशा नार्मल/ सोर																	
स्नान																	

रूबरा नं. लाल रंग का भरे।

सिरोसा : गुलाबी रंग का प्रयोग करें।

अल्बा : हल्के पीले रंग का प्रयोग करें।

सलाह : व्यायाम, सन्तुलित आहार, स्वयं व बच्चे की स्वच्छता, आशावादी विचार बच्चे की देखरेख, फैमिली प्लानिंग इत्यादि।

सूतिका अवस्था के पश्चात 6 सप्ताह अथवा 3 माह तक सेक्स करने को मना करें।

दिनांक व समय वार्ड में शिफ्ट करने का ....

नवजात की दशा ....

नवजात को शिफ्ट करने का दिन व समय ....

जांचें :

	Hb%	Blood group/Type	Blood sugar	Other	Remark
जच्चा की					
बच्चे की					

- अस्पताल से छुट्टी के समय जच्चा की दशा (Condition of Mother at discharge from hospital) ....
....
....
....
- शिशु की दशा छुट्टी के समय (Condition of Newborn at discharge from hospital) ....
....
....

(A) स्वास्थ्य शिक्षा मां को (Health education) for Mother ....
....
.... Treatment ....
....

(B) शिशु को (For Baby) ....
....
.... Treatment ....
....

दिनांक व दिन फॉलोअप का ....

सलाह मां को - Contraceptive

हस्ताक्षर छात्रा
....
दिनांक ....

हस्ताक्षर शिक्षिका
....
....

5. प्रसव पश्चात के केस (Postnatal Cases)

अस्पताल का नाम (Name of hospital) ....

जच्चा का नाम (Name) .... पति का नाम ....

रजिस्ट्रेशन नं. (जच्चा का) .... रजिस्ट्रेशन नं. (बच्चा का) ....

उम्र (Age) .... पता (Address) ....

जी. .... पी. .... ए. .... एल. ....

प्रसव का प्रकार .... प्रसव के समय की जेस्टेशनल उम्र ....

नवजात की दशा ....

नवजात का लिंग .... वजन ....

प्रसव के कुल घण्टों में .... प्रसव मोड़ ....

अस्पताल में रूकने के दिन ....

लेबर रूम के (Admission Notes)

....

....

....

प्रसव हिस्ट्री

S. No.	Year & date	Pregnancy events	Labour events	Method of delivery	Puerperium	Baby status	Mother status

सामान्य दशा

Temp. °C .... Pulse/Min. .... Resp./Min. ....

BP .... mm Hg. LMP .... EDD ....

Date & time membrane rupture .... Colour of Amniotic fluid ....

प्रसव नोट्स

कुल रक्तस्राव ML .... प्लासेन्टा वेट ग्राम ....

भगछेदन प्रकाय यदि है .... पैरिनियल चोट ....

आपरेशन नोट्स यदि है ....

मां को वार्ड में शिफ्ट करते समय दशा ....

प्रसव पश्चात् जच्चा की देखरेख ग्राफ

जच्चा :

प्रसव पश्चात् का दिन		1		2		3		4		5		6		7		8	
दिनांक																	
समय		सुबह	शाम	सुबह	शाम	प्रातः	सांय	प्रातः	सांय	प्रातः	सांय	प्रातः	सांय	प्रातः	सांय	प्रातः	सांय
नये जन्में शिशु की उम्र/दिन																	
तापमान F	नाड़ी/मिनट																
हार्ट रेट/मिनट	श्वसन क्रिया/मिनट																
श्वसन क्रिया/मिन्ट	रक्तचाप (mm Hg)																
	रूबरा																
लोकिया	सिरोसा																
	अल्बा																
बच्चेदानी की ऊँचाई (से.मी.) Fundal Height (cm)	15																
	11																
	9																
	7																
	5																
	3																
	1																
ब्लेडर मुमेन्ट (Urine)																	
बावल मुमेन्ट (Stool)																	
टांकों की देखरेख यदि है																	
स्तन की दशा नार्मल/सोर																	
स्नान																	
रूबरा नं. लाल रंग का भरे। सिरोसा : गुलाबी रंग का प्रयोग करें। अल्बा : हल्के पीले रंग का प्रयोग करें।																	
सलाह : व्यायाम, सन्तुलित आहार, स्वयं व बच्चे की स्वच्छता, आशावादी विचार बच्चे की देखरेख, फैमिली प्लानिंग इत्यादि।																	

सूतिका अवस्था के पश्चात 6 सप्ताह अथवा 3 माह तक सेक्स करने को मना करें।

दिनांक व समय वार्ड में शिफ्ट करने का ....

नवजात की दशा ....

नवजात को शिफ्ट करने का दिन व समय ....

जांचें :

	Hb%	Blood group/Type	Blood sugar	Other	Remark
जच्चा की					
बच्चे की					

- अस्पताल से छुट्टी के समय जच्चा की दशा (Condition of Mother at discharge from hospital) ....
....
....
....
- शिशु की दशा छुट्टी के समय (Condition of Newborn at discharge from hospital) ....
....
....

(A) स्वास्थ्य शिक्षा मां को (Health education) for Mother ....
....
.... Treatment ....
....

(B) शिशु को (For Baby) ....
....
.... Treatment ....
....

दिनांक व दिन फॉलोअप का ....
सलाह मां को - Contraceptive

हस्ताक्षर छात्रा
....
दिनांक ....

हस्ताक्षर शिक्षिका
....
....

6. प्रसव पश्चात के केस (Postnatal Cases)

अस्पताल का नाम (Name of hospital) ....

जच्चा का नाम (Name) .... पति का नाम ....

रजिस्ट्रेशन नं. (जच्चा का) .... रजिस्ट्रेशन नं. (बच्चा का) ....

उम्र (Age) .... पता (Address) ....

जी. .... पी. .... ए. .... एल. ....

प्रसव का प्रकार .... प्रसव के समय की जेस्टेशनल उम्र ....

नवजात की दशा ....

नवजात का लिंग .... वजन ....

प्रसव के कुल घण्टों में .... प्रसव मोड़ ....

अस्पताल में रूकने के दिन ....

लेबर रूम के (Admission Notes)

....

....

....

प्रसव हिस्ट्री

S. No.	Year & date	Pregnancy events	Labour events	Method of delivery	Puerperium	Baby status	Mother status

सामान्य दशा

Temp. °C .... Pulse/Min. .... Resp./Min. ....

BP .... mm Hg. LMP .... EDD ....

Date & time membrane rupture .... Colour of Amniotic fluid ....

प्रसव नोट्स

कुल रक्तस्राव ML .... प्लासेन्टा वेट ग्राम ....

भगछेदन प्रकाय यदि है .... पैरिनियल चोट ....

आपरेशन नोट्स यदि है ....

मां को वार्ड में शिफ्ट करते समय दशा ....

प्रसव पश्चात् जच्चा की देखरेख ग्राफ

जच्चा :

प्रसव पश्चात् का दिन		1		2		3		4		5		6		7		8	
दिनांक																	
समय		सुबह	शाम	सुबह	शाम	प्रातः	सांय	प्रातः	सांय	प्रातः	सांय	प्रातः	सांय	प्रातः	सांय	प्रातः	सांय
नये जन्में शिशु की उम्र/दिन																	
तापमान F	नाड़ी/मिनट																
हार्ट रेट/मिनट	श्वसन क्रिया/मिनट																
श्वसन क्रिया/मिन्ट	रक्तचाप (mm Hg)																
	रूबरा																
लोकिया	सिरोसा																
	अल्बा																
बच्चेदानी की ऊँचाई (से.मी.) Fundal Height (cm)	15																
	11																
	9																
	7																
	5																
	3																
	1																
ब्लेडर मुमेन्ट (Urine)																	
बावल मुमेन्ट (Stool)																	
टांकों की देखरेख यदि है																	
स्तन की दशा नार्मल/सोर																	
स्नान																	

रूबरा नं. लाल रंग का भरे।

सिरोसा : गुलाबी रंग का प्रयोग करें।

अल्बा : हल्के पीले रंग का प्रयोग करें।

सलाह : व्यायाम, सन्तुलित आहार, स्वयं व बच्चे की स्वच्छता, आशावादी विचार बच्चे की देखरेख, फैमिली प्लानिंग इत्यादि।

सूतिका अवस्था के पश्चात 6 सप्ताह अथवा 3 माह तक सेक्स करने को मना करें।

दिनांक व समय वार्ड में शिफ्ट करने का ....

नवजात की दशा ....

नवजात को शिफ्ट करने का दिन व समय ....

जांचें :

	Hb%	Blood group/Type	Blood sugar	Other	Remark
जच्चा की					
बच्चे की					

- अस्पताल से छुट्टी के समय जच्चा की दशा (Condition of Mother at discharge from hospital) ....
....
....
....
- शिशु की दशा छुट्टी के समय (Condition of Newborn at discharge from hospital) ....
....
....

(A) स्वास्थ्य शिक्षा मां को (Health education) for Mother ....
....
.... Treatment ....
....

(B) शिशु को (For Baby) ....
....
.... Treatment ....
....

दिनांक व दिन फॉलोअप का ....

सलाह मां को - Contraceptive

हस्ताक्षर छात्रा

....

दिनांक ....

हस्ताक्षर शिक्षिका

....

....

7. प्रसव पश्चात के केस (Postnatal Cases)

अस्पताल का नाम (Name of hospital) ....

जच्चा का नाम (Name) .... पति का नाम ....

रजिस्ट्रेशन नं. (जच्चा का) .... रजिस्ट्रेशन नं. (बच्चा का) ....

उम्र (Age) .... पता (Address) ....

जी. .... पी. .... ए. .... एल. ....

प्रसव का प्रकार .... प्रसव के समय की जेस्टेशनल उम्र ....

नवजात की दशा ....

नवजात का लिंग .... वजन ....

प्रसव के कुल घण्टों में .... प्रसव मोड़ ....

अस्पताल में रूकने के दिन ....

लेबर रूम के (Admission Notes)

....

....

....

प्रसव हिस्ट्री

S. No.	Year & date	Pregnancy events	Labour events	Method of delivery	Puerperium	Baby status	Mother status

सामान्य दशा

Temp. °C .... Pulse/Min. .... Resp./Min. ....

BP .... mm Hg. LMP .... EDD ....

Date & time membrane rupture .... Colour of Amniotic fluid ....

प्रसव नोट्स

कुल रक्तस्राव ML .... प्लासेन्टा वेट ग्राम ....

भगछेदन प्रकाय यदि है .... पैरिनियल चोट ....

आपरेशन नोट्स यदि है ....

मां को वार्ड में शिफ्ट करते समय दशा ....

प्रसव पश्चात् जच्चा की देखरेख ग्राफ

जच्चा :

प्रसव पश्चात् का दिन		1		2		3		4		5		6		7		8	
दिनांक																	
समय		सुबह	शाम	सुबह	शाम	प्रातः	सांय	प्रातः	सांय	प्रातः	सांय	प्रातः	सांय	प्रातः	सांय	प्रातः	सांय
नये जन्में शिशु की उम्र/दिन																	
तापमान F	नाड़ी/मिनट																
हार्ट रेट/मिनट	श्वसन क्रिया/मिनट																
श्वसन क्रिया/मिन्ट	रक्तचाप (mm Hg)																
	रूबरा																
लोकिया	सिरोसा																
	अल्बा																
बच्चेदानी की ऊँचाई (से.मी.) Fundal Height (cm)	15																
	11																
	9																
	7																
	5																
	3																
	1																
ब्लेडर मुमेन्ट (Urine)																	
बावल मुमेन्ट (Stool)																	
टांकों की देखरेख यदि है																	
स्तन की दशा नार्मल/सोर																	
स्नान																	

रूबरा नं. लाल रंग का भरे।

सिरोसा : गुलाबी रंग का प्रयोग करें।

अल्बा : हल्के पीले रंग का प्रयोग करें।

सलाह : व्यायाम, सन्तुलित आहार, स्वयं व बच्चे की स्वच्छता, आशावादी विचार बच्चे की देखरेख, फैमिली प्लानिंग इत्यादि।

सूतिका अवस्था के पश्चात 6 सप्ताह अथवा 3 माह तक सेक्स करने को मना करें।

दिनांक व समय वार्ड में शिफ्ट करने का ....

नवजात की दशा ....

नवजात को शिफ्ट करने का दिन व समय ....

जांचें :

	Hb%	Blood group/Type	Blood sugar	Other	Remark
जच्चा की					
बच्चे की					

- अस्पताल से छुट्टी के समय जच्चा की दशा (Condition of Mother at discharge from hospital) ....
....
....
....
- शिशु की दशा छुट्टी के समय (Condition of Newborn at discharge from hospital) ....
....
....

(A) स्वास्थ्य शिक्षा मां को (Health education) for Mother ....
....
.... Treatment ....
....

(B) शिशु को (For Baby) ....
....
.... Treatment ....
....

दिनांक व दिन फॉलोअप का ....

सलाह मां को - Contraceptive

हस्ताक्षर छात्रा

....

दिनांक ....

हस्ताक्षर शिक्षिका

....

....

8. प्रसव पश्चात के केस (Postnatal Cases)

अस्पताल का नाम (Name of hospital) ....

जच्चा का नाम (Name) .... पति का नाम ....

रजिस्ट्रेशन नं. (जच्चा का) .... रजिस्ट्रेशन नं. (बच्चा का) ....

उम्र (Age) .... पता (Address) ....

जी. .... पी. .... ए. .... एल. ....

प्रसव का प्रकार .... प्रसव के समय की जेस्टेशनल उम्र ....

नवजात की दशा ....

नवजात का लिंग .... वजन ....

प्रसव के कुल घण्टों में .... प्रसव मोड़ ....

अस्पताल में रूकने के दिन ....

लेबर रूम के (Admission Notes)

....

....

....

प्रसव हिस्ट्री

S. No.	Year & date	Pregnancy events	Labour events	Method of delivery	Puerperium	Baby status	Mother status

सामान्य दशा

Temp. °C .... Pulse/Min. .... Resp./Min. ....

BP .... mm Hg. LMP .... EDD ....

Date & time membrane rupture .... Colour of Amniotic fluid ....

प्रसव नोट्स

कुल रक्तस्राव ML .... प्लासेन्टा वेट ग्राम ....

भगछेदन प्रकाय यदि है .... पैरिनियल चोट ....

आपरेशन नोट्स यदि है ....

मां को वार्ड में शिफ्ट करते समय दशा ....

प्रसव पश्चात् जच्चा की देखरेख ग्राफ

जच्चा :

प्रसव पश्चात् का दिन		1		2		3		4		5		6		7		8	
दिनांक																	
समय		सुबह	शाम	सुबह	शाम	प्रातः	सांय	प्रातः	सांय	प्रातः	सांय	प्रातः	सांय	प्रातः	सांय	प्रातः	सांय
नये जन्में शिशु की उम्र/दिन																	
तापमान F°	नाड़ी/मिनट																
हार्ट रेट/मिनट	श्वसन क्रिया/मिनट																
श्वसन क्रिया/मिन्ट	रक्तचाप (mm Hg)																
	रूबरा																
लोकिया	सिरोसा																
	अल्बा																
बच्चेदानी की ऊँचाई (से.मी.) Fundal Height (cm)	15																
	11																
	9																
	7																
	5																
	3																
	1																
ब्लेडर मुमेन्ट (Urine)																	
बावल मुमेन्ट (Stool)																	
टांकों की देखरेख यदि है																	
स्तन की दशा नार्मल/सोर																	
स्नान																	

रूबरा नं. लाल रंग का भरे।

सिरोसा : गुलाबी रंग का प्रयोग करें।

अल्बा : हल्के पीले रंग का प्रयोग करें।

सलाह : व्यायाम, सन्तुलित आहार, स्वयं व बच्चे की स्वच्छता, आशावादी विचार बच्चे की देखरेख, फैमिली प्लानिंग इत्यादि।

सूतिका अवस्था के पश्चात 6 सप्ताह अथवा 3 माह तक सेक्स करने को मना करें।

दिनांक व समय वार्ड में शिफ्ट करने का ....

नवजात की दशा ....

नवजात को शिफ्ट करने का दिन व समय ....

जांचें :

	Hb%	Blood group/Type	Blood sugar	Other	Remark
जच्चा की					
बच्चे की					

- अस्पताल से छुट्टी के समय जच्चा की दशा (Condition of Mother at discharge from hospital) ....
....
....
....
- शिशु की दशा छुट्टी के समय (Condition of Newborn at discharge from hospital) ....
....
....

(A) स्वास्थ्य शिक्षा मां को (Health education) for Mother ....
....
.... Treatment ....
....

(B) शिशु को (For Baby) ....
....
.... Treatment ....
....

दिनांक व दिन फॉलोअप का ....

सलाह मां को - Contraceptive

हस्ताक्षर छात्रा

....

दिनांक ....

हस्ताक्षर शिक्षिका

....

....

9. प्रसव पश्चात के केस (Postnatal Cases)

अस्पताल का नाम (Name of hospital) ....
जच्चा का नाम (Name) .... पति का नाम ....
रजिस्ट्रेशन नं. (जच्चा का) .... रजिस्ट्रेशन नं. (बच्चा का) ....
उम्र (Age) .... पता (Address) ....
जी. .... पी. .... ए. .... एल. ....
प्रसव का प्रकार .... प्रसव के समय की जेस्टेशनल उम्र ....
नवजात की दशा ....
नवजात का लिंग .... वजन ....
प्रसव के कुल घण्टों में .... प्रसव मोड़ ....
अस्पताल में रूकने के दिन ....
लेबर रूम के (Admission Notes)
....
....
....

प्रसव हिस्ट्री

S. No.	Year & date	Pregnancy events	Labour events	Method of delivery	Puerperium	Baby status	Mother status

सामान्य दशा

Temp. °C .... Pulse/Min. .... Resp./Min. ....
BP .... mm Hg. LMP .... EDD ....
Date & time membrane rupture .... Colour of Amniotic fluid ....

प्रसव नोट्स

कुल रक्तस्राव ML .... प्लासेन्टा वेट ग्राम ....
भगछेदन प्रकाय यदि है .... पैरिनियल चोट ....
आपरेशन नोट्स यदि है ....
मां को वार्ड में शिफ्ट करते समय दशा ....

प्रसव पश्चात् जच्चा की देखरेख ग्राफ

जच्चा :

प्रसव पश्चात् का दिन		1		2		3		4		5		6		7		8	
दिनांक																	
समय		सुबह	शाम	सुबह	शाम	प्रातः	सांय	प्रातः	सांय	प्रातः	सांय	प्रातः	सांय	प्रातः	सांय	प्रातः	सांय
नये जन्में शिशु की उम्र/दिन																	
तापमान F	नाड़ी/मिनट																
हार्ट रेट/मिनट	श्वसन क्रिया/मिनट																
श्वसन क्रिया/मिन्ट	रक्तचाप (mm Hg)																
	रूबरा																
लोकिया	सिरोसा																
	अल्बा																
बच्चेदानी की ऊँचाई (से.मी.) Fundal Height (cm)	15																
	11																
	9																
	7																
	5																
	3																
	1																
ब्लेडर मुमेन्ट (Urine)																	
बावल मुमेन्ट (Stool)																	
टांकों की देखरेख यदि है																	
स्तन की दशा नार्मल/सोर																	
स्नान																	

रूबरा नं. लाल रंग का भरे।

सिरोसा : गुलाबी रंग का प्रयोग करें।

अल्बा : हल्के पीले रंग का प्रयोग करें।

सलाह : व्यायाम, सन्तुलित आहार, स्वयं व बच्चे की स्वच्छता, आशावादी विचार बच्चे की देखरेख, फैमिली प्लानिंग इत्यादि।

सूतिका अवस्था के पश्चात 6 सप्ताह अथवा 3 माह तक सेक्स करने को मना करें।

दिनांक व समय वार्ड में शिफ्ट करने का ....

नवजात की दशा ....

नवजात को शिफ्ट करने का दिन व समय ....

जांचें :

	Hb%	Blood group/Type	Blood sugar	Other	Remark
जच्चा की					
बच्चे की					

- अस्पताल से छुट्टी के समय जच्चा की दशा (Condition of Mother at discharge from hospital) ....
....
....
....
- शिशु की दशा छुट्टी के समय (Condition of Newborn at discharge from hospital) ....
....
....

(A) स्वास्थ्य शिक्षा मां को (Health education) for Mother ....
....
.... Treatment ....
....

(B) शिशु को (For Baby) ....
....
.... Treatment ....
....

दिनांक व दिन फॉलोअप का ....

सलाह मां को - Contraceptive

हस्ताक्षर छात्रा

....

दिनांक ....

हस्ताक्षर शिक्षिका

....

....

10. प्रसव पश्चात के केस (Postnatal Cases)

अस्पताल का नाम (Name of hospital) ....

जच्चा का नाम (Name) .... पति का नाम ....

रजिस्ट्रेशन नं. (जच्चा का) .... रजिस्ट्रेशन नं. (बच्चा का) ....

उम्र (Age) .... पता (Address) ....

जी. .... पी. .... ए. .... एल. ....

प्रसव का प्रकार .... प्रसव के समय की जेस्टेशनल उम्र ....

नवजात की दशा ....

नवजात का लिंग .... वजन ....

प्रसव के कुल घण्टों में .... प्रसव मोड़ ....

अस्पताल में रूकने के दिन ....

लेबर रूम के (Admission Notes)

....

....

....

प्रसव हिस्ट्री

S. No.	Year & date	Pregnancy events	Labour events	Method of delivery	Puerperium	Baby status	Mother status

सामान्य दशा

Temp. °C .... Pulse/Min. .... Resp./Min. ....

BP .... mm Hg. LMP .... EDD ....

Date & time membrane rupture .... Colour of Amniotic fluid ....

प्रसव नोट्स

कुल रक्तस्राव ML .... प्लासेन्टा वेट ग्राम ....

भगछेदन प्रकाय यदि है .... पैरिनियल चोट ....

आपरेशन नोट्स यदि है ....

मां को वार्ड में शिफ्ट करते समय दशा ....

प्रसव पश्चात् जच्चा की देखरेख ग्राफ

जच्चा :

प्रसव पश्चात् का दिन		1		2		3		4		5		6		7		8	
दिनांक																	
समय		सुबह	शाम	सुबह	शाम	प्रातः	सांय	प्रातः	सांय	प्रातः	सांय	प्रातः	सांय	प्रातः	सांय	प्रातः	सांय
नये जन्में शिशु की उम्र/दिन																	
तापमान F°	नाड़ी/मिनट																
हार्ट रेट/मिनट	श्वसन क्रिया/मिनट																
श्वसन क्रिया/मिन्ट	रक्तचाप (mm Hg)																
	रूबरा																
लोकिया	सिरोसा																
	अल्बा																
बच्चेदानी की ऊँचाई (से.मी.) Fundal Height (cm)	15																
	11																
	9																
	7																
	5																
	3																
	1																
ब्लेडर मुमेन्ट (Urine)																	
बावल मुमेन्ट (Stool)																	
टांकों की देखरेख यदि है																	
स्तन की दशा नार्मल/सोर																	
स्नान																	

रूबरा नं. लाल रंग का भरे।
सिरोसा : गुलाबी रंग का प्रयोग करें।
अल्बा : हल्के पीले रंग का प्रयोग करें।

सलाह : व्यायाम, सन्तुलित आहार, स्वयं व बच्चे की स्वच्छता, आशावादी विचार बच्चे की देखरेख, फैमिली प्लानिंग इत्यादि।

सूतिका अवस्था के पश्चात 6 सप्ताह अथवा 3 माह तक सेक्स करने को मना करें।

दिनांक व समय वार्ड में शिफ्ट करने का ....

नवजात की दशा ....

नवजात को शिफ्ट करने का दिन व समय ....

जांचें :

	Hb%	Blood group/Type	Blood sugar	Other	Remark
जच्चा की					
बच्चे की					

- अस्पताल से छुट्टी के समय जच्चा की दशा (Condition of Mother at discharge from hospital) ....
....
....
....
- शिशु की दशा छुट्टी के समय (Condition of Newborn at discharge from hospital) ....
....
....

(A) स्वास्थ्य शिक्षा मां को (Health education) for Mother ....
....
.... Treatment ....
....

(B) शिशु को (For Baby) ....
....
.... Treatment ....
....

दिनांक व दिन फॉलोअप का ....

सलाह मां को - Contraceptive

हस्ताक्षर छात्रा

....

दिनांक ....

हस्ताक्षर शिक्षिका

....

....

11. प्रसव पश्चात के केस (Postnatal Cases)

अस्पताल का नाम (Name of hospital) ....

जच्चा का नाम (Name) .... पति का नाम ....

रजिस्ट्रेशन नं. (जच्चा का) .... रजिस्ट्रेशन नं. (बच्चा का) ....

उम्र (Age) .... पता (Address) ....

जी. .... पी. .... ए. .... एल. ....

प्रसव का प्रकार .... प्रसव के समय की जेस्टेशनल उम्र ....

नवजात की दशा ....

नवजात का लिंग .... वजन ....

प्रसव के कुल घण्टों में .... प्रसव मोड़ ....

अस्पताल में रूकने के दिन ....

लेबर रूम के (Admission Notes)

....

....

....

प्रसव हिस्ट्री

S. No.	Year & date	Pregnancy events	Labour events	Method of delivery	Puerperium	Baby status	Mother status

सामान्य दशा

Temp. °C .... Pulse/Min. .... Resp./Min. ....

BP .... mm Hg. LMP .... EDD ....

Date & time membrane rupture .... Colour of Amniotic fluid ....

प्रसव नोट्स

कुल रक्तस्राव ML .... प्लासेन्टा वेट ग्राम ....

भगछेदन प्रकाय यदि है .... पैरिनियल चोट ....

आपरेशन नोट्स यदि है ....

मां को वार्ड में शिफ्ट करते समय दशा ....

प्रसव पश्चात् जच्चा की देखरेख ग्राफ

जच्चा :

प्रसव पश्चात् का दिन		1		2		3		4		5		6		7		8	
दिनांक																	
समय		सुबह	शाम	सुबह	शाम	प्रातः	सांय	प्रातः	सांय	प्रातः	सांय	प्रातः	सांय	प्रातः	सांय	प्रातः	सांय
नये जन्में शिशु की उम्र/दिन																	
तापमान F°	नाड़ी/मिनट																
हार्ट रेट/मिनट	श्वसन क्रिया/मिनट																
श्वसन क्रिया/मिन्ट	रक्तचाप (mm Hg)																
	रूबरा																
लोकिया	सिरोसा																
	अल्बा																
बच्चेदानी की ऊँचाई (से.मी.) Fundal Height (cm)	15																
	11																
	9																
	7																
	5																
	3																
	1																
ब्लेडर मुमेन्ट (Urine)																	
बावल मुमेन्ट (Stool)																	
टांकों की देखरेख यदि है																	
स्तन की दशा नार्मल/सोर																	
स्नान																	
रूबरा नं. लाल रंग का भरे। सिरोसा : गुलाबी रंग का प्रयोग करें। अल्बा : हल्के पीले रंग का प्रयोग करें।																	
सलाह : व्यायाम, सन्तुलित आहार, स्वयं व बच्चे की स्वच्छता, आशावादी विचार बच्चे की देखरेख, फैमिली प्लानिंग इत्यादि।																	

सूतिका अवस्था के पश्चात 6 सप्ताह अथवा 3 माह तक सेक्स करने को मना करें।

दिनांक व समय वार्ड में शिफ्ट करने का ....

नवजात की दशा ....

नवजात को शिफ्ट करने का दिन व समय ....

जांचें :

	Hb%	Blood group/Type	Blood sugar	Other	Remark
जच्चा की					
बच्चे की					

- अस्पताल से छुट्टी के समय जच्चा की दशा (Condition of Mother at discharge from hospital) ....
....
....
....
- शिशु की दशा छुट्टी के समय (Condition of Newborn at discharge from hospital) ....
....
....

(A) स्वास्थ्य शिक्षा मां को (Health education) for Mother ....
....
.... Treatment ....
....

(B) शिशु को (For Baby) ....
....
.... Treatment ....
....

दिनांक व दिन फॉलोअप का ....

सलाह मां को - Contraceptive

हस्ताक्षर छात्रा
....
दिनांक ....

हस्ताक्षर शिक्षिका
....
....

12. प्रसव पश्चात के केस (Postnatal Cases)

अस्पताल का नाम (Name of hospital) ....

जच्चा का नाम (Name) .... पति का नाम ....

रजिस्ट्रेशन नं. (जच्चा का) .... रजिस्ट्रेशन नं. (बच्चा का) ....

उम्र (Age) .... पता (Address) ....

जी. .... पी. .... ए. .... एल. ....

प्रसव का प्रकार .... प्रसव के समय की जेस्टेशनल उम्र ....

नवजात की दशा ....

नवजात का लिंग .... वजन ....

प्रसव के कुल घण्टों में .... प्रसव मोड़ ....

अस्पताल में रूकने के दिन ....

लेबर रूम के (Admission Notes)

....

....

....

प्रसव हिस्ट्री

S. No.	Year & date	Pregnancy events	Labour events	Method of delivery	Puerperium	Baby status	Mother status

सामान्य दशा

Temp. °C .... Pulse/Min. .... Resp./Min. ....

BP .... mm Hg. LMP .... EDD ....

Date & time membrane rupture .... Colour of Amniotic fluid ....

प्रसव नोट्स

कुल रक्तस्राव ML .... प्लासेन्टा वेट ग्राम ....

भगछेदन प्रकाय यदि है .... पैरिनियल चोट ....

आपरेशन नोट्स यदि है ....

मां को वार्ड में शिफ्ट करते समय दशा ....

प्रसव पश्चात् जच्चा की देखरेख ग्राफ

जच्चा :

प्रसव पश्चात् का दिन		1		2		3		4		5		6		7		8	
दिनांक																	
समय		सुबह	शाम	सुबह	शाम	प्रातः	सांय	प्रातः	सांय	प्रातः	सांय	प्रातः	सांय	प्रातः	सांय	प्रातः	सांय
नये जन्में शिशु की उम्र/दिन																	
तापमान F	नाड़ी/मिनट																
हार्ट रेट/मिनट	श्वसन क्रिया/मिनट																
श्वसन क्रिया/मिन्ट	रक्तचाप (mm Hg)																
	रूबरा																
लोकिया	सिरोसा																
	अल्बा																
बच्चेदानी की ऊँचाई (से.मी.) Fundal Height (cm)	15																
	11																
	9																
	7																
	5																
	3																
	1																
ब्लेडर मुमेन्ट (Urine)																	
बावल मुमेन्ट (Stool)																	
टांकों की देखरेख यदि है																	
स्तन की दशा नार्मल/सोर																	
स्नान																	

रूबरा नं. लाल रंग का भरे।

सिरोसा : गुलाबी रंग का प्रयोग करें।

अल्बा : हल्के पीले रंग का प्रयोग करें।

सलाह : व्यायाम, सन्तुलित आहार, स्वयं व बच्चे की स्वच्छता, आशावादी विचार बच्चे की देखरेख, फैमिली प्लानिंग इत्यादि।

सूतिका अवस्था के पश्चात 6 सप्ताह अथवा 3 माह तक सेक्स करने को मना करें।

दिनांक व समय वार्ड में शिफ्ट करने का ....

नवजात की दशा ....

नवजात को शिफ्ट करने का दिन व समय ....

जांचें :

	Hb%	Blood group/Type	Blood sugar	Other	Remark
जच्चा की					
बच्चे की					

- अस्पताल से छुट्टी के समय जच्चा की दशा (Condition of Mother at discharge from hospital) ....
....
....
....
- शिशु की दशा छुट्टी के समय (Condition of Newborn at discharge from hospital) ....
....
....

(A) स्वास्थ्य शिक्षा मां को (Health education) for Mother ....
....
.... Treatment ....
....

(B) शिशु को (For Baby) ....
....
.... Treatment ....
....

दिनांक व दिन फॉलोअप का ....

सलाह मां को - Contraceptive

हस्ताक्षर छात्रा
....
दिनांक ....

हस्ताक्षर शिक्षिका
....
....

13. प्रसव पश्चात के केस (Postnatal Cases)

अस्पताल का नाम (Name of hospital) ....

जच्चा का नाम (Name) .... पति का नाम ....

रजिस्ट्रेशन नं. (जच्चा का) .... रजिस्ट्रेशन नं. (बच्चा का) ....

उम्र (Age) .... पता (Address) ....

जी. .... पी. .... ए. .... एल. ....

प्रसव का प्रकार .... प्रसव के समय की जेस्टेशनल उम्र ....

नवजात की दशा ....

नवजात का लिंग .... वजन ....

प्रसव के कुल घण्टों में .... प्रसव मोड़ ....

अस्पताल में रूकने के दिन ....

लेबर रूम के (Admission Notes)

....

....

....

प्रसव हिस्ट्री

S. No.	Year & date	Pregnancy events	Labour events	Method of delivery	Puerperium	Baby status	Mother status

सामान्य दशा

Temp. °C .... Pulse/Min. .... Resp./Min. ....

BP .... mm Hg. LMP .... EDD ....

Date & time membrane rupture .... Colour of Amniotic fluid ....

प्रसव नोट्स

कुल रक्तस्राव ML .... प्लासेन्टा वेट ग्राम ....

भगछेदन प्रकाय यदि है .... पैरिनियल चोट ....

आपरेशन नोट्स यदि है ....

मां को वार्ड में शिफ्ट करते समय दशा ....

प्रसव पश्चात् जच्चा की देखरेख ग्राफ

जच्चा :

प्रसव पश्चात् का दिन		1		2		3		4		5		6		7		8	
दिनांक																	
समय		सुबह	शाम	सुबह	शाम	प्रातः	सांय	प्रातः	सांय	प्रातः	सांय	प्रातः	सांय	प्रातः	सांय	प्रातः	सांय
नये जन्में शिशु की उम्र/दिन																	
तापमान F	नाड़ी/मिनट																
हार्ट रेट/मिनट	श्वसन क्रिया/मिनट																
श्वसन क्रिया/मिन्ट	रक्तचाप (mm Hg)																
	रूबरा																
लोकिया	सिरोसा																
	अल्बा																
बच्चेदानी की ऊँचाई (से.मी.) Fundal Height (cm)	15																
	11																
	9																
	7																
	5																
	3																
	1																
ब्लेडर मुमेन्ट (Urine)																	
बावल मुमेन्ट (Stool)																	
टांकों की देखरेख यदि है																	
स्तन की दशा नार्मल/सोर																	
स्नान																	

रूबरा नं. लाल रंग का भरे।

सिरोसा : गुलाबी रंग का प्रयोग करें।

अल्बा : हल्के पीले रंग का प्रयोग करें।

सलाह : व्यायाम, सन्तुलित आहार, स्वयं व बच्चे की स्वच्छता, आशावादी विचार बच्चे की देखरेख, फैमिली प्लानिंग इत्यादि।

सूतिका अवस्था के पश्चात 6 सप्ताह अथवा 3 माह तक सेक्स करने को मना करें।

दिनांक व समय वार्ड में शिफ्ट करने का ....

नवजात की दशा ....

नवजात को शिफ्ट करने का दिन व समय ....

जांचें :

	Hb%	Blood group/Type	Blood sugar	Other	Remark
जच्चा की					
बच्चे की					

- अस्पताल से छुट्टी के समय जच्चा की दशा (Condition of Mother at discharge from hospital) ....
....
....
....
- शिशु की दशा छुट्टी के समय (Condition of Newborn at discharge from hospital) ....
....
....

(A) स्वास्थ्य शिक्षा मां को (Health education) for Mother ....
....
.... Treatment ....
....

(B) शिशु को (For Baby) ....
....
.... Treatment ....
....

दिनांक व दिन फॉलोअप का ....

सलाह मां को - Contraceptive

हस्ताक्षर छात्रा

....

दिनांक ....

हस्ताक्षर शिक्षिका

....

....

14. प्रसव पश्चात के केस (Postnatal Cases)

अस्पताल का नाम (Name of hospital) ....

जच्चा का नाम (Name) .... पति का नाम ....

रजिस्ट्रेशन नं. (जच्चा का) .... रजिस्ट्रेशन नं. (बच्चा का) ....

उम्र (Age) .... पता (Address) ....

जी. .... पी. .... ए. .... एल. ....

प्रसव का प्रकार .... प्रसव के समय की जेस्टेशनल उम्र ....

नवजात की दशा ....

नवजात का लिंग .... वजन ....

प्रसव के कुल घण्टों में .... प्रसव मोड़ ....

अस्पताल में रूकने के दिन ....

लेबर रूम के (Admission Notes)

....

....

....

प्रसव हिस्ट्री

S. No.	Year & date	Pregnancy events	Labour events	Method of delivery	Puerperium	Baby status	Mother status

सामान्य दशा

Temp. °C .... Pulse/Min. .... Resp./Min. ....

BP .... mm Hg. LMP .... EDD ....

Date & time membrane rupture .... Colour of Amniotic fluid ....

प्रसव नोट्स

कुल रक्तस्राव ML .... प्लासेन्टा वेट ग्राम ....

भगछेदन प्रकाय यदि है .... पैरिनियल चोट ....

आपरेशन नोट्स यदि है ....

मां को वार्ड में शिफ्ट करते समय दशा ....

प्रसव पश्चात् जच्चा की देखरेख ग्राफ

जच्चा :

प्रसव पश्चात् का दिन		1		2		3		4		5		6		7		8	
दिनांक																	
समय		सुबह	शाम	सुबह	शाम	प्रातः	सांय	प्रातः	सांय	प्रातः	सांय	प्रातः	सांय	प्रातः	सांय	प्रातः	सांय
नये जन्में शिशु की उम्र/दिन																	
तापमान F°	नाड़ी/मिनट																
हार्ट रेट/मिनट	श्वसन क्रिया/मिनट																
श्वसन क्रिया/मिन्ट	रक्तचाप (mm Hg)																
	रूबरा																
लोकिया	सिरोसा																
	अल्बा																
बच्चेदानी की ऊँचाई (से.मी.) Fundal Height (cm)	15																
	11																
	9																
	7																
	5																
	3																
	1																
ब्लेडर मुमेन्ट (Urine)																	
बावल मुमेन्ट (Stool)																	
टांकों की देखरेख यदि है																	
स्तन की दशा नार्मल/सोर																	
स्नान																	

रूबरा नं. लाल रंग का भरे।

सिरोसा : गुलाबी रंग का प्रयोग करें।

अल्बा : हल्के पीले रंग का प्रयोग करें।

सलाह : व्यायाम, सन्तुलित आहार, स्वयं व बच्चे की स्वच्छता, आशावादी विचार बच्चे की देखरेख, फैमिली प्लानिंग इत्यादि।

सूतिका अवस्था के पश्चात 6 सप्ताह अथवा 3 माह तक सेक्स करने को मना करें।

दिनांक व समय वार्ड में शिफ्ट करने का ....

नवजात की दशा ....

नवजात को शिफ्ट करने का दिन व समय ....

जांचें :

	Hb%	Blood group/Type	Blood sugar	Other	Remark
जच्चा की					
बच्चे की					

- अस्पताल से छुट्टी के समय जच्चा की दशा (Condition of Mother at discharge from hospital) ....
- शिशु की दशा छुट्टी के समय (Condition of Newborn at discharge from hospital) ....

(A) स्वास्थ्य शिक्षा मां को (Health education) for Mother ....

.... Treatment ....

(B) शिशु को (For Baby) ....

.... Treatment ....

दिनांक व दिन फॉलोअप का ....

सलाह मां को - Contraceptive

हस्ताक्षर छात्रा

....

दिनांक ....

हस्ताक्षर शिक्षिका

....

....

15. प्रसव पश्चात के केस (Postnatal Cases)

अस्पताल का नाम (Name of hospital) ....

जच्चा का नाम (Name) .... पति का नाम ....

रजिस्ट्रेशन नं. (जच्चा का) .... रजिस्ट्रेशन नं. (बच्चा का) ....

उम्र (Age) .... पता (Address) ....

जी. .... पी. .... ए. .... एल. ....

प्रसव का प्रकार .... प्रसव के समय की जेस्टेशनल उम्र ....

नवजात की दशा ....

नवजात का लिंग .... वजन ....

प्रसव के कुल घण्टों में .... प्रसव मोड़ ....

अस्पताल में रूकने के दिन ....

लेबर रूम के (Admission Notes)

....

....

....

प्रसव हिस्ट्री

S. No.	Year & date	Pregnancy events	Labour events	Method of delivery	Puerperium	Baby status	Mother status

सामान्य दशा

Temp. °C .... Pulse/Min. .... Resp./Min. ....

BP .... mm Hg. LMP .... EDD ....

Date & time membrane rupture .... Colour of Amniotic fluid ....

प्रसव नोट्स

कुल रक्तस्राव ML .... प्लासेन्टा वेट ग्राम ....

भगछेदन प्रकाय यदि है .... पैरिनियल चोट ....

आपरेशन नोट्स यदि है ....

मां को वार्ड में शिफ्ट करते समय दशा ....

प्रसव पश्चात् जच्चा की देखरेख ग्राफ

जच्चा :

प्रसव पश्चात् का दिन		1		2		3		4		5		6		7		8	
दिनांक																	
समय		सुबह	शाम	सुबह	शाम	प्रातः	सांय	प्रातः	सांय	प्रातः	सांय	प्रातः	सांय	प्रातः	सांय	प्रातः	सांय
नये जन्में शिशु की उम्र/दिन																	
तापमान F	नाड़ी/मिनट																
हार्ट रेट/मिनट	श्वसन क्रिया/मिनट																
श्वसन क्रिया/मिन्ट	रक्तचाप (mm Hg)																
	रूबरा																
लोकिया	सिरोसा																
	अल्बा																
बच्चेदानी की ऊँचाई (से.मी.) Fundal Height (cm)	15																
	11																
	9																
	7																
	5																
	3																
	1																
ब्लेडर मुमेन्ट (Urine)																	
बावल मुमेन्ट (Stool)																	
टांकों की देखरेख यदि है																	
स्तन की दशा नार्मल/सोर																	
स्नान																	

रूबरा नं. लाल रंग का भरे।

सिरोसा : गुलाबी रंग का प्रयोग करें।

अल्बा : हल्के पीले रंग का प्रयोग करें।

सलाह : व्यायाम, सन्तुलित आहार, स्वयं व बच्चे की स्वच्छता, आशावादी विचार बच्चे की देखरेख, फैमिली प्लानिंग इत्यादि।

सूतिका अवस्था के पश्चात 6 सप्ताह अथवा 3 माह तक सेक्स करने को मना करें।

दिनांक व समय वार्ड में शिफ्ट करने का ....

नवजात की दशा ....

नवजात को शिफ्ट करने का दिन व समय ....

जांचें :

	Hb%	Blood group/Type	Blood sugar	Other	Remark
जच्चा की					
बच्चे की					

- अस्पताल से छुट्टी के समय जच्चा की दशा (Condition of Mother at discharge from hospital) ....
....
....
....
- शिशु की दशा छुट्टी के समय (Condition of Newborn at discharge from hospital) ....
....
....

(A) स्वास्थ्य शिक्षा मां को (Health education) for Mother ....
....
.... Treatment ....
....

(B) शिशु को (For Baby) ....
....
.... Treatment ....
....

दिनांक व दिन फॉलोअप का ....

सलाह मां को - Contraceptive

हस्ताक्षर छात्रा

....

दिनांक ....

हस्ताक्षर शिक्षिका

....

....

16. प्रसव पश्चात के केस (Postnatal Cases)

अस्पताल का नाम (Name of hospital) ....

जच्चा का नाम (Name) .... पति का नाम ....

रजिस्ट्रेशन नं. (जच्चा का) .... रजिस्ट्रेशन नं. (बच्चा का) ....

उम्र (Age) .... पता (Address) ....

जी. .... पी. .... ए. .... एल. ....

प्रसव का प्रकार .... प्रसव के समय की जेस्टेशनल उम्र ....

नवजात की दशा ....

नवजात का लिंग .... वजन ....

प्रसव के कुल घण्टों में .... प्रसव मोड़ ....

अस्पताल में रूकने के दिन ....

लेबर रूम के (Admission Notes)

....

....

....

प्रसव हिस्ट्री

S. No.	Year & date	Pregnancy events	Labour events	Method of delivery	Puerperium	Baby status	Mother status

सामान्य दशा

Temp. °C .... Pulse/Min. .... Resp./Min. ....

BP .... mm Hg. LMP .... EDD ....

Date & time membrane rupture .... Colour of Amniotic fluid ....

प्रसव नोट्स

कुल रक्तस्राव ML .... प्लासेन्टा वेट ग्राम ....

भगछेदन प्रकाय यदि है .... पैरिनियल चोट ....

आपरेशन नोट्स यदि है ....

मां को वार्ड में शिफ्ट करते समय दशा ....

प्रसव पश्चात् जच्चा की देखरेख ग्राफ

जच्चा :

प्रसव पश्चात् का दिन		1		2		3		4		5		6		7		8	
दिनांक																	
समय		सुबह	शाम	सुबह	शाम	प्रातः	सांय	प्रातः	सांय	प्रातः	सांय	प्रातः	सांय	प्रातः	सांय	प्रातः	सांय
नये जन्में शिशु की उम्र/दिन																	
तापमान F'	नाड़ी/मिनट																
हार्ट रेट/मिनट	श्वसन क्रिया/मिनट																
श्वसन क्रिया/मिन्ट	रक्तचाप (mm Hg)																
	रूबरा																
लोकिया	सिरोसा																
	अल्बा																
बच्चेदानी की ऊँचाई (से.मी.) Fundal Height (cm)	15																
	11																
	9																
	7																
	5																
	3																
	1																
ब्लेडर मुमेन्ट (Urine)																	
बावल मुमेन्ट (Stool)																	
टांकों की देखरेख यदि है																	
स्तन की दशा नार्मल/सोर																	
स्नान																	

रूबरा नं. लाल रंग का भरे।

सिरोसा : गुलाबी रंग का प्रयोग करें।

अल्बा : हल्के पीले रंग का प्रयोग करें।

सलाह : व्यायाम, सन्तुलित आहार, स्वयं व बच्चे की स्वच्छता, आशावादी विचार बच्चे की देखरेख, फैमिली प्लानिंग इत्यादि।

सूतिका अवस्था के पश्चात 6 सप्ताह अथवा 3 माह तक सेक्स करने को मना करें।

दिनांक व समय वार्ड में शिफ्ट करने का ....

नवजात की दशा ....

नवजात को शिफ्ट करने का दिन व समय ....

जांचें :

	Hb%	Blood group/Type	Blood sugar	Other	Remark
जच्चा की					
बच्चे की					

- अस्पताल से छुट्टी के समय जच्चा की दशा (Condition of Mother at discharge from hospital) ....
- शिशु की दशा छुट्टी के समय (Condition of Newborn at discharge from hospital) ....

(A) स्वास्थ्य शिक्षा मां को (Health education) for Mother ....

.... Treatment ....

(B) शिशु को (For Baby) ....

.... Treatment ....

दिनांक व दिन फॉलोअप का ....

सलाह मां को - Contraceptive

हस्ताक्षर छात्रा ....

दिनांक ....

हस्ताक्षर शिक्षिका ....

....

17. प्रसव पश्चात के केस (Postnatal Cases)

अस्पताल का नाम (Name of hospital) ....

जच्चा का नाम (Name) .... पति का नाम ....

रजिस्ट्रेशन नं. (जच्चा का) .... रजिस्ट्रेशन नं. (बच्चा का) ....

उम्र (Age) .... पता (Address) ....

जी. .... पी. .... ए. .... एल. ....

प्रसव का प्रकार .... प्रसव के समय की जेस्टेशनल उम्र ....

नवजात की दशा ....

नवजात का लिंग .... वजन ....

प्रसव के कुल घण्टों में .... प्रसव मोड़ ....

अस्पताल में रूकने के दिन ....

लेबर रूम के (Admission Notes)

....

....

....

प्रसव हिस्ट्री

S. No.	Year & date	Pregnancy events	Labour events	Method of delivery	Puerperium	Baby status	Mother status

सामान्य दशा

Temp. °C .... Pulse/Min. .... Resp./Min. ....

BP .... mm Hg. LMP .... EDD ....

Date & time membrane rupture .... Colour of Amniotic fluid ....

प्रसव नोट्स

कुल रक्तस्राव ML .... प्लासेन्टा वेट ग्राम ....

भगछेदन प्रकाय यदि है .... पैरिनियल चोट ....

आपरेशन नोट्स यदि है ....

मां को वार्ड में शिफ्ट करते समय दशा ....

प्रसव पश्चात् जच्चा की देखरेख ग्राफ

जच्चा :

प्रसव पश्चात् का दिन		1		2		3		4		5		6		7		8	
दिनांक																	
समय		सुबह	शाम	सुबह	शाम	प्रातः	सांय	प्रातः	सांय	प्रातः	सांय	प्रातः	सांय	प्रातः	सांय	प्रातः	सांय
नये जन्में शिशु की उम्र/दिन																	
तापमान F	नाड़ी/मिनट																
हार्ट रेट/मिनट	श्वसन क्रिया/मिनट																
श्वसन क्रिया/मिन्ट	रक्तचाप (mm Hg)																
	रूबरा																
लोकिया	सिरोसा																
	अल्बा																
बच्चेदानी की ऊँचाई (से.मी.) Fundal Height (cm)	15																
	11																
	9																
	7																
	5																
	3																
	1																
ब्लेडर मुमेन्ट (Urine)																	
बावल मुमेन्ट (Stool)																	
टांकों की देखरेख यदि है																	
स्तन की दशा नार्मल/सोर																	
स्नान																	

रूबरा नं. लाल रंग का भरे।

सिरोसा : गुलाबी रंग का प्रयोग करें।

अल्बा : हल्के पीले रंग का प्रयोग करें।

सलाह : व्यायाम, सन्तुलित आहार, स्वयं व बच्चे की स्वच्छता, आशावादी विचार बच्चे की देखरेख, फैमिली प्लानिंग इत्यादि।

सूतिका अवस्था के पश्चात 6 सप्ताह अथवा 3 माह तक सेक्स करने को मना करें।

दिनांक व समय वार्ड में शिफ्ट करने का ....

नवजात की दशा ....

नवजात को शिफ्ट करने का दिन व समय ....

जांचें :

	Hb%	Blood group/Type	Blood sugar	Other	Remark
जच्चा की					
बच्चे की					

- अस्पताल से छुट्टी के समय जच्चा की दशा (Condition of Mother at discharge from hospital) ....
....
....
....
- शिशु की दशा छुट्टी के समय (Condition of Newborn at discharge from hospital) ....
....
....

(A) स्वास्थ्य शिक्षा मां को (Health education) for Mother ....
....
.... Treatment ....
....

(B) शिशु को (For Baby) ....
....
.... Treatment ....
....

दिनांक व दिन फॉलोअप का ....

सलाह मां को - Contraceptive

हस्ताक्षर छात्रा
....
दिनांक ....

हस्ताक्षर शिक्षिका
....
....

18. प्रसव पश्चात के केस (Postnatal Cases)

अस्पताल का नाम (Name of hospital) ....

जच्चा का नाम (Name) .... पति का नाम ....

रजिस्ट्रेशन नं. (जच्चा का) .... रजिस्ट्रेशन नं. (बच्चा का) ....

उम्र (Age) .... पता (Address) ....

जी. .... पी. .... ए. .... एल. ....

प्रसव का प्रकार .... प्रसव के समय की जेस्टेशनल उम्र ....

नवजात की दशा ....

नवजात का लिंग .... वजन ....

प्रसव के कुल घण्टों में .... प्रसव मोड़ ....

अस्पताल में रूकने के दिन ....

लेबर रूम के (Admission Notes)

....

....

....

प्रसव हिस्ट्री

S. No.	Year & date	Pregnancy events	Labour events	Method of delivery	Puerperium	Baby status	Mother status

सामान्य दशा

Temp. °C .... Pulse/Min. .... Resp./Min. ....

BP .... mm Hg. LMP .... EDD ....

Date & time membrane rupture .... Colour of Amniotic fluid ....

प्रसव नोट्स

कुल रक्तस्राव ML .... प्लासेन्टा वेट ग्राम ....

भगछेदन प्रकाय यदि है .... पैरिनियल चोट ....

आपरेशन नोट्स यदि है ....

मां को वार्ड में शिफ्ट करते समय दशा ....

प्रसव पश्चात् जच्चा की देखरेख ग्राफ

जच्चा :

प्रसव पश्चात् का दिन		1		2		3		4		5		6		7		8	
दिनांक																	
समय		सुबह	शाम	सुबह	शाम	प्रातः	सांय	प्रातः	सांय	प्रातः	सांय	प्रातः	सांय	प्रातः	सांय	प्रातः	सांय
नये जन्में शिशु की उम्र/दिन																	
तापमान F°	नाड़ी/मिनट																
हार्ट रेट/मिनट	श्वसन क्रिया/मिनट																
श्वसन क्रिया/मिन्ट	रक्तचाप (mm Hg)																
	रूबरा																
लोकिया	सिरोसा																
	अल्बा																
बच्चेदानी की ऊँचाई (से.मी.) Fundal Height (cm)	15																
	11																
	9																
	7																
	5																
	3																
	1																
ब्लेडर मुमेन्ट (Urine)																	
बावल मुमेन्ट (Stool)																	
टांकों की देखरेख यदि है																	
स्तन की दशा नार्मल/सोर																	
स्नान																	
रूबरा नं. लाल रंग का भरे। सिरोसा : गुलाबी रंग का प्रयोग करें। अल्बा : हल्के पीले रंग का प्रयोग करें।																	
सलाह : व्यायाम, सन्तुलित आहार, स्वयं व बच्चे की स्वच्छता, आशावादी विचार बच्चे की देखरेख, फैमिली प्लानिंग इत्यादि।																	

सूतिका अवस्था के पश्चात 6 सप्ताह अथवा 3 माह तक सेक्स करने को मना करें।

दिनांक व समय वार्ड में शिफ्ट करने का ....

नवजात की दशा ....

नवजात को शिफ्ट करने का दिन व समय ....

जांचें :

	Hb%	Blood group/Type	Blood sugar	Other	Remark
जच्चा की					
बच्चे की					

- अस्पताल से छुट्टी के समय जच्चा की दशा (Condition of Mother at discharge from hospital) ....
  ....
  ....
  ....
- शिशु की दशा छुट्टी के समय (Condition of Newborn at discharge from hospital) ....
  ....
  ....

(A) स्वास्थ्य शिक्षा मां को (Health education) for Mother ....
....
.... Treatment ....
....

(B) शिशु को (For Baby) ....
....
.... Treatment ....
....

दिनांक व दिन फॉलोअप का ....

सलाह मां को - Contraceptive

हस्ताक्षर छात्रा

....

दिनांक ....

हस्ताक्षर शिक्षिका

....

....

19. प्रसव पश्चात के केस (Postnatal Cases)

अस्पताल का नाम (Name of hospital) ....

जच्चा का नाम (Name) .... पति का नाम ....

रजिस्ट्रेशन नं. (जच्चा का) .... रजिस्ट्रेशन नं. (बच्चा का) ....

उम्र (Age) .... पता (Address) ....

जी. .... पी. .... ए. .... एल. ....

प्रसव का प्रकार .... प्रसव के समय की जेस्टेशनल उम्र ....

नवजात की दशा ....

नवजात का लिंग .... वजन ....

प्रसव के कुल घण्टों में .... प्रसव मोड़ ....

अस्पताल में रूकने के दिन ....

लेबर रूम के (Admission Notes)

....

....

....

प्रसव हिस्ट्री

S. No.	Year & date	Pregnancy events	Labour events	Method of delivery	Puerperium	Baby status	Mother status

सामान्य दशा

Temp. °C .... Pulse/Min. .... Resp./Min. ....

BP .... mm Hg. LMP .... EDD ....

Date & time membrane rupture .... Colour of Amniotic fluid ....

प्रसव नोट्स

कुल रक्तस्राव ML .... प्लासेन्टा वेट ग्राम ....

भगछेदन प्रकाय यदि है .... पैरिनियल चोट ....

आपरेशन नोट्स यदि है ....

मां को वार्ड में शिफ्ट करते समय दशा ....

प्रसव पश्चात् जच्चा की देखरेख ग्राफ

जच्चा :

प्रसव पश्चात् का दिन		1		2		3		4		5		6		7		8	
दिनांक																	
समय		सुबह	शाम	सुबह	शाम	प्रातः	सांय	प्रातः	सांय	प्रातः	सांय	प्रातः	सांय	प्रातः	सांय	प्रातः	सांय
नये जन्में शिशु की उम्र/दिन																	
तापमान F	नाड़ी/मिनट																
हार्ट रेट/मिनट	श्वसन क्रिया/मिनट																
श्वसन क्रिया/मिन्ट	रक्तचाप (mm Hg)																
	रूबरा																
लोकिया	सिरोसा																
	अल्बा																
बच्चेदानी की ऊँचाई (से.मी.) Fundal Height (cm)	15																
	11																
	9																
	7																
	5																
	3																
	1																
ब्लेडर मुमेन्ट (Urine)																	
बावल मुमेन्ट (Stool)																	
टांकों की देखरेख यदि है																	
स्तन की दशा नार्मल/सोर																	
स्नान																	

रूबरा नं. लाल रंग का भरे।

सिरोसा : गुलाबी रंग का प्रयोग करें।

अल्बा : हल्के पीले रंग का प्रयोग करें।

सलाह : व्यायाम, सन्तुलित आहार, स्वयं व बच्चे की स्वच्छता, आशावादी विचार बच्चे की देखरेख, फैमिली प्लानिंग इत्यादि।

सूतिका अवस्था के पश्चात 6 सप्ताह अथवा 3 माह तक सेक्स करने को मना करें।

दिनांक व समय वार्ड में शिफ्ट करने का ....

नवजात की दशा ....

नवजात को शिफ्ट करने का दिन व समय ....

जांचें :

	Hb%	Blood group/Type	Blood sugar	Other	Remark
जच्चा की					
बच्चे की					

- अस्पताल से छुट्टी के समय जच्चा की दशा (Condition of Mother at discharge from hospital) ....
....
....
....
- शिशु की दशा छुट्टी के समय (Condition of Newborn at discharge from hospital) ....
....
....

(A) स्वास्थ्य शिक्षा मां को (Health education) for Mother ....
....
.... Treatment ....
....

(B) शिशु को (For Baby) ....
....
.... Treatment ....
....

दिनांक व दिन फॉलोअप का ....

सलाह मां को - Contraceptive

हस्ताक्षर छात्रा

....

दिनांक ....

हस्ताक्षर शिक्षिका

....

....

20. प्रसव पश्चात के केस (Postnatal Cases)

अस्पताल का नाम (Name of hospital) ....

जच्चा का नाम (Name) .... पति का नाम ....

रजिस्ट्रेशन नं. (जच्चा का) .... रजिस्ट्रेशन नं. (बच्चा का) ....

उम्र (Age) .... पता (Address) ....

जी. .... पी. .... ए. .... एल. ....

प्रसव का प्रकार .... प्रसव के समय की जेस्टेशनल उम्र ....

नवजात की दशा ....

नवजात का लिंग .... वजन ....

प्रसव के कुल घण्टों में .... प्रसव मोड़ ....

अस्पताल में रूकने के दिन ....

लेबर रूम के (Admission Notes)

....

....

....

प्रसव हिस्ट्री

S. No.	Year & date	Pregnancy events	Labour events	Method of delivery	Puerperium	Baby status	Mother status

सामान्य दशा

Temp. °C .... Pulse/Min. .... Resp./Min. ....

BP .... mm Hg. LMP .... EDD ....

Date & time membrane rupture .... Colour of Amniotic fluid ....

प्रसव नोट्स

कुल रक्तस्राव ML .... प्लासेन्टा वेट ग्राम ....

भगछेदन प्रकाय यदि है .... पैरिनियल चोट ....

आपरेशन नोट्स यदि है ....

मां को वार्ड में शिफ्ट करते समय दशा ....

प्रसव पश्चात् जच्चा की देखरेख ग्राफ

जच्चा :

प्रसव पश्चात् का दिन		1		2		3		4		5		6		7		8	
दिनांक																	
समय		सुबह	शाम	सुबह	शाम	प्रातः	सांय	प्रातः	सांय	प्रातः	सांय	प्रातः	सांय	प्रातः	सांय	प्रातः	सांय
नये जन्में शिशु की उम्र/दिन																	
तापमान F°	नाड़ी/मिनट																
हार्ट रेट/मिनट	श्वसन क्रिया/मिनट																
श्वसन क्रिया/मिन्ट	रक्तचाप (mm Hg)																
	रूबरा																
लोकिया	सिरोसा																
	अल्बा																
बच्चेदानी की ऊँचाई (से.मी.) Fundal Height (cm)	15																
	11																
	9																
	7																
	5																
	3																
	1																
ब्लेडर मुमेन्ट (Urine)																	
बावल मुमेन्ट (Stool)																	
टांकों की देखरेख यदि है																	
स्तन की दशा नार्मल/सोर																	
स्नान																	

रूबरा नं. लाल रंग का भरे।

सिरोसा : गुलाबी रंग का प्रयोग करें।

अल्बा : हल्के पीले रंग का प्रयोग करें।

सलाह : व्यायाम, सन्तुलित आहार, स्वयं व बच्चे की स्वच्छता, आशावादी विचार बच्चे की देखरेख, फैमिली प्लानिंग इत्यादि।

सूतिका अवस्था के पश्चात 6 सप्ताह अथवा 3 माह तक सेक्स करने को मना करें।

दिनांक व समय वार्ड में शिफ्ट करने का ....

नवजात की दशा ....

नवजात को शिफ्ट करने का दिन व समय ....

जांचें :

	Hb%	Blood group/Type	Blood sugar	Other	Remark
जच्चा की					
बच्चे की					

- अस्पताल से छुट्टी के समय जच्चा की दशा (Condition of Mother at discharge from hospital) ....
- शिशु की दशा छुट्टी के समय (Condition of Newborn at discharge from hospital) ....

(A) स्वास्थ्य शिक्षा मां को (Health education) for Mother ....

.... Treatment ....

(B) शिशु को (For Baby) ....

.... Treatment ....

दिनांक व दिन फॉलोअप का ....

सलाह मां को - Contraceptive

हस्ताक्षर छात्रा ....

दिनांक ....

हस्ताक्षर शिक्षिका ....

....

21. प्रसव पश्चात के केस (Postnatal Cases)

अस्पताल का नाम (Name of hospital) ....
जच्चा का नाम (Name) .... पति का नाम ....
रजिस्ट्रेशन नं. (जच्चा का) .... रजिस्ट्रेशन नं. (बच्चा का) ....
उम्र (Age) .... पता (Address) ....
जी. .... पी. .... ए. .... एल. ....
प्रसव का प्रकार .... प्रसव के समय की जेस्टेशनल उम्र ....
नवजात की दशा ....
नवजात का लिंग .... वजन ....
प्रसव के कुल घण्टों में .... प्रसव मोड़ ....
अस्पताल में रूकने के दिन ....
लेबर रूम के (Admission Notes)
....
....
....

प्रसव हिस्ट्री

S. No.	Year & date	Pregnancy events	Labour events	Method of delivery	Puerperium	Baby status	Mother status

सामान्य दशा

Temp. °C .... Pulse/Min. .... Resp./Min. ....
BP .... mm Hg. LMP .... EDD ....
Date & time membrane rupture .... Colour of Amniotic fluid ....

प्रसव नोट्स

कुल रक्तस्राव ML .... प्लासेन्टा वेट ग्राम ....
भगछेदन प्रकाय यदि है .... पैरिनियल चोट ....
आपरेशन नोट्स यदि है ....
मां को वार्ड में शिफ्ट करते समय दशा ....

प्रसव पश्चात् जच्चा की देखरेख ग्राफ

जच्चा :

प्रसव पश्चात् का दिन		1		2		3		4		5		6		7		8	
दिनांक																	
समय		सुबह	शाम	सुबह	शाम	प्रातः	सांय	प्रातः	सांय	प्रातः	सांय	प्रातः	सांय	प्रातः	सांय	प्रातः	सांय
नये जन्में शिशु की उम्र/दिन																	
तापमान F°	नाड़ी/मिनट																
हार्ट रेट/मिनट	श्वसन क्रिया/मिनट																
श्वसन क्रिया/मिन्ट	रक्तचाप (mm Hg)																
	रूबरा																
लोकिया	सिरोसा																
	अल्बा																
बच्चेदानी की ऊँचाई (से.मी.) Fundal Height (cm)	15																
	11																
	9																
	7																
	5																
	3																
	1																
ब्लेडर मुमेन्ट (Urine)																	
बावल मुमेन्ट (Stool)																	
टांकों की देखरेख यदि है																	
स्तन की दशा नार्मल/सोर																	
स्नान																	
रूबरा नं. लाल रंग का भरे। सिरोसा : गुलाबी रंग का प्रयोग करें। अल्बा : हल्के पीले रंग का प्रयोग करें।																	
सलाह : व्यायाम, सन्तुलित आहार, स्वयं व बच्चे की स्वच्छता, आशावादी विचार बच्चे की देखरेख, फैमिली प्लानिंग इत्यादि।																	

सूतिका अवस्था के पश्चात 6 सप्ताह अथवा 3 माह तक सेक्स करने को मना करें।

दिनांक व समय वार्ड में शिफ्ट करने का ....

नवजात की दशा ....

नवजात को शिफ्ट करने का दिन व समय ....

जांचें :

	Hb%	Blood group/Type	Blood sugar	Other	Remark
जच्चा की					
बच्चे की					

- अस्पताल से छुट्टी के समय जच्चा की दशा (Condition of Mother at discharge from hospital) ....
....
....
....
- शिशु की दशा छुट्टी के समय (Condition of Newborn at discharge from hospital) ....
....
....

(A) स्वास्थ्य शिक्षा मां को (Health education) for Mother ....
....
.... Treatment ....
....

(B) शिशु को (For Baby) ....
....
.... Treatment ....
....

दिनांक व दिन फॉलोअप का ....

सलाह मां को - Contraceptive

हस्ताक्षर छात्रा

....

दिनांक ....

हस्ताक्षर शिक्षिका

....

....

22. प्रसव पश्चात के केस (Postnatal Cases)

अस्पताल का नाम (Name of hospital) ....

जच्चा का नाम (Name) .... पति का नाम ....

रजिस्ट्रेशन नं. (जच्चा का) .... रजिस्ट्रेशन नं. (बच्चा का) ....

उम्र (Age) .... पता (Address) ....

जी. .... पी. .... ए. .... एल. ....

प्रसव का प्रकार .... प्रसव के समय की जेस्टेशनल उम्र ....

नवजात की दशा ....

नवजात का लिंग .... वजन ....

प्रसव के कुल घण्टों में .... प्रसव मोड़ ....

अस्पताल में रूकने के दिन ....

लेबर रूम के (Admission Notes)

....

....

....

प्रसव हिस्ट्री

S. No.	Year & date	Pregnancy events	Labour events	Method of delivery	Puerperium	Baby status	Mother status

सामान्य दशा

Temp. °C .... Pulse/Min. .... Resp./Min. ....

BP .... mm Hg. LMP .... EDD ....

Date & time membrane rupture .... Colour of Amniotic fluid ....

प्रसव नोट्स

कुल रक्तस्राव ML .... प्लासेन्टा वेट ग्राम ....

भगछेदन प्रकाय यदि है .... पैरिनियल चोट ....

आपरेशन नोट्स यदि है ....

मां को वार्ड में शिफ्ट करते समय दशा ....

प्रसव पश्चात् जच्चा की देखरेख ग्राफ

जच्चा :

प्रसव पश्चात् का दिन		1		2		3		4		5		6		7		8	
दिनांक																	
समय		सुबह	शाम	सुबह	शाम	प्रातः	सांय	प्रातः	सांय	प्रातः	सांय	प्रातः	सांय	प्रातः	सांय	प्रातः	सांय
नये जन्में शिशु की उम्र/दिन																	
तापमान F°	नाड़ी/मिनट																
हार्ट रेट/मिनट	श्वसन क्रिया/मिनट																
श्वसन क्रिया/मिन्ट	रक्तचाप (mm Hg)																
	रूबरा																
लोकिया	सिरोसा																
	अल्बा																
बच्चेदानी की ऊँचाई (से.मी.) Fundal Height (cm)	15																
	11																
	9																
	7																
	5																
	3																
	1																
ब्लेडर मुमेन्ट (Urine)																	
बावल मुमेन्ट (Stool)																	
टांकों की देखरेख यदि है																	
स्तन की दशा नार्मल/सोर																	
स्नान																	

रूबरा नं. लाल रंग का भरे।

सिरोसा : गुलाबी रंग का प्रयोग करें।

अल्बा : हल्के पीले रंग का प्रयोग करें।

सलाह : व्यायाम, सन्तुलित आहार, स्वयं व बच्चे की स्वच्छता, आशावादी विचार बच्चे की देखरेख, फैमिली प्लानिंग इत्यादि।

सूतिका अवस्था के पश्चात 6 सप्ताह अथवा 3 माह तक सेक्स करने को मना करें।

दिनांक व समय वार्ड में शिफ्ट करने का ....

नवजात की दशा ....

नवजात को शिफ्ट करने का दिन व समय ....

जांचें :

	Hb%	Blood group/Type	Blood sugar	Other	Remark
जच्चा की					
बच्चे की					

- अस्पताल से छुट्टी के समय जच्चा की दशा (Condition of Mother at discharge from hospital) ....
....
....
....
- शिशु की दशा छुट्टी के समय (Condition of Newborn at discharge from hospital) ....
....
....

(A) स्वास्थ्य शिक्षा मां को (Health education) for Mother ....
....
.... Treatment ....
....

(B) शिशु को (For Baby) ....
....
.... Treatment ....
....

दिनांक व दिन फॉलोअप का ....

सलाह मां को - Contraceptive

हस्ताक्षर छात्रा

....

दिनांक ....

हस्ताक्षर शिक्षिका

....

....

23. प्रसव पश्चात के केस (Postnatal Cases)

अस्पताल का नाम (Name of hospital) ....

जच्चा का नाम (Name) .... पति का नाम ....

रजिस्ट्रेशन नं. (जच्चा का) .... रजिस्ट्रेशन नं. (बच्चा का) ....

उम्र (Age) .... पता (Address) ....

जी. .... पी. .... ए. .... एल. ....

प्रसव का प्रकार .... प्रसव के समय की जेस्टेशनल उम्र ....

नवजात की दशा ....

नवजात का लिंग .... वजन ....

प्रसव के कुल घण्टों में .... प्रसव मोड़ ....

अस्पताल में रूकने के दिन ....

लेबर रूम के (Admission Notes)

....

....

....

प्रसव हिस्ट्री

S. No.	Year & date	Pregnancy events	Labour events	Method of delivery	Puerperium	Baby status	Mother status

सामान्य दशा

Temp. °C .... Pulse/Min. .... Resp./Min. ....

BP .... mm Hg. LMP .... EDD ....

Date & time membrane rupture .... Colour of Amniotic fluid ....

प्रसव नोट्स

कुल रक्तस्राव ML .... प्लासेन्टा वेट ग्राम ....

भगछेदन प्रकाय यदि है .... पैरिनियल चोट ....

आपरेशन नोट्स यदि है ....

मां को वार्ड में शिफ्ट करते समय दशा ....

प्रसव पश्चात् जच्चा की देखरेख ग्राफ

जच्चा :

प्रसव पश्चात् का दिन		1		2		3		4		5		6		7		8	
दिनांक																	
समय		सुबह	शाम	सुबह	शाम	प्रातः	सांय	प्रातः	सांय	प्रातः	सांय	प्रातः	सांय	प्रातः	सांय	प्रातः	सांय
नये जन्में शिशु की उम्र/दिन																	
तापमान F	नाड़ी/मिनट																
हार्ट रेट/मिनट	श्वसन क्रिया/मिनट																
श्वसन क्रिया/मिन्ट	रक्तचाप (mm Hg)																
	रूबरा																
लोकिया	सिरोसा																
	अल्बा																
बच्चेदानी की ऊँचाई (से.मी.) Fundal Height (cm)	15																
	11																
	9																
	7																
	5																
	3																
	1																
ब्लेडर मुमेन्ट (Urine)																	
बावल मुमेन्ट (Stool)																	
टांकों की देखरेख यदि है																	
स्तन की दशा नार्मल/सोर																	
स्नान																	
रूबरा नं. लाल रंग का भरे। सिरोसा : गुलाबी रंग का प्रयोग करें। अल्बा : हल्के पीले रंग का प्रयोग करें।																	
सलाह : व्यायाम, सन्तुलित आहार, स्वयं व बच्चे की स्वच्छता, आशावादी विचार बच्चे की देखरेख, फैमिली प्लानिंग इत्यादि।																	

सूतिका अवस्था के पश्चात 6 सप्ताह अथवा 3 माह तक सेक्स करने को मना करें।

दिनांक व समय वार्ड में शिफ्ट करने का ....

नवजात की दशा ....

नवजात को शिफ्ट करने का दिन व समय ....

जांचें :

	Hb%	Blood group/Type	Blood sugar	Other	Remark
जच्चा की					
बच्चे की					

- अस्पताल से छुट्टी के समय जच्चा की दशा (Condition of Mother at discharge from hospital) ....
....
....
....
- शिशु की दशा छुट्टी के समय (Condition of Newborn at discharge from hospital) ....
....
....

(A) स्वास्थ्य शिक्षा मां को (Health education) for Mother ....
....
.... Treatment ....
....

(B) शिशु को (For Baby) ....
....
.... Treatment ....
....

दिनांक व दिन फॉलोअप का ....

सलाह मां को - Contraceptive

हस्ताक्षर छात्रा
....
दिनांक ....

हस्ताक्षर शिक्षिका
....
....

24. प्रसव पश्चात के केस (Postnatal Cases)

अस्पताल का नाम (Name of hospital) ....

जच्चा का नाम (Name) .... पति का नाम ....

रजिस्ट्रेशन नं. (जच्चा का) .... रजिस्ट्रेशन नं. (बच्चा का) ....

उम्र (Age) .... पता (Address) ....

जी. .... पी. .... ए. .... एल. ....

प्रसव का प्रकार .... प्रसव के समय की जेस्टेशनल उम्र ....

नवजात की दशा ....

नवजात का लिंग .... वजन ....

प्रसव के कुल घण्टों में .... प्रसव मोड़ ....

अस्पताल में रूकने के दिन ....

लेबर रूम के (Admission Notes)

....

....

....

प्रसव हिस्ट्री

S. No.	Year & date	Pregnancy events	Labour events	Method of delivery	Puerperium	Baby status	Mother status

सामान्य दशा

Temp. °C .... Pulse/Min. .... Resp./Min. ....

BP .... mm Hg. LMP .... EDD ....

Date & time membrane rupture .... Colour of Amniotic fluid ....

प्रसव नोट्स

कुल रक्तस्राव ML .... प्लासेन्टा वेट ग्राम ....

भगछेदन प्रकाय यदि है .... पैरिनियल चोट ....

आपरेशन नोट्स यदि है ....

मां को वार्ड में शिफ्ट करते समय दशा ....

प्रसव पश्चात् जच्चा की देखरेख ग्राफ

जच्चा :

प्रसव पश्चात् का दिन		1		2		3		4		5		6		7		8	
दिनांक																	
समय		सुबह	शाम	सुबह	शाम	प्रातः	सांय	प्रातः	सांय	प्रातः	सांय	प्रातः	सांय	प्रातः	सांय	प्रातः	सांय
नये जन्में शिशु की उम्र/दिन																	
तापमान F'	नाड़ी/मिनट																
हार्ट रेट/मिनट	श्वसन क्रिया/मिनट																
श्वसन क्रिया/मिन्ट	रक्तचाप (mm Hg)																
	रूबरा																
लोकिया	सिरोसा																
	अल्बा																
बच्चेदानी की ऊँचाई (से.मी.) Fundal Height (cm)	15																
	11																
	9																
	7																
	5																
	3																
	1																
ब्लेडर मुमेन्ट (Urine)																	
बावल मुमेन्ट (Stool)																	
टांकों की देखरेख यदि है																	
स्तन की दशा नार्मल/सोर																	
स्नान																	

रूबरा नं. लाल रंग का भरे।
सिरोसा : गुलाबी रंग का प्रयोग करें।
अल्बा : हल्के पीले रंग का प्रयोग करें।

सलाह : व्यायाम, सन्तुलित आहार, स्वयं व बच्चे की स्वच्छता, आशावादी विचार बच्चे की देखरेख, फैमिली प्लानिंग इत्यादि।

सूतिका अवस्था के पश्चात 6 सप्ताह अथवा 3 माह तक सेक्स करने को मना करें।

दिनांक व समय वार्ड में शिफ्ट करने का ....

नवजात की दशा ....

नवजात को शिफ्ट करने का दिन व समय ....

जांचें :

	Hb%	Blood group/Type	Blood sugar	Other	Remark
जच्चा की					
बच्चे की					

- अस्पताल से छुट्टी के समय जच्चा की दशा (Condition of Mother at discharge from hospital) ....
....
....
....
- शिशु की दशा छुट्टी के समय (Condition of Newborn at discharge from hospital) ....
....
....

(A) स्वास्थ्य शिक्षा मां को (Health education) for Mother ....
....
.... Treatment ....
....

(B) शिशु को (For Baby) ....
....
.... Treatment ....
....

दिनांक व दिन फॉलोअप का ....

सलाह मां को - Contraceptive

हस्ताक्षर छात्रा

....

दिनांक ....

हस्ताक्षर शिक्षिका

....

....

25. प्रसव पश्चात के केस (Postnatal Cases)

अस्पताल का नाम (Name of hospital) ....

जच्चा का नाम (Name) .... पति का नाम ....

रजिस्ट्रेशन नं. (जच्चा का) .... रजिस्ट्रेशन नं. (बच्चा का) ....

उम्र (Age) .... पता (Address) ....

जी. .... पी. .... ए. .... एल. ....

प्रसव का प्रकार .... प्रसव के समय की जेस्टेशनल उम्र ....

नवजात की दशा ....

नवजात का लिंग .... वजन ....

प्रसव के कुल घण्टों में .... प्रसव मोड़ ....

अस्पताल में रूकने के दिन ....

लेबर रूम के (Admission Notes)

....

....

....

प्रसव हिस्ट्री

S. No.	Year & date	Pregnancy events	Labour events	Method of delivery	Puerperium	Baby status	Mother status

सामान्य दशा

Temp. °C .... Pulse/Min. .... Resp./Min. ....

BP .... mm Hg. LMP .... EDD ....

Date & time membrane rupture .... Colour of Amniotic fluid ....

प्रसव नोट्स

कुल रक्तस्राव ML .... प्लासेन्टा वेट ग्राम ....

भगछेदन प्रकाय यदि है .... पैरिनियल चोट ....

आपरेशन नोट्स यदि है ....

मां को वार्ड में शिफ्ट करते समय दशा ....

प्रसव पश्चात् जच्चा की देखरेख ग्राफ

जच्चा :

प्रसव पश्चात् का दिन		1		2		3		4		5		6		7		8	
दिनांक																	
समय		सुबह	शाम	सुबह	शाम	प्रातः	सांय	प्रातः	सांय	प्रातः	सांय	प्रातः	सांय	प्रातः	सांय	प्रातः	सांय
नये जन्में शिशु की उम्र/दिन																	
तापमान F°	नाड़ी/मिनट																
हार्ट रेट/मिनट	श्वसन क्रिया/मिनट																
श्वसन क्रिया/मिन्ट	रक्तचाप (mm Hg)																
	रूबरा																
लोकिया	सिरोसा																
	अल्बा																
बच्चेदानी की ऊँचाई (से.मी.) Fundal Height (cm)	15																
	11																
	9																
	7																
	5																
	3																
	1																
ब्लेडर मुमेन्ट (Urine)																	
बावल मुमेन्ट (Stool)																	
टांकों की देखरेख यदि है																	
स्तन की दशा नार्मल/सोर																	
स्नान																	

रूबरा नं. लाल रंग का भरे।

सिरोसा : गुलाबी रंग का प्रयोग करें।

अल्बा : हल्के पीले रंग का प्रयोग करें।

सलाह : व्यायाम, सन्तुलित आहार, स्वयं व बच्चे की स्वच्छता, आशावादी विचार बच्चे की देखरेख, फैमिली प्लानिंग इत्यादि।

सूतिका अवस्था के पश्चात 6 सप्ताह अथवा 3 माह तक सेक्स करने को मना करें।

दिनांक व समय वार्ड में शिफ्ट करने का ....

नवजात की दशा ....

नवजात को शिफ्ट करने का दिन व समय ....

जांचें :

	Hb%	Blood group/Type	Blood sugar	Other	Remark
जच्चा की					
बच्चे की					

- अस्पताल से छुट्टी के समय जच्चा की दशा (Condition of Mother at discharge from hospital) ....
....
....
....
- शिशु की दशा छुट्टी के समय (Condition of Newborn at discharge from hospital) ....
....
....

(A) स्वास्थ्य शिक्षा मां को (Health education) for Mother ....
....
.... Treatment ....
....

(B) शिशु को (For Baby) ....
....
.... Treatment ....
....

दिनांक व दिन फॉलोअप का ....

सलाह मां को - Contraceptive

हस्ताक्षर छात्रा

....

दिनांक ....

हस्ताक्षर शिक्षिका

....

....

26. प्रसव पश्चात के केस (Postnatal Cases)

अस्पताल का नाम (Name of hospital) ....

जच्चा का नाम (Name) .... पति का नाम ....

रजिस्ट्रेशन नं. (जच्चा का) .... रजिस्ट्रेशन नं. (बच्चा का) ....

उम्र (Age) .... पता (Address) ....

जी. .... पी. .... ए. .... एल. ....

प्रसव का प्रकार .... प्रसव के समय की जेस्टेशनल उम्र ....

नवजात की दशा ....

नवजात का लिंग .... वजन ....

प्रसव के कुल घण्टों में .... प्रसव मोड़ ....

अस्पताल में रूकने के दिन ....

लेबर रूम के (Admission Notes)

....

....

....

प्रसव हिस्ट्री

S. No.	Year & date	Pregnancy events	Labour events	Method of delivery	Puerperium	Baby status	Mother status

सामान्य दशा

Temp. °C .... Pulse/Min. .... Resp./Min. ....

BP .... mm Hg. LMP .... EDD ....

Date & time membrane rupture .... Colour of Amniotic fluid ....

प्रसव नोट्स

कुल रक्तस्राव ML .... प्लासेन्टा वेट ग्राम ....

भगछेदन प्रकाय यदि है .... पैरिनियल चोट ....

आपरेशन नोट्स यदि है ....

मां को वार्ड में शिफ्ट करते समय दशा ....

प्रसव पश्चात् जच्चा की देखरेख ग्राफ

जच्चा :

प्रसव पश्चात् का दिन		1		2		3		4		5		6		7		8	
दिनांक																	
समय		सुबह	शाम	सुबह	शाम	प्रातः	सांय	प्रातः	सांय	प्रातः	सांय	प्रातः	सांय	प्रातः	सांय	प्रातः	सांय
नये जन्में शिशु की उम्र/दिन																	
तापमान F°	नाड़ी/मिनट																
हार्ट रेट/मिनट	श्वसन क्रिया/मिनट																
श्वसन क्रिया/मिन्ट	रक्तचाप (mm Hg)																
	रूबरा																
लोकिया	सिरोसा																
	अल्बा																
बच्चेदानी की ऊँचाई (से.मी.) Fundal Height (cm)	15																
	11																
	9																
	7																
	5																
	3																
	1																
ब्लेडर मुमेन्ट (Urine)																	
बावल मुमेन्ट (Stool)																	
टांकों की देखरेख यदि है																	
स्तन की दशा नार्मल/सोर																	
स्नान																	
रूबरा नं. लाल रंग का भरे। सिरोसा : गुलाबी रंग का प्रयोग करें। अल्बा : हल्के पीले रंग का प्रयोग करें।																	
सलाह : व्यायाम, सन्तुलित आहार, स्वयं व बच्चे की स्वच्छता, आशावादी विचार बच्चे की देखरेख, फैमिली प्लानिंग इत्यादि।																	

सूतिका अवस्था के पश्चात 6 सप्ताह अथवा 3 माह तक सेक्स करने को मना करें।

दिनांक व समय वार्ड में शिफ्ट करने का ....

नवजात की दशा ....

नवजात को शिफ्ट करने का दिन व समय ....

जांचें :

	Hb%	Blood group/Type	Blood sugar	Other	Remark
जच्चा की					
बच्चे की					

- अस्पताल से छुट्टी के समय जच्चा की दशा (Condition of Mother at discharge from hospital) ....
....
....
....
- शिशु की दशा छुट्टी के समय (Condition of Newborn at discharge from hospital) ....
....
....

(A) स्वास्थ्य शिक्षा मां को (Health education) for Mother ....
....
.... Treatment ....
....

(B) शिशु को (For Baby) ....
....
.... Treatment ....
....

दिनांक व दिन फॉलोअप का ....

सलाह मां को - Contraceptive

हस्ताक्षर छात्रा
....
दिनांक ....

हस्ताक्षर शिक्षिका
....
....

27. प्रसव पश्चात के केस (Postnatal Cases)

अस्पताल का नाम (Name of hospital) ....

जच्चा का नाम (Name) .... पति का नाम ....

रजिस्ट्रेशन नं. (जच्चा का) .... रजिस्ट्रेशन नं. (बच्चा का) ....

उम्र (Age) .... पता (Address) ....

जी. .... पी. .... ए. .... एल. ....

प्रसव का प्रकार .... प्रसव के समय की जेस्टेशनल उम्र ....

नवजात की दशा ....

नवजात का लिंग .... वजन ....

प्रसव के कुल घण्टों में .... प्रसव मोड़ ....

अस्पताल में रूकने के दिन ....

लेबर रूम के (Admission Notes)

....

....

....

प्रसव हिस्ट्री

S. No.	Year & date	Pregnancy events	Labour events	Method of delivery	Puerperium	Baby status	Mother status

सामान्य दशा

Temp. °C .... Pulse/Min. .... Resp./Min. ....

BP .... mm Hg. LMP .... EDD ....

Date & time membrane rupture .... Colour of Amniotic fluid ....

प्रसव नोट्स

कुल रक्तस्राव ML .... प्लासेन्टा वेट ग्राम ....

भगछेदन प्रकाय यदि है .... पैरिनियल चोट ....

आपरेशन नोट्स यदि है ....

मां को वार्ड में शिफ्ट करते समय दशा ....

प्रसव पश्चात् जच्चा की देखरेख ग्राफ

जच्चा :

प्रसव पश्चात् का दिन		1		2		3		4		5		6		7		8	
दिनांक																	
समय		सुबह	शाम	सुबह	शाम	प्रातः	सांय	प्रातः	सांय	प्रातः	सांय	प्रातः	सांय	प्रातः	सांय	प्रातः	सांय
नये जन्में शिशु की उम्र/दिन																	
तापमान F	नाड़ी/मिनट																
हार्ट रेट/मिनट	श्वसन क्रिया/मिनट																
श्वसन क्रिया/मिन्ट	रक्तचाप (mm Hg)																
	रूबरा																
लोकिया	सिरोसा																
	अल्बा																
बच्चेदानी की ऊँचाई (से.मी.) Fundal Height (cm)	15																
	11																
	9																
	7																
	5																
	3																
	1																
ब्लेडर मुमेन्ट (Urine)																	
बावल मुमेन्ट (Stool)																	
टांकों की देखरेख यदि है																	
स्तन की दशा नार्मल/सोर																	
स्नान																	
रूबरा नं. लाल रंग का भरे। सिरोसा : गुलाबी रंग का प्रयोग करें। अल्बा : हल्के पीले रंग का प्रयोग करें।																	
सलाह : व्यायाम, सन्तुलित आहार, स्वयं व बच्चे की स्वच्छता, आशावादी विचार बच्चे की देखरेख, फैमिली प्लानिंग इत्यादि।																	

सूतिका अवस्था के पश्चात 6 सप्ताह अथवा 3 माह तक सेक्स करने को मना करें।

दिनांक व समय वार्ड में शिफ्ट करने का ....

नवजात की दशा ....

नवजात को शिफ्ट करने का दिन व समय ....

जांचें :

	Hb%	Blood group/Type	Blood sugar	Other	Remark
जच्चा की					
बच्चे की					

- अस्पताल से छुट्टी के समय जच्चा की दशा (Condition of Mother at discharge from hospital) ....
....
....
....
- शिशु की दशा छुट्टी के समय (Condition of Newborn at discharge from hospital) ....
....
....

(A) स्वास्थ्य शिक्षा मां को (Health education) for Mother ....
....
.... Treatment ....
....

(B) शिशु को (For Baby) ....
....
.... Treatment ....
....

दिनांक व दिन फॉलोअप का ....

सलाह मां को - Contraceptive

हस्ताक्षर छात्रा

....

दिनांक ....

हस्ताक्षर शिक्षिका

....

....

28. प्रसव पश्चात के केस (Postnatal Cases)

अस्पताल का नाम (Name of hospital) ....

जच्चा का नाम (Name) .... पति का नाम ....

रजिस्ट्रेशन नं. (जच्चा का) .... रजिस्ट्रेशन नं. (बच्चा का) ....

उम्र (Age) .... पता (Address) ....

जी. .... पी. .... ए. .... एल. ....

प्रसव का प्रकार .... प्रसव के समय की जेस्टेशनल उम्र ....

नवजात की दशा ....

नवजात का लिंग .... वजन ....

प्रसव के कुल घण्टों में .... प्रसव मोड़ ....

अस्पताल में रूकने के दिन ....

लेबर रूम के (Admission Notes)

....

....

....

प्रसव हिस्ट्री

S. No.	Year & date	Pregnancy events	Labour events	Method of delivery	Puerperium	Baby status	Mother status

सामान्य दशा

Temp. °C .... Pulse/Min. .... Resp./Min. ....

BP .... mm Hg. LMP .... EDD ....

Date & time membrane rupture .... Colour of Amniotic fluid ....

प्रसव नोट्स

कुल रक्तस्राव ML .... प्लासेन्टा वेट ग्राम ....

भगछेदन प्रकाय यदि है .... पैरिनियल चोट ....

आपरेशन नोट्स यदि है ....

मां को वार्ड में शिफ्ट करते समय दशा ....

प्रसव पश्चात् जच्चा की देखरेख ग्राफ

जच्चा :

प्रसव पश्चात् का दिन		1		2		3		4		5		6		7		8	
दिनांक																	
समय		सुबह	शाम	सुबह	शाम	प्रातः	सांय	प्रातः	सांय	प्रातः	सांय	प्रातः	सांय	प्रातः	सांय	प्रातः	सांय
नये जन्में शिशु की उम्र/दिन																	
तापमान F°	नाड़ी/मिनट																
हार्ट रेट/मिनट	श्वसन क्रिया/मिनट																
श्वसन क्रिया/मिन्ट	रक्तचाप (mm Hg)																
	रूबरा																
लोकिया	सिरोसा																
	अल्बा																
बच्चेदानी की ऊँचाई (से.मी.) Fundal Height (cm)	15																
	11																
	9																
	7																
	5																
	3																
	1																
ब्लेडर मुमेन्ट (Urine)																	
बावल मुमेन्ट (Stool)																	
टांकों की देखरेख यदि है																	
स्तन की दशा नार्मल/सोर																	
स्नान																	

रूबरा नं. लाल रंग का भरे।

सिरोसा : गुलाबी रंग का प्रयोग करें।

अल्बा : हल्के पीले रंग का प्रयोग करें।

सलाह : व्यायाम, सन्तुलित आहार, स्वयं व बच्चे की स्वच्छता, आशावादी विचार बच्चे की देखरेख, फैमिली प्लानिंग इत्यादि।

सूतिका अवस्था के पश्चात 6 सप्ताह अथवा 3 माह तक सेक्स करने को मना करें।

दिनांक व समय वार्ड में शिफ्ट करने का ....

नवजात की दशा ....

नवजात को शिफ्ट करने का दिन व समय ....

जांचें :

	Hb%	Blood group/Type	Blood sugar	Other	Remark
जच्चा की					
बच्चे की					

- अस्पताल से छुट्टी के समय जच्चा की दशा (Condition of Mother at discharge from hospital) ....
....
....
....
- शिशु की दशा छुट्टी के समय (Condition of Newborn at discharge from hospital) ....
....
....

(A) स्वास्थ्य शिक्षा मां को (Health education) for Mother ....
....
.... Treatment ....
....

(B) शिशु को (For Baby) ....
....
.... Treatment ....
....

दिनांक व दिन फॉलोअप का ....

सलाह मां को - Contraceptive

हस्ताक्षर छात्रा

....

दिनांक ....

हस्ताक्षर शिक्षिका

....

....

29. प्रसव पश्चात के केस (Postnatal Cases)

अस्पताल का नाम (Name of hospital) ....

जच्चा का नाम (Name) .... पति का नाम ....

रजिस्ट्रेशन नं. (जच्चा का) .... रजिस्ट्रेशन नं. (बच्चा का) ....

उम्र (Age) .... पता (Address) ....

जी. .... पी. .... ए. .... एल. ....

प्रसव का प्रकार .... प्रसव के समय की जेस्टेशनल उम्र ....

नवजात की दशा ....

नवजात का लिंग .... वजन ....

प्रसव के कुल घण्टों में .... प्रसव मोड़ ....

अस्पताल में रूकने के दिन ....

लेबर रूम के (Admission Notes)

....

....

....

प्रसव हिस्ट्री

S. No.	Year & date	Pregnancy events	Labour events	Method of delivery	Puerperium	Baby status	Mother status

सामान्य दशा

Temp. °C .... Pulse/Min. .... Resp./Min. ....

BP .... mm Hg. LMP .... EDD ....

Date & time membrane rupture .... Colour of Amniotic fluid ....

प्रसव नोट्स

कुल रक्तस्राव ML .... प्लासेन्टा वेट ग्राम ....

भगछेदन प्रकाय यदि है .... पैरिनियल चोट ....

आपरेशन नोट्स यदि है ....

मां को वार्ड में शिफ्ट करते समय दशा ....

प्रसव पश्चात् जच्चा की देखरेख ग्राफ

जच्चा :

प्रसव पश्चात् का दिन		1		2		3		4		5		6		7		8	
दिनांक																	
समय		सुबह	शाम	सुबह	शाम	प्रातः	सांय	प्रातः	सांय	प्रातः	सांय	प्रातः	सांय	प्रातः	सांय	प्रातः	सांय
नये जन्में शिशु की उम्र/दिन																	
तापमान F	नाड़ी/मिनट																
हार्ट रेट/मिनट	श्वसन क्रिया/मिनट																
श्वसन क्रिया/मिन्ट	रक्तचाप (mm Hg)																
	रूबरा																
लोकिया	सिरोसा																
	अल्बा																
बच्चेदानी की ऊँचाई (से.मी.) Fundal Height (cm)	15																
	11																
	9																
	7																
	5																
	3																
	1																
ब्लेडर मुमेन्ट (Urine)																	
बावल मुमेन्ट (Stool)																	
टांकों की देखरेख यदि है																	
स्तन की दशा नार्मल/सोर																	
स्नान																	

रूबरा नं. लाल रंग का भरे।

सिरोसा : गुलाबी रंग का प्रयोग करें।

अल्बा : हल्के पीले रंग का प्रयोग करें।

सलाह : व्यायाम, सन्तुलित आहार, स्वयं व बच्चे की स्वच्छता, आशावादी विचार बच्चे की देखरेख, फैमिली प्लानिंग इत्यादि।

सूतिका अवस्था के पश्चात 6 सप्ताह अथवा 3 माह तक सेक्स करने को मना करें।

दिनांक व समय वार्ड में शिफ्ट करने का ....

नवजात की दशा ....

नवजात को शिफ्ट करने का दिन व समय ....

जांचें :

	Hb%	Blood group/Type	Blood sugar	Other	Remark
जच्चा की					
बच्चे की					

- अस्पताल से छुट्टी के समय जच्चा की दशा (Condition of Mother at discharge from hospital) ....
....
....
....
- शिशु की दशा छुट्टी के समय (Condition of Newborn at discharge from hospital) ....
....
....

(A) स्वास्थ्य शिक्षा मां को (Health education) for Mother ....
....
.... Treatment ....
....

(B) शिशु को (For Baby) ....
....
.... Treatment ....
....

दिनांक व दिन फॉलोअप का ....

सलाह मां को - Contraceptive

हस्ताक्षर छात्रा
....
दिनांक ....

हस्ताक्षर शिक्षिका
....
....

30. प्रसव पश्चात के केस (Postnatal Cases)

अस्पताल का नाम (Name of hospital) ....

जच्चा का नाम (Name) .... पति का नाम ....

रजिस्ट्रेशन नं. (जच्चा का) .... रजिस्ट्रेशन नं. (बच्चा का) ....

उम्र (Age) .... पता (Address) ....

जी. .... पी. .... ए. .... एल. ....

प्रसव का प्रकार .... प्रसव के समय की जेस्टेशनल उम्र ....

नवजात की दशा ....

नवजात का लिंग .... वजन ....

प्रसव के कुल घण्टों में .... प्रसव मोड़ ....

अस्पताल में रूकने के दिन ....

लेबर रूम के (Admission Notes)

....

....

....

प्रसव हिस्ट्री

S. No.	Year & date	Pregnancy events	Labour events	Method of delivery	Puerperium	Baby status	Mother status

सामान्य दशा

Temp. °C .... Pulse/Min. .... Resp./Min. ....

BP .... mm Hg. LMP .... EDD ....

Date & time membrane rupture .... Colour of Amniotic fluid ....

प्रसव नोट्स

कुल रक्तस्राव ML .... प्लासेन्टा वेट ग्राम ....

भगच्छेदन प्रकाय यदि है .... पैरिनियल चोट ....

आपरेशन नोट्स यदि है ....

मां को वार्ड में शिफ्ट करते समय दशा ....

प्रसव पश्चात् जच्चा की देखरेख ग्राफ

जच्चा :

प्रसव पश्चात् का दिन		1		2		3		4		5		6		7		8	
दिनांक																	
समय		सुबह	शाम	सुबह	शाम	प्रातः	सांय	प्रातः	सांय	प्रातः	सांय	प्रातः	सांय	प्रातः	सांय	प्रातः	सांय
नये जन्में शिशु की उम्र/दिन																	
तापमान F°	नाड़ी/मिनट																
हार्ट रेट/मिनट	श्वसन क्रिया/मिनट																
श्वसन क्रिया/मिन्ट	रक्तचाप (mm Hg)																
	रूबरा																
लोकिया	सिरोसा																
	अल्बा																
बच्चेदानी की ऊँचाई (से.मी.) Fundal Height (cm)	15																
	11																
	9																
	7																
	5																
	3																
	1																
ब्लेडर मुमेन्ट (Urine)																	
बावल मुमेन्ट (Stool)																	
टांकों की देखरेख यदि है																	
स्तन की दशा नार्मल/सोर																	
स्नान																	

रूबरा नं. लाल रंग का भरे।

सिरोसा : गुलाबी रंग का प्रयोग करें।

अल्बा : हल्के पीले रंग का प्रयोग करें।

सलाह : व्यायाम, सन्तुलित आहार, स्वयं व बच्चे की स्वच्छता, आशावादी विचार बच्चे की देखरेख, फैमिली प्लानिंग इत्यादि।

सूतिका अवस्था के पश्चात 6 सप्ताह अथवा 3 माह तक सेक्स करने को मना करें।

दिनांक व समय वार्ड में शिफ्ट करने का ....

नवजात की दशा ....

नवजात को शिफ्ट करने का दिन व समय ....

जांचें :

	Hb%	Blood group/Type	Blood sugar	Other	Remark
जच्चा की					
बच्चे की					

- अस्पताल से छुट्टी के समय जच्चा की दशा (Condition of Mother at discharge from hospital) ....
....
....
- शिशु की दशा छुट्टी के समय (Condition of Newborn at discharge from hospital) ....
....

(A) स्वास्थ्य शिक्षा मां को (Health education) for Mother ....
.... Treatment ....
....

(B) शिशु को (For Baby) ....
.... Treatment ....
....

दिनांक व दिन फॉलोअप का ....

सलाह मां को - Contraceptive

हस्ताक्षर छात्रा

....

दिनांक ....

हस्ताक्षर शिक्षिका

....

....

असामान्य डिलीवरी विटनेस

(Abnormal Delivery Witness)

5 Cases

1. असामान्य डिलीवरी विटनेस (Abnormal Delivery Witness)

अस्पताल का नाम (Name of hospital) ....

प्रसुता का नाम (Name) .... पत्नी .... रजिस्ट्रेशन नं ....

उम्र (Age) .... धर्म (Religion) ....

पता (Address) ....

जी.पी.ए.एल. .... G .... P .... A .... L ....

एल.एम.पी. LMP .... EDD ....

दिनांक/डिलीवरी समय (Date/time of delivery) ....

असामान्य डिलीवरी का प्रकार (Type of abnormal delivery) ....

शिशु का लिंग (Sex of baby) .... वजन (Weight of baby) ....

एप्गार गणना (APGAR Scoring) ....

जन्म के समय शिशु का स्वास्थ्य (Health status of newborn) ....

असामान्य डिलीवरी के इन्डीकेशन्स (Abnormal delivery) ....

असामान्य डिलीवरी के इन्डीकेशन्स (Abnormal delivery indication ....

1.
2.
3.

प्रस्तुता की हिस्ट्री

क्र. सं.	दिनांक व वर्ष	गर्भावस्था के इवेन्टस	लेबर इवेन्टस	डिलीवरी के प्रकार	शिशु की दशा	सूतिकावस्था

नवजात शिशु के रिकार्ड ....

....

असामान्य लेबर नोट्स ....

....

कुल घण्टे : प्रथम अवस्था .... द्वितीय अवस्था .... तृतीय अवस्था ....

प्रसव के कुल घण्टे .... रक्तस्राव की मात्रा .... लगभग एम.एल. (ML) ....

नर्सिंग केयर

(A) नवजात शिशु (Newborn)

1.
2.
3.
4.
5.

Name .... Gravida .... Para .... Hospital No ....

Date of admission .... Time of Admission .... Ruptured membrane ....

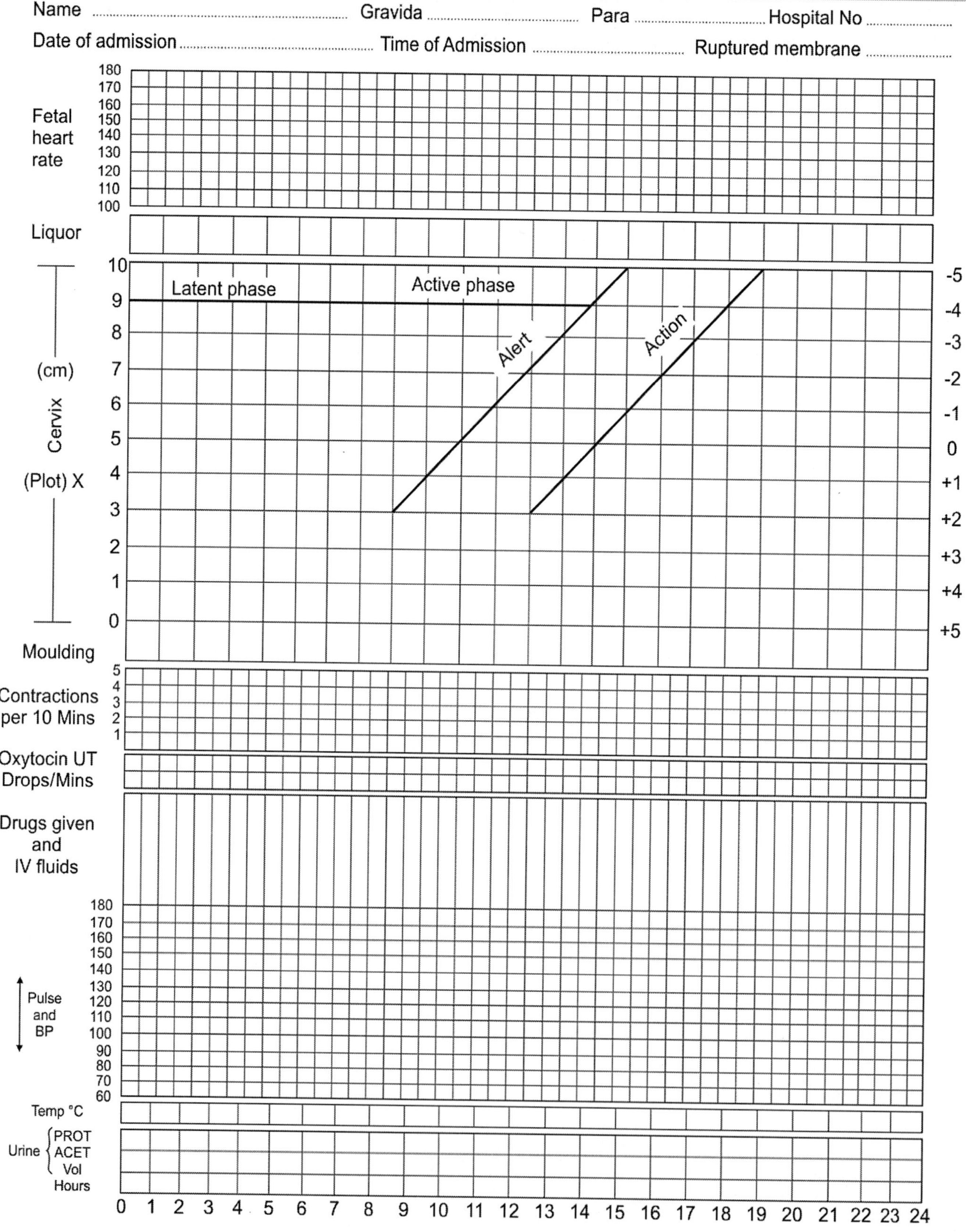

(B) जच्चा की
1.
2.
3.
4.
5.

स्वास्थ्य लाभ की टिप्पणीयां ....
....

दिनांक व समय वार्ड में शिफ्ट करने का ....
....

स्वास्थ्य शिक्षा

(अ) जच्चा को ....

(ब) शिशु के लिए ....

ईलाज यदि है

(अ) जच्चा को
1.
2.
3.
4.
5.

(ब) नवजात शिशु को
1.
2.
3.
4.
5.

हस्ताक्षर ए.एन.एम./जी.एन.एम.
....
दिनांक ....

हस्ताक्षर डॉ./शिक्षिका
....
....

2. असामान्य डिलीवरी विटनेस (Abnormal Delivery Witness)

अस्पताल का नाम (Name of hospital) ....

प्रसुता का नाम (Name) .... पत्नी .... रजिस्ट्रेशन नं ....

उम्र (Age) .... धर्म (Religion) ....

पता (Address) ....

जी.पी.ए.एल. .... G .... P .... A .... L ....

एल.एम.पी. LMP .... EDD ....

दिनांक/डिलीवरी समय (Date/time of delivery) ....

असामान्य डिलीवरी का प्रकार (Type of abnormal delivery) ....

शिशु का लिंग (Sex of baby) .... वजन (Weight of baby) ....

एप्गार गणना (APGAR Scoring) ....

जन्म के समय शिशु का स्वास्थ्य (Health status of newborn) ....

असामान्य डिलीवरी के इन्डीकेशन्स (Abnormal delivery) ....

असामान्य डिलीवरी के इन्डीकेशन्स (Abnormal delivery indication ....

1.

2.

3.

प्रस्तुता की हिस्ट्री

क्र. सं.	दिनांक व वर्ष	गर्भावस्था के इवेन्टस	लेबर इवेन्टस	डिलीवरी के प्रकार	शिशु की दशा	सूतिकावस्था

नवजात शिशु के रिकार्ड ....

....

असामान्य लेबर नोट्स ....

....

कुल घण्टे : प्रथम अवस्था .... द्वितीय अवस्था .... तृतीय अवस्था ....

प्रसव के कुल घण्टे .... रक्तस्राव की मात्रा .... लगभग एम.एल. (ML) ....

नर्सिंग केयर

(A) नवजात शिशु (Newborn)

1.

2.

3.

4.

5.

Name .... Gravida .... Para .... Hospital No ....

Date of admission .... Time of Admission .... Ruptured membrane ....

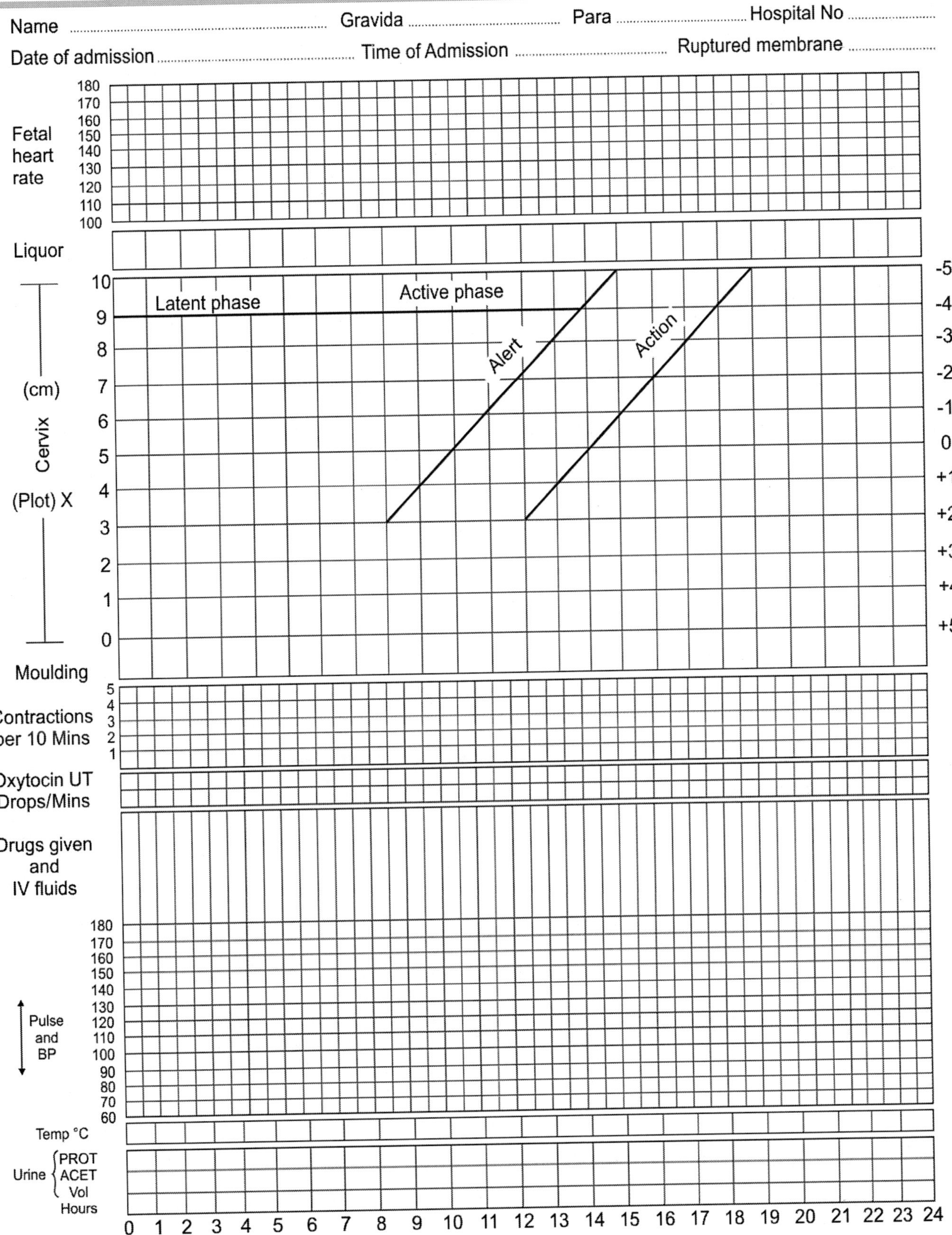

(B) जच्चा की

1.
2.
3.
4.
5.

स्वास्थ्य लाभ की टिप्पणीयां ....
....

दिनांक व समय वार्ड में शिफ्ट करने का ....
....

स्वास्थ्य शिक्षा

(अ) जच्चा को ....

(ब) शिशु के लिए ....

ईलाज यदि है

(अ) जच्चा को

1.
2.
3.
4.
5.

(ब) नवजात शिशु को

1.
2.
3.
4.
5.

हस्ताक्षर ए.एन.एम./जी.एन.एम. ....

दिनांक ....

हस्ताक्षर डॉ./शिक्षिका ....

....

3. असामान्य डिलीवरी विटनेस (Abnormal Delivery Witness)

अस्पताल का नाम (Name of hospital) ....

प्रसुता का नाम (Name) .... पत्नी .... रजिस्ट्रेशन नं ....

उम्र (Age) .... धर्म (Religion) ....

पता (Address) ....

जी.पी.ए.एल. .... G .... P .... A .... L ....

एल.एम.पी. LMP .... EDD ....

दिनांक/डिलीवरी समय (Date/time of delivery) ....

असामान्य डिलीवरी का प्रकार (Type of abnormal delivery) ....

शिशु का लिंग (Sex of baby) .... वजन (Weight of baby) ....

एप्गार गणना (APGAR Scoring) ....

जन्म के समय शिशु का स्वास्थ्य (Health status of newborn) ....

असामान्य डिलीवरी के इन्डीकेशन्स (Abnormal delivery) ....

असामान्य डिलीवरी के इन्डीकेशन्स (Abnormal delivery indication ....

1.
2.
3.

प्रस्तुता की हिस्ट्री

क्र. सं.	दिनांक व वर्ष	गर्भावस्था के इवेन्टस	लेबर इवेन्टस	डिलीवरी के प्रकार	शिशु की दशा	सूतिकावस्था

नवजात शिशु के रिकार्ड ....

....

असामान्य लेबर नोट्स ....

....

कुल घण्टे : प्रथम अवस्था .... द्वितीय अवस्था .... तृतीय अवस्था ....

प्रसव के कुल घण्टे .... रक्तस्राव की मात्रा .... लगभग एम.एल. (ML) ....

नर्सिंग केयर

(A) नवजात शिशु (Newborn)

1.
2.
3.
4.
5.

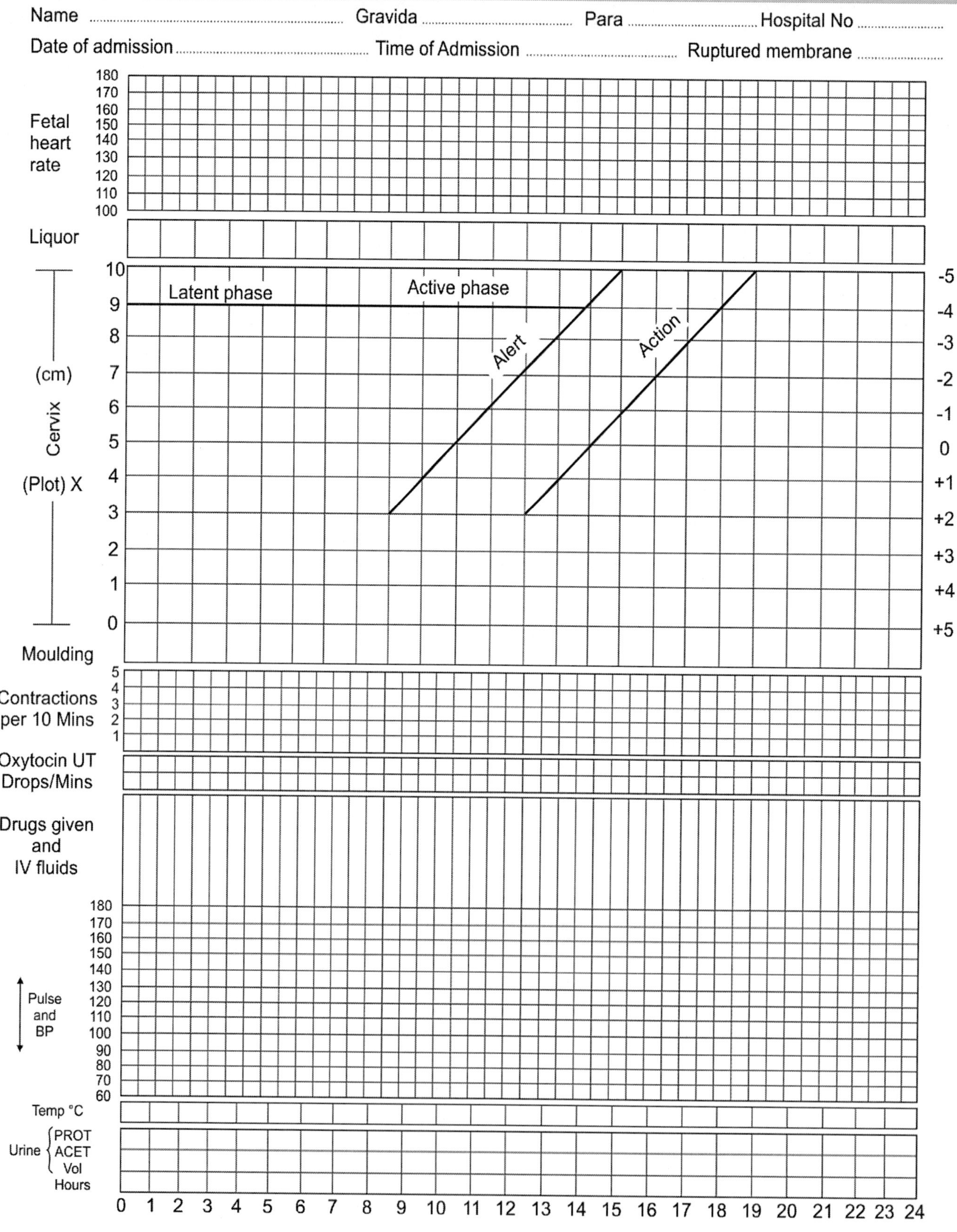
Name
Gravida
Para
Hospital No
Date of admission
Time of Admission
Ruptured membrane
Fetal heart rate
180
170
160
150
140
130
120
110
100
Liquor
Cervix (cm) (Plot) X
10
9
8
7
6
5
4
3
2
1
0
Latent phase
Active phase
Alert
Action
-5
-4
-3
-2
-1
0
+1
+2
+3
+4
+5
Moulding
Contractions per 10 Mins
5
4
3
2
1
Oxytocin UT Drops/Mins
Drugs given and IV fluids
Pulse and BP
180
170
160
150
140
130
120
110
100
90
80
70
60
Temp °C
Urine PROT ACET Vol
Hours
0 1 2 3 4 5 6 7 8 9 10 11 12 13 14 15 16 17 18 19 20 21 22 23 24

(B) जच्चा की

1.
2.
3.
4.
5.

स्वास्थ्य लाभ की टिप्पणीयां ....
....

दिनांक व समय वार्ड में शिफ्ट करने का ....
....

स्वास्थ्य शिक्षा

(अ) जच्चा को ....

(ब) शिशु के लिए ....

ईलाज यदि है

(अ) जच्चा को

1.
2.
3.
4.
5.

(ब) नवजात शिशु को

1.
2.
3.
4.
5.

हस्ताक्षर ए.एन.एम./जी.एन.एम.

....

दिनांक ....

हस्ताक्षर डॉ./शिक्षिका

....

....

4. असामान्य डिलीवरी विटनेस (Abnormal Delivery Witness)

अस्पताल का नाम (Name of hospital) ....

प्रसुता का नाम (Name) .... पत्नी .... रजिस्ट्रेशन नं ....

उम्र (Age) .... धर्म (Religion) ....

पता (Address) ....

जी.पी.ए.एल. .... G .... P .... A .... L ....

एल.एम.पी. LMP .... EDD ....

दिनांक/डिलीवरी समय (Date/time of delivery) ....

असामान्य डिलीवरी का प्रकार (Type of abnormal delivery) ....

शिशु का लिंग (Sex of baby) .... वजन (Weight of baby) ....

एप्गार गणना (APGAR Scoring) ....

जन्म के समय शिशु का स्वास्थ्य (Health status of newborn) ....

असामान्य डिलीवरी के इन्डीकेशन्स (Abnormal delivery) ....

असामान्य डिलीवरी के इन्डीकेशन्स (Abnormal delivery indication ....

1.

2.

3.

प्रस्तुता की हिस्ट्री

क्र. सं.	दिनांक व वर्ष	गर्भावस्था के इवेन्टस	लेबर इवेन्टस	डिलीवरी के प्रकार	शिशु की दशा	सूतिकावस्था

नवजात शिशु के रिकार्ड ....

....

असामान्य लेबर नोट्स ....

....

कुल घण्टे : प्रथम अवस्था .... द्वितीय अवस्था .... तृतीय अवस्था ....

प्रसव के कुल घण्टे .... रक्तस्राव की मात्रा .... लगभग एम.एल. (ML) ....

नर्सिंग केयर

(A) नवजात शिशु (Newborn)

1.

2.

3.

4.

5.

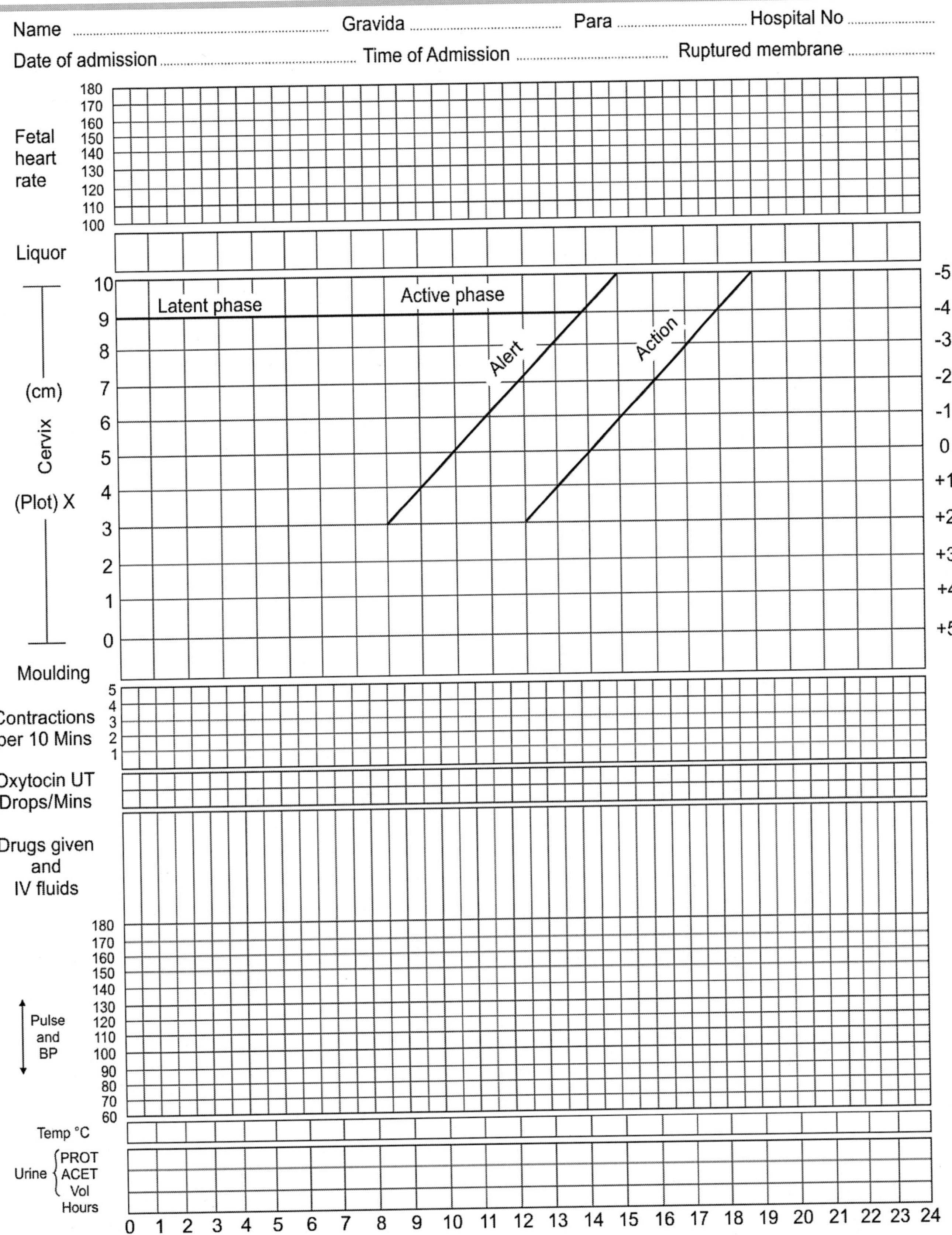
Name
Gravida
Para
Hospital No
Date of admission
Time of Admission
Ruptured membrane
Fetal heart rate
180
170
160
150
140
130
120
110
100
Liquor
Latent phase
Active phase
Alert
Action
(cm)
Cervix
(Plot) X
10
9
8
7
6
5
4
3
2
1
0
-5
-4
-3
-2
-1
0
+1
+2
+3
+4
+5
Moulding
Contractions per 10 Mins
5
4
3
2
1
Oxytocin UT Drops/Mins
Drugs given and IV fluids
Pulse and BP
180
170
160
150
140
130
120
110
100
90
80
70
60
Temp °C
Urine
PROT
ACET
Vol
Hours
0 1 2 3 4 5 6 7 8 9 10 11 12 13 14 15 16 17 18 19 20 21 22 23 24

(B) जच्चा की

1.
2.
3.
4.
5.

स्वास्थ्य लाभ की टिप्पणीयां ....

....

दिनांक व समय वार्ड में शिफ्ट करने का ....

....

स्वास्थ्य शिक्षा

(अ) जच्चा को ....

(ब) शिशु के लिए ....

ईलाज यदि है

(अ) जच्चा को

1.
2.
3.
4.
5.

(ब) नवजात शिशु को

1.
2.
3.
4.
5.

हस्ताक्षर ए.एन.एम./जी.एन.एम.

....

दिनांक ....

हस्ताक्षर डॉ./शिक्षिका

....

....

5. असामान्य डिलीवरी विटनेस (Abnormal Delivery Witness)

अस्पताल का नाम (Name of hospital) ....

प्रसुता का नाम (Name) .... पत्नी .... रजिस्ट्रेशन नं ....

उम्र (Age) .... धर्म (Religion) ....

पता (Address) ....

जी.पी.ए.एल. .... G .... P .... A .... L ....

एल.एम.पी. LMP .... EDD ....

दिनांक/डिलीवरी समय (Date/time of delivery) ....

असामान्य डिलीवरी का प्रकार (Type of abnormal delivery) ....

शिशु का लिंग (Sex of baby) .... वजन (Weight of baby) ....

एप्गार गणना (APGAR Scoring) ....

जन्म के समय शिशु का स्वास्थ्य (Health status of newborn) ....

असामान्य डिलीवरी के इन्डीकेशन्स (Abnormal delivery) ....

असामान्य डिलीवरी के इन्डीकेशन्स (Abnormal delivery indication ....

1.
2.
3.

प्रस्तुता की हिस्ट्री

क्र. सं.	दिनांक व वर्ष	गर्भावस्था के इवेन्टस	लेबर इवेन्टस	डिलीवरी के प्रकार	शिशु की दशा	सूतिकावस्था

नवजात शिशु के रिकार्ड ....
....

असामान्य लेबर नोट्स ....
....

कुल घण्टे : प्रथम अवस्था .... द्वितीय अवस्था .... तृतीय अवस्था ....

प्रसव के कुल घण्टे .... रक्तस्राव की मात्रा .... लगभग एम.एल. (ML) ....

नर्सिंग केयर

(A) नवजात शिशु (Newborn)

1.
2.
3.
4.
5.

Name .... Gravida .... Para .... Hospital No ....

Date of admission .... Time of Admission .... Ruptured membrane ....

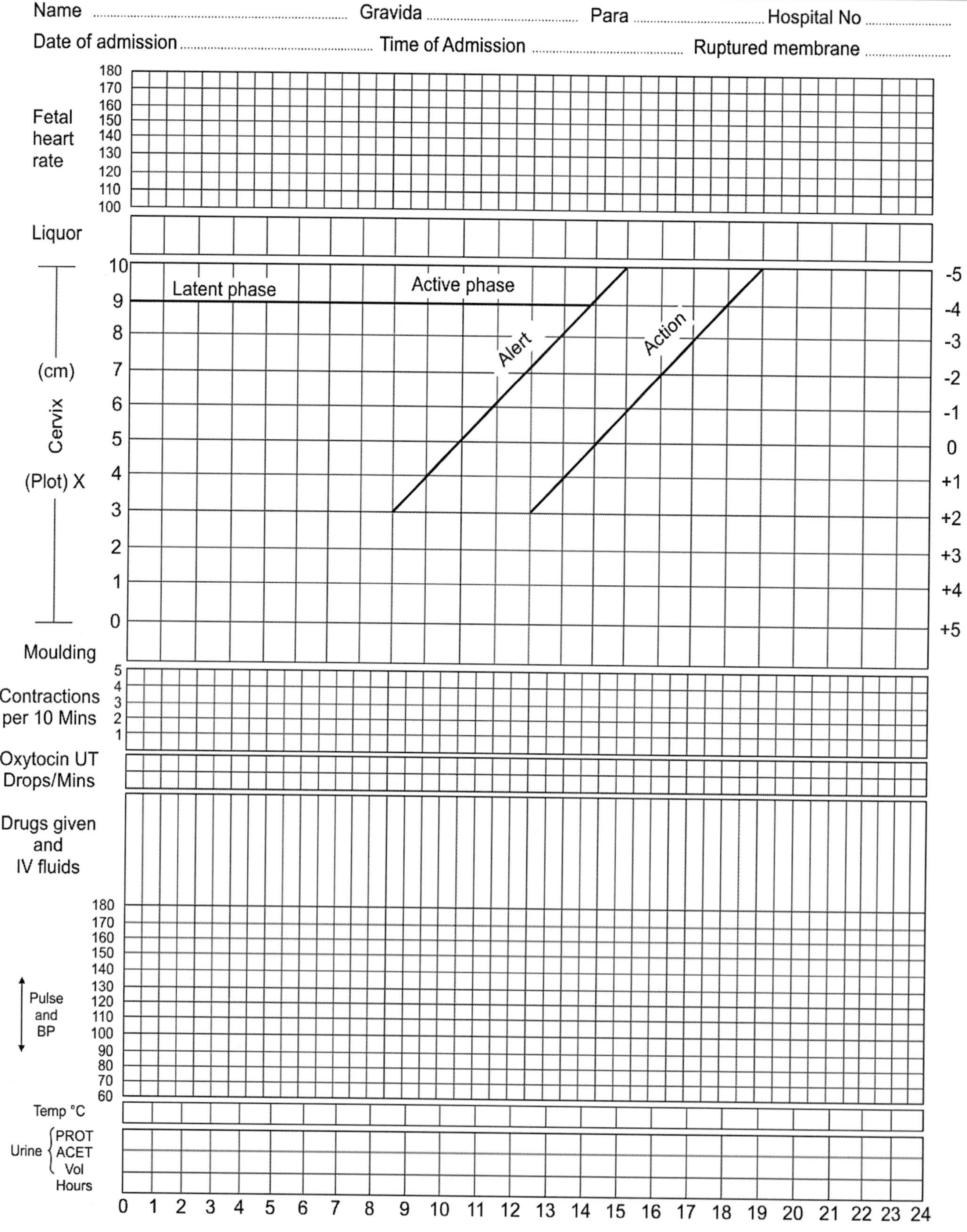

(B) जच्चा की
1.
2.
3.
4.
5.

स्वास्थ्य लाभ की टिप्पणीयां ....
....

दिनांक व समय वार्ड में शिफ्ट करने का ....
....

स्वास्थ्य शिक्षा

(अ) जच्चा को ....

(ब) शिशु के लिए ....

ईलाज यदि है

(अ) जच्चा को
1.
2.
3.
4.
5.

(ब) नवजात शिशु को
1.
2.
3.
4.
5.

हस्ताक्षर ए.एन.एम./जी.एन.एम.
....
दिनांक ....

हस्ताक्षर डॉ./शिक्षिका
....
....

सिजेरियन सैक्शन केस गवाह या विटनेस फॉर जी.एन.एम.

(Caesarean Sections Witnessed for GNM)
5 Cases

1. सिजेरियन सैक्शन केस गवाह या विटनेस फॉर जी.एन.एम.

क्रम सं.	दिनांक समय	रजिस्ट्रेशन नं.	अस्पताल आपरेशन थियेटर नं.	डॉ. का नाम	विद्यार्थी का नाम	जच्चा की आपरेशन सं.	जच्चा का नाम	उम्र	पारा	शिशु का लिंग	इन्डीकेशन्स

आपरेशन नोट्स

जच्चा ....
....
....
....
....

बच्चे ....
....
....
....
....

हस्ताक्षर
विद्यार्थी

हस्ताक्षर
सुपरवाईजर

हस्ताक्षर
डॉ.

भगछेदन तथा टांके लगाना (Episiotomy and Suturing)

अस्पताल का नाम (Name of the hospital) ....

वार्ड नं. (Ward no.) .... माता का रजिस्ट्रेशन नं. (Mother Reg. no.) ....

जच्चा का नाम .... पति का नाम .... धर्म ....

उम्र ....

पता ....

....

भर्ती की तीथि/समय (Date of admission/time) ....

Parity : G.P.L.A. जी.पी.एल.ए.

शिशु के जन्म का प्रकार (Type of delivery) ....

भगधेदन का संकेत (Indications of episiotomy) ....

....

1. भगछेदन नोट्स (Episiotomy and suturing notes) ....

....

2. डिलीवरी पश्चात् का आब्जरवेशन (Post delivery observations) ....

....

विद्यार्थी ए.एन.एम/जी.एन.एम हस्ताक्षर

....

दिनांक ....

टयूटर/सुपरवाईजर हस्ताक्षर

....

....

2. सिजेरियन सैक्शन केस गवाह या विटनेस फॉर जी.एन.एम.

क्रम सं.	दिनांक समय	रजिस्ट्रेशन नं.	अस्पताल आपरेशन थियेटर नं.	डॉ. का नाम	विद्यार्थी का नाम	जच्चा की आपरेशन सं.	जच्चा का नाम	उम्र	पारा	शिशु का लिंग	इन्डीकेशन्स

आपरेशन नोट्स

जच्चा ....

....

....

....

....

बच्चे ....

....

....

....

....

हस्ताक्षर
विद्यार्थी

हस्ताक्षर
सुपरवाईजर

हस्ताक्षर
डॉ.

भगछेदन तथा टांके लगाना (Episiotomy and Suturing)

अस्पताल का नाम (Name of the hospital) ....

वार्ड नं. (Ward no.) .... माता का रजिस्ट्रेशन नं. (Mother Reg. no.) ....

जच्चा का नाम .... पति का नाम .... धर्म ....

उम्र ....

पता ....

....

भर्ती की तीथि/समय (Date of admission/time) ....

Parity : G.P.L.A. जी.पी.एल.ए.

शिशु के जन्म का प्रकार (Type of delivery) ....

भगधेदन का संकेत (Indications of episiotomy) ....

....

1. भगछेदन नोट्स (Episiotomy and suturing notes) ....
   ....

2. डिलीवरी पश्चात् का आब्जरवेशन (Post delivery observations) ....
   ....

विद्यार्थी ए.एन.एम/जी.एन.एम हस्ताक्षर

....

दिनांक ....

टयूटर/सुपरवाईजर हस्ताक्षर

....

....

3. सिजेरियन सैक्शन केस गवाह या विटनेस फॉर जी.एन.एम.

क्रम सं.	दिनांक समय	रजिस्ट्रेशन नं.	अस्पताल आपरेशन थियेटर नं.	डॉ. का नाम	विद्यार्थी का नाम	जच्चा की आपरेशन सं.	जच्चा का नाम	उम्र	पारा	शिशु का लिंग	इन्डीकेशन्स

आपरेशन नोट्स

जच्चा ....
....
....
....
....

बच्चे ....
....
....
....
....

हस्ताक्षर
विद्यार्थी

हस्ताक्षर
सुपरवाईजर

हस्ताक्षर
डॉ.

भगछेदन तथा टांके लगाना (Episiotomy and Suturing)

अस्पताल का नाम (Name of the hospital) ....

वार्ड नं. (Ward no.) .... माता का रजिस्ट्रेशन नं. (Mother Reg. no.) ....

जच्चा का नाम .... पति का नाम .... धर्म ....

उम्र ....

पता ....

....

भर्ती की तीथि/समय (Date of admission/time) ....

Parity : G.P.L.A. जी.पी.एल.ए.

शिशु के जन्म का प्रकार (Type of delivery) ....

भगधेदन का संकेत (Indications of episiotomy) ....

....

1. भगछेदन नोट्स (Episiotomy and suturing notes) ....

....

2. डिलीवरी पश्चात् का आब्जरवेशन (Post delivery observations) ....

....

विद्यार्थी ए.एन.एम/जी.एन.एम हस्ताक्षर

....

दिनांक ....

टयूटर/सुपरवाईजर हस्ताक्षर

....

....

4. सिजेरियन सैक्शन केस गवाह या विटनेस फॉर जी.एन.एम.

क्रम सं.	दिनांक समय	रजिस्ट्रेशन नं.	अस्पताल आपरेशन थियेटर नं.	डॉ. का नाम	विद्यार्थी का नाम	जच्चा की आपरेशन सं.	जच्चा का नाम	उम्र	पारा	शिशु का लिंग	इन्डीकेशन्स

आपरेशन नोट्स

जच्चा ....
....
....
....
....

बच्चे ....
....
....
....
....

हस्ताक्षर
विद्यार्थी

हस्ताक्षर
सुपरवाईजर

हस्ताक्षर
डॉ.

भगछेदन तथा टांके लगाना (Episiotomy and Suturing)

अस्पताल का नाम (Name of the hospital) ....

वार्ड नं. (Ward no.) .... माता का रजिस्ट्रेशन नं. (Mother Reg. no.) ....

जच्चा का नाम .... पति का नाम .... धर्म ....

उम्र ....

पता ....

....

भर्ती की तीथि/समय (Date of admission/time) ....

Parity : G.P.L.A. जी.पी.एल.ए.

शिशु के जन्म का प्रकार (Type of delivery) ....

भगधेदन का संकेत (Indications of episiotomy) ....

....

1. भगछेदन नोट्स (Episiotomy and suturing notes) ....
   ....
2. डिलीवरी पश्चात् का आब्जरवेशन (Post delivery observations) ....
   ....

विद्यार्थी ए.एन.एम/जी.एन.एम हस्ताक्षर

....

दिनांक ....

टयूटर/सुपरवाईजर हस्ताक्षर

....

....

5. सिजेरियन सैक्शन केस गवाह या विटनेस फॉर जी.एन.एम.

क्रम सं.	दिनांक समय	रजिस्ट्रेशन नं.	अस्पताल आपरेशन थियेटर नं.	डॉ. का नाम	विद्यार्थी का नाम	जच्चा की आपरेशन सं.	जच्चा का नाम	उम्र	पारा	शिशु का लिंग	इन्डीकेशन्स

आपरेशन नोट्स

जच्चा ....
....
....
....
....

बच्चे ....
....
....
....
....

हस्ताक्षर
विद्यार्थी

हस्ताक्षर
सुपरवाईजर

हस्ताक्षर
डॉ.

भगछेदन तथा टांके लगाना (Episiotomy and Suturing)

अस्पताल का नाम (Name of the hospital) ....

वार्ड नं. (Ward no.) .... माता का रजिस्ट्रेशन नं. (Mother Reg. no.) ....

जच्चा का नाम .... पति का नाम .... धर्म ....

उम्र ....

पता ....

....

भर्ती की तीथि/समय (Date of admission/time) ....

Parity : G.P.L.A. जी.पी.एल.ए.

शिशु के जन्म का प्रकार (Type of delivery) ....

भगधेदन का संकेत (Indications of episiotomy) ....

....

1. भगछेदन नोट्स (Episiotomy and suturing notes) ....
....

2. डिलीवरी पश्चात् का आब्जरवेशन (Post delivery observations) ....
....

विद्यार्थी ए.एन.एम/जी.एन.एम हस्ताक्षर

....

दिनांक ....

टयूटर/सुपरवाईजर हस्ताक्षर

....

....

नवजात शिशु को पुनर्जीवन

(Newborn Resuscitation)

10 cases

पुनर्जीवन की ABC

A — Airway वायुमार्ग को साफ रखें।

B — Breathing श्वसनक्रिया का पुनःअवलोकन करें।

C — Circulation परिसंचरण को पुनस्थापित करें।

1. नवजात शिशु को पुनर्जीवन (Newborn Resuscitation)

अस्पताल का नाम (Name of hospital) .... रजिस्ट्रेशन नं. ....
B/O .... लिंग (Sex) ....
जन्म का दिन व दिनांक (Date of delivery) .... जन्म का स्थान (Place of Birth) ....
उम्र (Age) .... धर्म (Religion) ....
मोड डिलीवरी (Mode of delivery) ....
जेस्टेशनल एज बर्थ (Gestational age of birth) .... नवजात शिशु का वजन (Newborn birth weight) ....
प्लासेन्टा का वजन (Placenta weight) ....
पुनर्जीवन के इन्डीकेशन्स ....
....
....
प्रस्तुति के हिस्ट्री नोट्स ....
....
....
डिलीवरी नोट्स ....
....
....
नवजात के एसेसमेन्ट नोट्स ....
....

नवजात के अपगार स्कोर

1. पहले मिनट में .... 5वें मिनट में .... 15वें मिनट में

   (a) Arteries .... (b) Veins ....

2. नाभिनाल की रक्त नसें ....

   ....

   ....

3. प्लासेन्टा के परीक्षण नोट्स

   ....

   ....

   पुनर्जीवन नोट्स ....

   ....

   पुनर्जीवन पश्चात् के स्वास्थ्य लाभ नोट्स ....

   ....

   स्वास्थ्य शिक्षा मां को व परिवार के सदस्यों को ....

   ....

विद्यार्थी के हस्ताक्षर
....
दिनांक ....

शिक्षक/डॉ. के हस्ताक्षर
....
....

2. नवजात शिशु को पुनर्जीवन (Newborn Resuscitation)

अस्पताल का नाम (Name of hospital) .... रजिस्ट्रेशन नं. ....
B/O .... लिंग (Sex) ....
जन्म का दिन व दिनांक (Date of delivery) .... जन्म का स्थान (Place of Birth) ....
उम्र (Age) .... धर्म (Religion) ....
मोड डिलीवरी (Mode of delivery) ....
जेस्टेशनल एज बर्थ (Gestational age of birth) .... नवजात शिशु का वजन (Newborn birth weight) ....
प्लासेन्टा का वजन (Placenta weight) ....
पुनर्जीवन के इन्डीकेशन्स ....
....
....
प्रस्तुति के हिस्ट्री नोट्स ....
....
....
डिलीवरी नोट्स ....
....
....
नवजात के एसेसमेन्ट नोट्स ....
....

नवजात के अपगार स्कोर

1. पहले मिनट में .... 5वें मिनट में .... 15वें मिनट में
   (a) Arteries .... (b) Veins ....
2. नाभिनाल की रक्त नसें ....
   ....
   ....
3. प्लासेन्टा के परीक्षण नोट्स
   ....
   ....
   पुनर्जीवन नोट्स ....
   ....
   पुनर्जीवन पश्चात् के स्वास्थ्य लाभ नोट्स ....
   ....
   स्वास्थ्य शिक्षा मां को व परिवार के सदस्यों को ....
   ....

विद्यार्थी के हस्ताक्षर
....
दिनांक ....

शिक्षक/डॉ. के हस्ताक्षर
....
....

3. नवजात शिशु को पुनर्जीवन (Newborn Resuscitation)

अस्पताल का नाम (Name of hospital) .... रजिस्ट्रेशन नं. ....
B/O .... लिंग (Sex) ....
जन्म का दिन व दिनांक (Date of delivery) .... जन्म का स्थान (Place of Birth) ....
उम्र (Age) .... धर्म (Religion) ....
मोड डिलीवरी (Mode of delivery) ....
जेस्टेशनल एज बर्थ (Gestational age of birth) .... नवजात शिशु का वजन (Newborn birth weight) ....
प्लासेन्टा का वजन (Placenta weight) ....
पुनर्जीवन के इन्डीकेशन्स ....
....
....
प्रस्तुति के हिस्ट्री नोट्स ....
....
....
डिलीवरी नोट्स ....
....
....
नवजात के एसेसमेन्ट नोट्स ....
....

नवजात के अपगार स्कोर

1. पहले मिनट में .... 5वें मिनट में .... 15वें मिनट में

   (a) Arteries .... (b) Veins ....
2. नाभिनाल की रक्त नसें ....
   ....
   ....
3. प्लासेन्टा के परीक्षण नोट्स

   ....
   ....

   पुनर्जीवन नोट्स ....
   ....

   पुनर्जीवन पश्चात् के स्वास्थ्य लाभ नोट्स ....
   ....

   स्वास्थ्य शिक्षा मां को व परिवार के सदस्यों को ....
   ....

विद्यार्थी के हस्ताक्षर

....

दिनांक ....

शिक्षक/डॉ. के हस्ताक्षर

....

....

4. नवजात शिशु को पुनर्जीवन (Newborn Resuscitation)

अस्पताल का नाम (Name of hospital) .... रजिस्ट्रेशन नं. ....
B/O .... लिंग (Sex) ....
जन्म का दिन व दिनांक (Date of delivery) .... जन्म का स्थान (Place of Birth) ....
उम्र (Age) .... धर्म (Religion) ....
मोड डिलीवरी (Mode of delivery) ....
जेस्टेशनल एज बर्थ (Gestational age of birth) .... नवजात शिशु का वजन (Newborn birth weight) ....
प्लासेन्टा का वजन (Placenta weight) ....
पुनर्जीवन के इन्डीकेशन्स ....
....
....
प्रस्तुति के हिस्ट्री नोट्स ....
....
....
डिलीवरी नोट्स ....
....
....
नवजात के एसेसमेन्ट नोट्स ....
....

नवजात के अपगार स्कोर

1. पहले मिनट में .... 5वें मिनट में .... 15वें मिनट में
   (a) Arteries .... (b) Veins ....
2. नाभिनाल की रक्त नसें ....
   ....
   ....
3. प्लासेन्टा के परीक्षण नोट्स
   ....
   ....
   पुनर्जीवन नोट्स ....
   ....
   पुनर्जीवन पश्चात् के स्वास्थ्य लाभ नोट्स ....
   ....
   स्वास्थ्य शिक्षा मां को व परिवार के सदस्यों को ....
   ....

विद्यार्थी के हस्ताक्षर
....
दिनांक ....

शिक्षक/डॉ. के हस्ताक्षर
....
....

5. नवजात शिशु को पुनर्जीवन (Newborn Resuscitation)

अस्पताल का नाम (Name of hospital) .... रजिस्ट्रेशन नं. ....

B/O .... लिंग (Sex) ....

जन्म का दिन व दिनांक (Date of delivery) .... जन्म का स्थान (Place of Birth) ....

उम्र (Age) .... धर्म (Religion) ....

मोड डिलीवरी (Mode of delivery) ....

जेस्टेशनल एज बर्थ (Gestational age of birth) .... नवजात शिशु का वजन (Newborn birth weight) ....

प्लासेन्टा का वजन (Placenta weight) ....

पुनर्जीवन के इन्डीकेशन्स ....

....

....

प्रस्तुति के हिस्ट्री नोट्स ....

....

....

डिलीवरी नोट्स ....

....

....

नवजात के एसेसमेन्ट नोट्स ....

....

नवजात के अपगार स्कोर

1. पहले मिनट में .... 5वें मिनट में .... 15वें मिनट में

   (a) Arteries .... (b) Veins ....

2. नाभिनाल की रक्त नसें ....

   ....

   ....

3. प्लासेन्टा के परीक्षण नोट्स

   ....

   ....

   पुनर्जीवन नोट्स ....

   ....

   पुनर्जीवन पश्चात् के स्वास्थ्य लाभ नोट्स ....

   ....

   स्वास्थ्य शिक्षा मां को व परिवार के सदस्यों को ....

   ....

विद्यार्थी के हस्ताक्षर

....

दिनांक ....

शिक्षक/डॉ. के हस्ताक्षर

....

....

6. नवजात शिशु को पुनर्जीवन (Newborn Resuscitation)

अस्पताल का नाम (Name of hospital) .... रजिस्ट्रेशन नं. ....

B/O .... लिंग (Sex) ....

जन्म का दिन व दिनांक (Date of delivery) .... जन्म का स्थान (Place of Birth) ....

उम्र (Age) .... धर्म (Religion) ....

मोड डिलीवरी (Mode of delivery) ....

जेस्टेशनल एज बर्थ (Gestational age of birth) .... नवजात शिशु का वजन (Newborn birth weight) ....

प्लासेन्टा का वजन (Placenta weight) ....

पुनर्जीवन के इन्डीकेशन्स ....
....
....

प्रस्तुति के हिस्ट्री नोट्स ....
....
....

डिलीवरी नोट्स ....
....
....

नवजात के एसेसमेन्ट नोट्स ....
....

नवजात के अपगार स्कोर

1. पहले मिनट में .... 5वें मिनट में .... 15वें मिनट में

   (a) Arteries .... (b) Veins ....

2. नाभिनाल की रक्त नसें ....
   ....
   ....

3. प्लासेन्टा के परीक्षण नोट्स

   ....
   ....

   पुनर्जीवन नोट्स ....
   ....

   पुनर्जीवन पश्चात् के स्वास्थ्य लाभ नोट्स ....
   ....

   स्वास्थ्य शिक्षा मां को व परिवार के सदस्यों को ....
   ....

विद्यार्थी के हस्ताक्षर

....

दिनांक ....

शिक्षक/डॉ. के हस्ताक्षर

....

....

7. नवजात शिशु को पुनर्जीवन (Newborn Resuscitation)

अस्पताल का नाम (Name of hospital) .... रजिस्ट्रेशन नं. ....

B/O .... लिंग (Sex) ....

जन्म का दिन व दिनांक (Date of delivery) .... जन्म का स्थान (Place of Birth) ....

उम्र (Age) .... धर्म (Religion) ....

मोड डिलीवरी (Mode of delivery) ....

जेस्टेशनल एज बर्थ (Gestational age of birth) .... नवजात शिशु का वजन (Newborn birth weight) ....

प्लासेन्टा का वजन (Placenta weight) ....

पुनर्जीवन के इन्डीकेशन्स ....

....

....

प्रस्तुति के हिस्ट्री नोट्स ....

....

....

डिलीवरी नोट्स ....

....

....

नवजात के एसेसमेन्ट नोट्स ....

....

नवजात के अपगार स्कोर

1. पहले मिनट में .... 5वें मिनट में .... 15वें मिनट में

   (a) Arteries .... (b) Veins ....

2. नाभिनाल की रक्त नसें ....

   ....

   ....

3. प्लासेन्टा के परीक्षण नोट्स

   ....

   ....

   पुनर्जीवन नोट्स ....

   ....

   पुनर्जीवन पश्चात् के स्वास्थ्य लाभ नोट्स ....

   ....

   स्वास्थ्य शिक्षा मां को व परिवार के सदस्यों को ....

   ....

विद्यार्थी के हस्ताक्षर

....

दिनांक ....

शिक्षक/डॉ. के हस्ताक्षर

....

....

8. नवजात शिशु को पुनर्जीवन (Newborn Resuscitation)

अस्पताल का नाम (Name of hospital) .... रजिस्ट्रेशन नं. ....
B/O .... लिंग (Sex) ....
जन्म का दिन व दिनांक (Date of delivery) .... जन्म का स्थान (Place of Birth) ....
उम्र (Age) .... धर्म (Religion) ....
मोड डिलीवरी (Mode of delivery) ....
जेस्टेशनल एज बर्थ (Gestational age of birth) .... नवजात शिशु का वजन (Newborn birth weight) ....
प्लासेन्टा का वजन (Placenta weight) ....
पुनर्जीवन के इन्डीकेशन्स ....
....
....
प्रस्तुति के हिस्ट्री नोट्स ....
....
....
डिलीवरी नोट्स ....
....
....
नवजात के एसेसमेन्ट नोट्स ....
....

नवजात के अपगार स्कोर

1. पहले मिनट में .... 5वें मिनट में .... 15वें मिनट में
   (a) Arteries .... (b) Veins ....
2. नाभिनाल की रक्त नसें ....
   ....
   ....
3. प्लासेन्टा के परीक्षण नोट्स
   ....
   ....
   पुनर्जीवन नोट्स ....
   ....
   पुनर्जीवन पश्चात् के स्वास्थ्य लाभ नोट्स ....
   ....
   स्वास्थ्य शिक्षा मां को व परिवार के सदस्यों को ....
   ....

विद्यार्थी के हस्ताक्षर
....
दिनांक ....

शिक्षक/डॉ. के हस्ताक्षर
....
....

9. नवजात शिशु को पुनर्जीवन (Newborn Resuscitation)

अस्पताल का नाम (Name of hospital) .... रजिस्ट्रेशन नं. ....
B/O .... लिंग (Sex) ....
जन्म का दिन व दिनांक (Date of delivery) .... जन्म का स्थान (Place of Birth) ....
उम्र (Age) .... धर्म (Religion) ....
मोड डिलीवरी (Mode of delivery) ....
जेस्टेशनल एज बर्थ (Gestational age of birth) .... नवजात शिशु का वजन (Newborn birth weight) ....
प्लासेन्टा का वजन (Placenta weight) ....
पुनर्जीवन के इन्डीकेशन्स ....
....
....
प्रस्तुति के हिस्ट्री नोट्स ....
....
....
डिलीवरी नोट्स ....
....
....
नवजात के एसेसमेन्ट नोट्स ....
....

नवजात के अपगार स्कोर

1. पहले मिनट में .... 5वें मिनट में .... 15वें मिनट में
   (a) Arteries .... (b) Veins ....
2. नाभिनाल की रक्त नसें ....
   ....
   ....
3. प्लासेन्टा के परीक्षण नोट्स
   ....
   ....
   पुनर्जीवन नोट्स ....
   ....
   पुनर्जीवन पश्चात् के स्वास्थ्य लाभ नोट्स ....
   ....
   स्वास्थ्य शिक्षा मां को व परिवार के सदस्यों को ....
   ....

विद्यार्थी के हस्ताक्षर
....
दिनांक ....

शिक्षक/डॉ. के हस्ताक्षर
....
....

10. नवजात शिशु को पुनर्जीवन (Newborn Resuscitation)

अस्पताल का नाम (Name of hospital) .... रजिस्ट्रेशन नं. ....
B/O .... लिंग (Sex) ....
जन्म का दिन व दिनांक (Date of delivery) .... जन्म का स्थान (Place of Birth) ....
उम्र (Age) .... धर्म (Religion) ....
मोड डिलीवरी (Mode of delivery) ....
जेस्टेशनल एज बर्थ (Gestational age of birth) .... नवजात शिशु का वजन (Newborn birth weight) ....
प्लासेन्टा का वजन (Placenta weight) ....
पुनर्जीवन के इन्डीकेशन्स ....
....
....
प्रस्तुति के हिस्ट्री नोट्स ....
....
....
डिलीवरी नोट्स ....
....
....
नवजात के एसेसमेन्ट नोट्स ....
....

नवजात के अपगार स्कोर

1. पहले मिनट में .... 5वें मिनट में .... 15वें मिनट में
   (a) Arteries .... (b) Veins ....
2. नाभिनाल की रक्त नसें ....
   ....
   ....
3. प्लासेन्टा के परीक्षण नोट्स
   ....
   ....
   पुनर्जीवन नोट्स ....
   ....
   पुनर्जीवन पश्चात् के स्वास्थ्य लाभ नोट्स ....
   ....
   स्वास्थ्य शिक्षा मां को व परिवार के सदस्यों को ....
   ....

विद्यार्थी के हस्ताक्षर

....

दिनांक ....

शिक्षक/डॉ. के हस्ताक्षर

....

....

विटनेस्ड एम.टी.पी. केसिस

(Witnessed MTP Cases)

5 Cases

1. विटनेस्ड एम.टी.पी. केसिस (Witnessed MTP)

अस्पताल का नाम (Name of Hospital) ....

नाम (Name) .... उम्र (Age) ....

पति का नाम (Name of husband) ....

रजिस्ट्रेशन नं. (Registration No.) .... भर्ती का दिनांक व समय (Date and Time of admission) ....

पता (Address) ....

शिक्षा (Education) .... व्यवसाय (Occupation) ....

विवाह का स्तर (Marital status) .... शादी का/विवाह का अन्तराल (Duration of marriage) ....

वर्तमान गर्भावस्था की हिस्ट्री

L.M.P. .... गर्भावस्था प्लान्ड/अन्प्लान्ड ....

Trimester ....

असफल गर्भनिरोधक यदि है ....

चिन्ह व लक्षण यदि है ....

जी मिचलाना (Nausia) ....

उल्टी (Vomiting) ....

पीठ दर्द (Backache) ....

कब्ज (Constipation) ....

पेशाब

एसिडिटी ....

पैरों की सूजन ....

पेट दर्द ....

डिस्चार्ज योनि ....

लाल, पीला, सफेद ....

अन्य ....

टिप्पणी ....

प्रासविक हिस्ट्री

क्र.सं.	वर्ष दिनांक	प्रसव के तथ्य	गर्भ के तथ्य	गर्भावस्था के तथ्य	प्रसव की विधि	सूतिकावस्था	बच्चा कौन सा है	एम.टी.पी. का इन्डीकेसन

लैब की जांच/परीक्षण (Lab investigations)

1. हिमोग्लोबीन (Hb%) ....
2. रक्त ग्रुप ....
3. रक्त कण ....
4. एच.आई.वी. ....

अल्ट्रासोनोग्राफी परीक्षण परिणाम ....

दवाओं का प्रयोग M.T.P. ....

M.T.P. नोटस ....

डिस्चार्ज/अस्पताल से छुट्टी के नोट्स ....

फॉलोअप दिनांक ....

विद्यार्थी के हस्ताक्षर

....

दिनांक ....

डॉ./टीचर के हस्ताक्षर

....

....

2. विटनेस्ड एम.टी.पी. केसिस (Witnessed MTP)

अस्पताल का नाम (Name of Hospital) ....

नाम (Name) .... उम्र (Age) ....

पति का नाम (Name of husband) ....

रजिस्ट्रेशन नं. (Registration No.) .... भर्ती का दिनांक व समय (Date and Time of admission) ....

पता (Address) ....

शिक्षा (Education) .... व्यवसाय (Occupation) ....

विवाह का स्तर (Marital status) .... शादी का/विवाह का अन्तराल (Duration of marriage) ....

वर्तमान गर्भावस्था की हिस्ट्री

L.M.P. .... गर्भावस्था प्लान्ड/अन्प्लान्ड ....

Trimester ....

असफल गर्भनिरोधक यदि है ....

चिन्ह व लक्षण यदि है ....

जी मिचलाना (Nausia) .... एसिडिटी ....

उल्टी (Vomiting) .... पैरों की सूजन ....

पीठ दर्द (Backache) .... पेट दर्द ....

कब्ज (Constipation) .... डिस्चार्ज योनि ....

पेशाब लाल, पीला, सफेद ....

अन्य ....

टिप्पणी ....

प्रासविक हिस्ट्री

क्र.सं.	वर्ष दिनांक	प्रसव के तथ्य	गर्भ के तथ्य	गर्भावस्था के तथ्य	प्रसव की विधि	सूतिकावस्था	बच्चा कौन सा है	एम.टी.पी. का इन्डीकेसन

लैब की जांच/परीक्षण (Lab investigations)

1. हिमोग्लोबीन (Hb%) ....
2. रक्त ग्रुप ....
3. रक्त कण ....
4. एच.आई.वी. ....

अल्ट्रासोनोग्राफी परीक्षण परिणाम ....

दवाओं का प्रयोग M.T.P. ....

M.T.P. नोटस ....

डिस्चार्ज/अस्पताल से छुट्टी के नोट्स ....

फॉलोअप दिनांक ....

विद्यार्थी के हस्ताक्षर ....

दिनांक ....

डॉ./टीचर के हस्ताक्षर ....

....

3. विटनेस्ड एम.टी.पी. केसिस (Witnessed MTP)

अस्पताल का नाम (Name of Hospital) ....

नाम (Name) .... उम्र (Age) ....

पति का नाम (Name of husband) ....

रजिस्ट्रेशन नं. (Registration No.) .... भर्ती का दिनांक व समय (Date and Time of admission) ....

पता (Address) ....

शिक्षा (Education) .... व्यवसाय (Occupation) ....

विवाह का स्तर (Marital status) .... शादी का/विवाह का अन्तराल (Duration of marriage) ....

वर्तमान गर्भावस्था की हिस्ट्री

L.M.P. .... गर्भावस्था प्लान्ड/अन्प्लान्ड ....

Trimester ....

असफल गर्भनिरोधक यदि है ....

चिन्ह व लक्षण यदि है ....

जी मिचलाना (Nausia) ....

उल्टी (Vomiting) ....

पीठ दर्द (Backache) ....

कब्ज (Constipation) ....

पेशाब

एसिडिटी ....

पैरों की सूजन ....

पेट दर्द ....

डिस्चार्ज योनि ....

लाल, पीला, सफेद ....

अन्य ....

टिप्पणी ....

प्रासविक हिस्ट्री

क्र.सं.	वर्ष दिनांक	प्रसव के तथ्य	गर्भ के तथ्य	गर्भावस्था के तथ्य	प्रसव की विधि	सूतिकावस्था	बच्चा कौन सा है	एम.टी.पी. का इन्डीकेसन

लैब की जांच/परीक्षण (Lab investigations)

1. हिमोग्लोबीन (Hb%) ....
2. रक्त ग्रुप ....
3. रक्त कण ....
4. एच.आई.वी. ....

अल्ट्रासोनोग्राफी परीक्षण परिणाम ....

दवाओं का प्रयोग M.T.P. ....

M.T.P. नोटस ....

डिस्चार्ज/अस्पताल से छुट्टी के नोट्स ....

फॉलोअप दिनांक ....

विद्यार्थी के हस्ताक्षर

....

दिनांक ....

डॉ./टीचर के हस्ताक्षर

....

....

4. विटनेस्ड एम.टी.पी. केसिस (Witnessed MTP)

अस्पताल का नाम (Name of Hospital) ....

नाम (Name) .... उम्र (Age) ....

पति का नाम (Name of husband) ....

रजिस्ट्रेशन नं. (Registration No.) .... भर्ती का दिनांक व समय (Date and Time of admission) ....

पता (Address) ....

शिक्षा (Education) .... व्यवसाय (Occupation) ....

विवाह का स्तर (Marital status) .... शादी का/विवाह का अन्तराल (Duration of marriage) ....

वर्तमान गर्भावस्था की हिस्ट्री

L.M.P. .... गर्भावस्था प्लान्ड/अन्प्लान्ड ....

Trimester ....

असफल गर्भनिरोधक यदि है ....

चिन्ह व लक्षण यदि है ....

जी मिचलाना (Nausia) .... एसिडिटी ....

उल्टी (Vomiting) .... पैरों की सूजन ....

पीठ दर्द (Backache) .... पेट दर्द ....

कब्ज (Constipation) .... डिस्चार्ज योनि ....

पेशाब लाल, पीला, सफेद ....

अन्य ....

टिप्पणी ....

प्रासविक हिस्ट्री

क्र.सं.	वर्ष दिनांक	प्रसव के तथ्य	गर्भ के तथ्य	गर्भावस्था के तथ्य	प्रसव की विधि	सूतिकावस्था	बच्चा कौन सा है	एम.टी.पी. का इन्डीकेसन

लैब की जांच/परीक्षण (Lab investigations)

1. हिमोग्लोबीन (Hb%) ....
2. रक्त ग्रुप ....
3. रक्त कण ....
4. एच.आई.वी. ....

अल्ट्रासोनोग्राफी परीक्षण परिणाम ....

दवाओं का प्रयोग M.T.P. ....

M.T.P. नोटस ....

डिस्चार्ज/अस्पताल से छुट्टी के नोट्स ....

फॉलोअप दिनांक ....

विद्यार्थी के हस्ताक्षर ....

दिनांक ....

डॉ./टीचर के हस्ताक्षर ....

....

5. विटनेस्ड एम.टी.पी. केसिस (Witnessed MTP)

अस्पताल का नाम (Name of Hospital) ....

नाम (Name) .... उम्र (Age) ....

पति का नाम (Name of husband) ....

रजिस्ट्रेशन नं. (Registration No.) .... भर्ती का दिनांक व समय (Date and Time of admission) ....

पता (Address) ....

शिक्षा (Education) .... व्यवसाय (Occupation) ....

विवाह का स्तर (Marital status) .... शादी का/विवाह का अन्तराल (Duration of marriage) ....

वर्तमान गर्भावस्था की हिस्ट्री

L.M.P. .... गर्भावस्था प्लान्ड/अन्प्लान्ड ....

Trimester ....

असफल गर्भनिरोधक यदि है ....

चिन्ह व लक्षण यदि है ....

जी मिचलाना (Nausia) .... एसिडिटी ....

उल्टी (Vomiting) .... पैरों की सूजन ....

पीठ दर्द (Backache) .... पेट दर्द ....

कब्ज (Constipation) .... डिस्चार्ज योनि ....

पेशाब लाल, पीला, सफेद ....

अन्य ....

टिप्पणी ....

प्रासविक हिस्ट्री

क्र.सं.	वर्ष दिनांक	प्रसव के तथ्य	गर्भ के तथ्य	गर्भावस्था के तथ्य	प्रसव की विधि	सूतिकावस्था	बच्चा कौन सा हे	एम.टी.पी. का इन्डीकेसन

लैब की जांच/परीक्षण (Lab investigations)

1. हिमोग्लोबीन (Hb%) ....
2. रक्त ग्रुप ....
3. रक्त कण ....
4. एच.आई.वी. ....

अल्ट्रासोनोग्राफी परीक्षण परिणाम ....

दवाओं का प्रयोग M.T.P. ....

M.T.P. नोटस ....

डिस्चार्ज/अस्पताल से छुट्टी के नोट्स ....

फॉलोअप दिनांक ....

विद्यार्थी के हस्ताक्षर ....

डॉ./टीचर के हस्ताक्षर ....

दिनांक ....

अन्तर्गर्भाशयिक गर्भनिरोधक साधन

(IUCDs Insertion)

5 cases

1. अन्तर्गर्भाशयिक गर्भनिरोधक साधन (IUCDs Insertion)

अस्पताल का नाम (Name of hospital) .... रजिस्ट्रेशन नं. ....

नाम (Name) .... पत्नी (Wife) ....

उम्र (Age) .... धर्म (Religion) ....

पता (Address) ....

प्रसव का प्रकार (Type of delivery) .... पिछले प्रसव का दिनांक व वर्ष (Date of last delivery) ....

पारा ....

अन्तर्गर्भाशयिक का प्रकार (IUCDs type) .... स्तनपान : पूरा/अधूरा ....

दिनांक व समय अन्तर्गर्भाशयिक गर्भनिरोधक साधन (Date and time of IUCDs insertion) ....

पूछताछ व परीक्षण

1. मेडिकल हिस्ट्री ....
2. शल्य चिकित्सा हिस्ट्री ....
3. प्रासविक व गायनाकोलाजिकल हिस्ट्री ....
4. सूतिकावस्था की हिस्ट्री ....
5. सिर से पैर तक का परीक्षण ....
6. योनि परीक्षण ....
7. बच्चेदानी का शेप ....
8. बच्चेदानी की स्थिति ....
9. बच्चेदानी की नाप ....
10. अन्तर्गर्भाशयिक गर्भनिरोध के लिये काउन्सिलिंग ....
11. गाईडेन्स ....
12. अन्तर्गर्भाशयिक गर्भनिरोधक का प्रकार ....

ध्यान देने योग्य बातें :

1. पेशाब की थैली को खाली करना ....
2. लिथोटोमी पोजीशन ....
3. यूनिवर्सल प्रीकाशन ....
4. बच्चेदानी की लम्बाई ....

स्वास्थ्य शिक्षा : देखरेख तथा प्रीकॉशन

- अन्तर्गर्भाशयिक गर्भनिरोधक को स्वयं कैसे जांचें कि वह यथास्थान पर है ....
  ....
- अन्तर्गर्भाशयिक गर्भनिरोधक को निकालने का समय ....
- दिनांक व दिन फॉलोअप का ....

हस्ताक्षर ए.एन.एम/जी.एन.एम .... दिनांक ....

शिक्षक/शिक्षिका के हस्ताक्षर ....

2. अन्तर्गर्भाशयिक गर्भनिरोधक साधन (IUCDs Insertion)

अस्पताल का नाम (Name of hospital) .... रजिस्ट्रेशन नं. ....
नाम (Name) .... पत्नी (Wife) ....
उम्र (Age) .... धर्म (Religion) ....
पता (Address) ....
प्रसव का प्रकार (Type of delivery) .... पिछले प्रसव का दिनांक व वर्ष (Date of last delivery) ....
पारा ....
अन्तर्गर्भाशयिक का प्रकार (IUCDs type) .... स्तनपान : पूरा/अधूरा ....
दिनांक व समय अन्तर्गर्भाशयिक गर्भनिरोधक साधन (Date and time of IUCDs insertion) ....

पूछताछ व परीक्षण

1. मेडिकल हिस्ट्री ....
2. शल्य चिकित्सा हिस्ट्री ....
3. प्रासविक व गायनाकोलाजिकल हिस्ट्री ....
4. सूतिकावस्था की हिस्ट्री ....
5. सिर से पैर तक का परीक्षण ....
6. योनि परीक्षण ....
7. बच्चेदानी का शेप ....
8. बच्चेदानी की स्थिति ....
9. बच्चेदानी की नाप ....
10. अन्तर्गर्भाशयिक गर्भनिरोध के लिये काउन्सिलिंग ....
11. गाईडेन्स ....
12. अन्तर्गर्भाशयिक गर्भनिरोधक का प्रकार ....

ध्यान देने योग्य बातें :

1. पेशाब की थैली को खाली करना ....
2. लिथोटोमी पोजीशन ....
3. यूनिवर्सल प्रीकाशन ....
4. बच्चेदानी की लम्बाई ....

स्वास्थ्य शिक्षा : देखरेख तथा प्रीकॉशन

- अन्तर्गर्भाशयिक गर्भनिरोधक को स्वयं कैसे जांचें कि वह यथास्थान पर है ....
  ....
- अन्तर्गर्भाशयिक गर्भनिरोधक को निकालने का समय ....
- दिनांक व दिन फॉलोअप का ....

हस्ताक्षर ए.एन.एम/जी.एन.एम	शिक्षक/शिक्षिका के हस्ताक्षर
....	....
दिनांक	....

3. अन्तर्गर्भाशयिक गर्भनिरोधक साधन (IUCDs Insertion)

अस्पताल का नाम (Name of hospital) .... रजिस्ट्रेशन नं. ....
नाम (Name) .... पत्नी (Wife) ....
उम्र (Age) .... धर्म (Religion) ....
पता (Address) ....
प्रसव का प्रकार (Type of delivery) .... पिछले प्रसव का दिनांक व वर्ष (Date of last delivery) ....
पारा ....
अन्तर्गर्भाशयिक का प्रकार (IUCDs type) .... स्तनपान : पूरा/अधूरा ....
दिनांक व समय अन्तर्गर्भाशयिक गर्भनिरोधक साधन (Date and time of IUCDs insertion) ....

पूछताछ व परीक्षण

1. मेडिकल हिस्ट्री ....
2. शल्य चिकित्सा हिस्ट्री ....
3. प्रासविक व गायनाकोलाजिकल हिस्ट्री ....
4. सूतिकावस्था की हिस्ट्री ....
5. सिर से पैर तक का परीक्षण ....
6. योनि परीक्षण ....
7. बच्चेदानी का शेप ....
8. बच्चेदानी की स्थिति ....
9. बच्चेदानी की नाप ....
10. अन्तर्गर्भाशयिक गर्भनिरोध के लिये काउन्सिलिंग ....
11. गाईडेन्स ....
12. अन्तर्गर्भाशयिक गर्भनिरोधक का प्रकार ....

ध्यान देने योग्य बातें :

1. पेशाब की थैली को खाली करना ....
2. लिथोटोमी पोजीशन ....
3. यूनिवर्सल प्रीकाशन ....
4. बच्चेदानी की लम्बाई ....

स्वास्थ्य शिक्षा : देखरेख तथा प्रीकॉशन

- अन्तर्गर्भाशयिक गर्भनिरोधक को स्वयं कैसे जांचें कि वह यथास्थान पर है ....
....
- अन्तर्गर्भाशयिक गर्भनिरोधक को निकालने का समय ....
- दिनांक व दिन फॉलोअप का ....

हस्ताक्षर ए.एन.एम/जी.एन.एम ....

दिनांक ....

शिक्षक/शिक्षिका के हस्ताक्षर ....

....

4. अन्तर्गर्भाशयिक गर्भनिरोधक साधन (IUCDs Insertion)

अस्पताल का नाम (Name of hospital) .... रजिस्ट्रेशन नं. ....

नाम (Name) .... पत्नी (Wife) ....

उम्र (Age) .... धर्म (Religion) ....

पता (Address) ....

प्रसव का प्रकार (Type of delivery) .... पिछले प्रसव का दिनांक व वर्ष (Date of last delivery) ....

पारा ....

अन्तर्गर्भाशयिक का प्रकार (IUCDs type) .... स्तनपान : पूरा/अधूरा ....

दिनांक व समय अन्तर्गर्भाशयिक गर्भनिरोधक साधन (Date and time of IUCDs insertion) ....

पूछताछ व परीक्षण

1. मेडिकल हिस्ट्री ....
2. शल्य चिकित्सा हिस्ट्री ....
3. प्रासविक व गायनाकोलाजिकल हिस्ट्री ....
4. सूतिकावस्था की हिस्ट्री ....
5. सिर से पैर तक का परीक्षण ....
6. योनि परीक्षण ....
7. बच्चेदानी का शेप ....
8. बच्चेदानी की स्थिति ....
9. बच्चेदानी की नाप ....
10. अन्तर्गर्भाशयिक गर्भनिरोध के लिये काउन्सिलिंग ....
11. गाईडेन्स ....
12. अन्तर्गर्भाशयिक गर्भनिरोधक का प्रकार ....

ध्यान देने योग्य बातें :

1. पेशाब की थैली को खाली करना ....
2. लिथोटोमी पोजीशन ....
3. यूनिवर्सल प्रीकाशन ....
4. बच्चेदानी की लम्बाई ....

स्वास्थ्य शिक्षा : देखरेख तथा प्रीकॉशन

- अन्तर्गर्भाशयिक गर्भनिरोधक को स्वयं कैसे जांचें कि वह यथास्थान पर है ....
....
- अन्तर्गर्भाशयिक गर्भनिरोधक को निकालने का समय ....
- दिनांक व दिन फॉलोअप का ....

हस्ताक्षर ए.एन.एम/जी.एन.एम ....

दिनांक ....

शिक्षक/शिक्षिका के हस्ताक्षर ....

....

5. अन्तर्गर्भाशयिक गर्भनिरोधक साधन (IUCDs Insertion)

अस्पताल का नाम (Name of hospital) .... रजिस्ट्रेशन नं. ....
नाम (Name) .... पत्नी (Wife) ....
उम्र (Age) .... धर्म (Religion) ....
पता (Address) ....
प्रसव का प्रकार (Type of delivery) .... पिछले प्रसव का दिनांक व वर्ष (Date of last delivery) ....
पारा ....
अन्तर्गर्भाशयिक का प्रकार (IUCDs type) .... स्तनपान : पूरा/अधूरा ....
दिनांक व समय अन्तर्गर्भाशयिक गर्भनिरोधक साधन (Date and time of IUCDs insertion) ....

पूछताछ व परीक्षण

1. मेडिकल हिस्ट्री ....
2. शल्य चिकित्सा हिस्ट्री ....
3. प्रासविक व गायनाकोलाजिकल हिस्ट्री ....
4. सूतिकावस्था की हिस्ट्री ....
5. सिर से पैर तक का परीक्षण ....
6. योनि परीक्षण ....
7. बच्चेदानी का शेप ....
8. बच्चेदानी की स्थिति ....
9. बच्चेदानी की नाप ....
10. अन्तर्गर्भाशयिक गर्भनिरोध के लिये काउन्सिलिंग ....
11. गाईडेन्स ....
12. अन्तर्गर्भाशयिक गर्भनिरोधक का प्रकार ....

ध्यान देने योग्य बातें :

1. पेशाब की थैली को खाली करना ....
2. लिथोटोमी पोजीशन ....
3. यूनिवर्सल प्रीकाशन ....
4. बच्चेदानी की लम्बाई ....

स्वास्थ्य शिक्षा : देखरेख तथा प्रीकॉशन

- अन्तर्गर्भाशयिक गर्भनिरोधक को स्वयं कैसे जांचें कि वह यथास्थान पर है ....
  ....
- अन्तर्गर्भाशयिक गर्भनिरोधक को निकालने का समय ....
- दिनांक व दिन फॉलोअप का ....

हस्ताक्षर ए.एन.एम/जी.एन.एम .... शिक्षक/शिक्षिका के हस्ताक्षर ....

दिनांक ....

1. हस्ताक्षर स्टूडेन्ट

   ए.एन.एम. ....

   जी.एन.एम. ....

   दिनांक ....

2. हस्ताक्षर ट्यूटर ....

   दिनांक ....

3. हस्ताक्षर ट्रेनिंग सेन्टर ईन्चार्ज/प्रधानाचार्या

   दिनांक ....

   सील ....

4. हस्ताक्षर प्रैक्टीकल एग्जामिनर

   दिनांक ....

   सील ....